医博士健康问答丛书

Dauqsaw Canghyw Bozsw Dap Gij Vwndiz Ndangcangq

名医经验

GIJ GINGNIEMH CANGHYW MIZMINGZ

Liz Ningz Cawjbien
黎宁 主编

Dwngz Mingzsinh Cinz Gizvwnz Hoiz
滕明新 覃其文 译

Minzcuz Sawcih Okbanj Cienhangh Swhginh Bangfuz Hanghmoeg
民族文字出版专项资金资助项目

广西科学技术出版社
Gvangjsih Gohyoz Gisuz Cuzbanjse

图书在版编目（CIP）数据

名医经验：汉文、壮文 / 黎宁主编；滕明新，覃其文译. —
南宁：广西科学技术出版社，2020.11（2024.1重印）
（医博士健康问答丛书）
ISBN 978 - 7 - 5551 - 1494 - 9

Ⅰ. ①名… Ⅱ. ①黎… ②滕… ③覃… Ⅲ. ①中医治
疗法－问题解答－壮、汉 Ⅳ. ①R242－44

中国版本图书馆 CIP 数据核字（2020）第 228790 号

名医经验
MINGYI JINGYAN
黎　宁　主编
滕明新　覃其文　译

策　　划：罗煜涛	责任编辑：李　媛　李宝娟　韦文印
助理编辑：梁佳艳	责任校对：夏晓雯
特约编辑：吴玉富	壮文审读：覃祥周
装帧设计：韦娇林	责任印制：陆　弟

出　版　人：卢培钊　　　　　　　　　　出版发行：广西科学技术出版社
社　　　址：广西南宁市东葛路 66 号　　邮政编码：530023
网　　　址：http://www.gxkjs.com
印　　　刷：北京虎彩文化传播有限公司

开　　　本：787 mm×1092 mm　1/16
字　　　数：480 千字　　　　　　　　　印　　张：19.75
版　　　次：2020 年 11 月第 1 版　　　　印　　次：2024 年 1 月第 2 次印刷
书　　　号：ISBN 978 - 7 - 5551 - 1494 - 9
定　　　价：100.00 元

《医博士健康问答丛书》编委会

《Dauqsaw Canghyw Bozsw Dap Gij Vwndiz Ndangcangq》Bienveijvei

前言
Vahbaihnaj

当今世界，什么最宝贵？人生的问题中，什么最重要？答案都是两个字——健康。

有了健康，就有了幸福，就有了未来；没有健康，就没有一切。

健康是人全面发展的基础，关系到千家万户的幸福。健康是身体、心理、社会人际和精神道德上的良好完满状态。百姓常说："有啥别有病，没啥别没钱；不怕挣得少，就怕走得早。"

世界卫生组织指出，健康有四大影响因素：父母遗传占15%，环境因素占17%，医疗条件占8%，生活方式占60%。

良好的生活方式有四大基石：合理膳食、适量运动、戒烟限酒、心理平衡。其中合理膳食占13%，心理平衡占30%，其余占57%。由此可以看出，健康的关键在于自己的生活方式，健康的金钥匙在自己手中，最好的医生就是自己。研究表明，健康的生活方式可以使高血压患病率下降55%，糖尿病患病率下降50%，肿瘤患病率下降33%，各种慢性病患病率总体上减少一半。不但使健康寿命延长10年，而且生活质量大大提高。

正是基于这样的理念，广西壮族自治区科学技术协会十分重视在人民群众中普及医药、卫生、保健、养生知识，他们从所主管的医药科普报纸《医药星期三》上，精选出许多由医学专家编写、深受广大读者欢迎、能正确解答群众防病治病疑惑的医学科普文章，汇编成《医博士健康问答丛书》，内容涵盖名医经验、奇方妙术、药物食疗、健康百科等诸多方面的保健知识，用问答的形式，专业且通俗易懂地解答广大人民群众在医疗保健、防病养生方面的常见问题，并且尽量做到"贴近百姓、贴近生活、贴近实践"，使普通百姓"一看就懂、一懂就用、一用就灵"。《医博士健康问答丛书》的出版发行，旨在向广大人民群众普及医药、卫生、保健、养生知识，使读者学会自我保健、防病养生的方法，帮助人们真正保持健康。希望本丛书能成为广大读者生活中的健康指南、良师益友。

由于每个人存在个体差异，患病后所表现的症状轻重不同，因此读者在使用本丛书的中医药验方之前，请先咨询中医师的意见，在医师指导下用药，以便达到少花钱治好病的效果。

Gwnzbiengz ngoenzneix, gijmaz ceiq dijbauj? Gij vwndiz ciuhvunz, gijmaz ceiq youqgaenj? Dapanq cungj dwg song cih saw——Ndangcangq.

Ndangcangq, couh miz vuenyungz, couh miz daengzcog；ndang mbouj cangq, gijmaz cungj mbouj miz.

Ndangcangq dwg aen giekdaej bouxvunz ndaej cienzmienh fazcanj, nangq daengz cien gya fanh hoh ndaej mbouj ndaej vuenyungz. Ndangcangq dwg cungj yienghndei caezcienz bau daengz ndangdaej、simleix、gij gvanhaeh vunz caeuq vunz youq gwnzbiengz nem gwnz cingsaenz daudwz fuengmienh. Beksingq ciengz gangj："Miz maz gaej miz bingh, mbouj miz maz gaej mbouj miz cienz, mbouj lau ngaenz ra ndaej noix, caenh lau vunz bae ndaej caeux."

Seiqgyaiq Veiswngh Cujciz gangj daengz, miz seiq daih yienzsuq yingjyangj daengz ndangcangq：Bohmeh cienzhawj ciemq 15%, vanzging yinhsu ciemq 17%, yihliuz diuzgen ciemq 8%, swnghhoz fuengsik ciemq 60%.

Swnghhoz fuengsik ndei miz seiq aen goekdaej: Hableix gwnndoet、habdangq yindung、gaiq ien hanh laeuj、simleix doxdaengh. Ndawde gwnndoet hableix ciemq 13%，simleix doxdaengh ciemq 30%，gizyawz ciemq 57%. Daj neix yawj ndaej ok，yaek aeu ndangcangq ceiq youqgaenj dwg swnghhoz fuengsik bonjfaenh，fagseiz gim ndangcangq dawz youq gwnz fwngz bonjfaenh，boux canghyw ceiq ndei hix dwg bonjfaenh.

Yenzgiu biujmingz，gij swnghhoz fuengsik bauj ndangcangq ndaej hawj gij bingh hezyaz sang doekdaemq 55%，baenz cungj binghnyouhdangz doekdaemq 50%，gij bingh baenz foeg doekdaemq 33%，baenz gij binghmenhsingq cungjdaej gemjnoix dingz ndeu. Mboujdanh hawj vunz lai souh lai ndangcangq 10 bi，caemhcaiq swnghhoz caetliengh ndaej daezsang lailai.

Cingq aenvih miz yiengh leixniemh neix，Gvangjsih Bouxcuengh Swcigih Gohyoz Gisuz Hezvei haemq yawjnaek youq ndaw yinzminz ginzcung bujgiz gij cihsiz yihyoz、veiswngh、bauj ndangcangq、ciengxndang haenx，gyoengqde daj faenh bauqceij yihyoz gohbuj 《Yihyoz Singhgizsam》 gag guenj haenx，genj ok haujlai faenzcieng yihyoz gohbuj youz doengh boux lauxhangz yihyoz biensij、ndaej daengz gyoengq bouxdoeg haengjheiq、ndaej cingqdeng daeuj gejdap gij ngeizvaeg cungqvunz baenzlawz fuengzbingh ywbingh，gyoebbien baenz 《Dauqsaw Canghyw Bozsw Dap Gij Vwndiz Ndangcangq》，ndaw saw neiyungz baudaengz gij gingniemh canghyw mizmingz、gij danyw daegbied ywfap giuj、gwn doxgaiq ndaej ywbingh、bak goh gangj ndangcangq daengj haujlai fuengmienh gij cihsiz baujgen，yungh cungj hingzsik camdap, conhyez caemhcaiq doengsug heih rox daeuj gejdap gyoengq yinzminz ginzcung youq yihliuz baujgen, fuengzbingh ciengxndang fuengmienh gij vwndiz ciengz raen haenx, caemhcaiq caenhliengh guh daengz "depgaenh beksingq, depgaenh swnghhoz, depgaenh sizcen", hawj bujdungh beksingq "baez yawj couh rox, baez rox couh yungh, baez yungh couh lingz". 《Dauqsaw Canghyw Bozsw Dap Gij Vwndiz Ndangcangq》oksaw fathengz, muzdiz dwg hawj gyoengq yinzminz ginzcung bujgiz yihyoz, veiswngh, bauj ndangcangq, ciengxndang, hawj bouxdoeg hag rox gij fuengfap gag bauj bonjfaenh, fuengz bingh ciengxndang haenx, bang gyoengqvunz caencingq baujciz ndangcangq. Maqmuengh dauq saw neix ndaej dazyinx gyoengq bouxdoeg ndangcangq, baenz boux lauxsae ndei baengzyoux ndei ndaw swnghhoz.

Aenvih ndangdaej gak boux gak mbouj doxdoengz, baenzbingh le gij binghyiengh de biujyienh okdaeuj haenx naekmbaeu mbouj doxdoengz, ndigah bouxdoeg youq mwh caengz yungh gij danyw Ywdoj bonj saw neix gaxgonq, cingj cam gij cawjeiq bouxcanghyw Ywdoj, youq canghyw cijdauj baihlaj yungh yw, yawhbienh ndaej aen yaugoj noix yungh cienz yw ndei bingh.

目 录
Moegloeg

全国名老中医医疗经验
Gij Gingniemh Ywbingh Daengxguek Boux Ywdoj Geq

各地名医名方集锦
Gyonjcomz Danyw Ndei Gak Dieg Boux Canghyw Mizmingz

中医治病疗效精粹
Gij Ywbingh Yaugoj Ceiq Ndei Ywdoj Ywbingh

全国名老中医医疗经验
Gij Gingniemh Ywbingh Daengxguek Boux Ywdoj Geq

一、内科
It、Gohndawndang

全国名老中医严世芸治心脏神经官能症有哪些经验？

Daengxguek boux ywdoj geq Yenz Siyinz yw simdaeuz sinzgingh goengnaengz gazngaih miz gij gingniemh lawz?

严世芸，主任医师、教授、博士生导师，全国名老中医师承班导师，上海市名中医。现将严老治心脏神经官能症的经验介绍如下。

【病因病机】

心脏神经官能症属中医心悸、怔忡等的范畴。中医认为，心脏神经官能症的发病与情志关系最为密切，发病或因情志不畅，忧郁过度，肝气郁结，气血不和；或因思虑过度，劳伤心脾；或因肝郁化火，扰动心脾；发病或因烦劳苦读，损伤气阴，心神失养。

【辨证分型】

本病患者虚实兼有。其病起于精神抑郁，情志不畅者，多属实；其病起于思虑过度，烦劳苦读者，多属虚。实者多责之于肝气郁而不达，气血不畅；虚者多责之于心脾两虚，气阴耗伤。实者有气机瘀滞和气郁化火之别，前者可见胸胁胀满，隐痛阵作，痛无定处，心情抑郁，时欲叹息，舌淡红，苔薄白，脉弦；后者可见心悸阵作，胸胁窜痛，烦躁口苦，头晕痛，舌质红，苔薄黄，脉弦数。虚者有心脾两虚和气阴两虚之分，前者可见心悸气短，头晕目眩，神疲乏力，食少腹胀，舌质淡，苔薄白，脉细弱；后者可见心悸气短、口干，烦热，失眠健忘，舌红苔薄，脉细数或结代。

【分证论治】

（1）气机郁滞：症见胸胁胀满，隐痛阵作，痛无定处，情志忧郁，时欲叹息，舌淡红，苔薄白，脉弦。治疗宜疏理气机。方选柴胡疏肝散加减：茯苓、当归、白术、白芍各12克，柴胡、枳壳、郁金各10克，川芎8克，陈皮、甘草各5克。

（2）气郁化火：症见心悸阵作，胸胁窜痛，烦躁口苦，头痛目赤，舌质红，苔薄黄，脉弦数。治疗宜疏肝清火。方选丹栀逍遥散加减：白术、白芍各12克，丹皮、栀子、柴胡、当归、茯苓各10克，薄荷（后下）、甘草各5克，煨生姜3片。若肝火较盛，合用龙胆泻肝丸12克吞服，增强清肝泻火之效。

（3）心脾两虚：症见心悸气短，头晕目眩，失眠健忘，面色不华，神疲乏力，食少腹胀，舌质淡，苔薄白，脉细弱。治疗宜补益心脾。方选归脾汤加减：黄芪30克，党参15克，白术、当归、茯苓、酸枣仁各12克，远志10克，炙甘草、木香各6克，生姜3片，大枣5枚。

（4）气阴两虚：症见心悸气短，口干，烦热，失眠健忘，舌红苔薄，脉细数。治疗宜益气养阴，宁心安神。方选天王补心丹加减：淮小麦、煅龙骨、煅牡蛎、黄芪各30

克，生地、熟地、党参、丹参各 15 克，麦门冬（麦冬）、天门冬（天冬）、玄参、茯苓、柏子仁、酸枣仁、百合各 12 克，远志 10 克，大枣 5 枚。

加减：胸痛明显者，加郁金、川楝子、延胡索（元胡）各 10 克；胸闷明显者，加瓜蒌皮、薤白各 10 克；头晕者，加天麻、白蒺藜各 10 克；头胀头痛者，加细辛 3 克；体胖、舌苔厚腻者，加石菖蒲、胆南星、郁金各 10 克。

以上方剂用法：每日 1 剂，水煎，分 3 次服用。

Yenz Siyinz, cujyin yihswh, gyausou, bozswswngh daujswh, boux daujswh aen ban swnjcienz goengsae daengxguek boux ywdoj geq, Sanghaij Si boux ywdoj mizmingz. Seizneix dawz gij gingniemh Yenzlauj yw simdaeuz sinzgingh goengnaengz gazngaih gaisau youq lajneix.

【Baenzbingh yienzaen caeuq gihlij】

Cungj bingh simdaeuz sinzgingh goengnaengz gazngaih dwg ywdoj gangj gij fanveiz simvueng、linj daengj. Ywdoj nyinhnaeuz, baenz cungj bingh simdaeuz sinzgingh goengnaengz gazngaih caeuq simcingz siengjmuengh gvanhaeh maedcaed, baenzbingh roxnaeuz aenvih simcingz mbouj ndei, simnyap gvaqbouh, heiqdaep cwkgiet, heiq lwed mbouj huz; roxnaeuz aenvih naemj lai gvaqbouh, siengsim sieng mamx; roxnaeuz aenvih aendaep cwk heiq baenz huj, gyauxluenh sim mamx; baenzbingh roxnaeuz baeg lai gvaqbouh, sieng daengz heiqyaem, sim saenz ciengx mbouj ndei.

【Duenqbingh faen loih】

Bouxbingh cungj bingh neix haw saed cungj miz. Cungj bingh neix dwg simnyap baenzbingh, doenghboux simcingz siengjmuengh mbouj swnh, lai dwg saed; cungj bingh neix dwg naemj gvaqbouh, fanz lai baeg lai doegsaw dwgrengz, lai dwg haw. Doenghboux binghsaed lai dwg heiqdaep cwk cix mbouj doeng, heiq lwed mbouj swnh; doenghboux binghhaw lai dwg sim mamx cungj haw, heiqyaem siedsieng. Doenghboux binghsaed lij faen miz heiqgih cwkgaz caeuq heiq cwk baenz huj, cungj baihnaj ndaej raen aek caeuq rikdungx ciengq, seiz mbouj seiz in ndumj, giz in mbouj dingh, simnyap, seiz mbouj seiz siengj danqheiq, diuzlinx hoengzoiq, ailinx haumbang, meg ndongjsoh youh raez; cungj doeklaeng ndaej raen seiz mbouj seiz simvueng, aek caeuq rikdungx in bongh, simnyap bak haemz, gyaeujngunh gyaeujin, linx hoengz, ailinx mbanghenj, meg ndongjsoh youh raez, byaij youh vaiq. Boux ndang haw baenzbingh faen miz sim mamx cungj haw caeuq heiq yaem cungj haw, cungj baihnaj ndaej raen simvueng heiqgaenj, gyaeujngunh daraiz, ndang naiq mbouj miz rengz, gwn noix dungxraeng, saeklinx mong, ailinx haumbang, meg saeq nyieg; cungj baihlaeng ndaej raen simvueng heiqgaenj, hozhawq, simnyap ndang hwngq, ninz mbouj ndaek, lumzlangh, linx hoengz ailinx mbang, diuzmeg youh gaeb byaij ndaej youh vaiq youh mbouj miz rengz roxnaeuz byaij byaij youh dingz.

【Faen daeuj duenq yw】

（1）Heiqgih cwkgaz: Cungj bingh neix raen aek caeuq rikdungx ciengq, seiz mbouj seiz in ndumj, giz in mbouj dingh, simyou, seiz mbouj seiz siengj danqheiq, diuzlinx hoengzoiq, ailinx haumbang, meg ndongjsoh youh raez. Yw bingh hab doeng heiqgih. Danyw genj aeu caizhuz suhganhsanj gya gemj: Fuzlingz、godanghgveih、gobegsaed、gobwzsoz gak 12 gwz, caizhuz、makdoengjhaemz、hinghenj gak 10 gwz, ciengoeng 8 gwz, naengmakgam、gamcauj gak 5 gwz.

（2）Heiq cwk baenz huj: Cungj bingh neix raen seiz mbouj seiz simvueng, aek caeuq rikdungx in bongh, simnyap bak haemz, gyaeujin dahoengz, linx hoengz, ailinx mbanghenj, meg ndongjsoh youh raez, byaij youh vaiq. Yw bingh hab leix daep Dajguj. Danyw genj aeu danhcih siuhyauzsanj gya gemj: Gobegsaed、gobwzsoz gak 12 gwz, naengmauxdan、vuengzgae、caizhuz、godanghgveih、fuzlingz gak 10 gwz, gobozhoz（dwk doeklaeng）、gamcauj gak 5 gwz, hingndip saz gvaq 3 gep. Danghnaeuz daephuj haenq lai, hab aeu Lungzdanj seganhvanz 12 gwz ndwnj gwn, demgiengz gij yaugoj baiz huj.

（3）Sim mamx cungj haw: Cungj bingh neix raen simvueng heiqgaenj, gyaeujngunh daraiz, ninz mbouj ndaek, lumzlangh, saeknaj mbouj rongh, ndang naiq mbouj miz rengz, gwn noix dungxraeng, saeklinx mong, ailinx haumbang, meg saeq nyieg. Ywbingh hab bouj sim mamx. Danyw genj aeu gveibizdangh gya gemj: Vangzgiz 30 gwz, godangjcaem 15 gwz, gobegsaed、godanghgveih、fuzlingz、ngveih caujcwx gak 12 gwz, golaeng'aeuj 10 gwz, gamcauj cauj、gomuzyangh gak 6 gwz, hingndip 3 gep, makcaujhung 5 aen.

（4）Heiq yaem cungj haw: Cungj bingh neix raen simvueng heiqgaenj, hozhawq, simnyap ndang hwngq, ninz mbouj ndaek, lumzlangh, linx hoengz ailinx mbang, diuzmeg youh gaeb byaij ndaej youh vaiq youh mbouj miz rengz. Ywbingh hab bouj heiq ciengx yaem, hawj simsaenz andingh. Danyw genj aeu denhvangz bujsinhdanh gya gemj: Meg Gyanghvaiz、vaqsig coemh gvaq、gyapsae coemh gvaq、vangzgiz gak 30 gwz, goragndip、caemcij cug、godangjcaem、dancaem gak 15 gwz, megdoeng、denhdungh、caemhmbaemx、fuzlingz、cehbegbenj、ngveih caujcwx、beghab gak 12 gwz, golaeng'aeuj 10 gwz, makcaujhung 5 aen.

Gya gemj: Doenghboux aek in lai, gya hinghenj、makrenh、goyenzhuzsoz gak 10 gwz; doenghbouxaek caet lai, gya naenggvefangz、Gogiux gak 10 gwz; boux gyaeujngunh, gya denhmaz、vanbahciengq gak 10 gwz; doenghboux uk ciengq ukin, gya gosisinh 3 gwz; bouxbiz、boux ailinx na, gya goyiengzfuz、gonoegnueg aeu raemxmbei fat gvaq、hinghenj gak 10 gwz.

Gij yunghfap baihgwnz danyw: Moix ngoenz fuk ndeu, aeu raemx cienq, faen 3 baez gwn.

全国名老中医张镜人治高血压有哪些经验？

Daengxguek boux ywdoj geq Cangh Gingyinz yw hezyazsang miz gij gingniemh lawz?

张镜人，上海市第一人民医院主任医师、教授，全国老中医药专家学术经验继承工作指导老师，上海市名中医。现将张老治高血压的经验介绍如下。

【辨证分型】

（1）肝火上炎证：多由休息失宜，肝火暴张所致。症见血压突高，头痛目赤、面红如醉，口干，常易躁怒，大便干结，舌质红，苔黄或干燥，脉弦数。治宜清肝泻火，凉血泄热。方用龙胆泻肝汤加减：磁石（先煎）30克，龙胆草、夏枯草、黄芩、赤芍、杭菊花、槐花、丹皮各10克，莲子心3克。

（2）阴虚阳亢证：多由肝肾阴虚，阳亢不潜所致。症见血压增高，头晕目眩，周围景物如旋转，心烦、惊悸，夜寐不安，舌质红绛，苔黄，脉细弦。治宜育阴潜阳，宁心安神。方用杞菊地黄丸加减：熟地、山萸肉、山药、茯苓、丹皮、泽泻、白菊花、白蒺藜各10克，羚羊角粉（分次送服）0.6克。

（3）阴阳两虚证：多由肾阴虚失于濡养，肾阳虚失于温煦，浮阳上越，少阴气厥不至所致。症见血压升高，头晕耳鸣，舌强音涩，气促，下肢偏瘫，舌质红，苔花剥，脉细带弦，重按较弱。治宜滋阴助阳，宣窍清上。方用地黄饮子加减：熟地、巴戟天、山萸肉、肉苁蓉、石斛、麦门冬（麦冬）、茯苓、沙苑子各10克，制附子5克，石菖蒲、远志、五味子各3克，肉桂2克。

（4）风痰内扰证：多由风痰扰及清窍所致。症见血压时高，头目眩晕，胸闷痰多，上肢及手指麻木，两足重滞，舌苔白腻，脉弦滑。治宜熄风化痰，和营通络。方用天麻钩藤饮加减：石决明（先煎）30克，桑枝、桑寄生各15克，天麻、钩藤（后下）、竹沥、制半夏、炒陈皮、川牛膝、炒当归身、指迷茯苓丸（包煎）各10克，胆南星3克。

以上方剂用法：每日1剂，水煎，分3次服用。

【典型病例】

虞某，男，61岁。眩晕，心悸加重1周。有高血压、冠心病病史。症见头晕目眩，心悸眠差，鼻出血，大便略干，舌苔薄腻，脉细弦。血压170/100毫米汞柱（22.66/13.33千帕）。西医诊断为高血压病，冠心病。中医诊断为眩晕，心悸。辨证属肝阳偏亢，心神少宁。治法为平肝潜阳，养心安神。

处方：小麦30克，罗布麻叶（后下）、石决明（先煎）各15克，炒谷芽12克，炒黄芩、钩藤（后下）、白蒺藜、丹参、炒白菊花、香附、郁金、赤芍、白芍各9克，炙甘草、远志各3克。服14剂。药后头晕、心悸略平，血压150/90毫米汞柱（20/12千帕），近日略有鼻出血，苔薄腻，脉细弦。用前法去炒黄芩，加仙鹤草30克，炒藕节、白茅根（去心）各15克，苦参9克。服14剂。药后鼻血止，诸症平，减仙鹤草、藕节等继续服药巩固治疗。病情一直稳定。

按语：患者大便干结，流鼻血，火热上冲之症明显，故配合黄芩、白菊花、罗布麻叶清肝降火，则肝阳平，热邪退，血压亦趋向正常。

Cangh Gingyinz, Sanghaij Si Daih'it Yinzminz Yihyen cujyin yihswh、gyausou, Daengxguek Gij Hong Ciepswnj Yozsuz Gingniemh Boux Lauxconhgyah Ywjdoj cijdauj lauxsae, Sanghaij Si boux cunghyih mizmingz. Seizneix dawz gij gingniemh Canghlauj yw hezyazsang gaisau youq lajneix.

【Duenqbingh faen loih】

(1) Doenghboux daep huj: Dingzlai dwg yietnaiq mbouj ndei, daep fwt hwnj huj baenzbingh. Bingh seiz raen hezyaz fwt sang, gyaeujin dahoengz, najhoengz lumj laeuj fiz nei, hozhawq, ciengz heih simnyap fatheiq, haexndongj, linx hoengz, hoengzmaeq roxnaeuz sauj, meg ndongjsoh youh raez, byaij youh vaiq. Yw bingh hab baizcuengq daephuj, liengz lwed baiz huj. Danyw yungh lungzdanj seganhdangh gya gemj: Swzdiet（sien cienq）30 gwz, golungzdamj、nyayazgyae、govangzginz、gocizsoz、vagut Hangzcouh、va govaiz、naengmauxdan gak 10 gwz, sim cehmbu 3 gwz.

(2) Gij bingh yaem haw yiengz haenq: Dingzlai aenvih daep mak yaem haw, yiengz haenq mbouj roengz baenzbingh. Baenz bingh raen hezyaz dem sang, gyaeujngunh daraiz, gij doxgaiq seiqhenz lumj baenq nei, simfanz, linj, haemh ninz mbouj onj, linx hoengzmaeq, ailinx henj, meg gaeb ndongjsoh youh raez. Ywbingh hab ciengx yaem yo yiengz, hawj simsaenz andingh. Dan aeu gijgiz divangzvanz gya gemj: Caemcij cug、cazladbya、maenzbya、fuzlingz、naengmauxdan、gocagseq、vagut hau、vanbahciengq gak 10 gwz, mba goklingzyiengz（faen baez soengq gwn）0.6 gwz.

(3) Gij bingh yaem yiengz cungj haw: Dingzlai aenvih Aenmak yaem haw ciengx mbouj ndei, Aenmak yiengz haw mbouj gaeuq raeuj, gij yiengz fouz hwnj, gij heiq mbouj daengz sauyinh baenzbingh. Baenz bingh raen hezyaz sang, gyaeuj ngunh rwz okrumz, linx gyaengj sing hep, heiq dinj, song ga gyad, linx hoengz, ailinx raizva, meg saeq youh ndongjsoh youh raez, naenx rengz cix haemq nyieg. Yw bingh hab ciengx yaem bouj yiengz, doeng congh hawj baihgwnz seuq. Gij dan aeu raemxyw divangz gya gemj: Caemcij cug、gaeusaejgaeq、cazladbya、yuzcungzyungz、davangzcauj、megdoeng、fuzlingz、ceh vazvangzgiz gak 10 gwz, ragvuhdouz cauj gvaq 5 gwz, goyiengzfuz、golaeng'aeuj、gaeucuenqiq gak 3 gwz, go'gviq 2 gwz.

(4) Gij bingh fung myaiz baenz baihndaw luenh: Dingzlai aenvih fung myaiz luenh daengz gak giz baenzbingh. Cungj bingh neix raen daengz saek seiz hezyaz sang, gyaeujngunh dava aekcaet myaiz lai, song fwngz caeuq dinfwngz myaz, song ga naekcaem, ailinx hauniu, meg ndongjsoh youh raez youh raeuz. Yw bingh hab dingz fung siu myaiz, hawj aen ndang huzndei doeng meg Danfueng aeu denhmaz gaeugvaqngaeu gya gemj: Gyapbangx bauyiz（sien cienq）30 gwz, nyenengnuengx、gosiengz gak 15 gwz, denhmaz、gaeugvaqngaeu（dwk doeklaeng）、hanhfaexndoek、buenqyaq cauj、naengmakgam cauj gvaq、baihdoh Swconh、danghgveih cauj gvaq、

ywyienz cijlingz fuzlingzvanz（suek daeuj cienq）gak 10 gwz, gonoegnueg aeu raemxmbei fat gvaq 3 gwz.

Gij yunghfap baihgwnz danyw：Moix ngoenz fuk ndeu, aeu raemx cienq, faen 3 baez gwn.

【Binghlaeh denjhingz】

Boux singq Yiz, bouxsai, 61 bi. Gyaeujngunh, simvuengbinghnaek aen singhgiz ndeu. Miz hezyazsang、gvanhsinhbing gvaq. Binghyiengh dwg gyaeujngunh daraiz, simvuengninz mbouj ndei, ndaeng oklwed, haex loq ndongj, ailinx mbangniu, meg gaeb ndongjsoh youh raez. Hezyaz 170/100 hauzmij saeugungj（22.66/13.33 cenhba）. Sihyih duenqdingh dwg hezyazsang, gvanhsinhbing. Ywdoj duenqdingh dwg ranzbaenq, simvueng. Duenq gij bingh dwg gij yiengzheiq aendaep haenq lai, sim saenz mbouj dingh. Ywfap dwg bingz daep yo yiengzheiq, ciengx sim onj saenz.

Danyw：Meg 30 gwz, mbaw lozbumaz（dwk doeklaeng）、gyapbangx bauyiz（sien cienq）gak 15 gwz, ngazhaeux cauj gvaq 12 gwz, vangzginz cauj gvaq、gaeugvaqngaeu（dwk doeklaeng）、vanbahciengq、dancaem、vagut hau cauj gvaq、rumcid、hinghenj、gocizsoz、gobwzsoz gak 9 gwz, gamcauj cauj、golaeng'aeuj gak 3 gwz. Gwn 14 fuk le. Gwn yw gvaq le gyaeujngunh、simvueng loq ndei di, hezyaz 150/90 hauzmij saeugungj（20/12 cenhba）, geij ngoenz daeuj raen ndaeng ok lwed, ailinx mbangniu, meg gaeb ndongjsoh youh raez. Cungj fuengfap baihnaj dawz govangzginz cauj gvaq deuz, gya nyacaijmaj 30 gwz, hohngaeux cauj gvaq、rag go'em（dawz sim deuz）gak 15 gwz, caemhgumh 9 gwz. Gwn 14 fuk le. Gwn yw gvaq le ndaeng mbouj ok lwed lo, gak cungj binghyiengh mbouj raen lo, gemj nyacaijmaj、hohngaeux daengj laebdaeb gwn yw daeuj gungjgu ywbingh yaugoj. Binghcingz itcig onjdingh.

Daezsingj：Bouxbingh haexndongj, ndaeng ok lwed, hujhwngq cung doxhwnj youqgaenj, aeu boiqhab govangzginz、vagut hau、mbaw lozbumaz cing daep roengz huj, gij yiengzheiq daep couh bingz, doeghuj ndaej doiq deuz, hezyaz hix yaek cingqciengz.

全国名老中医洪治平治心胸痛有哪些经验?
Daengxguek boux ywdoj geq Hungz Cibingz yw aek in sindaeuz in miz gij gingniemh lawz?

洪治平，辽宁中医药大学附属第二医院主任中医师，博士研究生导师，全国知名中医药专家，第三批全国老中医药专家学术经验继承工作指导老师，擅长治疗各种疑难杂症，尤以治疗心脑血管疾病见长。现将洪老治心胸痛经验介绍如下。

【寒凝心脉证】

症状：猝然心胸绞痛，遇寒冷则心痛更剧，甚则手足不温，短气，心悸，心痛彻背，背痛彻心，苔白，脉沉紧。

处方：当归、瓜蒌、丹参各12克，桂枝、干姜、赤芍、川芎各9克，甘草6克，细辛 3 克，大枣 7 枚。

【气滞心胸证】

症状：心胸闷痛，痛无定处，喜叹息，情志不遂则发作或加剧。兼见胃脘部胀闷，嗳气，放屁则舒，苔薄，脉细弦。

处方：瓜蒌 15 克，丹参、白芍各 12 克，柴胡、香附、香橼、川芎、薤白各 9 克，枳壳、郁金、甘草各 6 克，降香 3 克。

加减：若胸痹心痛明显、舌暗有瘀斑者，加蒲黄（包煎）9 克，五灵脂 6 克。

【痰浊壅塞证】

症状：胸闷重而心痛轻，阴雨天易发作，咳唾痰涎，身重，大便不爽，苔白腻，脉滑。有痰火者，心胸灼痛，痰黄黏稠，心烦口干，便秘，苔黄腻，脉滑数；有风痰者，胸闷时痛，兼见舌强语涩，手足颤抖麻木等症。

处方：瓜蒌 15 克，丹参 12 克，薤白、半夏、橘红各 9 克，枳实、桂枝、淡竹茹各 6 克。

加减：痰火者，去半夏，加胆南星、海浮石、海蛤壳各 6 克；风痰者，去半夏，加石菖蒲、郁金、钩藤各 9 克，天竺黄、僵蚕各 6 克。

【瘀血闭阻证】

症状：心胸刺痛，痛有定处，固定不移，伴有胸闷，舌暗红、紫暗或有瘀斑，或舌下有血脉青紫，苔薄，脉涩或结代。

处方：丹参、瓜蒌各 12 克，当归、赤芍、生地、川芎、桃仁、红花、鸡血藤、香附各 9 克，延胡索（元胡）6 克，降香 3 克。

【心气不足证】

症状：心胸阵阵隐痛，胸闷，短气，心悸，倦怠乏力，或懒言，或易出汗，面色白，舌淡胖嫩，有齿痕，苔薄，脉虚或结代。若心气不足，久之则发展为阳气亏虚，症见心悸动而痛重，神疲畏寒，气短更甚，四肢欠温，舌淡苔白，脉虚迟或结代。

处方：黄芪 15 克，党参、瓜蒌、丹参各 12 克，茯苓、白术、远志、炒酸枣仁、柏子仁各 9 克，甘草、桂枝各 6 克。

加减：心气不足久之导致心阳亏虚者，去党参，加红参 10 克，干姜 15 克。

【心阴不足证】

症状：心胸疼痛时有发作，或灼痛，或兼胸闷，心悸怔忡，心烦不寐，头晕，盗汗口干，大便不爽，或有面红上火，舌红而干，苔薄或薄黄，脉细数。临床上又可见由阴伤及气，导致气阴两虚者，症见胸闷痛，心悸且慌，气短乏力，心烦口干，舌红而胖嫩，苔薄或少苔，脉虚细而数。

处方：丹参 15 克，瓜蒌、生地、炒酸枣仁各 12 克，麦门冬、天门冬、玄参、玉竹、百合、石斛、白芍、远志、柏子仁、当归各 9 克。

加减：若气阴两虚者，加党参 12 克，五味子 9 克。

以上方剂用法：每日 1 剂，水煎，分 3 次服用。

Hungz Ci bingz, Liuzningz Cunghyihyoz Dayoz Fusuz Daihngeih Yihyen Cujyin

Cunghyihswh, bozsw yenzgiuswngh daujswh, daengxguek boux cien'gya ywjdoj mizmingz, buek daihsam Daengxguek Gij Hong Ciepswnj Yozsuz Gingniemh Boux Lauxconhgyah Ywjdoj cijdauj lauxsae, yw gij binghcab nanz yw haemq caixhangz, daegbied dwg yw gij binghsailwed aensimdaeuz aen'uk haemq caixhangz. Seizneix dawz gij gingniemh Hungzlauj yw sim'in aekin gaisau youq lajneix.

【Gij bingh meg ndaw sim cwk hanz】

Gij yiengh baenzbingh: Fwt raen sim aek indot, bungz nit sim'in engq haenq, caiqlij dinfwngz mbouj raeuj, heiqdinj, simvueng, sim in daengz baihlaeng, baihlaeng in daengz sim, ailinx hau, meg naek caiq gaenj.

Danyw: Godanghgveih、gvefangz、dancaem gak 12 gwz, go'gviq、hinggep hawq、gocizsoz、ciengoeng gak 9 gwz, gamcauj 6 gwz, gosisinh 3 gwz, makcauj 7 naed.

【Gij bingh sim aek heiq cwk】

Gij yiengh baenzbingh: Sim aek caet in, giz in mbouj dingh, haengj danqheiq, sim mbouj swnh couh fatcak roxnaeuz bienq naek. Giem raen dungxraeng, dwnx heiq, ok roet couh soeng, ailinx mbang, meg gaeb ndongjsoh youh raez.

Danyw: Gvahlouh 15 gwz, dancaem、gobwzsoz gak 12 gwz, caizhuz、rumcid、makyanghyenz、ciengoeng、Gogiux gak 9 gwz, makdoengjhaemz、hinghenj、gamcauj gak 6 gwz, gaeurang 3 gwz.

Gya gemj: Danghnaeuz aek maz sim'in linx amq miz banqaeuj, gya cingjfouxnaemq (suek daeuj cienq) 9 gwz, haexduzmbangq 6 gwz.

【Gij bingh myaiz gwg saekcaet】

Gij yiengh baenzbingh: Aek caet haenq sim'in mbaeu, mbwnfuemx ngoenzfwn heih fatcak, ae ok myaiz, ndang naet, okhaex mbouj soeng, ailinx hauniu, meg raeuz. Boux miz myaizhuj, aensim aenaek lumj deng log in, myaiz henj myaizniu, simfanz hozhawq, haexgaz, ailinx henjna, meg byaij youh vaiq youh raeuz; boux deng fung baenz myaiz, seiz aekcaet in, giem raen linx gyaengj gangj vah mbouj bienh, dinfwngz saenz maz daengj bingh.

Danyw: Gvefangz 15 gwz, dancaem 12 gwz, Gogiux、buenqyaq、bugnaengbwn gak 9 gwz, makdoengjsoemj、go'gviq、naengfaexcuk gak 6 gwz.

Gya gemj: Boux myaizhuj, dawz buenqyaq deuz, gya gonoegnueg aeu raemxmbei fat gvaq、rinhojsanh、byukgyapbangx gak 6 gwz; boux fung myaiz, dawz buenqyaq deuz, gya goyiengzfuz、hinghenj、gaeugvaqngaeu gak 9 gwz, iengfaexcuk、nengznuengx daigeng gak 6 gwz.

【Gij bingh lwed cwk saekgaz】

Gij yiengh baenzbingh: Sim aek in lumj deng coeg nei, in youq giz ndeu, mbiengj in mbouj bienq, lij miz aekcaet, linx hoengzndaem、aeujndaem roxnaeuz miz banqaeuj, roxnaeuz meg lajlinx aeujheu, ailinx mbang, meg byaij mbouj swnh roxnaeuz byaij byaij youh dingz.

Danyw：Dancaem、gvefangz gak 12 gwz，godanghgveih、gocizsoz、goragndip、ciengoeng、ngveihmakdauz、gosiengz、gaeulwed、rumcid gak 9 gwz，goyenzhuzsoz（yenzhuz）6 gwz，gaeurang 3 gwz.

【Gij bingh gij heiq simdaeuz mbouj gaeuq】

Gij yiengh baenzbingh：Ndaw aek aensim inndumj，aekcaet，heiqdinj，simvueng，ndangnaiq mbouj miz rengz，roxnaeuz gik gangj vah，roxnaeuz heih okhanh，saeknaj hau，linx mong bizoiq，miz rizheuj，ailinx mbang，meg haw roxnaeuz byaij byaij youh dingz. Danghnaeuz gij heiq simdaeuz mbouj gaeuq，nanz le couh baenz yiengzheiq sied，gij binghyiengh dwg simvueng caemhcaiq in ndaej haenq，ndang naiq lau nit，heiq dinj youqgaenj，dinfwngz mbouj raeuj，linx mong ailinx hau，meg haw youh menh roxnaeuz byaij byaij youh dingz.

Danyw：Vangzgiz 15 gwz，godangjcaem、gvefangz、dancaem gak 12 gwz，fuzlingz、gobegsaed、golaeng'aeuj、ngveih caujcwx cauj、cehbegbenj gak 9 gwz，gamcauj、go'gviq gak 6 gwz.

Gya gemj：Heiq ndaw sim mbouj gaeuq nanz le baenz gij bingh aensim heiqyiengz sied，dawz dangjcaem deuz，gya caemnaengj 10 gwz，hinggep hawq 15 gwz.

【Gij bingh gij yaem simdaeuz mbouj gaeuq】

Gij yiengh baenzbingh：Sim'in aekin seiz fatcak，roxnaeuz lumj deng log in，roxnaeuz giem miz aek caet，simvueng，simfanz ninz mbouj ndaek，gyaeujngunh，ok hanhheu hozhawq，okhaex mbouj soeng，roxnaeuz baenzhuj najhoengz，linx hoengz linx hawq，ailinx mbang roxnaeuz mbanghenj，diuzmeg youh gaeb byaij ndaej youh vaiq youh mbouj miz rengz. Seiz duenqbingh ywbingh youh ndaej raen sieng yaem daengz heiq，baenz boux heiq yaem cungj haw，gij bingh raen aekcaet aekin，simlinj simvueng，heiqgaed mbouj miz rengz，simfanz hozhawq，linx hoengz bizoiq，ailinx mbang roxnaeuz noix，meg haw youh saeq byaij ndaej youh vaiq.

Danyw：Dancaem 15 gwz，gvefangz、goragndip、ngveih caujcwx cauj gak 12 gwz，megdoeng、denhdungh、caemhmbaemx、yicuz、beghab、davangzcauj、gobwzsoz、golaeng'aeuj、cehbegbenj、godanghgveih gak 9 gwz.

Gya gemj：Danghnaeuz dwg heiq yaem song yiengh cungj haw，gya godangjcaem 12 gwz，gaeucuenqiq 9 gwz.

Gij yunghfap baihgwnz danyw：Moix ngoenz fuk ndeu，aeu raemx cienq，faen 3 baez gwn.

全国名老中医刘石坚治老年咳喘有哪些经验？

Daengxguek boux ywdoj geq Liuz Sizgenh yw bouxlaux haebgyawh miz gij gingniemh lawz？

刘石坚，广东省东莞市中医院主任医师，广东省名中医，第三批全国老中医药专家学术经验继承工作指导老师。从事中医临床、教学、科研工作数十载，学验俱丰，尤其擅长治疗老年咳喘，疗效甚佳。现将刘老治老年咳喘经验介绍如下。

【辨证施治】

（1）风寒袭肺：症见咳嗽，痰稀或白，或恶寒，舌淡，苔白，脉浮紧。治宜疏风散寒，宣通肺气。处方：苦杏仁15克，紫苏叶、荆芥、桔梗、枳壳、白前各10克，橘红（后下）、甘草、麻黄各5克。

（2）邪热壅肺：症见咳喘，胸闷，痰多而黄，发热，口渴食少，心烦失眠，舌淡，苔黄厚，脉浮数有力。治宜清热泻肺，平喘止咳。处方：石膏20克，黄芩、鱼腥草、瓜蒌、连翘、葶苈子、莱菔子各12克，浙贝母、天竺黄、苦杏仁各10克，麻黄、甘草各5克。

（3）肺阴不足：症见喘促气短，心悸，口干痰稀，夜不能眠，舌红，无苔或苔黄，脉细数。治宜敛肺宁心，养阴止咳。处方：海蛤壳25克，沙参、桑白皮各20克，浙贝母、百合、鱼腥草、麦门冬、丹参、苦杏仁各12克，石菖蒲10克，橘红（后下）、五味子各5克。

（4）脾虚生痰：症见喘促，气短胸闷，痰白而稠，饮食差，易出汗，大便溏，舌淡，苔白腻，脉滑或缓而无力。治宜健运脾胃，化痰止咳。处方：太子参、白术、苦杏仁、莱菔子、泽泻、百部、紫菀、茯苓各12克，法半夏、石菖蒲各10克，厚朴（后下）8克，甘草5克，陈皮3克。

（5）肾不纳气：症见咳嗽气促，痰多，动则更甚，精神不振，夜卧不宁，面色无华，舌干瘦，淡红或红绛，脉细数或虚大而涩。治宜益肾纳气，补肺定喘。处方：磁石20克，胡桃仁、百部各15克，天门冬、白果、款冬花各10克，橘红（后下）、五味子各5克，蛤蚧1对。

以上方药用法：每日1剂，水煎，分3次服用。

【病案举例】

李某，男，61岁。患者平素嗜好烟酒，常年咳嗽，近日不慎感冒受寒导致咳嗽，伴有气喘痰多，动则尤甚，夜卧不宁，来医院住院治疗。检查白细胞计数为$11.8×10^9$/L。胸部X线片显示：慢性支气管炎合并肺气肿。诊断为慢性支气管炎，肺气肿合并感染。予以抗生素静滴，疗效不显，请刘石坚诊治。诊见：咳嗽气喘，喉中痰鸣，痰稀而白，舌红，苔白，脉细数。刘石坚认为，此乃久病必虚，伤及肾阴，肾不纳气，气失和降而咳嗽喘促、痰多，治宜温肾纳气，平喘化痰。

处方：鹅管石20克，胡桃仁、百部、苦杏仁、枇杷叶各15克，白果、款冬花各10克，麻黄、五味子、甘草各5克，蛤蚧1对。5剂，每日1剂，水煎，分3次服用。服药后，患者喘平气顺，脉和，唯久病痰咳未除，嘱其戒烟酒，注意饮食调理。继续上方调治而愈。随访1年无复发。

【体会】

本例患者嗜好烟酒，常年咳嗽，肺气失宣，久病及肾，肾不纳气，故咳嗽气喘，夜卧不宁。治宜温肾纳气，平喘化痰。方中麻黄、苦杏仁、甘草为三拗汤宣肺化痰止咳，鹅管石、百部、枇杷叶化寒痰，五味子止咳敛肺气，白果、蛤蚧、胡桃仁补肾纳气，款冬花润肺下气、化痰止咳。在辨证用药时亦注意食疗，故疗效甚好。

Liuz Sizgenh, Guengjdoeng Swngj Dunghgvanj Si Cunghyihyen cujyin yihswh, Guengjdoeng Swngj Bouxywdoj mizmingz, buek daihsam Daengxguek Gij Hong Ciepswnj Yozsuz Gingniemh Boux Lauxconhgyah Ywdoj cijdauj lauxsae. Guh ywdoj duenqbingh yw bingh、gyauyoz、gohyenz geij cib bi, sonhag caeuq sizcen gingniemh cungj ndei, daegbied dwg yw bouxlaux ae'ngab haemq ak, ywbingh yaugoj haemq ndei. Seizneix dawz gij gingniemh Veizlauj yw bouxlaux ae'ngab gaisau youq lajneix.

【Duenq bingh yw bingh】

（1）Funghhanz sieng bwt：Gij bingh raen baenzae, myaiz saw roxnaeuz hau, roxnaeuz lau nit, linx mong, ailinx hau, meg fouz youh gaenj. Ywbingh hab doeng fung sanq hanz, hab doeng heiqbwt. Danyw：Ngveihmakgingq haemz 15 gwz, mbasijsu、goheiqvaiz、gizgwnj、makdoengjhaemz、gaeubagrag gak 10 gwz, bugnaengbwn（dwk doeklaeng）、gamcauj、gomazvangz gak 5 gwz.

（2）Doeghuj saek bwt：Gij bingh raen ae'ngab, aekcaet, myaiz lai youh henj, fatndat, hozhawq gwn ndaej noix, simfanz ninz mbouj ndaek, linx mong, ailinx henjna, meg fouz byaij ndaej youh vaiq youh miz rengz. Ywbingh hab siu bwt huj, dingz ae. Danyw：Siggau 20 gwz, govangzginz、caekvaeh、gvefangz、golenzgyauz、cehdingzliz、cehlauxbaeg gak 12 gwz, gobeimuj Cezgyangh、iengfaexcuk、ngveihmakgingq haemz gak 10 gwz, gomazvangz、gamcauj gak 5 gwz.

（3）Bwtyaem mbouj gaeuq：Gij bingh raen ae'ngab heiqdinj, simvueng, hozhawq myaiz saw, haemh ninz mbouj ndaek, linx hoengz, mbouj miz ailinx roxnaeuz ailinx henj, diuzmeg youh gaeb byaij ndaej youh vaiq youh mbouj miz rengz. Ywbingh habsou heiqbwt dingsimsaenz, ciengx yaem dingz ae. Danyw：Byukgyapbangx 25 gwz, sacaem、gonengznuengx gak 20 gwz, gobeimuj Cezgyangh、beghab、caekvaeh、megdoeng、dancaem、ngveihmakgingq haemz gak 12 gwz, goyiengzfuz 10 gwz, bugnaengbwn（dwk doeklaeng）、gaeucuenqiq gak 5 gwz.

（4）Mamx haw hwnj myaiz：Gij bingh raen ae'ngab gaenj, heiq dinj aekcaet, myaiz hau youh niu, gwnndoet mbouj ndei, heih okhanh, okhaex yungz, linx mong, ailinx hauniu, meg raeuz roxnaeuz menh youh mboujmiz rengz. Ywbingh habhawj mamx dungx cangqcwt, siu myaiz dingz ae. Danyw：Caemdaiswjswnh、gobegsaed、ngveihmakgingq haemz、cehlauxbaeg、gocagseq、maenzraeulaux、govagut vaaeuj、fuzlingz gak 12 gwz, sawzbuenqyaq、goyiengzfuz gak 10 gwz, gohoubuj（dwk doeklaeng）8 gwz, gamcauj 5 gwz, naengmakgam 3 gwz.

（5）Mak mbouj sou heiq：Gij bingh raen baenzae heiq dinj, myaiz lai, doengh engq youqgaenj, cingsaenz mbouj ndei, haemh ninz mbouj onj, saeknaj mbouj rongh, linx hawq byom, maeq roxnaeuz hoengzndaem, diuzmeg youh gaeb byaij ndaej youh vaiq youh mbouj miz rengz roxnaeuz haw hung byaij ndaej mbouj swnh. Ywbingh hab bouj mak sou heiq, bouj bwt dingz ae. Danyw: Swzdiet 20 gwz, ngveihhaekdouz、maenzraeulaux gak 15 gwz, denhdungh、yinzhing、va'gvanjdungh gak 10 gwz, bugnaengbwn (dwk doeklaeng)、gaeucuenqiq gak 5 gwz, aekex doiq ndeu.

Gij danyw yunghfap gwnzneix: Moix ngoenz fuk ndeu, aeu raemx cienq, faen 3 baez gwn.

【Gij binghlaeh】

Boux singq Lij, bouxsai, 61 bi. Bouxbingh bingzciengz haengj gwn ien gwn laeuj, baenz bi cungj ae, geij ngoenz neix mbouj siujsim dwgliengz baenzae, lij miz ae'ngab, myaiz lai, doengh couh engq haenq, haemh ninz mbouj onj, daeuj yihyen youqroengz ywbingh. Genjcaz sibauhhau dwg 11.8×10^9/L. Gwnz aek ciuq X ben yawjraen: hozgyawjsaeq in menhnumq cab miz bwt heiq foeg. Duenqdingh dwg hozgyawjsaeq in menhnumq, bwtheiqfoeg cab deng lah dawz. Aeu gyangswnghsu ndik meg, ywbingh yaugoj mbouj ndei geijlai, cingj Liuz Sizgenh duenqbingh daeuj yw. Duenq raen: baenzae ae'ngab, ndaw hoz myaiz yiengj, myaiz saw youh hau, linx hoengz, ailinx hau, diuzmeg youh gaeb byaij ndaej youh vaiq youh mbouj miz rengz. Liuz Sizgenh nyinhnaeuz, neix dwg bingh nanz dingh haw, sieng daengz mak yaem, mak mbouj sou heiq, heiq mbouj huz mbouj doek cix baenzae ngaebheiq gaenj、myaiz lai, yw bingh hab raeuj mak sou heiq, dingz ae siu myaiz.

Danyw: Rinfongndok 20 gwz, ngveihhaekdouz、maenzraeulaux、ngveihmakgingq haemz、mbawbizbaz gak 15 gwz, yinzhing、va'gvanjdungh gak 10 gwz, gomazvangz、gaeucuenqiq、gamcauj gak 5 gwz, aekex doiq ndeu. 5 fuk, moix ngoenz fuk ndeu, aeu raemx cienq, faen 3 baez gwn. Gwn yw gvaq le, bouxbingh heiq swnh ngaebheiq onj lo, meg byaij ndaej swnh, dan miz bingh nanz myaiz caengz ndaej siu, daengq de gaej cit ien gaej gwn laeuj, haeujsim gwnndoet diuzleix. Laebdaeb aeu dan yw gwnz neix diuz yw daengz bingh ndei. Dauq cunz bi ndeu mbouj raen caiq bingh dauq.

【Roxnyinh】

Bouxbingh aenlaeh neix haengj cit ien gwn laeuj, baenz bi cungj ae, heiqbwt mbouj doeng, bingh nanz nangq daengz aenmak, mak mbouj sou heiq, cix baenzae ae'ngab, haemh ninz mbouj onj. Yw bingh hab raeuj mak sou heiq, dingz ae siu myaiz. Ndaw dan gomazvangz、ngveihmakgingq haemz、gamcauj dwg sanhaudangh doeng bwt siu myaiz dingz ae, rinfongndok、maenzraeulaux、mbawbizbaz siu myaizhanz, gaeucuenqiq dingz ae sou heiqbwt, yinzhing、aekex、ngveihhaekdouz bouj mak sou heiq, va'gvanjdungh yinh bwt roengz heiq、Siu myaiz dingz ae. Youq seiz duenqbingh roengz yw aeu haeujsim gwn doxgaiq daeuj yw bingh, yienghneix ywbingh yaugoj haemq ndei.

全国名老中医张达旭治肺气肿有哪些经验？

Daengxguek boux ywdoj geq Cangh Dazyuz yw bwtbongzfoeg miz gij gingniemh lawz？

张达旭，全国名老中医，广西壮族自治区人民医院中医科主任医师、教授，《医药星期三》周报编辑部特约专家，擅长用中医药治疗内科、妇科、儿科的各种常见病及疑难杂症。现将张老治肺气肿的经验介绍如下。

肺气肿，相当于中医肺胀、喘证的范畴。引起肺气肿的原因不外乎外感与内伤，外感为外邪侵袭，内伤多为情志不畅、饮食不节、劳倦过度、久病不愈等。

【风寒外感证】

症状：患者咳喘并作，痰白而稀，恶寒头痛，无汗，舌苔薄白，脉浮涩。

治则：散寒宣肺，化痰平喘。

处方：陈皮5克，半夏、茯苓各12克，甘草6克，杏仁、紫苏子、白芥子、莱菔子各10克，厚朴9克。

用法：每日1剂，水煎，分3次服用。

【肺气虚证】

症状：患者喘促气短，语言无力，咳声低弱，自汗，怕风，咽喉不利，面红口干，舌质淡红，脉细弱。

治则：益气养阴定喘。

处方：党参10克，五味子4克，沙参12克，麦门冬、紫菀、黄芪、桑白皮各10克，黄芩、炙甘草各6克。

用法：每日1剂，水煎，分3次服用。

【肾气虚证】

症状：患者喘咳日久，动则喘甚，形疲神惫，汗出面青，肢冷腰酸，舌质淡，脉沉细。

治则：补肾纳气。

处方：泽泻、熟附子各9克，肉桂（另煎）3克，熟地12克，党参15克，山萸肉、丹皮、补骨脂、茯苓各10克，五味子4克。

用法：每日1剂，水煎，分3次服用。

Cangh Dazyuz, daengxguek boux ywdoj geq, Gvangjsih Bouxcuengh Swcigih Yinzminz Yihyen Cunghyihgoh cujyin yihswh, gyausou, faenh couhbau 《Yihyoz Singhgizsam》benhcizbu daegbied iucingj boux cien'gya, ywdoj daeuj yw gak cungj bingh ciengz raen caeuq binghcab bingh nanz yw daegbied caixhangz. Seizneix dawz gij gingniemh Canghlauj yw heiqbwt foeg gaisau youq lajneix.

Heiqbwtfoeg, dwg aen'gvaengh ywdoj gangj gij bingh bwtciengq, ae'ngab. Gij yienzaen baenz gij bingh heiqbwtfoeg cungj dwg baihrog lah dwgliengz caeuq baihndaw sieng, baihrog lah dwgliengz dwg doegyak baihrog famh dawz, baihndaw sieng dingzlai dwg simcingz mbouj sangj、gwnndoet mbouj hanh, baeg gvaqbouh, bingh nanz mbouj ndei.

【Gij bingh funghanz baihrog lah deng dwgliengz】

Gij yiengh baenzbingh：Bouxbingh youh ae youh ngaeb, myaiz hau youh saw, lau nit gyaeujin, mbouj miz hanh, ailinx haumbang, meg fouz byaij mbouj swnh.

Yenzcwz ywbingh：Sanq hanz doeng bwt, siu myaiz dingz ae.

Danyw：Naengmakgam 5 gwz, buenqyaq、fuzlingz gak 12 gwz, gamcauj 6 gwz, ngveihmakgingq、cehsijsu、cehbyaekgat、cehlauxbaeg gak 10 gwz, gohoubuj 9 gwz.

Yunghfap：Moix ngoenz fuk ndeu, aeu raemx cienq, faen 3 baez gwn.

【Gij bingh heiqbwt noix】

Gij yiengh baenzbingh：Bouxbingh heiq dinj ajngaeb, gangj vah mbouj miz rengz, sing'ae daemq nyieg, gag okhanh, lau rumz, conghhoz mbouj ndei, najhoengz hozhawq, saeklinx hoengzmong, meg saeq nyieg.

Yenzcwz ywbingh：Bouj heiq ciengx yaem dingz ae.

Danyw：Godangjcaem 10 gwz, gaeucuenqiq 4 gwz, sacaem 12 gwz, megdoeng、govagut vaaeuj、vangzgiz、gonengznuengx gak 10 gwz, govangzginz、gamcauj cauj gak 6 gwz.

Yunghfap：Moix ngoenz fuk ndeu, aeu raemx cienq, faen 3 baez gwn.

【Gij bingh heiqmak noix】

Gij yiengh baenzbingh：Bouxbingh ae'ngaeb ndaej nanz, doengh couh ae ndaej engq haenq, ndang naiq yiengh baeg, ok hanh naj heu, din fwngz caep hwet naet, saeklinx mong, meg caem youh saeq.

Yenzcwz ywbingh：Bouj mak sou heiq.

Danyw：Gocagseq、ragvuhdouz cug gak 9 gwz, gogviq（lingh cienq）3 gwz, caemcij cug 12 gwz, godangjcaem 15 gwz, cazladbya、naengmauxdan、faenzcepraemx、fuzlingz gak 10 gwz, gaeucuenqiq 4 gwz.

Yunghfap：Moix ngoenz fuk ndeu, aeu raemx cienq, faen 3 baez gwn.

全国名老中医张珍玉治失眠有哪些经验？

Daengxguek boux ywdoj geq Cangh Cinhyi yw ninz mbouj ndaek miz gij gingniemh lawz?

张珍玉，全国著名中医药专家，山东中医药大学终身教授、博士生导师，我国第一批国家级名老中医之一，中医学基础、临床两擅其长，拥有众多著述，获过多项奖项。张老根据失眠的不同临床表现，总结出治疗失眠的四种方法，每获良效，现介绍如下。

【治疗方法】

张老通过长期观察总结得出，不同原因导致的失眠，在临床上除可以见到相应的病证外，其失眠表现也各具特色，因此可二者结合，以定其证。

（1）若患者失眠为睡眠不实，自觉似睡非睡，似醒非醒，伴胃脘胀满不适，食少，急躁易怒或易郁怒，舌红苔薄白，脉弦弱者，属"胃不和则卧不安"之失眠，治宜疏肝和胃为主。

处方：生龙骨、夜交藤各12克，党参10克，炒白芍、川芎、炒白术、茯苓、佛手、砂仁各9克，柴胡、炒枳壳各6克，甘草3克。

（2）若患者睡眠尚安，但醒后难再入眠，伴心烦，口苦，胸闷，呕恶，痰多，舌红苔黄腻，脉滑数者，属有痰热，治宜温胆汤加减。

处方：制半夏、茯苓、竹茹、炒白术各9克，陈皮、炒枳壳、桔梗、远志各6克，甘草3克。

（3）若患者属纯粹不能入睡，伴心慌，神疲乏力，不思饮食，两目发花，舌淡苔薄白，脉沉弱者，多属心脾两虚，治宜归脾汤加减。

处方：黄芪25克，党参10克，炒白术、当归、茯苓、莲子肉各9克，木香、陈皮、远志各6克，甘草3克。

（4）若患者入睡难，睡后易醒，一宿醒数次，伴腰膝酸软或心烦，舌红苔薄白，脉沉数弱者，属肾阴虚，心肾不交，常用下方：

处方：生龟板、夜交藤、生牡蛎各12克，当归、炒山药、生地、茯苓、山茱萸各9克，丹皮、泽泻、知母、砂仁各6克，甘草3克。

以上方剂用法：每日1剂，水煎，分3次服用。

【辨证选用安神药】

既然失眠属心神不安，则安神药为必选之剂，但针对临床诸多医师不问虚实寒热，见失眠必加酸枣仁的做法。张老常说："就是用2斤（1000克）酸枣仁，也不抵两片安眠药。中医之理不在于此。"因此，即使在选用单味安神药时，张老亦强调辨证取用。如酸枣仁味酸入肝，可用于心肝血虚之失眠者；远志既能安神又可化痰利窍，可用于痰热内扰者；肝胃不和，气机失调者，可取夜交藤，取其入络通调气机之功；若见心神不安兼阳亢头晕者，可用生龙骨以镇心安神。

以上从四个方面对张老治疗失眠的经验加以归纳总结，但毕竟临证病情千变万化，病有轻重缓急，个人体质亦不尽相同，因此，临床必须知常达变，方可万全。

Cangh Cinhyi, daengxguek boux ywdoj conhgyah mizmingz, Sanhdungh Cunghyihyoz Dayoz daengxciuh cungj dwg gyausou、Bozsswsngh daujswh, guek raeuz buek daih'it gozgyahgiz ywdojgeq mizmingz ndawde boux ndeu, Cunghyihyoz gihcuj、duenqbingh ywbingh song yiengh cungj caixhangz, sij miz haemq lai saw caeuq faenzcieng, ndaej gvaq haujlai ciengj. Canghlauj ciuq ninz mbouj ndaek seiz ywbingh duenqbingh gij yienghceij mbouj doengz, cungjgez ok seiq cungj fuengfap daeuj yw ninz mbouj ndaek, cungj miz yaugoj ndei, seizneix gaisau youq lajneix.

【Ywbingh fuengfap】

Canghlauj doenggvaq ciengzgeiz damqyawj cungjgez ok, mbouj doengz yienzaen cauxbaenz ninz mbouj ndaek, youq seiz duenqbingh ywbingh ndaej raen daengz gij binghyiengh doxwngq caixvaih, gij binghyiengh ninz mbouj ndaek hix gak miz daegsaek, yienghneix ndaej song yiengh dox giethab, daeuj dingh dwg cungj bingh lawz.

(1) Danghnaeuz bouxbingh ninz mbouj ndaek dwg ninz mbouj ndei, gag roxnyinh lumj ninz mbouj ninz nei, lumj singj mbouj singj, lij miz dungxraeng mbouj cwxcaih, gwn ndaej noix, singqgaenj heih fatheiq roxnaeuz hozgaek, linx hoengz ailinx haumbang, boux bingh meg ndongjsoh youh raez youh nyieg, dwg cungj ninz mbouj ndaek "dungx mbouj huz cix ninz mbouj ndaek", ywbingh hab diuz doeng daephuj diuzhuz ndaw dungx guh cawj.

Danyw: Goetlungz ndip、maenzgya gak 12 gwz, godangjcaem 10 gwz, bwzsoz cauj gvaq、ciengoeng、begsaed cauj、fuzlingz、makfuzsouj、gosahyinz gak 9 gwz, caizhuz、makdoengjhaemz cauj gvaq gak 6 gwz, gamcauj 3 gwz.

(2) Danghnaeuz bouxbingh ninz lij dingh, hoeng singj gvaq le nanz caiq ninz ndaek, lij miz simfanz, bakhaemz, aekcaet, rueg, myaiz lai, linx hoengz ailinx henjna, meg byaij youh vaiq youh raeuz, dwg miz myaizhuj, ywbingh hab aeu raemxyw raeuj mbei gya gemj.

Danyw: Buenqyaq cauj、fuzlingz、naengfaexcuk、begsaed cauj gak 9 gwz, naengmakgam、makdoengjhaemz cauj gvaq、gizgwnj、golaeng'aeuj gak 6 gwz, gamcauj 3 gwz.

(3) Danghnaeuz bouxbingh cungj dwg ninz mbouj ndaek, lijmiz simvueng, ndang naiq mbouj miz rengz, mbouj siengj gwnndoet, song da va, linx mong ailinx haumbang, boux bingh meg caem youh nyieg, dingzlai dwg sim mamx cungj haw, ywbingh hab aeu raemxyw gveibizdangh.

Danyw: Vangzgiz 25 gwz, godangjcaem 10 gwz, begsaed cauj、godanghgveih、fuzlingz、cehmbu gak 9 gwz, gomuzyangh、naengmakgam、golaeng'aeuj gak 6 gwz, gamcauj 3 gwz.

(4) Danghnaeuz bouxbingh nanz haeuj ninz, ninz gvaq heih singj, haemh ndeu singj geij baez, lij miz hwet ga naet roxnaeuz simfanz, linx hoengz ailinx haumbang, boux bingh meg caem meg byaij youh vaiq youh nyieg de, dwg aenmak yaem haw, simdaeuz caeuq aenmak mbouj doxhuz, ciengz yungh aen dan lajneix:

Danyw: Gyakgvi ndip、maenzgya、gyaepsae ndip gak 12 gwz, godanghgveih、maenzbya cauj gvaq、goragndip、fuzlingz、cazladbya gak 9 gwz, naengmauxdan、gocagseq、gocihmuj、gosahyinz gak 6 gwz, gamcauj 3 gwz.

Gij yunghfap baihgwnz danyw: Moix ngoenz fuk ndeu, aeu raemx cienq, faen 3 baez gwn.

【Duenq bingh genj aeu ywdinghsaenz】

Gawqyienz ninz mbouj ndaek dwg simsaenz mbouj dingh, yienghneix ywdinghsaenz couh dwg cungj yw genj dingh ndeu, hoeng doiq doengh boux canghyw seiz duenqbingh ywbingh cungj mbouj cam dwg cungj binghyiengh lawz, raen ninz mbouj ndaek couh itdingh gya ngveih caujcwx cungj guhfap neix, Canghlauj ciengz gangj："Couh suenq aeu 2 gaen（1000 gwz）ngveih caujcwx, hix dingj mbouj gvaq 2 naed ywninzcaem. Gij dauhleix Ywdoj mbouj youq gij neix." Yienghneix, couhcinj dwg seiz dan genj cungj yw ywdinghsaenz, Canghlauj hix daengq naeuz duenq bingh daeuj yungh. Lumj ngveih caujcwx soemj cix haeuj daep, ndaej aeu daeuj yw doengh bouxbingh ninz mbouj ndaek sim daep lwed noix; golaeng'aeuj ndaej dingh saenz youh ndaej siu myaiz doeng congh, ndaej aeu daeuj yw doengh boux myaizhuj luenh daengz baihndaw haenx; daep dungx mbouj hiuz, doenghboux heiqgih saetdiuz, ndaej aeu maenzgya, aeu gij goengyungh doeng meg diuz heiqgih de; danghnaeuz dwg simsaenz mbouj dingh aenmak yaem haw boux gyaeujngunh, ndaej aeu goetlungz ndip daeuj dingh sim dingh saenz.

Baihgwnz dwg daj seiq fuengmienh daeuj cungjgez gij gingniemh Canghlauj yw ninz mbouj ndaek, hoeng aenvih seiz duenqbingh ywbingh cingzgvang lai mbouj doengz, bingh youh miz naek mbaeu gaenj menh mbouj doengz, aenndang gak boux caemh mbouj doxdoengz, yienghneix, seiz duenqbingh ywbingh itdingh aeu rox daengz bingzciengz dwg yiengh lawz miz maz bienqvaq, cij yw ndaej cinj yw ndaej ndei.

全国名老中医夏翔治老年痴呆症有哪些经验？

Daengxguek boux ywdoj geq Ya Siengz yw doengh cungj bingh bouxlaux bienq ngawz miz gij gingniemh lawz？

夏翔，上海第二医科大学附属瑞金医院主任医师，1995年获"上海市名中医"称号，1997年被评为"全国老中医药专家"，同年享受国务院政府特殊津贴待遇。夏老长期致力老年病的临床诊疗及科学研究，特别是对老年痴呆症的辨证施治有其独到的学术见解和丰富的临床经验，现介绍如下。

【病因病机】

老年痴呆症属中医呆证、癫证等范畴。其临床表现：神情呆滞，头晕耳鸣，倦怠思卧，语言颠倒，记忆力、判断力减退，计算失误，语言表达及书写能力障碍，以及原有性格的改变、性情孤僻、喜怒无常等。夏老认为，老年痴呆症的病机为肾元亏损，阴阳两虚，气虚瘀滞，痰浊阻窍。

【治则与方药】

夏老采用标本兼治之法，拟定回春饮方。

处方：黄芪、川芎、葛根、麦门冬、何首乌、锁阳、石菖蒲、制南星等。

方解：方中以黄芪为主，补益升提脑气、髓气、肾气；配以何首乌、锁阳调补肾阴肾阳；麦门冬、葛根增强补阴生津之功，此二药尚有保护动脉、改善脑部血液供应、提高心脑之耐缺氧能力之功；佐以川芎、石菖蒲、制南星活血化瘀，祛痰降浊，醒脑开窍。全方共奏益气补元，活血化痰，开窍醒神之功。

加减：面色萎黄、神疲气短、心悸者，加重黄芪用量，并加当归、白芍，以补气养血；腰膝酸软、头晕耳鸣者，加生地、杜仲、山萸肉，以滋养肝肾；烦躁易怒、目赤口苦者，加用天麻、知母、石决明、黄芩、钩藤等，以平肝泻火，育阴潜阳；胸闷泛恶、头重如裹、苔厚腻者，加天竺黄、制南星、白附子、白术、青礞石，以豁痰降浊。

用法：每日 1 剂，水煎，分 3 次服用。

主治：老年痴呆、脑血管疾病所致之头目掉眩、神萎痴呆、精神淡漠、健忘乏力、反应迟钝、行动不利、胸闷气短等症。

【典型病例】

蔡某，男，78 岁，退休教师。因记忆力明显衰退，健忘寡言，词不达意加剧 1 个月而就诊。症见精神委顿，少气懒言，头晕耳鸣，腰膝酸软，善忘乏力，反应呆滞，夜寐欠安。近月以来，上述症状加剧，日寐夜醒，呆木不语，衣食不理；舌淡伴有瘀斑、边有齿印，苔薄白腻，脉细涩。头颅 CT 显示为脑萎缩。患者年迈体衰，元气亏损，肾精枯耗，无以荣脑，髓海空虚，加之痰瘀阻窍，故头晕耳鸣；心血不足，无以主神，故神情委顿，善忘呆滞，夜寐不安。治以益肾补元，益气活血，豁痰开窍，宁心安神。投以回春饮加减：黄芪、葛根、夜交藤各 30 克，党参、全当归、何首乌、川芎、石菖蒲、麦门冬、锁阳各 15 克，地龙、制南星、合欢花各 12 克，红花、川牛膝各 9 克。叠进 60 多剂，诸恙均减，言语流利，衣食自理，夜来寐安，面有悦色，目有神气。唯头晕、耳鸣、神萎、呆滞诸症减而未尽，续服回春饮口服液半年，诸症又减，病情稳定。

【体会】

本病在服药治疗的同时，尚应重视精神、起居、饮食的调养，加强患者大脑功能训练，如思维、语言、计算的训练，并配合体疗，以促使智力的恢复，延缓痴呆的发展，使患者健康长寿。

Ya Siengz, Sanghaij Daihngeih Yihgoh Dayoz Fusuz Yuiginh Yihyen-Cunghyihgoh cujyin, bi 1995 ndaej aen cwngheuh "Sanghaij Si boux ywdoj mizmingz", bi 1997 ndaej bingzguh "Daengxguek Boux Cien'gyageq Ywdoj", doengz bi yiengjsouh gozvuyen cwngfuj daegbied cinhdez baucouz. Yalauj ciengzgeiz doxdaeuj roengzrengz guh binghbouxgeq duenqyw caeuq gohyoz yenzgiu, daegbied dwg duenqyw bouxgeq bienqhuk bienqngawz miz yozsuz gengaij daegbied caeuq haemq ndei duenqyw gingniemh, seizneix gaisau youq lajneix.

【Baenzbingh yienzaen caeuq gihlij】

Gij bingh bouxgeq bienqhuk bienqngawz dwg aen gvaengh Ywdoj binghhuk、bingh fatbag daengj. Seiz duenqyw raen daengz：Saenzcingz ngawzngwd, gyaeuj ngunh rwz okrumz, ndang naiq siengj ninz, gangj vah luenh, geiq mbouj cing、mbouj rox duenq、suenq loek, gangj vah caeuq sij saw gazngaih, lijmiz singqcingz gaxgonq bienq、mbouj siengj leix vunz、seiz angq seiz huj. Yalauj nyinhnaeuz, gij baenzbingh gileix bouxgeq bienqhuk bienqngawz dwg yienzheiq aenmak sied, yaem yiengz song haw, heiq noix cwkgaz, myaiz niu saekgaz gak congh.

【Ywbingh yenzcw caeuq danyw】

Yalauj aeu gij fuengfap byaigoek caez yw, dingh aen danfueng veizcunhyinj.

Danyw：Vangzgiz、ciengoeng、gogat、megdoeng、maenzgya、gosojyangz、goyiengzfuz、gonoegnueg daengj.

Danyw gaijsiz：Ndaw dan aeu vangzgiz guhcawj, bouj dem gij heiquk、heiqngviz、heiqmak; boiq maenzgya、gosojyangz diuz bouj gij yaem gij yiengz aenmak; megdoeng、gogat demgiengz gij goengnaengz bouj yaem hwnj myaiz, song cungj yw neix lij miz gij goengnaengz baujhu doengmeg、gaijndei aenuk gung lwed、daezsang gij naengzlig aen'uk dingj ndaej yangj giepnoix; gya roengz ciengoeng、goyiengzfuz、gonoegnueg siu cwk hawj lwed byaij, siu myaiz cawz uq, hawj uk singj doeng congh. Daengx aen danfueng caez guh daengz bouj heiq dem yienzheiq, siu myaiz hawj lwed byaij, hai congh daez saenz.

Gya gemj：Boux saeknaj reuqhenj、ndang naiq heiq dinj, simvueng, gya lai di vangzgiz, caemhcaiq gya godanghgveih、gobwzsoz, daeuj bouj heiq ciengx lwed; boux hwet ga naet、gyaeuj ngunh rwz okrumz, gya goragndip、faexiethoux、cazladbya, daeuj ciengx daep ciengx mak; boux simfanz heih huj、dahoengz bakhaemz, gya denhmaz、gocihmuj、gyapbangx bauyiz、govangzginz、gaeugvaqngaeu daengj, daeuj bingz daep baiz huj, ciengx yaem yo yiengz; boux aekcaet siengj rueg、gyaeujnaekgywd、ailinx nanwk, gya iengfaexcuk、gonoegnueg、biekcwx、gobegsaed、rinmungzsiz, aeu daeuj cawz myaiz dwk uq.

Yunghfap：Moix ngoenz fuk ndeu, aeu raemx cienq, faen 3 baez gwn.

Cujyau yw：Doengh gij bingh bouxlaux hukngawz、binghsailwed aen'uk baenz gij bingh gyaeujngunh dava、ndangnaiq hukngawz、mbouj miz saenzheiq、lumzlangh ndang naiq、ngawh、hengzdoengh mbouj bienh、aekcaet heiq dinj daengj.

【Binghlaeh denjhingz】

Boux singq Caiq, bouxsai, 78 bi, boux lauxsae gaenq duiyouh. Aenvih geiq mbouj ndaej doxgaiq, lumzlangh gik gangjvah, gangjvah mbouj swnh gyanaek ndwen lai cix daeuj deqbingh. Yiengh raen singqcingz mbouj gaeuq, heiq noix gik gangjvah, gyaeuj ngunh rwz okrumz, hwet ga naet, heih lumz ndang naiq, fanjying mbouj lingz, haemh ninz mbouj onj. Geij ndwen neix daeuj, gij binghyiengh gwnz neix gyanaek, ngoenz ninz haemh singj, moegdoeg mbouj gangjvah, gwn daenj mbouj leix; linx mong lij miz banqaeuj、henz lij miz rizheuj、ailinx haumbang na, meg saeq meg byaij mbouj swnh. Aen gyaeuj guh CT naeuz dwg uk reuq. Bouxbingh gaenq geq ndang youh nyieg, yienzheiq gaenq sied, aenmak rae gaenq siedreuq, mbouj ndaej ciengx aen'uk, ngviz gaenq hoengq, caiq gya saek conghheuj, baenz gyaeuj ngunh rwz okrumz; sim lwed mbouj gaeuq, mbouj miz maz daeuj guenj saenzheiq, yienghneix saenzcingq reuqroz, lumzlangh uk ngawz, haemh ninz mbouj onj. Yw bingh aeu bouj mak bouj yienzheiq, bouj heiq hawj lwed byaij, hai congh doeng myaiz, hawj simsaenz andingh. Aeu raemxyw veizcunhyinj gya gemj：Vangzgiz、gogat、maenzgya gak 30 gwz, godangjcaem、daengxgo godanghgveih、maenzgya、ciengoeng、goyiengzfuz、megdoeng、gosojyangz gak

15 gwz, ndwen, gonoegnueg, gogangz gak 12 gwz, gosiengz, baihdoh Swconh gak 9 gwz. Laebdaeb gwn 60 lai fuk, gij bingh cungj ndaej gemj, gangjvah raeuzred, gwndaenj gag rox dajleix, daengz haemh ninz ndaej onj, gwnz naj saekrongh, da miz saenzheiq. Dan dwg gyaeujngunh, rwz okrumz, cingsaenz reuq, ngawzngwd gij binghyiengh neix caengz ndaej siu caez, laebdaeb caiq gwn raemxyw veizcunhyinj buenq bi, gak cungj binghyiengh youh gemj, binghcingz onjdingh.

【Roxnyinh】

Cungj bingh neix gwn yw ywbingh seiz, lij aeu haeujsim diuzciengx cingsaenz, gwndaenj, gwnndoet, gyagiengz lienh gij goengnaengz aen'uk, caemhcaiq boiqhab yw aenndang, daeuj coicaenh aen'uk dauq fuk, gaej hawj ngawz vaiq lai, hawj bouxbingh naihsouh ndangcangq.

全国名老中医王行宽治糖尿病有哪些经验？

Daengxguek boux ywdoj geq Vangz Hingzgvanh yw binghnyouhdiemz miz gij gingniemh lawz？

王行宽，湖南中医药大学第一附属医院主任医师，教授、博士生导师，湖南省重点学科（中医内科）学术带头人，第三批全国老中医药专家学术经验继承工作指导老师，湖南省名中医，享受国务院政府特殊津贴待遇。现将王老从心肝论治糖尿病（消渴病）的经验介绍如下。

【病因病机】

王老研习历代医贤论治消渴病，认为肝失疏泄、心肝火旺乃是消渴病发病的病机关键之一。心主神，为君火，肝藏魂，内寄相火。倘若七情失调，心神受扰，或肝气郁结，郁久化火，心火、肝火熏灼，耗伤津液，故见口渴多饮。心肝患病每每累及脾胃，若心火偏旺，母病及子，可致胃火炽盛，肝气怫郁既久，亦可移热于胃，胃火偏盛，则见多食易饥。尿频量多之缘由，亦因心肝火旺所致，心肝之火刑金，使肺虚不能制水于下；肝气郁结、疏泄失司也可引起小便频多；肝肾同源，心肝火旺，下竭肾水，亦可致肾水亏损。故心肝火旺多为发病之本，肺胃燥热常属病证之标，肾虚为疾病转化演变的结果。此外，王老认为，精神心理因素在糖尿病的发病过程中起着重要作用。肝气郁结、日久则有化热生火之趋，即所谓"气有余便是火"，会加重消渴病的病情。上述理论，证实了"从心肝论治"具有现实临床意义。

【治疗方法】

基于上述认识，王老以清肝泻心、佐以滋阴润燥法组成清肝泻心汤。

处方：百合、天花粉、生地各15克，黄芩、炒栀子、柴胡、知母各10克，黄连5克。

用法：每日1剂，水煎，分3次服用。

方解：其方是由滋水清肝饮、泻心汤、百合地黄知母汤化裁而成。方中炒栀子清泄肝火；柴胡疏肝解郁，则肝主疏泄之功能得以复司；黄连、黄芩苦寒泻火，心肝之火既清，则肺胃燥热可清，肾脏阴精可葆；佐生地、百合、知母、天花粉滋阴润燥。本方苦寒、甘寒并用，清火滋阴兼顾，苦而不燥，滋而不腻，共奏清肝泻心、滋阴润燥之功效，主治口渴多饮、多食易饥、尿量频多、舌红苔黄、脉弦数，中医辨证为心肝火旺型之消渴病，临证应用得心应手。用清肝泻心汤治疗 30 例 II 型糖尿病并与消渴丸组 30 例进行比较，结果显示清肝泻心汤总有效率为 83.3%，明显优于消渴丸的有效率。

【典型病例】

李某，男，63 岁，因口渴多饮、尿量频多两年半就诊。就诊时口干口苦，多饮，渴喜冷饮，尿量频多，夜尿尤频，多食易饥，手足心烦热，夜寐多梦，舌红，苔薄黄，脉弦细。查空腹血糖 13.8 毫摩尔/升，尿糖（＋）。西医诊断：糖尿病（II 型）。中医诊断：消渴病（心肝火旺、阴虚燥热型）。治以清肝泻心、滋阴润燥法。予清肝泻心汤 10 剂，服药后临床症状显著减轻，血糖降至 8.6 毫摩尔/升，尿糖转为阴性。继服 20 剂，诸症消失，复查血糖在 6.0~8.8 毫摩尔/升，尿糖为阴性。

【体会】

从心肝论治消渴病仅是其重要的治法之一，适用于初、中期的消渴病，然临床尚需根据脉症、辨证加减用药，方可切中病机。

编后语：本方苦寒药甚多，须经中医师辨证属心肝火旺者方可选用，脾胃气虚、肾阳虚及年老体弱者忌服。

Vangz Hingzgvanh, Huznanz Swngj Cunghyihyoz Dayoz Daih'it Fusuz Yihyen cujyin, gyauson yihswh, Bozswswngh daujswh, Huznanz swngj aen cungdenj yozgoh（Ywdoj neigoh）boux yozsuz lingxdaeuz, buek daihsam Daengxguek Gij Hong Ciepswnj Yozsuz Gingniemh Boux Lauxconhgyah Ywdoj cijdauj lauxsae, Huznanz swngj boux ywdoj mizmingz, yiengjsouh gozvuyen cwngfuj daegbied cinhdez baucouz. Seizneix dawz gij gingniemh Vangzlauj daj sim daep daeuj gangj yw binghnyouhdiemz（binghhozhawq）gaisau youq lajneix.

【Baenzbingh yienzaen caeuq gihlij】

Vangzlauj yenzgiu ciuhgeq doenghboux canghyw lauxhangz yw binghhozhawq, nyinhnaeuz aendaep baiz huj mbouj ndei、simdaeuz caeuq daep huj lai gvaqbouh couh dwg binghhozhawq baenzbingh aen gvanhgen yienzaen ndawde diuz ndeu. Sim guenj saenz, dwg bouxdaeuz guenj huj, daep yo hoenz, baihndaw yo huj. Danghnaeuz caet cingz diuzciengx mbouj ndei, simsaenz deng luenh, roxnaeuz heiqdaep cwkgiet, cwk nanz baenz huj, simhuj、daephuj oen log, sied sieng daengz myaiz, couh raen hozhawq gwn lai. Sim daep baenz bingh ciengz nangq daengz mamx dungx, danghnaeuz simhuj haenq lai, meh bingh lwg hix bingh, couh baenz dungxhuj gvaqmauh, heiqdaep cwk nanz le, hix ndaej dawz huj senj daengz aendungx, dungx huj gvaqmauh, couh raen dungx iek siengj gwn. Nyouh lai ok lai couh dwg aen yienzaen neix, hix aenvih sim daep huj lai gvaqbouh cauxbaenz, gij huj sim daep haih daengz gim, bwt haw mbouj ndaej youq duenhlaj guenj raemx；heiqdaep cwkgiet、guenj mbouj ndaej baiz cuengq hix baenz nyouh lai; daep caeuq mak caemh goek，sim caeuq daep huj lai，raemx ndaw mak roengz liux，hix ndaej baenz raemx ndaw mak sied caez. Yienghneix sim daep huj lai dingzlai dwg goekgaen baenzbingh，bwt huj dungx huj ciengz dwg gij yiengh cungj bingh neix，mak haw dwg gij gezgoj cungj bingh neix bienqbaenz. Linghvaih，Vangzlauj nyinhnaeuz，cingsaenz caeuq ndawsim siengj daengz youq binghnyouhdiemz baenzbingh ndawde hix miz cozyung youqgaenj. Heiqdaep cwkgiet、nanz le couh miz cungj seiqdaeuz hawj ndat baenz huj，neix couh dwg gangj "heiq lai cix baenz huj"，rox gyanaek binghcingz binghhozhawq. Gij lijlun gwnz neix，cingqmingz le " daj sim daep daeuj gangj yw bingh" youq duenqbingh ywbingh miz yiyi.

【Ywbingh fuengfap】

Ciuq gij nyinhrox gwnz neix，Vangzlauj aeu gij fuengfap cing daep seq sim、caiq bouj yaem yinh sauj daeuj gyoebbaenz cungj raemxyw cing daep seq sim.

Danyw：Beghab、mba rag gvefangz、goragndip gak 15 gwz，govangzginz、vuengzgae cauj gvaq、caizhuz、gocihmuj gak 10 gwz，vuengzlienz 5 gwz.

Yunghfap：Moix ngoenz fuk ndeu，aeu raemx cienq，faen 3 baez gwn.

Danyw gaijsiz：Aen dan neix dwg youz raemxyw ciengx raemx cing daep、raemxyw seqsim、raemxyw beghab caemcij cihmuj gyoebgenj daeuj. Ndaw dan vuengzgae cauj gvaq ndaej baiz daephuj；caizhuz ndaej gaij mbwq hawj daep soeng，yienghneix daep ndaej dauq guh gij goengnaengz baiz cuengq；vuengzlienz、govangzginz haemz hanz baiz huj，gij huj sim daep gaenq seuq，gij huj bwt dungx caemh ndaej seuq，gij rae aenmak couh ndaej bauj；dwk goragndip、beghab、gocihmuj、mba rag gvefangz daeuj bouj yaem yinh sauj. Aen dan neix haemz hanz、gam hanz caemh yungh，baiz huj bouj yaem cungj goq，haemz cix mbouj sauj，yinh cix mbouj naeh，caez guh gij goeng baiz daep huj sim huj、bouj yaem yinh sauj，cujyau yw hozhawq ndoet lai、gwn lai heih iek、nyouh lai nyouh deih、linx hoengz ailinx henj，meg ndongjsoh youh raez，byaij youh vaiq，Ywdoj yawj bingh duenq dingh dwg cungj binghhozhawq sim huj daep huj gvaqbouh，youq seiz yw bingh yungh ndaej haemq hab'eiq. Aeu raemxyw baiz daep huj sim huj yw 30 laeh Ⅱ hingz binghnyouhdiemz caemhcaiq caeuq cuj ywnaed siu hozhawq 30 laeh doxbeij，gezgoj gangjmingz raemxyw baiz daep huj sim huj mizyauq dwg 83.3%，haemq cingcuj dwg ndei gvaq cuj ywnaed siu hozhawq.

【Binghlaeh denjhingz】

Boux singq Lij，bouxsai，63 bi，aenvih hozhawq ndoet raemx lai、nyouh lai nyouh deih song bi buenq daeuj yawj bingh. Yawj bingh seiz hozhawq bakhaemz，ndoet raemx lai，hozhawq cix haengj gwn raemxcaep，nyouh lai nyouh deih，daengz haemh nyouh engq lai，gwn lai heih iek，dinfwngz hwngq simfanz hwngq，haemh ninz loq lai，linx hoengz，ailinx mbanghenj，meg ndongjsoh youh saeq raez. Dungxiek caz hezdangz 13.8 hauzmohwj/swng，ndaw nyouh miz dangz（+）. Sihyih duenqdingh：Binghnyouhdiemz （Ⅱ hingz）. Ywdoj duenqdingh：Binghhozhawq（sim daep huj haenq、yaem haw huj lai). Ywbingh aeu yungh fuengfap cing deuz daep caeuq sim huj、bouj yaem yinh sauj. Hawj raemxyw cing daep seq huj dang 10 fuk, gwn yw gvaq le binghyiengh bienq mbaeu, hezdangz doek daengz 8.6 hauzmohwj/swng, nyouhdangz bienq yaemsingq. Laebdaeb gwn 20 fuk, gak cungj binghyiengh mbouj caiq raen, dauq caz hezdangz youq ndaw 6.0～8.8 hauzmohwj/ swng, nyouhdangz dwg yaemsingq.

【Roxnyinh】

Daj sim daep daeuj yw binghhozhawqdan dwg ywfap youqgaenj ndawde cungj ndeu, habyungh daeuj yw cungj binghhozhawq codaeuz、geizgyang, danhseih seiz duenqbingh ywbingh lij aeu baengh dingh meg、duenqbingh daeuj gya gemj roengz yw, cij ndaej dingh cinj binghgih.

Vah bouxbien：Aen dan neix gij yw haemz hanz haemq lai, itdingh aeu ginggvaq canghywdoj duenqdingh dwg boux sim daep huj haenq cij ndaej genj yungh, doengh boux gij heiq mamx dungx haw、aenmak yiengz haw caeuq bouxlaux boux ndangnyieg gaej gwn.

全国名老中医吴光烈治慢性胆石症有哪些经验？

Daengxguek boux ywdoj geq Vuz Gvanghlez yw doengh cungj bingh mbeigietrin menhnumq miz gij gingniemh lawz？

吴光烈，福建省著名老中医，全国首批 500 名名老中医之一，享受国务院政府特殊津贴待遇，主任中医师。吴老从事中医工作 60 载，擅治疑难杂症，兼通妇科、儿科，师古不泥而屡有创新，在国内外享有盛誉。近年来，吴老运用中医方剂治疗慢性胆石症 150 例，疗效显著，现介绍如下。

【临床资料】

150 例均为门诊病人，其中男 65 例，女 85 例；年龄最大 68 岁，最小 18 岁，平均 38.7 岁；病程最长为 15 年，最短为半年；胆囊结石 86 例，胆总管结石 45 例，肝内胆管结石 19 例；结石最大为 1.0 厘米×0.7 厘米，最小为 0.5 厘米×0.4 厘米。临床表现均具有不同程度的右上腹或脘腹部疼痛，时轻时重，腹胀便秘，口苦食少，厌油恶心，上腹压痛，舌红，苔黄，脉弦，或皮肤、巩膜黄染等。全部病例均经 B 超检查有结石确诊为依据。

【治疗方法】

处方：王不留行、金钱草各 30 克，薏苡仁、冬葵子各 15 克，白术、郁金各 12 克，柴胡、黄芩、鸡内金、甘草各 9 克，木香 6 克。

加减：便秘者加大黄（后下）6 克，苔黄腻者加龙胆草 9 克、黄连 3 克，发热者加生地、连翘、蒲公英各 9 克，潮热盗汗者加枸杞子、玄参各 9 克，发热恶寒者加金银花、连翘各 9 克，胁胀者加陈皮、枳壳各 9 克，腹痛者加延胡索、川楝子各 9 克，腹胀满者加半夏、代赭石各 9 克，黄疸者加茵陈、栀子各 9 克。

用法：每日 1 剂，水煎，分 3 次服用。15 日为 1 个疗程，根据病情变化应用 1 个或

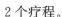
2个疗程。

【治疗效果】

疗效标准：痊愈，用药1个或2个疗程后，症状和体征消失，B超检查结石消失；好转，用药1个或2个疗程后，症状和体征减轻，B超检查结石较治疗前减少或变小；无效，用药1个或2个疗程后，症状和体征无变化，B超检查结石无变化。

疗效：治疗患者150例中，痊愈75例，好转61例，无效14例，总有效率为90.7%。

【体会】

胆石症属中医胁痛、黄疸、肝胀、胆胀等范畴。湿热郁阻胆道，日久则形成沙石。治当以"通降"为主，疏肝利胆、清热利湿、化瘀理痛、健脾和胃为辅。方中柴胡、木香、郁金疏肝利胆；金钱草、黄芩清利肝胆之湿热，退黄排石；冬葵子、王不留行迅速直达病所，以助下石；白术、薏苡仁补脾利湿，增进食欲；鸡内金消石顾护脾胃；甘草和中缓急，调和诸药；大黄通腑泄热，推陈致新，通利水谷之道。全方共奏疏肝利胆、清热利湿、通腑排石之功。吴老认为本病病程长，久服清利之品，大多本虚里实，在治疗上应刚柔相济、补泄结合，注意调和木土，健运脾胃，通降胆气，有利于胆石的排出。胆石症是全身性代谢障碍的疾病，胆石排出之后，自觉症状消失，善后需提高机体的免疫力，用黄芪、党参、大枣、金钱草、王不留行各10克，水煎后代茶常服，既增强体质，又可防止胆石症之复发。

Vuz Gvanghlez，Fuzgen Swngj boux Ywdojgeq mizmingz，daengxguek buek daihdaeuz 500 boux Ywdojgeq ndawde boux ndeu，ndaej yiengjsouh Gozvuyen cwngfuj daegbied boujdiep，cujyin ywdojswh. Vuzlauj aeu ywdoj daeuj ywbingh gaenq 60 bi lo，yw gij binghcab nanz yw daegbied caixhangz，giemdoeng fugoh、wzgoh，hag gij gingniemh ciuhgeq ywbingh cix ciengzseiz miz cauhmoq，youq ndaw guek rog guek miz mingzdaeuz gig lai. Gaenh geij bi daeuj，Vuzlauj yungh gij danyw ywdoj daeuj yw bingh mbeigietrin menhnumq 150 boux，yaugoj haemq ndei，seizneix gaisau youq lajneix.

【Gij swhliu duenqbingh ywbingh】

150 laeh cungj dwg bouxbingh mwnzcinj，ndawde bouxsai 65 boux，bouxmbwk 85 boux；boux ceiq geq 68 bi，boux ceiq oiq 18 bi，bingzyaenz 38. 7 bi；ywbingh seizgan ceiq nanz dwg 15 bi，ceiq vaiq dwg buenq bi；daehmbei gietrin 86 boux，guenjhung aenmbei gietrin 45 boux，guenj mbei ndaw daep gietrin 19 boux；gietrin ceiq hung dwg 1. 0 lizmij ×0. 7 lizmij，ceiq iq dwg 0. 5 lizmij ×0. 4 lizmij. Seiz ywbingh cungj raen cingzdoh mboujdoengz gwnzdungx baihgvaz caeuq laj dungx in，seiz in lai seiz in noix，dungxraeng haexgaz，bakhaemz gwn ndaej noix，raen youz cix nywnx，naenx gwnz dungx raen in，linx hoengz，ailinx henj，meg ndongjsouh youh raez，roxnaeuz naeng、gungjmoz henj baenz lab daengj. Gij binghlaeh cungj dwg ginggvaq B cauh genjcaz doekdingh dwg gietrin.

【Ywbingh fuengfap】

Danyw：Makfob、duhnamhfangz gak 30 gwz，haeuxroeg、ceh go'ndaijheu gak 15 gwz、gobegsaed、hinghenj gak 12 gwz，caizhuz、govangzginz、naengdawgaeq、gamcauj gak 9 gwz，gomuzyangh 6 gwz.

Gya gemj：Boux haexgaz gya godavangz（dwk doeklaeng）6 gwz，boux ailinx henj gya golungzdamj 9 gwz、vuengzlienz 3 gwz，boux fatndat gya goragndip、golenzgyauz、golinxgaeq gak 9 gwz，boux huj cumx ok hanhheu gya makgoujgij、caemhmbaemx gak 9 gwz，boux fatndat lau nit gya vagimngaenz、golenzgyauz gak 9 gwz，boux ndokleq ciengq gya naengmakgam、makdoengjhaemz gak 9 gwz，dungxin gya goyenzhuzsoz、makrenh gak 9 gwz，dungxraeng gya buenqyaq、rinhoengz gak 9 gwz，vuengzbiu gya go'ngaihndingj、vuengzgae gak 9 gwz.

Yunghfap：Moix ngoenz fuk ndeu，aeu raemx cienq，faen 3 baez gwn. 15 ngoenz guh aen liuzcwng ndeu，ciuq binghcingz bienqvaq guh aen ndeu roxnaeuz song aen liuzcwngz.

【Ywbingh yaugoj】

Gij byauhcunj ywbingh yaugoj：Yw ndei，gwn yw aen ndeu roxnaeuz song aen liuzcwngz le，binghyiengh caeuq ndangbingh siusaet，B cauh genjcaz mbouj miz gietrin lo；miz di ndei，gwn yw aen ndeu roxnaeuz song aen liuzcwngz le，binghyiengh caeuq ndangbingh mbaeu lo，B cauh genjcaz raen gietrin gemj noix roxnaeuz iq gvaq ywbingh gonq；mbouj miz yaugoj，gwn yw aen ndeu roxnaeuz song aen liuzcwngz le，binghyiengh caeuq ndangbingh mbouj miz bienqvaq，B cauh genjcaz gietrin mbouj miz bienqvaq.

Ywbingh yaugoj：Yw bouxbingh 150 laeh ndawde，yw ndei 75 boux，miz di ndei 61 boux，mbouj miz yaugoj 14 boux，cungjdaej miz yaugoj dwg 90.7%.

【Roxnyinh】

Bingh gietrin dwg aen gvaengh Ywdoj rikdungx in、vuengzbiu、daepciengq、mbeiciengq daengj. Cumx huj gaz dawz roenmbei，nanz le couh baenz rin baenz sa. Ywbingh wngdang "doeng doek" guhcawj，soeng daep leih mbei、siu huj leih cumx、siu cwk leix in、caiq bouj guh diuzhuz ndaw dungx hawj mamx cangq. Ndaw dan caizhuz、gomuzyangh、hinghenj soeng daep leih mbei；duhnamhfangz、govangzginz ndaej siu gij cumx huj daep caeuq mbei，doiq vuengzbiu dwk rin deuz；ceh go'ndaijheu、makfob haemq vaiq ndaej daengz giz bingh，bang dwk rin deuz；gobegsaed、haeuxroeg bouj mamx leih cumx，hawj vunz saggwn；naengdawgaeq re mamx dungx dawz rin deuz；gamcauj gaenj menh doxhuz，diuzhuz gij yw gwnz neix；godavangz baiz huj doeng ndaw dungx，baiz uq soengq moq，doengleih roenraemx roenhaeux. Daengx aen dan caez guh gij goengnaengz soeng daep leih mbei、siu huj leih cumx、dwk rin doeng ndaw ndang. Vuzlauj nyinhnaeuz cungj bingh neix binghgeiz raez，gwn gij yw cing leih nanz le，dingzlai goek haw ndaw saed，youq seiz ywbingh aeu unq haenq caez yungh、bouj baiz giethab，haeujsim diuzhuz moeg duj，hawj mamx dungx cangqcwt，doeng doek heiqmbei，fuengbienh gij rin baiz ok. Bingh mbei gietrin dwg cungj bingh aenndang baiz cuengq miz gazngaih, gij rin ndaw mbei baiz ok le, gag roxnyinh binghyiengh mbouj raen lo, ndei le aeu daezsang gij menjyizliz aenndang, aeu vangzgiz、godangjcaem、makcauj、duhnamhfangz、makfob gak 10 gwz, aeu raemx cienq le dangq caz ciengz gwn, ndaej demgiengz aenndang, youh ndaej fuengz bingh gietrin dauq fat.

全国名老中医张达旭治白细胞减少症有哪些经验?

Daengxguek boux ywdoj geq Cangh Dazyuz yw doengh cungj bingh bwzsibauh gemjnoix miz gij gingniemh lawz?

张达旭,全国名老中医,广西壮族自治区人民医院中医科主任医师、教授,《医药星期三》周报编辑部特约专家,擅长用中医药治疗内科、妇科、儿科的各种常见病及疑难杂症。现将张老治白细胞减少症的经验介绍如下。

白细胞减少症为常见血液病,凡外周血液中白细胞计数持续低于 $4.0 \times 10^9/L$ 时,统称白细胞减少。张老临床治疗白细胞减少症,一般分以下三型辨证论治。

【脾肾气虚证】

症状:患者头晕,乏力,大便溏,腰酸,舌质淡,苔白,脉弱。治宜健脾温肾,补益卫气。

处方:党参、黄芪、熟地各 15 克,山药、白术、杜仲各 12 克,肉桂(后下)3 克,熟附子、丹参各 10 克。

用法:每日 1 剂,水煎,分 3 次服用。

【肺肾两虚证】

症状:头晕目眩,少气懒言,自汗,易伤风感冒,舌淡苔白,脉虚大。治宜益肺补肾固卫。

处方:麦门冬 9 克,五味子 3 克,山药 20 克,枸杞子、党参、当归、生地、菟丝子各 10 克,川芎、炙甘草各 6 克。

用法:每日 1 剂,水煎,分 3 次服用。

【肝肾阴虚证】

症状:头晕头痛,耳鸣,腰膝酸软,胁肋隐痛,口渴咽干,舌红苔少,脉细数。治宜滋阴填精,积精化气。

处方:山药 30 克,熟地、太子参各 15 克,当归、女贞子、枸杞子、白芍、川楝子各 10 克,五味子 3 克,炙甘草 8 克。

加减:头晕严重者加天麻 10 克;大便溏者加芡实 30 克;汗多严重者加浮小麦 30 克,太子参 10 克。

用法:每日 1 剂,水煎,分 3 次服用。

Cangh Dazyuz, daengxguek boux ywdoj geq, Gvangjsih Bouxcuengh Swcigih Yinzminz Yihyen Cunghyihgoh cujyin yihsw, gyausou, faenh couhbau 《 Yihyoz Singhgizsam》benhcizbu daegbied iucingj boux cien'gya, aeu ywdoj daeuj yw gak cungj bingh ciengz raen caeuq binghcab bingh nanz yw daegbied caixhangz. Seizneix dawz gij gingniemh Canghlauj yw gij bingh sibauhhau gemjnoix gaisau youq lajneix.

Cungj bingh sibauhhau gemj noix dwg cungj binghlwed ciengz raen ndeu, fanzdwg gij lwed gvaengh baihrog sibauhhau geiqsoq laebdaeb daemq gvaq 4. 0×10^9/ swng seiz, cungj heuhguh bingh sibauhhau gemj noix. Canghlauj yw cungj bingh sibauhhau gemj noix, itbuen faen baihlaj sam cungj bae duenq daeuj yw.

【Cungj bingh heiq mamx heiq mak noix】

Gij yiengh baenzbingh: Bouxbingh gyaeujngunh, ndang mbouj miz rengz, okhaex yungz, hwet naet, saeklinx mong, ailinx hau, meg nyieg. Yw bingh hab cangq mamx raeuj mak, bouj heiq hoh heiq.

Danyw: Godangjcaem, vangzgiz, caemcij cug gak 15 gwz, maenzbya, gobegsaed, faexiethoux gak 12 gwz, gogviq（dwk doeklaeng）3 gwz, ragvuhdouz cug, dancaem gak 10 gwz.

Yunghfap: Moix ngoenz fuk ndeu, aeu raemx cienq, faen 3 baez gwn.

【Cungj bingh bwt mak cungj haw】

Binghyiengh: Gyaeujngunh daraiz, heiq noix gik gangj vah, gag okhanh, heih dwgliengz, linx mong ailinx hau, meg haw hung. Ywbingh hab bouj bwt bouj mak.

Danyw: Megdoeng 9 gwz, gaeucuenqiq 3 gwz, maenzbya 20 gwz, makgoujgij, godangjcaem, godanghgveih, goragndip, gaeungva gak 10 gwz, ciengoeng, gamcauj cauj gak 6 gwz.

Yunghfap: Moix ngoenz fuk ndeu, aeu raemx cienq, faen 3 baez gwn.

【Cungj bingh daep mak yaem haw】

Gij yiengh baenzbingh: Gyaeujngunh gyaeujin, rwz okrumz, hwet ga naet, rikdungx inndumj, hozhawq, linx hoengz ailinx noix, diuzmeg youh gaeb byaij ndaej youh vaiq youh mbouj miz rengz. Ywbingh hab bouj yaem denz rae, rom rae baenz heiq.

Danyw: Maenzbya 30 gwz, caemcij cug, caemdaiswjswnh gak 15 gwz, godanghgveih, go'nijcinh, makgoujgij, gobwzsoz, makrenh gak 10 gwz, gaeucuenqiq 3 gwz, gamcauj cauj 8 gwz.

Gya gemj: Gyaeujngunh haemq youqgaenj gya denhmaz 10 gwz; okhaex yungz gya cehmbu gyaeujgaeq 30 gwz; okhanh lai gya megbeb 30 gwz, caemdaiswjswnh 10 gwz.

Yunghfap: Moix ngoenz fuk ndeu, aeu raemx cienq, faen 3 baez gwn.

全国名老中医张炳厚治慢性肾炎蛋白尿有哪些经验？

Daengxguek boux ywdoj geq Cangh Binjhou yw sinyenz menhnumq baenz ndaw nyouh hamz danbwzciz lai miz gij gingniemh lawz?

张炳厚，首都医科大学附属北京中医医院主任医师、教授，北京中医药大学博士生导师，全国名老中医。擅长治疗肾病、痛证及各种疑难怪症。现将张老运用自拟补肾地龟汤治疗脾肾气虚型慢性肾炎蛋白尿的经验介绍如下。

【病因病机】

慢性肾炎表现为不同程度的蛋白尿，尿沉渣镜检常可见到红细胞，大多数患者有程度不等的高血压和肾功能损害。张老自拟补肾地龟汤治疗慢性肾炎，减少蛋白尿，疗效卓著。

【临床资料】

全部病例均来自首都医科大学附属北京中医医院肾病科门诊及病房。治疗42例，其中男22例，女20例；年龄16～46岁，平均31岁。所有病例符合慢性肾炎的诊断标准，中医辨证为肾气虚型，主症为腰脊酸痛，疲倦无力，水肿，食少或脘胀；兼症为大便溏，尿频或夜尿多，舌质淡红、有齿痕，脉细。

纳入标准：①年龄18～70岁；②除系统性红斑狼疮、过敏性紫癜、糖尿病等继发性肾损害外；③轻、中度蛋白尿（1～3克/24小时），血肌酐轻度增高（小于177微摩尔/升）；④近半年未使用过糖皮质激素、细胞毒及其他免疫抑制治疗，近一个月内未使用血管紧张素阻断剂及中药治疗。

排除标准：①恶性高血压和低血压；②血钾大于5.5毫摩尔/升；③双侧肾动脉狭窄；④合并有心、脑、肝和血液系统等严重原发性疾病；⑤妊娠或哺乳期妇女。

【治疗方法】

处方：龟板、黄芪各30克，熟地15克，当归12克，炒白术、泽泻各10克，制水蛭3克。

加减：乏力兼有头晕、气短者，加党参15克、鹿角胶10克；手足心热、尿黄热者，加黄柏、知母各10克；畏寒、阳痿、五更泻者，加肉桂、附子（先煎）各10克，补骨脂30克。

用法：每日1剂，水煎200毫升，分2次温服。疗程为6个月。

【疗效观察】

治疗6个月后，24小时尿蛋白定量较治疗前均明显下降，治疗前后血白蛋白水平及肾功能等生化指标无明显变化，但治疗后中医症状改善显著，腰脊酸痛、疲倦乏力、尿频或夜尿症状多改善明显。

【体会】

慢性肾炎具有病情缠绵、反复发作、预后欠佳、治疗困难等特点。张老通过多年的临床观察发现，脾肾气虚型为慢性肾炎最常见证型。补肾地龟汤中熟地补肾阴生肾血；龟板补肾阴，敛虚火潜阳；当归补血活血，张老多用全当归，既能补血又能活血；黄芪益气升阳；炒白术健脾益气；水蛭活血祛瘀；泽泻利水道。全方共奏补肾健脾、益气通阳之功。本研究证实了补肾地龟汤不仅可以明显改善慢性肾炎患者腰脊酸痛、疲倦乏力、水肿、大便稀溏、尿频或夜尿多等临床症状，而且可以显著降低患者的蛋白尿水平，稳定肾功能，为慢性肾炎，特别是轻、中度蛋白尿患者的治疗提供了新的有效手段。

Cangh Binjhou, Soujduh Yihgoh Dayoz Fusuz Bwzgingh Cunghyih Yihyen cujyin yihswh、gyausou，Bwzgingh Cunghyihyoz Dayoz bozswswngh daujswh，daengxguek boux ywdoj geq. Yw gij binghaenmak、in caeuq gak cungj bingh nanz yw bingh geizheih haemq caixhangz. Seizneix dawz gij gingniemh Canghlauj aeu cungj raemxyw boujmak di'gveidangh gag dingh daeuj yw cungj bingh mamx mak heiq noix makin menhnumq baenz ok nyouhhau gaisau youq lajneix.

【Baenzbingh yienzaen caeuq gihlij】

Makin menhnumq cungj yiengh de dwg lai noix di miz nyouhau，nyaq ndaw nyouh genjcaz ndaej raen sibauhhoengz，dingzlai bouxbingh miz cingzdoh mbouj doengz hezyazsang caeuq goengnaengz aenmak deng sieng. Canghlauj aeu cungj raemxyw boujmak di'gveidangh gag dingh daeuj yw makin menhnumq，gemjnoix danbwz ndaw nyouh，yaugoj haemq ndei.

【Gij swhliu duenqbingh ywbingh】

Gij binghlaeh cungj dwg daj Soujduh Yihgoh Dayoz Fusuz Bwzgingh Cunghyih Yihyen gij mwnzcinj caeuq ranzbingh aengoh binghmak daeuj. Yw 42 boux，ndawde bouxsai 22 boux，bouxmbwk 20 boux；nienzlingz 16～46 bi，bingzyaenz 31 bi. Gij binghlaeh cungj hab gij duenqbingh byauhcunj makin menhnumq，Ywdoj yawj bingh duenq dingh dwg cungj bingh aenmak heiq noix，cujyau binghyiengh dwg hwet naet hwet in，ndangnaiq mbouj mizrengz，foegfouz，gwn ndaej noix roxnaeuz dungxraeng；giem miz gijbingh okhaex yungz，nyouh deih roxnaeuz daengz haemh nyouh lai，saeklinx hoengzmong、miz rizheuj，meg saeq.

Nabhaeuj byauhcunj：① Nienzlingz 18～70 bi；②Cawz gij bingh hidungj baenz baezbanqhoengz、gominj baenz naeng'aeujhoengz、binghnyouhdiemz daengj gij bingh ciepfat sienghaih vaih；③ Mbaeu、cunghdu ndaw nyouh miz danbwz（1～3 gwz/24 diemjcung），hezgihganh demsang mbaeu（noix gvaq 177 veiz moh'wj / swng）；④ gaenh buenq bi daeuj caengz yungh gvaq dangzbizciz gizsu、sibauhduz caeuq gijwnq menjyiz hanhhaed daeuj yw，gaenh ndwen neix daeuj caengz yungh gvaq raemxyw dingzduenh sailwed gaenjciengsu caeuq Ywdoj daeuj yw gvaq.

Baizcawz byauhcunj：① Hezyazsang caeuq hezyazdaemq bienq rwix；② hezgyaz lai gvaq 5.5 hauzmohwj /swng；③ song mbiengj sailwed hung aenmak geb lai；④ Gyoebhab baenz gij bingh yienzfatsingq youqgaenj lumj sim、uk、daep caeuq gij hidungj lwed；⑤ mehmbwk geiz daindang roxnaeuz geiz guengcij.

【Ywbingh fuengfap】

Danyw：Gyakgvi、vangzgiz gak 30 gwz，caemcij cug 15 gwz，godanghgveih 12 gwz，begsaed cauj、gocagseq gak 10 gwz，duzbingh ciq gvaq 3 gwz.

Gya gemj：Bouxndangnaiq giem miz gyaeujngunh、heiqdinj，gya godangjcaem 15 gwz、gyaugaeuloeg 10 gwz；boux angjfwngz gyangdin ndat，nyouhhenjndat，gya faexvuengzlienz、gocihmuj gak 10 gwz；boux lau nit、vizyoq、gyanghaemh oksiq，gya gogviq、ragvuhdouz（sien cienq）gak 10 gwz，faenzcepraemx 30 gwz.

Yunghfap：Moix ngoenz fuk ndeu，aeu raemx cienq 200 hauzswngh，faen 2 baez swnh raeuj gwn. Liuzcwngz dwg 6 ndwen.

【Cazyawj ywbingh yaugoj】

Liuzcwngz gvaq 6 ndwen le，24 aen cungdaeuz ndaw nyouh danbwz dinghliengh daemq gvaq ywbingh gonq haujlai，ywbingh gonqlaeng ndaw lwed danbwzhau suijbingz caeuq goengnaengz aenmak daengj swnghva cijbyauh mbouj miz maz bienqvaq geijlai，hoeng ywbingh gvaq le gij binghyiengh Ywdoj gaij ndei haujlai，hwetnaet hwetin、ndangnaiq、nyouh deih roxnaeuz gyanghaemh oknyouh nyouhlai gaij ndei haujlai.

【Roxnyinh】

Makin menhnumq miz gij daegdiemj fatbingh nanz、dauqfat lai、yw gvaq le mbouj ndei、nanz yw daengj. Canghlauj doenggvaq lai bi ywbingh yawjraen，cungj bingh aenmak caeuq mamx heiq noix dwg cungj binghyiengh makin menhnumq ceiq ciengzraen. Ndaw raemxyw di'gveihdangh bouj mak caemcij cug bouj gij yaem cauh gij lwed aenmak；gyakgvi bouj gij yaem aenmak，sou haw huj yo yiengz；godanghgveih bouj lwed hawj lwed byaij，Canghlauj cungj aeu godanghgveih，ndaej bouj lwed youh ndaej hawj lwed byaij；vangzgiz bouj heiq swng yiengz；begsaed cauj cangq mamx bouj heiq；duzbing siu cwk hawj lwed byaij；gocagseq leih roenraemx. Daengx aen dan caez guh gij goengnaengz bouj mak cangq mamx、bouj heiq doeng yiengz. Aen yenzgiu neix cwngmingz gij raemxyw di'gveihdangh bouj mak mboujdanh ndaej gaijndei gij binghyiengh bouxbingh makin menhnumq hwetnaet hwetin、ndangnaiq、foegfouz、haexmed、nyouh deih roxnaeuz daengz haemh nyouh lai daengj，caemhcaiq ndaej doekdaemq bouxbingh ndaw nyouh danbwz suijbingz，hawj goengnaengz aenmak onjdingh，hawj makin menhnumq，daegbied dwg yw doengh boux binghmbaeu、bingh cunghdu ndaw nyouh miz danbwz miz yaugoj caeuq soujduenh moq.

全国名老中医涂晋文治高血压肾损害有哪些经验？

Daengxguek boux ywdoj geq Duz Cinvwnz yw hezyazsang baenz mak deng sieng miz gij gingniemh lawz？

涂晋文，湖北省知名中医，湖北中医药大学教授、主任医师、博士研究生导师，享受国务院政府特殊津贴待遇。从医40余载，学验俱丰，尤擅长于中医脑病、急症及杂病的治疗。现将涂老治高血压肾损害的经验介绍如下。

【病因病机】

高血压肾损害主要指的是良性肾小动脉硬化。一般而言，持续5年以上的高血压患者大多可出现不同程度的肾脏损伤，一旦出现肾功能损害，内科治疗颇为棘手。西医目前主要运用降压治疗，但对肾外症状的改善有限。高血压肾损害据其临床表现多属中医晕眩、腰痛、水肿、癃闭范畴。

涂老认为，肾病多虚证，高血压肾损害发病机理以肝肾阴虚为本。年老体衰，劳逸失当，阴血暗耗，终可导致肾阴亏虚。肾虚封藏失职，水谷精微外泄，则临床出现蛋白尿、血尿、多尿。由于肝肾同源，肾阴不足，则水不涵木，肝阴亏虚，肝阳上亢。

【治疗方法】

涂老认为，高血压肾损害主要以补肾平肝为治法。此法不仅能使人体精气恢复，阴阳平衡，而且还有利于减少痰浊、瘀血等病理产物，清除病邪，延缓病情进展。临床常用杞菊地黄汤或合镇肝熄风汤为主随症加减。

处方：生龙骨、生牡蛎各 30 克，怀牛膝、生地、山药、茯苓、山萸肉、枸杞子、赤芍、白芍各 15 克，泽泻、丹皮、杭菊花、地龙各 10 克。

用法：每日 1 剂，水煎，分 3 次服用。

功效：该方以滋肾平肝为主，兼有健脾利湿、活血化瘀、重镇收涩的作用。方中杞菊地黄汤补中有泻，既补阴而不滋腻，又寓"气血流通即是补"之意。临床若症见头晕耳鸣、头疼、腰膝酸软、手足心烦热，或下肢轻度水肿等肝肾阴虚证者，应用本方可收良效。

【典型案例】

王某，男，68 岁。反复眩晕 10 年，加重伴下肢水肿 1 月。10 年前因工作压力致头昏、眩晕，检查发现血压增高，血压达 160/90 毫米汞柱（21.33/12 千帕），经西药降压治疗缓解，未坚持服药，眩晕反复。近一个月来无明显原因眩晕加重，并出现双下肢水肿，晨轻暮重，查血压达 170/100 毫米汞柱（22.66/13.33 千帕），尿液分析示尿蛋白（＋）、24 小时尿蛋白定量 0.59 克，肾功能示：血肌酐 145 微摩尔/升，尿酸 500 微摩尔/升。诊见眩晕，腰酸膝软，颧红，双下肢水肿，失眠早醒，舌质暗红，苔薄黄干，脉细弦。诊为高血压肾损害，慢性肾功能不全代偿期。证属肝肾阴虚。治拟补肾平肝兼益气化瘀。方用杞菊地黄汤为主加减治疗：生地、山药、茯苓、山萸肉、枸杞子、赤芍、川牛膝、益母草、车前子各 15 克，泽泻、丹皮、杭菊花、桃仁、白术各 10 克。7 剂，水煎，分 3 次服用，每日 1 剂，并加用施慧达 1 片，每日 2 次。二诊时不肿，诸症减轻。守方继进 21 剂，诸症尽失，血压正常，复查尿液分析示尿蛋白（－），肾功能示：血肌酐 115 微摩尔/升，尿酸 450 微摩尔/升。嘱继续巩固治疗。

【体会】

腰为肾之府，肝肾阴虚不能濡养则腰酸膝软；阴虚阳亢故见眩晕，颧红，失眠早醒；肾虚不能主水，则双下肢水肿，不能固摄精微故蛋白尿；舌质暗红，苔薄黄干，脉细弦，皆为肝肾阴虚之象。其中舌质暗为血瘀之征。故治以补肾平肝兼益气化瘀。方选杞菊地黄汤补肾平肝，加用活血化瘀药以祛邪，加白术健脾益气，一则以"后天补先天"，再则可益气以利水化瘀。由于药切病机，故取效良好。

Duz Cinvwnz, Huzbwz Swngj boux Ywdoj mizmingz, Huzbwz Cunghyihyoz Dayoz gyausou、cujyin yihswh、bosw yenzgiuswngh daujswh, yiengjsouh gozvuyen cwngfuj daegbied cinhdez baucouz. Guh canghyw 40 lai bi, sonhag caeuq sizcen gingniemh cungj ndei, aeu ywdoj daeuj yw gij bingh'uk、binghgaenj caeuq binghcab daegbied caixhangz. Seizneix dawz gij gingniemh Duzlauj yw hezyazsang aenmak deng sienghaih gaisau youq lajneix.

【Baenzbingh yienzaen caeuq gihlij】

Hezyazsang baenz mak deng sienghaih cujyau dwg gangj yienghndei megsaeq bienq geng. Itbuen daeuj gangj, doenghboux miz bingh hezyazsang 5 bi doxhwnj haenx dingzlai ndaej raen aenmak deng sienghaih cingzdoh mbouj doengz, baez raen daengz goengnaengz aenmak deng sienghaih, aeu neigoh daeuj yw couh haemq nanz yw. Sihyih seizneix cujyau dwg yw roengz hezyaz, hoeng doiq gij binghyiengh baihrog aenmak gaijndei haemq mizhanh. Hezyazsang baenz aenmak deng sienghaih ciuq seiz duenqyw raen daengz dingzlai dwg haeuj aen'gvaengh gyaeujngunh、hwetin、foegfouz、nyouhsaek Ywdoj.

Duzlaeuj nyinhnaeuz, binghmak lai dwg binghhaw, gij baenzbingh gileix hezyazsang baenz aenmak deng sienghaih aeu daep mak yaem haw guh goek. Laux le ndang nyieg, guhhong baeg lai, yaem lwed sied caez, cungj ndaej baenz yaemmak hawsied. Aen mak haw le yo mbouj ndaej, gij huqndei raemx haeux baiz ok, seiz ywbingh couh raen ndaw nyouh miz danbwz、ndaw nyouh miz lwed、nyouh lai. Aenvih daep caeuq mak caemh goek, aenmak yaem mbouj gaeuq, raemx couh ciengx mbouj ndaej faex, gij yaem aendaep hawsied, gij yiengz aendaep couh gung doxhwnj.

【Ywbingh fuengfap】

Duzlaeuj nyinhnaeuz, hezyazsang baenz aenmak deng sienghaih ywfap cujyau dwg bouj mak bingz daep. Cungj fuengfap neix mboujdanh ndaej hawj ndangvunz cingheiq dauqfuk, yaem yiengz doxdaengh, lij ndaej gemjnoix doengh gij huquq baenzbingh lumj myaizuq、cwklwed daengj, cawz deuz doegyak, hawj bingh mbouj caiq bienq naek. seiz ywbingh ciengz aeu raemxyw gijgiz caemcij roxnaeuz raemxyw gyoeb naenx daep dingz fung guh cawj yawj binghcingz gyagemj.

Danyw: Goetlungz ndip、gyaepsae ndip gak 30 gwz, godauqrod、goragndip、maenzbya、fuzlingz、cazladbya、makgoujgij、gocizsoz、gobwzsoz gak 15 gwz, gocagseq、naengmauxdan、vagut Hangzcouh、ndwen gak 10 gwz.

Yunghfap: Moix ngoenz fuk ndeu, aeu raemx cienq, faen 3 baez gwn.

Gunghyau: Aendan neix aeu bouj mak bingz daep guhcawj, giem miz gij cozyung cangq mamx leih cumx、siu cwk hawj lwed byaij、soumaenh dingh saenz. Ndaw dan raemxyw gij gut caemcij miz bouj biz baiz, bouj yaem youh mbouj yo naeh, aen dan lij miz gij eiqsei "heiq lwed doeng couh dwg bouj". Seiz ywbingh danghnaeuz raen gyaeuj ngunh rwz okrumz、gyaeujin、hwet ga naet、angjfwngz gyangdin ndat, roxnaeuz song ga miz di foegfouz daengj gij bingh daep mak yaem haw neix, aeu aen dan neix yw ndaej miz yaugoj ndei.

【Binghlaeh denjhingz】

Boux singq Vangz, bouxsai, 68 bi. Fanjfuk gyaeujngunh 10 bi, lij miz laj ga foegfouz ndwen ndeu. 10 bi gonq aenvih guhhong atlig lai baenz gyaeujngunh, ranzbaenq, genjcaz raen hezyaz demsang, hezyaz dabdaengz 160/90 hauzmij saeugungj（21.33/12 cenhba）, aeu Sihyih daeuj yw miz di ndei, caengz genhciz gwn yw, ranzbaenq dauqfuk. Gaenh ndwen neix daeuj mbouj rox vih maz ranzbaenq dauq youqgaenj, lij raen song ga foegfouz, gyanghaet ndei di gyanghaemh bienq naek, genjcaz hezyaz dabdaengz 170/100 hauzmij saeugungj（22.66/13.33 cenhba）, ndaw nyouh raen nyouh miz danbwz（＋）, 24 aen cungdaeuz ndaw nyouh miz danbwz dinghliengh 0.59 gwz, gij goengnaengz aenmak: hezgihganh 145 veizmoh'wj/swng, niusonh 500 veiz moh'wj/swng. Duenq raen ranzbaenq, hwetnaet ga'unq, gwnz gemjgaeu hoengz, song ga foegfouz, ninz mbouj ndaek singj ndaej caeux, linx hoengzndaem, ailinx mbanghenj youh hawq, meg gaeb ndongjsoh youh raez. Duenqdingh dwg hezyazsang baenz aenmak deng sienghaih, dwg geiz boujboiz gij goengnaengz aenmak mbouj caezcienz. Gij bingh dwg daep mak yaem haw. Ywbingh hab bouj mak bingz daep giem bouj heiq siu myaiz. Danfueng aeu raemxyw gij gut caemjcij guhcawj gyagemj daeuj yw: Goragndip、maenzbya、fuzlingz、cazladbya、makgoujgij、gocizsoz、baihdoh Swconh、samvengqlueg、cehgomaxdaez gak 15 gwz, gocagseq、naengmauxdan、vagut Hangzcouh、ngveihmakdauz、gobegsaed gak 10 gwz. 7 fuk, aeu raemx cienq, faen 3 baez gwn, moix ngoenz fuk ndeu, caiq gya naed swhveida ndeu, moix ngoenz 2 baez. Dauq daeuj yw baez daihngeih seiz mbouj foeg lo, gak cungj binghyiengh gemj mbaeu lo. Aen dan laebdaeb gwn 21 fuk, gak cungj binghyiengh cungj mbouj raen lo, hezyaz cingqciengz, dauq caz ndaw nyouh raen nyouh miz danbwz（－）, gij goengnaengz aenmak: Hezgihganh 115 veizmoh'wj/swng, niusonh 450 veiz moh'wj/swng. Daengq bouxbingh laebdaeb gyamaenh ywbingh yaugoj.

【Roxnyinh】

Hwet dwg ranz aenmak, daep mak yaem haw ciengx mbouj ndei couh baenz hwetnaet ga'unq; yaem haw yiengz haenq couh raen ranzbaenq, gwnz gemjgaeu hoengz, ninz mbouj ndaek singj ndaej caeux; mak haw mbouj ndaej guenj raemx, song ga couh foegfouz, mbouj ndaej sup aeu gij huqndei cingsaeq couh baenz ndaw nyouh miz danbwz; linx hoengzndaem, ailinx mbanghenj youh hawq, meg gaeb ndongjsoh youh raez, cungj dwg gij cingzgvang daep mak yaem haw. Ndawde linxmong couh dwg gij binghyiengh cwklwed. Yienghneix ywbingh couh aeu bouj mak bingz daep giem bouj heiq siu myaiz. Danyw genj aeu raemxyw gij gut caemcij bouj mak bingz daep, gya aeu gij yw siu cwk hawj lwed byaij daeuj cawz yak, gya gobegsaed cangq mamx bouj heiq, it dwg "aeu bouj daeuj bouj aenndang mbouj maenh", ngeih dwg ndaej bouj heiq daeuj leih raemx siu myaiz. Aenvih yw ndaej daengz gij bingh, yienghneix ndaej yaugoj ndei.

全国名老中医李乾构治胃食管反流病有哪些经验？

Daengxguek boux ywdoj geq Lij Genzgou yw bingh dungxfan dwnx miz gij gingniemh lawz?

李乾构，北京中医医院脾胃病科主任医师，教授、研究生导师，被国家人事部、卫生部、国家中医药管理局评为全国第三批名老中医药专家。临床经验丰富，尤其对消化系统疾病的诊治颇有独到之处。现将李老诊治胃食管反流病的经验介绍如下。

【冠名胸痞，见解独到】

胃食管反流在不同的患者中临床表现的主症不尽相同，中医病名多而繁杂，且不能准确地涵盖胃食管反流的特征。为此，李老师提出采用"胸痞"的中医病名。胸痞作为病名，见于宋代陈无择《三因极一病证方论·胸痞证治》："胸痞证者，胃中不和，心下坚硬，干呕，恶寒汗出，噫气不除；亦有因伤寒身冷，医反下之，遂成胸痞。"噫气，胸前皮皆痛、胸满、气短、咳唾引痛、咽塞不利，羽如痒、咽中干燥、时欲呕吐，烦闷、气塞、咳喘、心腹痞闷等症状描述与胃食管反流的临床表现相吻合。因此，李老用"胸痞"作为胃食管反流的中医病名可谓见解独到。

【疏肝和胃，降逆制酸】

李老认为，胃食管反流病病机是胃气上逆，酸水泛溢。针对病机治疗，要恢复胃的和降功能，一要恢复脾胃本身的纳运升降功能，二要疏肝解郁使肝气不再犯胃，使胃气不逆而和降。另外，因肝失疏泄，肝胃不和，使酸水过多，随上逆之胃气而反流入食管。

治疗宜疏理肝气、和顺胃气来达到降逆制酸的目的。同时，根据临床表现的兼症进行加减用药有利于提高临床疗效，减少复发，但疏肝和胃、降逆制酸的治法要贯穿治疗的始终。基本方用疏肝和胃降逆汤。

处方：白芍、乌贼骨、合欢花各15克，柴胡、枳实、陈皮、半夏、香附、栀子、柿蒂、降香各8克，甘草5克。

用法：每日1剂，水煎，分3次服用。

【合理饮食，调畅心情】

本病与情志、饮食、环境等因素有密切关系，除药物治疗外，还要注意调畅心神，注意饮食与调护，将有利于本病的功能恢复。

李老多嘱病人要保持心情舒畅，避免喜、怒、忧、思、悲、恐、惊七情太过的刺激，为人处世要宽容豁达、乐观，要树立战胜疾病的信心。饮食要定时定量、少量多食。避免暴饮暴食和辛辣油腻、生硬难消化刺激性的食物；宜吃低脂肪、高蛋白质的食物，不吃过冷或过热食物；少喝浓茶、咖啡、巧克力和甜饮料。晚餐不宜过饱，临睡前不宜进食；进餐后避免立即平卧；应忌烟酒，保持大便通畅。衣着要宽松，不要穿紧身衣裤。同时要加强体育锻炼，防止形体肥胖，避免身体超重。睡觉时最好采取左侧卧位，并将枕头垫高15～20厘米，以减少胃食管反流。

胃食管反流病病人宜采取卧位服药，在汤药中可加入藕粉或白及粉1～2匙，有保护食管黏膜，使中药与食管炎病灶充分接触，起到局部治疗与整体治疗相结合的作用，可提高临床疗效。

Lij Genzgou, Bwzgingh Cunghyih Yihyen aengoh gij bingh mamxdungx cujyin yihswh, gyausou、yenzgiuswngh daujswh, ndaej daengz gozgyah yinzswbu、veiswnghbu, Gozgyah Cunghyihyoz Gvanjlijgiz bingz guh daengxguek buek daihsam boux cien'gya geq mizmingz ywdoj. Duenqbingh ywbingh gingniemh lauxhangz, daegbied dwg duenqyw gij bingh dungxsaej haemq caixhangz. Seizneix dawz gij gingniemh Lijlauj duenq yw bingh dungxfan dwnx gaisau youq lajneix.

【An mingz aekcaet，yawjfap daegbied】

Saihoz aendungx dwnx dauq bouxbingh mbouj doengz gij binghyiengh seiz ywbingh caemh mbouj doengz geijlai, gij cohbingh Ywdoj lai youh cab, caemhcaiq mbouj ndaej haemq cinj bae gangj gij binghyiengh saihoz aendungx dwnx dauq. Yienghneix, Lijlauxsae daezok aeu "aencaet" aen mingz Ywdoj neix. "Aencaet" guh cohbingh, raen youq ciuh Sung Cinz Vuzcwz bonj saw《Lwnh Sam Cungj Yienzaen Gangj Duenqbingh Genj Dan·Yw Binghyiengh Aekcaet》："Boux baenzbingh aekcaet, gyang dungx mbouj huz, laj sim ndongjndat, ruegngangx, lau nit okhanh, dwnxwj mbouj dingz; hix miz aenvih dwgliengz ndangcaep, yw dauq roengz laj, cix baenz aekcaet." Doengh gij binghyiengh gangj daengz heiqsaekaek, naeng najaek cungj in, aekciengq, heiqdinj、ae myaiz in, ndwnj myaiz mbouj bienh, fwed lumj humz、ndaw hoz sauj、mizseiz siengj rueg, simnyap, heiqsaek、ae'ngab, sim dungx saekcaet daengj caeuq gij binghyiengh seiz duenqbingh saihoz aendungx dwnx dauq doxhab. Yienghneix, Lijlauj aeu "aeksaek" guh aen cohbingh Ywdoj saihoz aendungx dwnx dauq ndaej gangj de miz gij siengjfap daegbied.

【Soeng daep diuzhuz ndaw dungx，yw dwnx dingz soemj】

Lijlauj nyinhnaeuz, gij baenzbingh gihlij cungj bingh saihoz aendungx dwnx dauq dwg heiqdungx dwnx doxhwnj, raemxsoemj dwnx doxok. Doiq baenzbingh gihlij daeuj yw, aeu dauqfuk gij goengnaengz huzgyangq aendungx, it aeu dauqfuk gij goengnaengz soudaeh swnggyangq bonjfaenh mamx caeuq dungx, ngeih aeu soeng daep gaij mbwq hawj heiqdaep gaej dauq famh aendungx, it hawj heiqdungx mbouj dwnx cix huzgyangq. Linghvaih, aenvih daep mbouj ndaej soeng cuengq, daep dungx mbouj hiuz, hawj raemxsoemj lai lai, hawj gij heiqdungx dwnx doxhwnj haenx cix dauq lae haeuj saihoz.

Ywbingh hab soeng daep leix heiq、hawj heiqdungx huzswnh daeuj dabdaengz gij muzdiz yw dwnx dingz soemj. Doengzseiz, ciuq gij binghyiengh giem miz seiz ywbingh raen daengz haenx gyagemj roengz yw mizleih daezsang ywbingh yaugoj, gemjnoix dauq bingh, hoeng gij ywfap soeng daep diuzhuz ndaw dungx、yw dwnx dingz soemj aeu itloh guh roengzbae. Aen dan gihbwnj aeu raemxyw dingz dwnx soeng daep diuzhuz ndaw dungx.

Danyw：Gobwzsoz、ndokmaegyiz、gogangz gak 15 gwz, caizhuz、makdoengjsoemj、naengmakgam、buenqyaq、rumcid、vuengzgae、gaenqndae、gaeurang gak 8 gwz, gamcauj 5 gwz.

Yunghfap：Moix ngoenz fuk ndeu, aeu raemx cienq, faen 3 baez gwn.

【Hableix gwnndoet, diuz soeng simcingz】

Gij bingh neix caeuq cingzci、gwnndoet、vanzging daengj yinhsu miz gvanhaeh maedcaed, cawz gwn yw le, lij aeu haeujsim diuz doeng simsaenz, haeujsim gwnndoet diuzhoh, yaek doiq hoizfuk gij goengnaengz binghgoek mizleih.

Lijlauj dingzlai daengq bouxbingh yaek baujciz simcingz vaiqvued, gaejyungh angq、fatheiq、yousim、ngeix、siengsim、lau、doeksaet gvaqbouh, guhvunz aeu simsoeng dungxlangh, simvuen, aeu miz saenqsim dwkhingz gij bingh. Gwnndoet aeu dinghseiz dinghliengh, noix gwn lai can. Gaej lanh gwn lanh ndoet caeuq gwn gij doxgaiq manh youz、ndongj nanz siuvaq; hab gwn gijgwn youzlauz noix、danbwzciz lai haenx, mbouj gwn gijgwn gyoet lai roxnaeuz ndat lai; noix gwn caznoengz、gahfeih、gyaujgwzliz caeuq huqgwn diemz. Donq laeng mbouj hab imq lai, yaek ninz gaxgonq mbouj hab gwn; gwn caeuz le gaej sikhaek ninz daengjhai; aeu geih ien laeuj, baujciz haex doeng. Buh daenj aeu soengset, gaej daenj buh gaenj lai. Doengzseiz aeu gyagiengz lienhndang, fuengzre ndang biz lai, baexmienx ndangdaej daiq naek. Ninz seiz ceiq ndei ngeng gvaq baihswix, caemhcaiq dawz aenswiz demh sang 15～20 lizmij, gemjnoix saihoz aendungx dwnx dauq.

Bouxbingh saihoz aendungx dwnx dauq hab ninz dwk gwnyw, youq ndaw raemxyw gyahaeuj 1～2 geng mba'ngaeux roxnaeuz mbabwzgiz, ndaej baujhoh gij i saihoz, hawj gij yw ndaej caeuq giz bingh saihoz in ndaej doxnem, ndaej yw doengh giz caeuq daengxdaej, ndaej daezsang ywbingh yaugoj.

全国名老中医李培治脾胃病有哪些经验？

Daengxguek boux ywdoj geq Lij Beiz yw doengh cungj bingh mamx dungx miz gij gingniemh lawz?

李培，四川省绵阳市中医院主任医师，教授、硕士生导师，第三批全国老中医药专家学术经验继承工作指导老师。学验俱丰，对中医学的伤寒、温补学派研究颇深，对脾胃病诊治效卓。现将李老临床用药治脾胃病的经验介绍如下。

【用药经验】

李老常用温药治疗脾胃病，旨在升发脾胃阳气，在病情复杂时，则同时祛除阻碍阳气生发的其他因素，如温补法中使用苦寒以降火，治则有升有降；否则阴火不降；阳气不升，症状不解。

李老十分注重顾护胃气，尽量不用或少用苦寒或金石类药，以防服寒药过多，致脾胃虚弱、胃脘作痛。

李老认为，脾为阴，喜燥恶湿，只有湿邪得化，脾不为湿所困才能健运。湿为阴邪，得温则化；脾属土，得阳则运。故治脾必须温健中阳，理气祛湿，醒脾健运。李老常用白术、茯苓、陈皮、半夏、厚朴、桂枝、吴茱萸、苍术、藿香、佩兰、薏苡仁、党参、黄芪等。

胃脘胀痛日久，最终多致寒热错杂、气滞血瘀。李老在辨证用药的基础上加黄连、桂枝同用。黄连燥湿清胃热，桂枝解表和营卫，共达辛开苦降的作用，同时桂枝还有下气的作用。但要注意，口干、舌质红、不喜饮者可用，口干、舌淡、喜饮者则不可用或少用。

【典型病例】

例1：王某，男，40岁。症见胃脘痛一月余，进食稍多则显，喜按畏寒，且有呃逆，胸背不适，夜睡多梦，食少尿黄，大便初硬后溏（隔日1行）。舌质暗，苔白略黄厚腻，边有齿痕，中有裂纹，脉沉细弦。辨证：脾运失健，胃气不降。治法：健运脾胃，清化和中。处方：鸡内金、党参、夜交藤各30克，炒神曲、炒谷芽各20克，炒白术、香附、法半夏、黄芩、厚朴各12克，陈皮、生姜各10克，黄连、炙甘草各6克。每日1剂，水煎，分3次服用。10剂后临床症状明显好转。

例2：张某，男，40岁。胃脘部胀痛反复发作二年多。经胃镜检查诊为胆汁反流性胃炎，服多种西药治疗症状未缓解。诊见患者胃脘部嘈杂、胀闷不舒不定时，伴嗳气，泛吐黄苦水，食少口苦，便干，苔薄黄腻，脉弦滑。辨证：肝胆郁热，痰浊内扰，胃失和降。治法：清胆和胃，理气化痰。处方：党参、蒲公英各30克，枳实、黄芩、神曲各12克，法半夏、白芍、茯苓、甘草、生姜、柴胡、陈皮各10克，黄连6克，吴茱萸3克。每日1剂，水煎，分3次服用。10剂后患者临床症状明显缓解。去白芍、蒲公英，再服10剂临床症状完全缓解。用四君子汤调理。

例3：李某，男，51岁。胃脘隐痛2年，食后胃脘胀，时时腹胀嗳气，纳食不香，大便溏（每日1行），舌质淡，苔薄白，脉缓而涩。胃镜及病理诊断为中度慢性萎缩性胃炎伴部分肠上皮化生。辨证：脾气虚滞。治法：健脾益气。处方：黄芪、丹参各20克，猪苓、茯苓、当归、白芍、炒山楂、炒麦芽、炒神曲、党参、白术各15克，陈皮、枳壳、法半夏各10克，砂仁（后下）6克。6剂，每日1剂，水煎，分3次服用。服药后胃脘隐痛消失，脘腹胀满未除，舌脉同前。辨证同前，前方加木香7克。此后随症加减治疗，3个月后复查胃镜及病理为浅表性胃炎，未见胃黏膜萎缩及肠上皮化生，症状消失。

Lij Beiz，Swconh Swngj Menzyangz Si Cunghyihyen cujyin yihswh、gyausou、sozswswngh daujswh，Buek Daihsam Daengxguek Gij Hong Ciepswnj Yozsuz Gingniemh Boux Lauxconhgyah Ywdoj cijdauj lauxsae. Sonhag caeuq sizcen gingniemh cungj ndei，doiq sienghanz、raeuj bouj yozbai ywdoj yenzgiu haemq lai，duenqyw bingh mamx dungx yaugoj haemq ndei. Seizneix dawz gij gingniemh Lijlauj duenqyw roengz yw yw bingh mamx dungx gaisau youq lajneix.

【Gingniemh roengzyw】

Lijlauj ciengz aeu ywraeuj daeuj yw bingh mamx dungx，couh siengj swngfat gij heiqyiengz mamx dungx. Youq mwh binghcingz fukcab, couh aeu doengzseiz cawz gij yinhsu wnq laengzdangj heiqyiengz sengfat haenx, lumj cungj fuengfap raeujbouj couhdwg aeu haemzhanz daeuj gyangq huj, ywbingh yenzcwz miz swng miz gyangq; mbouj ne feizyaem mbouj roengz; heiqyiengz mbouj hwnj, binghyiengh couh mbouj ndaej siu.

Lijlauj haemq yawjnaek goqhoh heiqdungx, caenhliengh mbouj yungh roxnaeuz noix yungh gij yw haemzhanz roxnaeuz gimsig, fuengz gwn yw hanz daiq lai, hawj aen dungx hawnyieg、lajdungx in.

Lijlauj nyinhnaeuz, mamx dwg yaem, haengj sauj lau cwk, cijmiz cumxyak ndaej siu, mamx mbouj deng cumx dwk cij ndaej cangqyinh. Cumx dwg yaemyak, ndaej raeuj couh siu; mamx dwg namh, ndaej yiengz couh yinh. Ndigah yw mamx itdingh aeu raeuj daeuj cangq gyang yiengz, leixheiq cawz cumx, singj mamx cangq yinh. Lijlauj ciengz aeu gobegsaed、fuzlingz、naengmakgam、buenqyaq、gohoubuj、go'gviq、cazlad、gocangsaed、golailoj、gobeilanz、haeuxroeg、godangjcaem、vangzgiz daengj.

Lajdungx raeng in nanz le, couh baenz hanz huj doxcab、heiq saek lwed cwk. Lijlauj youq seiz duenqyw roengz yw couh gya vuengzlienz、go'gviq doengz yungh. Vuengzlienz youh sauj youh cumx ndaej siu dungxhuj, go'gviq siu binghyiengh caiq hawj ndaw rog doxhuz, ndaej hai manh gyangq haemz, doengzseiz go'gviq lij ndaej roengz heiq. Hoeng aeu haeujsim doengh boux hozhawq、linx hoengz、mbouj haengj ndoet cij ndaej yungh, doengh boux hozhawq、linx mong、haengj ndoet couh mbouj ndaej yungh roxnaeuz noix yungh.

【Binghlaeh denjhingz】

Laeh 1: Boux singq Vangz, bouxsai, 40 bi. Raen dungxin ndwen lai, gwn lai couh in lai, haengj naenx lau nit, lij miz heiqsaekwk, najaek caeuq baihlaeng mbouj cwxcaih, daengz haemh ninzloq lai, gwn ndaej noix nyouh henj, okhaex haidaeuz geng doeklaeng yungz (gek ngoenz ok baez ndeu). Linx mong, ailinx hau loq henj na youh naeh, henzlinx miz rizheuj, cungqgyang miz raizcek, meg caem youh saeq youh ndongjsoh. Duenqbingh dwg: Mamx mbouj cangq, heiqdungx mbouj roengz. Ywfap: Hawj mamx dungx cangqcwt, siuvaq hawj gyang doxhuz. Danyw: Naengdawgaeq、godangjcaem、maenzgya gak 30 gwz, gosinzgiz cauj gvaq、ngazhaeux cauj gvaq gak 20 gwz, begsaed cauj、rumcid、sawzbuenqyaq、govangzginz、gohoubuj gak 12 gwz, naengmakgam、hing gak 10 gwz, vuengzlienz、gamcauj cauj gak 6 gwz. Moix ngoenz fuk ndeu, aeu raemx cienq, faen 3 baez gwn. Gwn 10 fuk gvaq le binghyiengh ndei lai lo.

Laeh 2: Boux singq Cangh bouxsai, 40 bi. Lajdungx raeng in baebae dauqdauq baenz song bi lai. Gingqdungx genjcaz duenq dwg mbeiraemx dauq lae baenz dungxin, gwn lai cungj Yw Sihyih bingh lij caengz ndei. Duenq raen bouxbingh mbouj dingh seiz miz lajdungx cauz、dungxraeng mbouj cwxcaih, lij miz dwnx heiq, dwnx raemxhenj, gwn ndaej noix bakhaemz、haexgaz、ailinx mbanghenj naeh, meg ndongjsoh youh raez youh raeuz. Duenqbingh dwg: Daep mbei cwk huj, myaiz humz luenh ndang, dungx mbouj huz heiq huj mbouj gyangq. Ywfap: Siu mbei huj diuzhuz ndaw dungx, leix heiq siu myaiz. Danyw: Godangjcaem、golinxgaeq gak 30 gwz, makdoengjsoemj、govangzginz、gosinzgiz gak 12 gwz, sawzbuenqyaq、gobwzsoz、fuzlingz、gamcauj、hing、caizhuz、naengmakgam gak 10 gwz, vuengzlienz 6 gwz, cazlad 3 gwz. Moix ngoenz fuk ndeu, aeu raemx cienq, faen 3 baez gwn. Gwn 10 fuk le bouxbingh binghyiengh ndei haujlai. Dawz gobwzsoz、golinxgaeq deuz, caiq gwn 10 fuk le binghyiengh cungj ndei liux. Aeu raemxyw swginhswj diuzleix.

Laeh 3: Boux singq Lij, bouxsai, 51 bi. lajdungx inndumj 2 bi, gwn gvaq le lajdungx raeng, seizseiz dungxraeng dwnx heiq, gwn mbouj feih, okhaex yungz (moix ngoenz ok baez ndeu), saeklinx mong, ailinx haumbang, meg menh saeq. Gingqdungx caeuq binghleix duenqdingh dwg cunghdu reuqsuk baenz dungxin menhnumq lij buenx miz naeng gwnz saej vaqmaj. Duenqbingh dwg: Heiqmamx haw cwk. Ywfap: Cangq mamx bouj heiq. Danyw: Vangzgiz、dancaem gak 20 gwz, raethaexmou、fuzlingz、godanghgveih、gobwzsoz、maksanhcah cauj gvaq、ngazmeg cauj gvaq、gosinzgiz cauj gvaq、godangjcaem、gobegsaed gak 15 gwz, naengmakgam、makdoengjhaemz、sawzbuenqyaq gak 10 gwz, gosahyinz (dwk doeklaeng) 6 gwz. 6 fuk, moix ngoenz fuk ndeu, aeu raemx cienq, faen 3 baez gwn. Gwn yw gvaq le lajdungx mbouj raen inndumj lo, dungxraeng caengz siu, meglinx lij lumj gaxgonq. Duenqbingh dwg cungj bingh gaxgonq, aen dan gaxgonq gya gomuzyangh 7 gwz. Doeklaeng yawj binghcingz gya gemj daeuj yw, 3 ndwen gvaq le dauq aeu gingqdungx caeuq binghleix daeuj caz dwg dungxin mbaeu, caengz raen idungx reuqsuk caeuq naeng gwnz saej vaqmaj, binghyiengh mbouj raen lo.

二、外科
Ngeih、Gohrogndang

全国名老中医刘柏龄治膝关节滑膜炎有哪些经验？

Daengxguek boux ywdoj geq Liuz Bwzlingz yw vazmozyenz hoh gyaeujhoq miz gij gingniemh lawz?

刘柏龄，长春中医药大学附属医院主任医师，教授、研究生导师，第三批全国老中医药专家学术经验继承工作指导老师，"二十世纪中国接骨学最高成就奖"获得者。刘老从医60多年，长期致力于骨伤科疑难病的研究，积累了丰富的临床经验。现将刘老应用活血化瘀、除湿消肿法治疗膝关节滑膜炎的经验介绍如下。

【病案举例】

赵某，女，46岁。左膝关节肿痛半月余，有轻度外伤史，自服滑膜炎冲剂和壮骨关节丸，不见效果。诊查：左膝关节肿胀，两膝眼饱满，局部轻度压痛，皮温略高，有浮动感，浮髌试验（＋），关节活动受限。X线片显示：左膝关节间隙略增宽，胫骨髁间隆起变尖。舌红苔黄腻，脉滑数。临床诊断：左膝骨关节炎、滑膜炎。辨证：此系局部损伤出血，积瘀与水湿（渗出滑液）稽留，阻滞经络，而致肿痛不已，功能受限。治法：活血化瘀，除湿消肿。处方：薏苡仁（包煎）30克，王不留行（包煎）、苍术各20克，丹参、泽兰、穿山甲（炮制）、赤芍、紫草、泽泻、黄柏、川牛膝、陈皮各15克。每日1剂，水煎，分3次服用。服药1周复诊：患膝肿胀渐消，活动进步，痛已减轻，脉濡数，舌红，苔薄白。嘱按前方继服2周，患膝肿胀基本消退，已不甚痛，但走路多时仍有轻度疼痛。治仍用前方加延胡索、淫羊藿各15克，骨碎补20克，继服2周，后服壮骨伸筋胶囊2周，调理而愈。

【体会】

膝关节结构复杂，经筋会聚，素有"膝为筋之府"之说。中医认为本病是由于卫气虚弱，气血痰湿凝滞，经脉痹阻，湿浊瘀血留滞膝部而成。膝关节滑膜炎有急性与慢性之分，多数病例有外伤史。急性者一般在1～2小时内发生肿胀，疼痛，活动困难，走路跛行，甚或不能行走，局部皮温略高，浮髌试验呈阳性；慢性者多见于老年人，有劳损或关节疼痛（骨关节炎）的病史，遇劳累或受凉后症状加重，膝肿，两膝眼饱满，皮温不高，浮髌试验亦呈阳性。

本病例系膝部损伤后为病，属亚急性滑膜炎，局部出血与渗液积滞，不得流行，故为肿为痛。本病一般多为无菌性感染，故西药抗菌素治疗效果不明显。中药具有温经散寒、活血化瘀、祛风除湿、强筋健骨之功。方中薏苡仁、苍术、陈皮之益气健脾除湿，为君药；配川牛膝、泽兰、丹参、王不留行、穿山甲之活血通经、消肿止痛，为臣药；合黄柏、泽泻、赤芍、紫草以清热凉血、除湿化瘀、消肿止痛之功，为佐使药。

在治疗期间为使其骨性关节炎得到同时治疗，故加入骨碎补、淫羊藿以补肝肾坚筋骨，延胡索之化瘀止痛。后期嘱服壮骨伸筋胶囊更加强舒筋壮骨、化湿通络祛痛的功效。

此外，根据刘老的经验，此方加三棱、莪术、皂角刺、穿山甲等活血破瘀、散结消肿药，对膝腘窝囊肿有良效；加水蛭（入汤药水煎）、三七粉（分3次服）各7.5克，对下肢静脉炎亦有较好效果。

Liuz Bwzlingz, Cangzcunh Cunghyizyoz Dayoz Fusuz Yihyen cujyin yihswh, gyausou、yenzgiuswngh daujswh, Buek Daihsam Daengxguek Gij Hong Ciepswnj Yozsuz Gingniemh Boux Lauxconhgyah Ywdoj cijdauj lauxsae, boux ndaej aen ciengj "Ngeihcib sigij Cungguek ciepndok yoz ceiq sang cwngciuciengj". Liuzlauj guh canghyw 60 lai bi, ciengzgeiz guh gij binghngeiz binghnanzyw gohndoksieng yenzgiu, rom miz haujlai ywbingh gingniemh. Seizneix dawz gij gingniemh Liuzlauj aeu gij ywfap siu cwk hawj lwed byaij, cawz cumx siu foeg daeuj yw vazmozyenz hohgyaeujhoq gaisau youq lajneix.

【Gij binghlaeh】

Bouxbingh singq Cau, mehmbwk, 46 bi. Hohgyaeujhoq baihswix foeg in buenq ndwen lai, gaxgonq baihrog gaenq miz di sieng, gag gwn ywgyauxraemx vazmozyenz caeuq ywyienz cangq ndokhoh, mbouj raen ndei. Duenqcaz: Hoh gyaeujhoq baihswix foeg, song ga gumz gyaeujhoq rimrwd, mbangj giz naenx miz di in, dohraeuj naengnoh loq sang, loq miz di fouzdoengh, ndok gyaeujhoq fouzdoengh sawqniemh（＋）, hoh doengh nanz. Bwz X gvangh ben yawj rox: gehhoh gyaeujhoq baihswix lai gvangq, ndokgyaeujhoq doed hwnj bienq soem. linx hoengz ailinx henjna, meg byaij youh vaiq youh raeuz. Seiz ywbingh duenqdingh: Ndokhoh gyaeujhoq baihswix in、vazmozyenz. Duenqbingh dwg: Neix dwg mbangj giz deng sieng oklwed, cwkcomz caeuq raemxcumx（gyaeujhoq nyamq ok raemx）cwklouz, saekgaz gingmeg, foeg in mbouj dingz, goengnaengz deng hanh. Ywfap: Siu cwk hawj lwed byaij, cawz cumx siu foeg. Danyw: Haeuxroeg（suek daeuj cienq）30 gwz, makfob（suek daeuj cienq）、gocangsaed gak 20 gwz, dancaem、caeglamz、duzlinh（cauh gvaq）、gocizsoz、gonywjaeuj、gocagseq、faexvuengzlienz、baihdoh Swconh、naengmakgam gak 15 gwz. Moix ngoenz fuk ndeu, aeu raemx cienq, faen 3 baez gwn. Gwn yw ndaej aen singhgiz ndeu dauq daeuj yawj: Mbiengj gyaeujhoq in haenx menhmenh siu bae, ndaej doengh di ndeu, in gaenq gemj mbaeu, meg fouz youh unq byaij ndaej youh vaiq, linx hoengz, ailinx haumbang. Daengq ciuq gij dan gaxgonq laebdaeb gwn 2 aen singhgiz, mbiengj gyaeujhoq foeg siu ndaej ca mbouj lai, mbouj in geijlai lo, hoeng byaij nanz le lij miz di in. lij aeu aen dan gaxgonq gya goyenzhuzsoz、goyinzyangzhoz gak 15 gwz, gofwngzmaxlaeuz 20 gwz, laebdaeb gwn 2 aen singhgiz, doeklaeng gwn cangq ndok iet nyinz gyauhnangz 2 aen singhgiz, diuzleix daengz ndei.

【Roxnyinh】

Gij gezgou hohgyaeujhoq haemq fukcab, nyinz meg comz youq, soqlaiz miz cungj gangjfap "gyaeujhoq dwg ranz gij nyinz". Ywdoj nyinhnaeuz cungj bingh neix dwg aenvih gij heiq hen ndang nyieg, heiq lwed myaiz cumx cwkcomz, ging meg deng saekgaz, cumx uq cwklwed louz youq gyaeujhoq baenzbingh. Vazmozyenz hohgyaeujhoq faen miz gip menh song cungj, dingzlai binghlaeh deng sieng gvaq. Boux binghgip itbuen youq 1~2 aen cungdaeuz foeg, in, doengh mbouj ndaej, byaij loh din gvez, caiqlij mbouj ndaej byaij dem, mbangjgiz dohraeuj naengnoh loq sang, ndok gyaeujhoq fouzdoengh sawqniemh dwg yangzsingq; boux menhsingq ciengz dwg bouxlaux, deng sieng roxnaeuz hoh'in (hohndokin) gvaq, seiz baeg lai roxnaeuz dwgliengz le bingh couh lai naek, gyaeujhoq foeg, song ga gumz gyaeujhoq rimrwd, dohraeuj naengnoh mbouj sang, ndok gyaeujhoq fouzdoengh sawqniemh hix dwg yangzsingq.

Cungj binghlaeh neix dwg gyaeujhoq deng sieng cij baenzbingh, dwg ca mbouj lai suenq vazmozyenz singqgip, mbangjgiz oklwed caeuq miz raemx cwkyouq, mbouj ndaej lae deuz, yienghneix couh foeg couh in. Cungj bingh neix itbuen mboujdwg siginh lah dawz, yienghneix aeu yw Sihyoz ganggihsu daeuj yw yaugoj mbouj ndei geijlai. Ywdoj miz gij goengnaengz raeuj meg sanq hanz、siu cwk hawj lwed byaij、cawz fung cawz cumx、cangq nyinz hawj ndok geng. Ndaw dan haeuxroeg、gocangsaed、naengmakgam ndaej bouj heiq cangq mamx cawz cumx, dwg gij yw guhvuengz; boiq baihdoh Swconh、caeglamz、dancaem、makfob, duzlinh doeng meg hawj lwed byaij, siu foegdingz in, dwg gij yw danghak; gap faexvuengzlienz、gocagseq、gocizsoz、gonywjaeuj miz gij goengnaengz siu huj liengz lwed、cawz cumx siu cwk, siu foegdingz in, dwg gij yw bangbouj.

Youq ywbingh geizgan vih doengzseiz ndaej yw gij bingh ndok hoh'in de, couh gya gofwngzmaxlaeuz, goyinzyangzhoz aeu daeuj bouj daep makcangq nyinz ndok, goyenzhuzsoz ndaej siu cwk dingz in. Geiz doeklaeng daengq de gwn cangq ndok iet nyinz gyauhnangz ndaej gya rengz gij goengnaengz soeng nyinz cangq ndok、siu cumx doeng meg dingz in.

Linghvaih, ciuq gij gingniemh Liuzlauj, aen dan neix gya ragsamlimq、ginghgunh、oenceugoeg、duzlinh daengj gij yw siu cwk hawj lwed byaij、sanq cwk siu foeg, doiq gumz gyaeujhoq foeg miz yaugoj ndei; gya duzbing (dwk roengz raemxyw aeu raemx cienq)、mbasamcaet (faen sam baez gwn) gak 7.5 gwz, doiq song ga cingmwzyenz miz haemq ndei yaugoj.

全国名老中医宋贵杰治腰椎间盘突出症有哪些经验？
Daengxguek boux ywdoj geq Sung Gveigez yw bingh da'ndoklungz doedok miz gij gingniemh lawz?

宋贵杰，甘肃中医学院附属医院创伤骨科教授、主任医师，硕士研究生导师，第三批全国老中医药专家学术经验继承工作指导老师。宋老对腰椎间盘突出症的辨证立法，用药精当，疗效显著，现介绍如下。

【辨证论治】

（1）气滞血瘀：跌仆、闪挫等引起，腰腿刺痛，痛有定处，痛处拒按，舌质紫暗，或舌边有瘀斑，脉弦紧或涩。治宜活血化瘀，行气止痛。

处方：枳壳、青皮、香附、川芎、当归、五灵脂各10克，桃仁、红花、蜈蚣、全蝎各7克，制乳香、制没药、甘草各5克，三七粉3克（冲服）。

（2）风寒湿阻：腰腿冷痛，酸胀麻木，静卧痛不减，恶寒畏风，阴雨天疼痛加重，舌质淡，苔白或腻，脉沉紧或濡缓。治宜散寒利湿，温经通络。

处方：独活、桑寄生、炒杜仲、川牛膝、秦艽、茯苓、防风、川芎、当归、白芍、地龙各10克，肉桂、制附子各6克，制乳香、制没药、甘草各5克，细辛3克。

（3）湿热郁结：腰部疼痛，腿软无力，遇温热或阴雨天痛增，痛处伴有热感，活动后痛减，怕热口干，小便短赤，舌质红，苔黄腻，脉濡数或弦数。治宜清热利湿，通筋活络。

处方：薏苡仁15克，黄柏、防己、通草、滑石、萆薢、秦艽、泽兰、益母草、丹参各10克，苍术、红花、蜈蚣各8克，甘草6克。

（4）肝肾亏虚：腰腿酸痛，腿膝无力，喜按喜揉，遇劳则甚，休息后缓解。治宜补益肝肾，强壮筋骨。

处方：炙黄芪、熟地各15克，白芍、山萸肉、茯苓、续断、炒杜仲、川牛膝、怀牛膝、五加皮、川芎、当归、丹参各10克，蜈蚣7克，甘草5克。

加减：偏肾阳虚者，少腹拘急，畏寒肢冷，面色苍白，自汗便溏，阳痿早泄，妇女带下清稀，舌质淡，脉沉细，加桂枝5克，附子9克（先煎）；偏肾阴虚者，心烦失眠，口干舌燥，面色潮红，便秘尿赤，多梦或遗精，妇女带下色黄味臭，舌红少苔，脉弦细数，加生地、麦门冬各12克。

以上方药用法：每日1剂，水煎，分3次服用，3周为1个疗程。

【外用熏洗】

处方：伸筋草、透骨草各30克，威灵仙、羌活、独活、川芎、当归尾、鸡血藤、泽兰、桑枝、海桐皮各15克，川乌、草乌、红花各12克，陈醋250毫升，黄酒20毫升。

加减：气滞血瘀者，加枳壳25克，赤芍、延胡索各15克，三棱、莪术各12克；风寒湿阻者，去当归尾，加花椒30克，防风、宣木瓜、苍术、艾叶、桂枝各15克，麻黄12克；湿热郁结者，去威灵仙、川乌、草乌、羌活、独活，加连翘、秦艽、益母草、萆薢、车前草、防己各15克；肝肾亏虚者，去威灵仙、川乌、草乌、羌活、独活、川芎，加五加皮30克，千年健、川牛膝、怀牛膝各15克。

用法：水煎熏洗腰部，每日2次，每次30分钟，2日1剂。

【典型病例】

赵某，男，43岁。慢性腰腿痛2年，劳累或受凉后加重，休息后缓解，腰膝无力，下肢发凉，少气懒言，活动翻身困难。查体腰椎压痛及叩击痛，舌质淡，脉沉细。CT检查示：腰第4至第5髓核向左侧突出。诊断：腰椎间盘突出症，辨证为肝肾亏虚证，以肾阳虚为主。嘱患者卧硬板床绝对休息，大小便都在床上进行，给予上方内服、外洗治疗。1个疗程后症状体征缓解，开始床上腰背肌功能锻炼，随症变化加减继续治疗2

个疗程后症状体征完全缓解，开始下地活动，生活自理。

Sung Gveigez, Ganhsuz Cunghyih Yozyen Fusuz Yihyen dengsieng guzgoh gyausou、cujyin yihswh, sozsw yenzgiuswngh daujswh, buek daihsam Daengxguek Gij Hong Ciepswnj Yozsuz Gingniemh Boux Lauxconhgyah Ywdoj cijdauj lauxsae. Sunglauj doiq cungj bingh ndaw ndok hohndok ndoksaen yawj bingh dingh fuengfap, roengz yw haemq cinj, yaugoj haemq ndei, seizneix gaisau youq lajneix.

【Duenqbingh roengz yw】

（1）Heiq saek lwed cwk：Doeklaemx, deng niuj baenzbingh, hwet ga in, in youq giz ndeu, giz in mbouj ndaej naenx, linx aeujndaem, roxnaeuz henzlinx miz banqraiz, meg ndongjsoh youh raez youh gaenj roxnaeuz byaij mbouj swnh. Ywbingh hab siu cwk hawj lwed byaij, hawj heiq byaij dingz in.

Danyw：Makdoengjhaemz、naengmakgam'oiq、rumcid、ciengoeng、godanghgveih、haexduzmbangq gak 10 gwz, ngveihmakdauz、gosiengz、sipndangj、duzsipgimz gak 7 gwz, ieng'yujyangh cauj gvaq、iengmozyoz cauj gvaq、gamcauj gak 5 gwz, mbasamcaet 3 gwz (gyaux raemx gwn).

（2）Fung hanz cumx saekgaz：Hwet ga caep in, ciengq maz, dinghdingh ninz lij in, lau nit lau rumz, ngoenzfuemx ngoenzfwn engq in, saeklinx mong, ailinx hauniu, meg naek caiq gaenj roxnaeuz meg fouz youh unq byaij ndaej youh menh. Ywbingh hab sanq hanz leih cumx, raeuj ging doeng meg.

Danyw：Duzhoz、gosiengz、faexiethoux cauj gvaq、baihdoh Swconh、cinzgyauh、fuzlingz、lwglazbyaj、ciengoeng、godanghgveih、gobwzsoz、ndwen gak 10 gwz, gogviq、ragvuhdouz cauj gvaq gak 6 gwz, iengyujyangh cauj gvaq、iengmozyoz cauj gvaq、gamcauj gak 5 gwz, gosisinh 3 gwz.

（3）Cumx hujcwk giet：Hwet in, ga unq, bungz cumxhwngq roxnaeuz ngoenzfwn engq in, gizin miz di ndat, hozdung gvaq le in lai ndei di, lau hwngq hozhawq, oknyouh henjhoengz, linx hoengz, ailinx henjna, meg fouz youh unq byaij ndaej youh vaiq roxnaeuz meg ndongjsoh youh raez, byaij ndaej youh vaiq. Ywbingh hab siu huj leih cumx, doeng nyinz soeng meg.

Danyw：Haeuxroeg 15 gwz, faexvuengzlienz、maeqgaujvaiz、golwnxreij、vazsizgvangq、maenzgep、cinzgyauh、caeglamz、samvengqlueg、dancaem gak 10 gwz, gocangsaed、gosiengz、sipndangj gak 8 gwz, gamcauj 6 gwz.

（4）Daep mak sied hawq：Hwet ga naet in, ga naet mbouj miz rengz, haengj naenx haengj nu, ndang naiq engq in, yiet gvaq le lai ndei di. Ywbingh hab bouj daep bouj mak, cangq nyinz ndok.

Danyw：Vangzgiz cauj gvaq、caemcij cug gak 15 gwz, gobwzsoz、cazladbya、fuzlingz、gociepndok、faexiethoux cauj gvaq、baihdoh Swconh、godauqrod、gocijcwz、ciengoeng、godanghgveih、dancaem gak 10 gwz, sipndangj 7 gwz, gamcauj 5 gwz.

Gya gemj：Boux gij heiqyiengz aenmak loq noix，lajdungx song mbiengj gaenjdwt，lau nit ga caep，saeknaj hauseg，gag okhanh haex yungz，vizyoq ok rae vaiq，mehmbwk dawzsaeg saw，saeklinx mong，meg caem youh saeq，gya go'gviq 5 gwz、ragvuhdouz 9 gwz（sien cienq）；boux heiqyaem aenmak loq noix，simfanz ninz mbouj ndaek，hozhawq linx sauj，saeknaj hoengzsub，haexgaz nyouh hoengz，ninz loq lai roxnaeuz viz loq ok rae，mehmbwk dawzsaeg henj miz heiqhaeu，linx hoengz ailinx noix，meg ndongjsoh saeq raez，byaij ndaej youh vaiq，gya goragndip、megdoeng gak 12 gwz.

Gij danyw yunghfap gwnzneix：Moix ngoenz fuk ndeu，aeu raemx cienq，faen 3 baez gwn，3 aen singhgiz guh aen liuzcwngz ndeu.

【Baihrog aeu daeuj oenq swiq】

Danyw：Gutnyungq、godouguzcauj gak 30 gwz，raglingzsien、go'gyanghhoz、duzhoz、ciengoeng、rieng godanghgveih、gaeulwed、caeglamz、nyenengnuengx、godungjcanz gak 15 gwz，conhvuh、gocaujvuh、gosiengz gak 12 gwz，meiqgaeuq 250 hauzswngh，laeujhaeuxcid 20 hauzswng.

Gya gemj：Boux heiq saek lwed cwk，gya makdoengjhaemz 25 gwz，gocizsoz、goyenzhuzsoz gak 15 gwz，ragsamlimq、ginghgunh gak 12 gwz；boux fung hanz cumx saekgaz，dawz rieng godanghgveih deuz，gya oenceu 30 gwz，lwglazbyaj、moeggva Senhcwngz、gocangsaed、mbawngaih、go'gviq gak 15 gwz，gomazvangz 12 gwz；boux cumx huj cwk giet，dawz raglingzsien deuz、conhvuh、gocaujvuh、go'gyanghhoz、duzhoz、gyagolenzgyauz、cinzgyauh、samvengqlueg、maenzgep、gomaxdaez、maeqgaujvaiz gak 15 gwz；boux daep mak sied hawq，dawz raglingzsien deuz、conhvuh、gocaujvuh、go'gyanghhoz、duzhoz、ciengoeng，gya gocijcwz 30 gwz，go'ngaeucah、baihdoh Swconh、godauqrod gak 15 gwz.

Yunghfap：Aeu raemx cienqoenq swiq giz hwet，moix ngoenz 2 baez，moix baez 30 faencung，2 ngoenz gwn fuk ndeu.

【Binghlaeh denjhingz】

Boux singq Cau bouxsai，43 bi. Hwetga in menhnumq 2 bi，baeg roxnaeuz dwgliengz le bingh lai naek，yiet gvaq le lai ndei di.，hwet ga mbouj miz rengz，song ga caep，heiq noix gik gangj vah，fan ndang cungj nanz. Genjcaz ndoksaen seiz naenx caeuq dub cungj in，saeklinx mong，meg caem youh saeq. CT genjcaz raen：Diuz hwet hoh daih 4 daengz daih 5 cehngviz doed ok mbiengj baihswix. Duenqdingh：Dwg cungj bingh hohndok ndoksaen doed，yawj bingh duenq dingh dwg daep mak sied hawq，cujyau dwg yiengzheiq aenmak noix. Daengq bouxbingh ninz mbonqbenj yietnaiq，okhaex oknyouh cungj youq gwnz mbonq，ciuq gij dan gwnz neix aeu yw gwn，swiq baihrog. Aen liuzcwngz ndei gvaq le bingh lai ndei lo，hainduj youq gwnz mbonq lienh gij goengnaengz naengnoh diuzhwet，yawj binghcingz gya gemj laebdaeb yw 2 aen liuzcwngz le bingh cungj ndei liux，ndaej roengzdaeuj byaij loh，ndaej gag dajleix.

三、妇产科
Sam、Goh Mehmbwk Senglwg

全国名老中医张达旭治妇女经行眩晕有哪些经验？

Daengxguek boux ywdoj geq Cangh Dazyuz yw mehmbwk dawzsaeg daraiz miz gij gingniemh lawz?

张达旭，全国名老中医，广西壮族自治区人民医院中医科主任医师、教授、《医药星期三》周报编辑部特约专家，擅长用中医药治疗内科、妇科、儿科的各种常见病及疑难杂症。现将张老治妇女经行眩晕的经验介绍如下。

张老认为，妇女每逢经行前后或正值经期，出现头目眩晕、视物昏花者，称为经行眩晕。其是由于气血亏虚，如素体气血不足，或饮食失常，或久病不愈损伤气血，以致气血亏虚，不能上荣于脑而作眩晕。张老在临床上治疗经行眩晕分以下两型辨证施治，效果显著，现介绍如下。

【肾阴虚阳亢证】

症状：患者每逢月经来潮时头晕，心烦躁，耳鸣，腰膝酸软，大便干结，舌红苔薄白，脉细数。

治则：滋养肝肾，清热潜阳。

处方：生牡蛎15克，枸杞子、菊花、生地各12克，山萸肉、茯苓各10克，丹皮、泽泻、白芷各9克，甘草6克。

用法：水煎，分3次服用，每日1剂。

【脾虚痰湿证】

症状：患者每月经来则头晕，胸闷欲吐，伴耳鸣，腰膝酸软，大便溏，舌淡苔薄白，脉细。

治则：健脾益气，化痰祛湿。

处方：生牡蛎15克，党参、黄芪各12克，白术、茯苓各10克，砂仁、木香各6克，陈皮、甘草各5克。

用法：水煎，分3次服用，每日1剂。

Cangh Dazyuz, daengxguek boux ywdoj geq, Gvangjsih Bouxcuengh Swcigih Yinzminz Yihyen Cunghyihgoh cujyin yihswh, gyausou, faenh couhbau 《Yihyoz Singhgizsam》 benhcizbu daegbied iucingj boux cien'gya, ywdoj daeuj yw gak cungj bingh ciengz raen caeuq binghcab bingh nanz yw daegbied caixhangz. Seizneix dawz gij gingniemh Canghlauj yw mehmbwk dawzsaeg ranzbaenq gaisau youq lajneix.

Canghlauj nyinhnaeuz, mehmbwk dawzsaeg gonqlaeng roxnaeuz cingq dawzsaeg, raen ranzbaenq、yawj doxgaiq dava，heuhguh dawzsaeg ranzbaenq. Daegbied dwg aenvih heiq lwed hawsied，lumj aenndang heiq lwed mbouj gaeuq，roxnaeuz gwn mbouj cingqciengz，roxnaeuz bingh nanz mbouj ndei sieng daengz heiq lwed，baenz heiqlwed hawsied，mbouj ndaej ciengx ndei aenuk cix baenz ranzbaenq. Canghlauj youq seiz duenq bingh yw gij bingh meg gvaq baenz ranzbaenq faen baihlaj song cungj daeuj duenqbingh roengz yw，yaugoj haemq ndei，seizneix gaisau youq lajneix.

【Gij bingh aenmak yaem haw yiengz haenq】

Gij yiengh baenzbingh：Bouxbingh ndwennaengz dawzsaeg gyaeujngunh，simnyap，rwzokrumz，hwet ga naet，haexndongj，linx hoengz ailinx haumbang，diuzmeg youh gaeb byaij ndaej youh vaiq youh mbouj miz rengz.

Yenzcwz ywbingh：Ciengx daep ciengx mak，siu huj yo yiengzheiq.

Danyw：Gyapsae ndip 15 gwz，makgoujgij、vagut、goragndip gak 12 gwz，cazladbya、fuzlingz gak 10 gwz，naengmauxdan、gocagseq、begcij gak 9 gwz，gamcauj 6 gwz.

Yunghfap：Aeu raemx cienq，faen 3 baez gwn，moix ngoenz fuk ndeu.

【Gij bingh mamx haw myaiz cumx】

Gij yiengh baenzbingh：Bouxbingh ndwennaengz dawzsaeg couh gyaeujngunh，aekcaet siengj rueg，lij miz rwz okrumz，hwet ga naet，okhaex yungz，linx mong ailinx haumbang，meg saeq.

Yenzcwz ywbingh：Cangq mamx bouj heiq，siu myaiz cawz cumx.

Danyw：Gyapsae ndip 15 gwz，godangjcaem、vangzgiz gak 12 gwz，gobegsaed、fuzlingz gak 10 gwz，gosahyinz、gomuzyangh gak 6 gwz，naengmakgam、gamcauj gak 5 gwz.

Yunghfap：Aeu raemx cienq，faen 3 baez gwn，moix ngoenz fuk ndeu.

全国名老中医尤昭玲治胎漏、胎动不安有哪些经验?

Daengxguek boux ywdoj geq Youz Cauhlingz yw gij ciudaeuz lwglon、lwgdoengh miz gij gingniemh lawz?

尤昭玲，湖南中医药大学第一附属医院主任医师、教授，享受国务院政府特殊津贴待遇。尤老从"补肾健脾，宁心安胎"论治胎漏、胎动不安，屡验屡效，现介绍如下。

【病因病机】

妊娠期阴道少量出血，时下时止而无腰酸腹痛者，称为胎漏。若妊娠期仅有腰酸腹痛、下腹坠胀，或伴有少量阴道出血者，称为胎动不安。胎漏、胎动不安是堕胎、小产的先兆。西医称为先兆流产，是妇科常见病之一。

导致胎漏、胎动不安的原因颇多。一般认为其发病多与父母先天不足、肾气虚弱，或脾弱中虚、血热伤胎，或房事失节等有关，最终导致冲任损伤，胎元不固，方能发病。其中尤以肾不固胎，脾失摄养为关键。

尤老对于胎漏、胎动不安患者的治疗，在补肾方药中必加健脾益气的药品，其寓意不在健脾，而重在补气，"疏得一分气，养得一分胎"，同时勿忘对心的调理，予以宁心安神，心气下降，心肾交济，胎元始能稳固。

【典型病例】

患者，女，26 岁，已婚。停经 52 天，阴道少量出血 2 天，伴下腹隐痛 1 天。患者发现阴道出血，量少，色淡红，质清稀，并伴有小腹空坠而痛，偶感腰酸，神疲肢倦，心烦失眠，舌质淡红，苔薄白，脉细滑。辨证为脾肾亏虚。治法：补肾健脾，宁心安胎。处方：党参、黄芪、白术、石斛各 15 克，桑寄生、菟丝子、莲子心、苎麻根、紫苏梗各 10 克，甘草 5 克。7 剂，每日 1 剂，水煎，分 3 次服用。服药 3 剂后，阴道流血停止，7 剂后余症消失。

【体会】

该患者怀孕早期出现阴道流血，伴小腹空坠而痛，偶感腰酸，神疲肢倦等，结合舌质淡红，苔薄白，脉细滑，可知乃脾肾亏虚之证。但患者尚见心烦失眠之症，知其尚兼有心火上炎之病机，因此以补肾健脾、宁心安胎法治之。方中桑寄生补肝肾，安胎元；菟丝子平补肾阴肾阳，补而不燥，滋而不腻；党参补气益血，且能和脾胃而促进新陈代谢；黄芪补脾肺之气，为补气之要药；白术补气健脾安胎，与党参合用，生化气血以化精；苎麻根清热安胎、凉血止血；莲子心补脾益肾、养心安神；紫苏梗理气安胎；石斛养阴清热、益胃生津；甘草调和药性。全方组合共奏补肾健脾、宁心安胎之效，使冲任得固，胎有所载，则达安胎、养胎、保胎之目的。

Youz Cauhlingz, Huznanz Cunghyihyoz Dayoz Daih'it Fusuz Yihyen cujyin yihswh、gyausou, yiengjsouh gozvuyen cwngfuj daegbied cinhdez baucouz. Youzlauj daj aen lijlun "bouj mak cangq mamx, dingh sim onj daih" daeuj yw gij ciudaeuz lwglon、lwgdoengh, lai baez sawqniemh dingzlai mizyauq, seizneix gaisau youq lajneix.

【Baenzbingh yienzaen caeuq gihlij】

Boux seiz daiqndang conghced miz dingz lwed ndeu lae ok, seiz dingz seiz daeuj youh mbouj raen hwet naet dungx mbouj in, heuhguh lwglon. Danghnaeuz seiz daiqndang dan miz hwet naet lajdungx in、lajdungx domx, roxnaeuz miz dingz lwed lae ok, heuhguh lwg ndaw ndang mbouj onj. Lwglon、lwg ndaw ndang mbouj onj dwg aen ciudaeuz lwglon. Sihyih gangj ciudaeuz lwglon, dwg cungj bingh goh mehmbwk ciengzraen ndaw de cungj ndeu.

Gij yienzaen baenz lwglon、lwg ndaw ndang mbouj onj haemq lai. Itbuen nyinhnaeuz ndaej cungj bingh neix gangjmingz dingzlai caeuq bohmeh sengciengx mbouj gaeuq、mak nyieg, roxnaeuz mamx nyieg gyang haw、lwedhuj sieng daengz lwg ndaw dungx, roxnaeuz doxej daiq lai mizgven, doeklaeng sieng daengz megcung megnyaemh, lwgrangj mbouj maenh, cij baenz bingh. Ndawde daegbied aen mak mbouj maenh cij baenz bingh. Ndawde daegbied dwg mak nyieg, mamx ciengx mbouj ndei dwg ceiq youqgaenj.

Youzlauj yw doengh bouxbingh lwglon、lwg ndaw ndang mbouj onj, youq ndaw dan bouj mak dingh dwk miz gij yw cangq mamx bouj heiq, gij eiq de mbouj dwg cangq mamx, cix dwg bouj heiq, "ndaej daengz faen heiq ndeu, ciengx ndaej faen daih ndeu", doengzseiz gaej lumz diuzciengx aensim, hawj simsaenz andingh, heiqsim gyangqroengz, sim mak doxbang doxbouj, lwg ndaw rug cij ndaej maenh.

【Binghlaeh denjhingz】

Bouxbingh, mehmbwk, 26 bi, gaenq gietvaen. Dawzsaeg dingz 52 ngoenz, conghced ok di lwed 2 ngoenz, laj dungx inndumj ngoenz ndeu. Bouxbingh raen conghced ok lwed, liengh noix, saek hoengz damh, lwed saw, youh buenx miz di dungxbyouq le in, saekseiz raen hwetnaet, naiqnuek dinfwngz mbouj miz rengz, simnyap ninz mbouj ndaek, saeklinx hoengzmaeq, ailinx mbang youh hau, meg saeq raeuz. Yawj bingh duenq dingh dwg mamx mak hawsied. Ywfap: Bouj mak cangq mamx, dingh sim onj daih. Danyw: Godangjcaem、vangzgiz、gobegsaed、davangzcauj gak 15 gwz, gosiengz、gaeungva、sim cehmbu、rag gobanh、gaenqsijsu gak 10 gwz, gamcauj 5 gwz. 7 fuk, moix ngoenz fuk ndeu, aeu raemx cienq, faen 3 baez gwn. Gwn 3 fuk yw le, conghced mbouj ok lwed lo, gwn 7 fuk le gij binghyiengh wnq mbouj raen lo.

【Roxnyinh】

Bouxbingh geizcaeux daiqndang raen conghced ok lwed, lij raen lajdungx duengqin, saekseiz raen hwet naet, ndangnaiq ga naet daengj, giethab saeklinx hoengzmong, ailinx haumbang, meg saeq youh raeuz, ndaej rox dwg gij bingh mamx mak haw. Hoeng bouxbingh lij raen gijbinghyiengh simfanz ninz mbouj ndaek, rox de lij miz cungj yienzaen dwg simhuj gung doxhwnj, yienghneix couh aeu cungj fuengfap bouj amk cangq mamx、dingh sim onj lwg daeuj yw. Ndaw dan gosiengzbouj daep mak, maenh gij heiqgoek lwg ndaw dungx; gaeungva bingzbouj gij yaem gij yiengz aenmak, bouj cix mbouj sauj, ciengx cix mbouj naeh; godangjcaem bouj heiq ciengx lwed, caemhcaiq ndaej huz mamx dungx coicaenh sou moq baiz gaeuq; vangzgiz bouj gij heiq mamx bwt, dwg cungj yw bouj heiq youqgaenj; gobegsaed bouj heiq cangq mamx onj lwg ndaw dungx, caeuq godangjcaem caemh yungh, vaq heiq lwed baenz huqndei; rag gobanh siu huj onj lwg ndaw dungx、liengz lwed dingz lwed; sim cehmbu bouj mamx bouj mak、ciengx sim onj saenz; gaenqsijsu leix heiq onj lwg ndaw dungx; davangzcauj siu huj ciengx yaem、bouj dungx hwnj myaiz; gamcauj diuzhuz yozsingq. Daengx aendan caez guh gij goengnaengz bouj mak cangq mamx、dingh sim onj lwg ndaw dungx, maenh megcung megyaemh, lwg ndaw ndang miz ingbaengh, couh ndaej daengz aen muzdiz onj lwg ndaw dungx、ciengx lwg ndaw dungx、bauj lwg ndaw dungx.

全国名老中医傅淑清治慢性盆腔炎有哪些经验？

Daengxguek boux ywdoj geq Fu Suzcingh yw bwnzgyanghyenz menhnumq miz gij gingniemh lawz?

傅淑清，第三批全国老中医药专家学术经验继承工作指导老师。傅淑清在多年的妇科临床中治疗慢性盆腔炎颇有心得，现介绍如下。

盆腔炎包括子宫内膜炎、子宫肌炎、输卵管炎、卵巢炎等，临床主要表现为下腹疼痛、腰痛、白带增多或发热，常在劳累、房事后、排便时或月经前后加重，易反复发病，迁延难愈。

【治疗方法】

傅老认为，本病病机归纳主要有瘀、湿、热、虚、寒五个方面，尤以瘀为主，临证创立内服外敷法。

内服法治以益气化瘀、解毒利湿，自拟"慢盆康方"：黄芪20克，丹参、红藤、忍冬藤、蒲公英、薏苡仁各15克，没药、乌药、延胡索、苍术、车前子、败酱草各10克，甘草5克。每日1剂，水煎，分3次服用。临床辨证时还要区别瘀（偏面色或舌质瘀暗、下腹刺痛）、湿（肥胖、腰骶部酸痛、苔腻）、寒（四肢不温、形寒、夜尿多）、热（口苦、苔黄、带下黄、便秘）、虚（面色无华、神疲、带下清稀）的轻重，适当加减药味、调整药量。

外敷法治以活血化瘀、温经止痛，自拟"慢盆清方"：莪术、当归、桃仁、乳香、没药、白芷、黄柏各30克，茴香、桂枝、皂角刺各20克。共研粉，装袋蒸热，外敷小腹部，每次30分钟，每日2次，连续14日为1个疗程。

【典型病例】

例1：患者，女，34岁。小腹疼痛，经期及劳累后加重，带下色黄量多有异味4个多月。伴神疲乏力，面色萎黄，头晕昏重，腹胀食少，腰骶酸困，小便短赤，大便黏滞。舌淡红，苔黄腻，脉细滑数。平素性情急躁易怒。妇科检查：阴道壁潮红，有大量黏稠分泌物，色黄有味，双侧附件有压痛，未扪及包块。西医诊断为慢性盆腔炎。中医诊断为妇人腹痛、带下病，证属气虚血瘀、湿热下注。治宜益气化瘀，清热利湿。处方：薏苡仁18克，黄芪、丹参、红藤各15克，蒲公英12克，乌药、败酱草、忍冬藤、车前子各10克，没药、延胡索、苍术各8克，甘草6克。每日1剂，水煎，分3次服用。患者连服6剂，腹痛减轻，带下明显减少。效不更方，继服2周后，并予以生活指导，改变不良生活习惯，腹痛消失。

例2：患者，女，42岁。形体偏胖，常有小腹隐痛、腰酸数年，劳累后明显，近期体检发现盆腔积液1.2厘米，带下不多，月经周期提前1周，经期3～4天，量适中，大小便正常，舌质暗淡，苔薄白，脉细。证属脾失健运、湿浊内停。处方：党参、丹参、红藤、薏苡仁各15克，蒲公英12克，白术、黄芪、续断、败酱草、白芷、苍术、车前子各10克，甘草6克。每日1剂，水煎，分3次服用。患者连服7剂，外敷慢盆清，腹痛消失，带下正常。继外敷、内服2周后进行B超复查，诸症及盆腔积液消失，并予以生活指导而痊愈。

【体会】

病例 1 中的患者较年轻，仅内服药及生活指导见效。患者带下日久多瘀，耗伤则气虚，带下黄、苔黄腻属湿热下注。药用黄芪益气托毒外出；丹参、没药、红藤化瘀；乌药、延胡索、苍术行气化湿；败酱草、忍冬藤、蒲公英、薏苡仁、车前子、甘草清热利湿。全方益气化瘀、清热利湿而治愈黄带。

病例 2 中的患者症状数年，习以为常，湿浊内停，郁久成瘀，阻滞冲任、胞络而小腹隐痛，体检发现盆腔积液，予以内服方健脾化浊，祛瘀通络，配合外敷活血化瘀，温经止痛，立见疗效。

Fu Suzcingh, Buek Daihsam Daengxguek Gij Hong Ciepswnj Yozsuz Gingniemh Boux Lauxconhgyah ywdoj cijdauj lauxsae. Fu Suzcingh lai bi daeuj youq seiz yw gij bingh bwnzgyanghyenz menhnumq gohmehmbwk haemq miz gingniemh, seizneix gaisau youq lajneix.

Bwnzgyanghyenz bau daengz i ndaw rug in、noh ndaw rug in、saigyaeq in、rongzva in daengj, seiz ywbingh cujyau raen lajdungx in、hwet in、bwzdai lai roxnaeuz fatndat, ciengz youq naetnaiq、doxej gvaqlaeng、oknyouh seiz roxnaeuz dawzsaeg gonq laeng lai youqgaenj, heih fanfuk baenzbingh, nanz yw ndaej ndei.

【Ywbingh fuengfap】

Fulauj nyinhnaeuz, cungj bingh neix baenzbingh yienzaen cujyau miz cwk、cumx、huj、haw、hanz haj aen fuengmienh neix, daegbied dwg cwk guhcawj, seiz yw bingh cauh ok cungj fuengfap gwn yw oep yw daeuj yw bingh.

Gwn yw couh aeu bouj heiq siu cwk、gaij doeg leih cumx, gag dingh aen dan manbwnzganghfangh: Vangzgiz 20 gwz, dancaem、gaeuhoengz、gaeuvagimngaenz、golinxgaeq、haeuxroeg gak 15 gwz, iengmozyoz、fwnzcenzdongz、goyenzhuzsoz、gocangsaed、cehgomaxdaez、haeunaeuh gak 10 gwz, gamcauj 5 gwz. Moix ngoenz fuk ndeu, aeu raemx cienq, faen 3 baez gwn. Seiz duenqbingh lij aeu faen ok cwk (saeknaj roxnaeuz diuz linx aeujmong, lajdungx coeg in)、cumx (biz、ndokbuenz innaet、ailinx niu)、hanz (dinfwngz liengz、ndang hanz、gyanghaemh nyouh lai)、huj (bakhaemz、ailinx henj、begdaiq henj、haexgaz)、haw (saeknaj mbouj rongh、ndangnaiq、begdaiq saw) dwg mbaeu dwg naek, habdangq gya gemj gij yw、lai dwk roxnaeuz noix dwk yw.

Oep yw yw bingh couh aeu siu cwk hawj lwed byaij, raeuj meg dingz in, gag dingh aen dan "manbwnzcinghfangh": Ginghgunh、godanghgveih、ngveihmakdauz、iengyujyangh、iengmozyoz、begcij、faexvuengzlienz gak 30 gwz, byaekhom、go'gviq、oenceugoeg gak 20 gwz. Caez nienj baenz mba, coux ndaw daeh naengj ndat, oep lajdungx, moix baez 30 faencung, moix ngoenz 2 baez, laebdaeb 14 ngoenz guh aen liuzcwngz ndeu.

【Binghlaeh denjhingz】

Laeh 1: Bouxbingh, mehmbwk, 34 bi. Lajdungx in, seiz dawzsaeg caeuq guhhong baeg le bingh lai naek, begdaiq saekhenj youh lai miz heiqhaeu 4 ndwen lai. Lij miz ndang naiq mbouj miz rengz, saeknaj reuqhenj, gyaeujngunh ndangnaek, dungxraeng gwn ndaej noix, ndokbuenz naet, oknyouh henjhoengz, haexniu. Diuzlinx hoengzoiq, ailinx henjna, meg saeq youh raeuz byaij youh vaiq. Bingzciengz singqheiq gaenj heih fatheiq. Youq gohmehmbwk genjcaz: Bangx conghced cumxhoengz, miz haujlai doxgaiq niunwk, saekhenj heiq haeu, gij fugen song henz naenx raen in, naenx caengz raen gaiq foeg. Sihyih duenqdingh dwg bwnzgyanghyenz menhnumq. Ywdoj duenqdingh dwg mehmbwk lajdungx in、binghbegdaiq, Gij bingh dwg heiq noix lwed cwk、cumx huj roengz laj. Ywbingh hab bouj heiq siu cwk, siu huj leih cumx. Danyw: Haeuxroeg 18 gwz, vangzgiz、dancaem、gaeuhoengz gak 15 gwz, golinxgaeq 12 gwz, fwnzcenzdongz, haeunaeuh、gaeuvagimngaenz、cehgomaxdaez gak 10 gwz, iengmozyoz、goyenzhuzsoz、gocangsaed gak 8 gwz, gamcauj 6 gwz. Moix ngoenz fuk ndeu, aeu raemx cienq, faen 3 baez gwn. Bouxbingh lienz gwn 6 fuk, dungx mbouj in geijlai lo, begdaiq noix lai lo. Miz yaugoj couh mbouj vuenh danyw, laebdaeb gwn 2 aen singhgiz le, lij guh gwndaenj cijdauj, gaij gij sibgvenq yaez de, dungxin ndei lo.

Laeh 2: Bouxbingh, mehmbwk, 42 bi. Ndang loq biz, lajdungx ciengz inndumj、hwet naet geij bi, baeg lai engq naet, mboengqneix genjcaz raen ndaw ndokbuenz miz raemx 1.2 lizmij, begdaiq mbouj lai, hopgeiz dawzsaeg daezgonq aen singhgiz ndeu, geiz dawzsaeg 3~4 ngoenz, liengh habngamj, haex nyouh cingqciengz, Linx mong, ailinx haumbang, meg saeq. Gij bingh dwg mamx mbouj cangq, cumx doeg comz youq baihndaw. Danyw: Godangjcaem、dancaem、gaeuhoengz、haeuxroeg gak 15 gwz, golinxgaeq 12 gwz, gobegsaed、vangzgiz、gociepndok、haeunaeuh、begcij、gocangsaed、 cehgomaxdaez gak 10 gwz, gamcauj 6 gwz. Moix ngoenz fuk ndeu, aeu raemx cienq, faen 3 baez gwn. Bouxbingh lienz gwn 7 fuk, aeu ywmanbwnzcingh daeuj oep, dungxin ndei lo, begdaiq cingqciengz. Laebdaeb oep、gwn yw 2 aen singhgiz le guh B cauh dauqcaz, gak cungj binghyiengh caeuq raemx ndokbuenz mbouj miz lo, lij guh gwndaenj cijdauj cij yw ndei.

【Roxnyinh】

Bouxbingh binghlaeh 1 haemq coz, dan gwn yw caeuq cijdauj gwndaenj miz yaugoj. bouxbingh roengz begdaiq nanz le lai cwk, sied sieng cix heiq haw, begdaiq henj、ailinx henjna dwg cumx huj roengz laj. Aeu vangzgiz bouj heiq boenq doeg ok ndang; dancaem、 iengmozyoz、gaeuhoengz siu cwk; fwnzcenzdongz、goyenzhuzsoz、gocangsaed hawj heiq byaij vaq cumx; haeunaeuh、gaeuvagimngaenz、golinxgaeq、haeuxroeg、 cehgomaxdaez、gamcauj siu huj leih cumx. Daengx aendan bouj heiq siu cwk、siu huj leih cumx yw ndaej ndei begdaiq henj.

Bouxbingh laeh 2 binghyiengh gaenq miz geij bi, cungj gvenq lo, cumx doeg comz youq baihndaw, nanz le baenz cwk, saekgaz megcung megyin、rug baenz lajdungx in, genjcaz aenndang raen ndokbuenz cwk miz raemx, aeu yw gwn daeuj cangq mamx baiz doeg, cawz cwk doeng ging, caiq oep baihrog siu cwk hawj lwed byaij, raeuj meg dingz in, sikkhaek raen yaugoj.

四、儿科
Seiq、Gohlwgnyez

全国名老中医宋祚民治小儿脾胃病有哪些经验？

Daengxguek boux ywdoj geq Sung Cozminz yw doengh cungj bingh mamx dungx lwgnding miz gij gingniemh lawz？

宋祚民，北京中医医院儿科主任医师，全国名老中医，从事中医临床60余载。擅长治疗外感温病、血液病、小儿脑病等疑难杂症，尤其对脾胃病的治疗颇有独到建树，创制宋氏悦脾汤，加减治疗脾胃病，疗效卓著，深受患者爱戴。现将宋老运用悦脾汤治疗脾胃病的经验介绍如下。

【宋氏悦脾汤】

处方：藿香、紫苏梗、竹茹、天花粉、炒山楂、炒神曲、炒麦芽各8克，佛手、乌梅各5克，砂仁3克。

加减：厌食者，加玉竹、鸡内金、莲子肉各10克；呕吐者，加姜半夏、刀豆子、橘皮各10克；腹冷痛者，加高良姜、炒白芍各10克，木香6克，丁香3克；腹胀者，加大腹皮、厚朴、枳壳各10克；腹泻者，加苍术、茯苓、炒薏苡仁、伏龙肝各10克；便秘者，加生何首乌、肉苁蓉、决明子各10克。

用法：每日1剂，水煎，分3次服用。

功效：调脾和胃，升清降浊。

主治：脾胃失调之厌食、呕吐、腹痛、腹胀、腹泻、便秘等。此外，还可以治疗夜啼、汗证、鼻衄（鼻出血）、紫癜等许多疾病以及用于感冒后调理。

【饮食宜忌】

（1）脾胃疾患最忌暴饮暴食。小儿不知饥饱，饮食无度，应使其饮食规律，掌握其度，避免损伤脾胃。

（2）小儿（尤其是脾胃失调的小儿）应避免过食寒凉、辛热食品，因为小儿脏腑娇嫩，肺、脾、肾三脏本不足，如过食寒凉、辛热之品，则易伤脾胃而导致疾病发生。

（3）对于厌食小儿应避免在哭啼中或极不情愿下，强行喂饭，否则易生呕吐诸疾。

（4）在患病期间，应避免食用肥甘厚味、鱼腥及不易消化的食品。

【典型病例】

石某，女，3岁，不思饮食半年。半年前因暴食而呕吐后，开始不爱吃饭，有时仅吃几口，家长强喂则致呕吐，时有腹痛，喜按，睡时露睛，夜寐不安，时有汗出，不爱运动，易累，大便3日一行，黄软便。查：面色萎黄，头发黄疏，较瘦弱，舌淡红，苔白，脉沉细弱。血红蛋白10.8克/分升，体重11千克。中医证属：脾胃失调。治疗以悦脾汤加减，升清降浊，调理中焦脾胃。予原方加鸡内金、天花粉、玉竹、黄精各10克，水煎服。患儿服药 3 剂后，明显想吃饭；加减服药 2 周，小儿饮食基本正常，未出现腹痛，玩耍正常，不再喊累，查血红蛋白为 12 克/分升，体重上升到 14 千克。

【体会】

悦脾汤中无大补大泻、大辛大热、大苦大寒之品，多为芳香平和之剂，调理中焦，协调升降，在运化中，让阴阳和谐，使脾胃达到动态平衡。其中藿香味辛，性微温，归脾、胃、肺经，为和中之要药。在方中藿香既以芳香之气以化脾湿，又可和胃以止呕吐，为方中主药。紫苏梗味辛、甘，性微温，归肺、脾、胃经，宽胸、利膈、顺气和胃；佛手疏肝理气、和中化痰；砂仁芳香醒脾、温中化湿、行气开胃。三药理气行气、化湿和胃，共为方中辅药。天花粉清胃热、降心火、生津止渴；乌梅味酸，性平，生津和胃，安蛔止痛；竹茹味甘，性微寒，清胃热、止呕吐；炒山楂、炒神曲、炒麦芽消食导滞。六药共为方中佐制之品。全方具有调理脾胃、升降枢机、促进脾胃运化功能的作用。

Sung Cozminz, Bwzgingh Cunghyih Yihyen Gohlwgnyez cujyin yihswh, daengxguek boux ywdoj geq, guh ywdoj duenqbingh ywbingh 60 lai bi. Ak yw doengh cungj binghcab binghnanz yw bingraeuj baihrog lah dawz dwgliengz, binghlwed, binghhuk lwgnyez daengj, daegbied dwg yw doengh cungj bingh mamx dungx haemq ak, cauhguh raemxyw yezbizdangh singq Sung, gyagemj yw mamx dungx baenzbingh, yaugoj haemq ndei, ndaej daengz bouxbingh haengjheiq. Seizneix dawz gij gingniemh Sunglauj yungh raemxyw yezbizdangh yw mamx dungx baenzbingh gaisau youq lajneix.

【Raemxyw yezbizdangh singq Sung】

Danyw: Golailoj、gaenqsijsu、naengfaexcuk、mba rag gvefangz、maksanhcah cauj gvaq、gosinzgiz cauj gvaq、ngazmeg cauj gvaq gak 8 gwz, makfuzsouj、makmoizloemz gak 5 gwz, gosahyinz 3 gwz.

Gya gemj: Bouxmbwqgwn, gya yicuz、naengdawgaeq、cehmbu gak 10 gwz; Bouxrueg, gya buenqyaq cawj hing、cehduhyangj、naengmakgam gak 10 gwz; bouxdungxcaep dungxin, gya ginghndoengz、bwzsoz cauj gvaq gak 10 gwz, gomuzyangh 6 gwz, dinghyangh 3 gwz; bouxdungxraeng, gya naengmaklangz、gohoubuj、makdoengjhaemz gak 10 gwz; bouxoksiq, gya gocangsaed、fuzlingz、haeuxroeg cauj gvaq、namhgik ndaw cauq gak 10 gwz; Boux haexgaz, gya maenzgya ndip、yuzcungzyungz、ceh go'mbej ndip gak 10 gwz.

Yunghfap: Moix ngoenz fuk ndeu, aeu raemx cienq, faen 3 baez gwn.

Gunghyau: Diuz mamx diuzhuz ndaw dungx, sup soengq huqndei cuengq uq.

Cujyau yw: Doengh cungj bingh mamx dungx mbouj doxdaengh lumj mbwqgwn、rueg、dungxin、dungxraeng、oksiq、haexgaz daengj. Linghvaih, lij ndaej yw lwgnyez gyanghaemh daej、bingh'okhanh、ndaeng oklwed、banqaeuj daengj lai cungj bingh caeuq dwgliengz le aeu daeuj diuzleix.

【Caibak】

(1) Binghhmamxdungx ceiq lau laux gwn haenq ndoet. Lwgnyez mbouj rox iek

roxnaeuz imq, gwn ndoet mbouj rox dingz, aeu hawj de gwnndoet miz gveihliz, rox de gwn geijlai, mienx sieng daengz mamx dungx.

（2）Lwgnyez（daegbied dwg doenghboux lwgnyez mamx dungx mbouj doxdaengh）aeu mienx gwn gij doxgaiq caep liengz、manh lai, aenvih dungxsaej lwgnyez oiq lai, bwt、mamx、mak cungj lij caengz maenh geijlai, danghnaeuz gwn gij doxgaiq caep、manh lai, heih sieng daengz mamx dungx baenz bingh.

（3）Doiq doenghboux lwgnyez mbwqgwn gaej youq seiz daej roxnaeuz mbouj siengj gwn, ep de gwn, mbouj ne heih baenz gij bingh rueg daengj.

（4）Youq seiz baenzbingh, gaej gwn gij doxgaiq biz lai、sing caeuq mbouj heih siuvaq haenx.

【Binghlaeh denjhingz】

Boux singq Siz, mbwk, 3 bi, mbouj siengj gwn doxgaiq ndaej buenq bi. Buenq bi gonq aenvih saux gwn lai rueg le, couh mbouj haengj gwnngaiz, mizseiz dan gwn geij gaemz, bohmeh ep gwn couh rueg, miz seiz dungxin, gyaez naenx, seiz ninz hai da, haemh ninz mbouj onj, miz seiz okhanh, mbouj haengj doengh, heih baeg, 3 ngoenz cij ok haex baez ndeu, haex henj unq. Cazyawj: Saeknaj reuqhenj, byoem youh henj youh cax, loq byom, diuzlinx hoengzoiq, ailinx hau, meg caem youh saeq youh nyieg. lwedhoengzdanbwz 10.8 gwz/faenswng, ndangnaek 11 cenhgwz. Gij bingh Ywdoj dwg: Mamx dungx mbouj doxdaengh. Aeu raemxyw yezginhdangh gyagemj daeuj yw, sup soengq huqndei cuengq uq, diuzleix mamxdungx gyang ndang. Aeu aen dan gaxgonq gya naengdawgaeq、mba rag gvefangz、yicuz、ginghsw gak 10 gwz, cienq raemx daeuj gwn. Lwgbaenzbingh gwn 3 fuk yw le, siengj gwnngaiz lo; gyagemj gwn yw 2 aen singhgiz, lwgnyez gwn ndoet gihbwnj cingqciengz, caengz raen dungxin, guhcaemz cingqciengz, mbouj caiq hemq baeg, genjcaz lwedhoengzdanbwz dwg 12 gwz / faenswng, ndangnaek swng daengz 14 cenhgwz.

【Roxnyinh】

Ndaw raemxyw yezbizdangh mbouj miz gij doxgaiq haenqbouj haenq baiz、manh lai huj lai、haemz lai liengz lai, lai dwg gij yw rangfwt bingzhuz, diuzleix mamxdungx gyang ndang, hezdiuz swng gyangq, youq seiz daehyinh, hawj yaem yiengz doxhuz, hawj mamx dungx ndaej doxdaengh. Ndaw yw golailoj feih manh, singq loq raeuj, haeuj megmamx、megdungx、megbwt, dwg gij yw hawj gyang doxhuz. Youq ndaw dan golailoj aeu gij heiq rangfwt daeuj vaq cumxmamx, youh ndaej diuzhuz ndaw dungx daeuj dingz rueg, dwg gij yw cujyau ndaw dan. Gaenqsijsu feih manh、gam, singq loq raeuj, haeuj megbwt、megmamx、megdungx, doeng cwk leix heiq, siu raeng, hawj heiq swnh diuzhuz ndaw dungx; makfuzsouj leix heiq hawj daep soeng、haw gyang huz siu myaiz; gosahyinz rangfwt singj mamx, raeuj gyang vaq cumx, hawj heiq byaij sag gwn. Sam yw leix heiq hawj heiq byaij、vaq cumx diuzhuz ndaw dungx, cungj dwg ndaw dan gij yw bangbouj. Mba rag gvefangz siu gij huj ndaw dungx、dwk gij huj ndaw sim、 hwnj myaiz gaij hozhawq; makmoizloemz soemj, singq bingz, hwnj myaiz diuzhuz ndaw dungx, hawj deh dingh dingz in; naengfaexcuk feihgam, singq loq hanz, siu gij huj ndaw dungx、dingz rueg; maksanhcah cauj gvaq、gosinzgiz cauj gvaq、ngazmeg cauj gvaq sag gwn daz cwk. Roek cungj yw cungj dwg ndaw dan gij yw doxbang doxbouj. Daengx aendan miz gij cozyung diuzleix mamx dungx、hawj suhgih swng gyang、coicaenh mamx dungx daehyinh goengnaengz.

全国名老中医张达旭治小儿遗尿有哪些经验？

Daengxguek boux ywdoj geq Cangh Dazyuz yw lwgnding raengqnyouh miz gij gingniemh lawz？

张达旭，全国名老中医，广西壮族自治区人民医院中医科主任医师、教授，《医药星期三》周报编辑部特约专家，擅长用中医药治疗内科、妇科、儿科的各种常见病及疑难杂症。现将张老治小儿遗尿的经验介绍如下。

小儿遗尿是指 5 岁以上小孩有夜间睡眠中无法醒来而发生无意识的排尿，欲称尿床。发病率较高，随年龄增长发病率下降10％～15％，到 15 岁时占2％～5％，有2％～4％可发展到成年仍然有遗尿现象。一般分以下四型辨证论治。

【肾阳不足证】
症状：患者小便清长，面色苍白，恶寒肢冷，腰膝酸软，两足无力，舌质淡，苔薄，脉沉细无力。
治则：温补肾阳。
处方：肉桂 3 克，熟附子、益智仁、菟丝子各 9 克，枸杞子、山药各 10 克，甘草 5 克。每日 1 剂，水煎，分 3 次服用。

【肺脾气虚证】
症状：患者尿频急，面色无华，气短乏力，食少，小腹胀，大便烂，舌质淡，苔白，脉细无力。
治则：补脾益气。
处方：黄芪、煅龙骨各 20 克，白术 9 克，柴胡、升麻、炙甘草各 5 克，桑螵蛸 6 克。每日 1 剂，水煎，分 3 次服用。

【肝经郁热证】
症状：小便频数，色黄赤，烦躁易怒，手足心热，舌质红，苔黄腻，脉弦。
治则：泻肝清热。
处方：车前子、生地、黄芩、木通各 10 克，栀子 9 克，山萸肉、龙胆草、柴胡、当归各 6 克，滑石粉 30 克，甘草 5 克。每日 1 剂，水煎，分 3 次服用。

【瘀阻下焦证】
症状：患者小便余沥不畅，小腹胀满痛，舌质紫暗，边有瘀点，舌苔薄，脉涩。
治则：活血化瘀。
处方：枳壳、当归各 9 克，赤芍、蒲黄、五灵脂各 10 克，桃仁、川芎、红花、柴胡各 6 克，甘草 5 克。每日 1 剂，水煎，分 3 次服用。

Cangh Dazyuz, daengxguek boux ywdoj geq, Gvangjsih Bouxcuengh Swcigih Yinzminz Yihyen Cunghyihgoh cujyin yihswh、gyausou, faenh couhbau 《 Yihyoz Singhgizsam》benhcizbu daegbied iucingj boux cien'gya, ywdoj daeuj yw gak cungj bingh ciengz raen caeuq binghcab bingh nanz yw daegbied caixhangz. Seizneix dawz gij gingniemh Canghlauj yw lwgnyez raengqnyouh gaisau youq lajneix.

Lwgnyez raengqnyouh dwg gangj doengh boux lwgnyez haj bi doxhwnj gyanghwnz ninz gwnz mbonq mbouj rox singj ok nyouh youq gwnz mbonq, vahsug gangj nyouh dwk mbonq. Cungj bingh neix vunz baenz bingh lai, lwgnyez yied hung baenzbingh beijlwd doekdaemq 10％ daengz 15％, daengz 15 bi seiz ciemq 2％ ～ 5％, miz 2％ ～ 4％ ndaej fazcanj daengz vunzhung lij miz gij yienhsiengq raengqnyouh. Itbuen faen baihlaj seiq cungj daeuj duenqbingh roengz yw.

【Cungj bingh aemmak yiengz mbouj gaeuq】

Gij yiengh baenzbingh：Bouxbingh nyouh saw raez, saeknaj hauseg, lau nit dinfwngz caep, hwet ga naet, song ga mbouj miz rengz, saeklinx mong, ailinx mbang, meg caem youh saeq youh mboujmiz rengz.

Yenzcwz ywbingh：Raeuj bouj gij yiengz aenmak.

Danyw：Go'gviq 3 gwz, ragvuhdouz cug、cehhing、gaeungva gak 9 gwz, makgoujgij、maenzbya gak 10 gwz, gamcauj 5 gwz. Moix ngoenz fuk ndeu, aeu raemx cienq, faen 3 baez gwn.

【Cungj bingh bwt mamx heiq noix】

Gij yiengh baenzbingh：Bouxbingh nyouh deih nyouh gaenj, saeknaj mbouj rongh, heiqgaed mbouj miz rengz, gwn ndaej noix, lajdungxraeng, haex yungz, saeklinx mong, ailinx hau, meg saeq youh mboujmiz rengz.

Yenzcwz ywbingh：Cangz mamx bouj heiq.

Danyw：Vangzgiz、vaqsig coemh gvaq gak 20 gwz, gobegsaed 9 gwz, caizhuz、goswngmaz、gamcauj cauj gak 5 gwz, gyaeq daekmax gwnz gonengznuengx 6 gwz. Moix ngoenz fuk ndeu, aeu raemx cienq, faen 3 baez gwn.

【Cungj bingh megdaep comz huj】

Gij yiengh baenzbingh：Oknyouh baezsoq lai, saekhenjhoengz, simnyap heih fatheiq, angjfwngz gyangdin ndat, linx hoengz, ailinx henjna, meg ndongjsoh youh raez.

Yenzcwz ywbingh：Baiz daep huj.

Danyw：Cehgomaxdaez、goragndip、govangzginz、fanhdoeggaeu gak 10 gwz, vuengzgae 9 gwz, cazladbya、golungzdamj、caizhuz、godanghgveih gak 6 gwz, mba vazsizgvangq 30 gwz, gamcauj 5 gwz. Moix ngoenz fuk ndeu, aeu raemx cienq, faen 3 baez gwn.

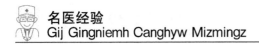

【Cungj bingh duenhlaj dungxsaej saekgaz】

Gij yiengh baenzbingh：Bouxbingh oknyouh mbouj liux, dungxningq raeng in, linx aeujndaem, henz linx miz diemjaeuj, ailinx mbang, meg byaij mbouj swnh.

Yenzcwz ywbingh：Siu cwk hawj lwed byaij.

Danyw：Makdoengjhaemz、godanghgveih gak 9 gwz, gocizsoz、cingjfouxnaemq、haexduzmbangq gak 10 gwz, ngveihmakdauz、ciengoeng、gosiengz、caizhuz gak 6 gwz, gamcauj 5 gwz. Moix ngoenz fuk ndeu, aeu raemx cienq, faen 3 baez gwn.

五、男性科
Haj、Gohbouxsai

全国名老中医张达旭治男子不射精症有哪些经验？

Daengxguek boux ywdoj geq Cangh Dazyuz yw doengh cungj bingh bouxsai mbouj miz rae miz gij gingniemh lawz?

张达旭，全国名老中医，广西壮族自治区人民医院中医科主任医师、教授，《医药星期三》周报编辑部特约专家，擅长用中医药治疗内科、妇科、儿科的各种常见病及疑难杂症。现将张老治疗男子不射精症的经验介绍如下。

不射精是指在性交时，阴茎能坚硬勃起进入阴道内，但不能达到性高潮和射精的一种症状，以在性交时不能射出精液为特征，亦称精不泄、精闭等。

张老认为，不射精症的病因是由于房事不节或手淫过度，致肾阴耗损，阴虚则阳亢，相火亢盛，肾水不能上济于心，则心肾不交，精关不开致交而不泄。张老在临床上分以下五型辨证论治。

【阴虚火旺证】

症状：患者性欲亢进，同房时阳强不倒，而无性高潮，不射精，心烦不寐，梦遗失精，口渴欲饮，尿黄，大便干结，舌质红，舌苔少，脉细数。

治则：滋阴降火。

处方：知母、黄柏、泽泻、茯苓各10克，生地、山萸肉、女贞子各12克，丹皮9克，甘草6克。

用法：每日1剂，水煎，分3次服用。

【肝郁化火证】

症状：患者性欲亢进，性情急躁，久施不泄，口苦咽干，头晕目眩，少寐多梦，舌质红，苔黄，脉弦数。

治则：疏肝泻火。

处方：龙胆草、柴胡、栀子、石菖蒲、茯苓、车前草、泽泻、黄芩、淡竹叶各10克，通草9克，生地12克。

用法：每日1剂，水煎，分3次服用。

【肾阳不足证】

症状：患者性欲减退，过性生活时不射精，病程较长，腰膝酸软，形寒畏冷，手足不温，小便清长，大便溏软，舌质淡，苔白，脉沉细无力。

治则：滋肾壮阳，益精通关。

处方：肉桂3克，熟附子、山萸肉、枸杞子、菟丝子、熟地、仙茅各10克，金樱子、山药、淫羊藿各12克，炙甘草6克。

用法：每日 1 剂，水煎，分 3 次服用。

【心肾两虚证】

症状：患者勃起如常，交合不泄，心悸失眠，多梦健忘，食少，面色少华，舌质淡，苔白，脉细弱。

治则：益气养心，健脾益精。

处方：党参、黄芪各 15 克，黄精 12 克，何首乌、炒酸枣仁各 10 克，远志 3 克，炙甘草 6 克。

用法：每日 1 剂，水煎，分 3 次服用。

【瘀血阻滞证】

症状：患者同房时不射精，阴部两侧胀痛，睾丸坠胀，舌质暗红，有瘀斑，舌苔薄白，脉沉细。

治则：活血化瘀，益肾通络。

处方：红花、水蛭各 9 克，赤芍、桃仁、路路通、橘核、当归尾各 10 克，甘草 6 克。

用法：每日 1 剂，水煎，分 3 次服用。

Cangh Dazyuz, daengxguek boux ywdoj geq, Gvangjsih Bouxcuengh Swcigih Yinzminz Yihyen Cunghyihgoh cujyin yihswh, gyausou, faenh couhbau《Yihyoz Singhgizsam》benhcizbu daegbied iucingj boux cien'gya, aeu ywdoj daeuj yw gak cungj bingh ciengz raen caeuq binghcab bingh nanz yw daegbied caixhangz. Seizneix dawz gij gingniemh Canghlauj yw bouxsai mbouj ok rae gaisau youq lajneix.

Mbouj ok rae dwg gangj youq seiz doxej, diuz viz gengndaej cap haeuj ndaw conghced bae, hoeng mbouj miz yinx daengz ndaej set rae, seiz doxej mbouj ndaej set rae dwg dwzcwngh de, hix heuhguh mbouj ok rae, rae saek daengz.

Canghlauj nyinhnaeuz, gij yienzaen mbouj set rae dwg aenvih doxej daiq lai roxnaeuz aeu fwngz bae nu diuz viz lai, gij yaem aenmak sied lai gvaqbouh, yaem haw yiengz couh lai, bungz huj yiengz haenq, raemxmak mbouj ndaej bouj daengz simdaeuz, simdaeuz caeuq aenmak mbouj doxhuz, rae mbouj daeuj doxej cix mbouj ok rae. Canghlauj youq seiz yw bingh faen haj cungj cingzgvang laj neix duenqbingh roengz yw.

【Cungj bingh yaem haw huj vuengh】

Gij yiengh baenzbingh: Bouxbingh cungj siengj doxej, seiz doxej diuz viz cungj mbouj rox unq roengz, hoeng youh mbouj daengz seiz ceiq yinxdaeuz, mbouj set rae, simfanz ninz mbouj ndaek, ninz loq set rae, hozhawq siengj gwn raemx, nyouh henj, haexndongj, linx hoengz, ailinx noix, diuzmeg youh gaeb byaij ndaej youh vaiq youh mbouj miz rengz.

Yenzcwz ywbingh: Bouj yaem cuengq huj.

Danyw: Gocihmuj, faexvuengzlienz, gocagseq, fuzlingz gak 10 gwz, goragndip, cazladbya, gonijcinh gak 12 gwz, naengmauxdan 9 gwz, gamcauj 6 gwz.

Yunghfap：Moix ngoenz fuk ndeu，aeu raemx cienq，faen 3 baez gwn.

【Cungj bingh daep cwk baenz huj】

Gij yiengh baenzbingh：Bouxbingh cungj siengj doxej，singheiq gaenj，doxej nanz cix mbouj ok rae，bakhaemz hozhawq，gyaeujngunh daraiz，ninz loq lai ninz mbouj ndaek，linx hoengz，ailinx henj，meg ndongjsoh youh raez，byaij youh vaiq.

Yenzcwz ywbingh：Soeng daep baiz huj.

Danyw：Golungzdamj、caizhuz、vuengzgae、goyiengzfuz、fuzlingz、gomaxdaez、gocagseq、govangzginz、gogaekboux gak 10 gwz，golwnxreij 9 gwz，goragndip 12 gwz.

Yunghfap：Moix ngoenz fuk ndeu，aeu raemx cienq，faen 3 baez gwn.

【Cungj bingh aenmak yiengz mbouj gaeuq】

Gij yiengh baenzbingh：Bouxbingh mbouj siengj doxej，seiz doxej mbouj set rae，bingh ndaej nanz，hwet ga naet，ndang hanz lau nit，dinfwngz caep，nyouh saw raez，okhaex yungz，saeklinx mong，ailinx hau，meg caem youh saeq youh mboujmiz rengz.

Yenzcwz ywbingh：Bouj mak cangq yiengz，bouj rae doeng rae.

Danyw：Gogviq 3 gwz，ragvuhdouz cug、cazladbya、makgoujgij、gaeungva、caemcij cug、hazsien gak 10 gwz，makvengj、maenzbya、goyinzyangzhoz gak 12 gwz，gamcauj cauj 6 gwz.

Yunghfap：Moix ngoenz fuk ndeu，aeu raemx cienq，faen 3 baez gwn.

【Cungj bingh sim mak cungj haw】

Gij yiengh baenzbingh：Bouxbingh diuz viz rox geng，doxej cix mbouj ok rae，simvueng ninz mbouj ndaek，ninz loq lai lumzlangh，gwn ndaej noix，saeknaj mbouj rongh，saeklinx mong，ailinx hau，meg saeq nyieg.

Yenzcwz ywbingh：Bouj heiq ciengx sim，cangq mamx bouj rae.

Danyw：Godangjcaem、vangzgiz gak 15 gwz，ginghsw 12 gwz，maenzgya、ngveih caujcwx cauj gak 10 gwz，golaeng'aeuj 3 gwz，gamcauj cauj 6 gwz.

Yunghfap：Moix ngoenz fuk ndeu，aeu raemx cienq，faen 3 baez gwn.

【Cungj bingh cwklwed saekgaz】

Gij yiengh baenzbingh：Bouxbingh seiz doxej mbouj set rae，song henz raem bongq in，raem bongq domx，linx hoengzndaem，miz banqaeuj，ailinx haumbang，meg caem youh saeq.

Yenzcwz ywbingh：Siu cwk hawj lwed byaij，bouj mak doeng meg.

Danyw：Gosiengz、duzbing gak 9 gwz，gocizsoz、ngveihmakdauz、makraeu、ngveihmakgam、rieng godanghgveih gak 10 gwz，gamcauj 6 gwz.

Yunghfap：Moix ngoenz fuk ndeu，aeu raemx cienq，faen 3 baez gwn.

全国名老中医喻文球治不育症有哪些经验？

Daengxguek boux ywdoj geq Yi Vwnzgiuz yw binghmaen miz gij gingniemh lawz?

喻文球，主任医师，教授，硕士研究生导师，江西省名中医，第三批全国老中医药专家学术经验继承工作指导老师。喻老自拟子仙汤治疗不育症，效果颇佳，现介绍如下。

【病因病机】

（1）肾虚是不育症发生的根源。肾主生殖，肾气衰则天癸竭，天癸竭则无子。肾气不足可导致精子活力低下、精子质量减低，肾阴不足可导致少精、精液量少、无精等，所以补肾填精是治疗不育症的根本法则。

（2）血不养精是不育症的发病机制。肾阴不足，精元匮乏，则见无精、少精；血津不足，则精液量少；津液枯竭，则精质稠厚，液化不良。

（3）精神因素影响不育。不育对夫妻双方都有明显的心理影响，可出现性生活不和谐，自卑、忧郁、烦躁，郁久必化火，肝火引动相火，相火动则精液耗损、妄动流失，易发生不育症。

【治疗方法】

基于以上认识，喻老指出，精子必须养血葆精，治疗主张肾阴阳双补，气血双调，精血互生之法。

处方：熟地、黄芪、桑椹、芡实、金樱子各 30 克，原蚕沙、菟丝子各 20 克，十大功劳、枸杞子各 15 克，地骨皮、紫河车、僵蚕、仙茅、淫羊藿、山萸肉、韭菜子各 10 克，当归、乌药各 6 克。

加减：伴腰痛者，加狗脊 15 克、杜仲 10 克；尿道灼热者，加泽泻 6 克、栀子 5 克；夜睡不安者，加石菖蒲、远志各 6 克。

用法：每日 1 剂，水煎，分 3 次服用。

方解：仙茅、淫羊藿、乌药等补肾阳，熟地、山萸肉等补肾阴。阳虚易生内寒，阴虚易生内热，故对于阴、阳两虚之质，补阳要兼散内寒，又要防燥热之偏，常在补阳药中加入乌药以散寒，加入泽泻、地骨皮、十大功劳等防止阳强太过；补阴要防其过于滋腻，清虚热又要防苦寒太过伤阳。用原蚕沙兼制熟地之腻，十大功劳防湿热内生，地骨皮等清降相火之品与滋补肾阴药同用。此外，喻老还善用"子"类药，"子"多入肝肾，能养精补阴，还能固摄精液。肾为先天之本，脾为后天之本，脾肾先天与后天相互资生，相互促进。因此，喻老主张脾肾同治，精血双调，故除补肾之外，加用黄芪、当归益气生血，血足则精充。

【典型病例】

韩某，男，28 岁。诉结婚二年余未育，有尿频、尿道口不适症状，无其他病史。检查：左侧睾丸畸形，质软，形态小，右侧睾丸正常。精液常规检查示：精液外观乳白色，液化时间小于 30 分钟，计数 35×10^9/升，总畸形占 23%，活动率为 40%，活动力

Ⅰ级，存活率为 10%。舌淡苔白。予原方加减服药 2 个月，其妻复查 HCG（＋），经妇科检查证实妊娠。

Yi Vwnzgiuz, cujyin yihswh, gyausou, sozsw yenzgiuswngh daujswh, Gyanghsih Swngj boux Ywdoj mizmingz, Buek Daihsam Daengxguek Gij Hong Ciepswnj Yozsuz Gingniemh Boux Lauxconhgyah Ywjdoj cijdauj lauxsae. Yilauj gag dingh raemxyw swjsenhdangh yw binghmaen, yaugoj haemq ndei, seizneix gaisau youq lajneix.

【Baenzbingh yienzaen caeuq gihlij】

（1）Goekgaen binghmaen dwg makhaw. Mak guenj sengsanq, heiq mak sied heiqrae cied, heiqrae cied couh mbouj miz lwg. Heiqmak mbouj gaeuq couh baenz rae mbouj miz rengz、rae mbouj ndei, yaemmak mbouj gaeuq couh baenz rae noix、raemxrae noix、mbouj miz rae daengj, yienghneix bouj mak bouj rae dwg aen gaenbonj yw binghmaen.

（2）Lwed mbouj ciengx rae yienzaen binghmaen. Yaemmak mbouj gaeuq, rae noix, couh mbouj miz rae、rae noix；raemxlwed mbouj gaeuq, raemxrae couh noix；raemx hawq, rae couh gwd, mbouj baenz raemx lae mbouj bae.

（3）Cingsaenz yingjyangj baenz maen. Maen doiq simcingz gvanbaz cungj miz yingjyangj, ndaej raen doxej mbouj huz, mbouj miz saenqsim、nyapnyuk, nyapnyuk lai cix baenz huj, daephuj rag doengh feizbouj, feizbouj doengh raemxrae couh sied、luenh doengh couh sied, heih baenz binghmaen.

【Ywbingh fuengfap】

Daj gwnz neix rox daengz, Yilauj gangjdaengz, rae itdingh aeu ciengx lwed bauj rae, yw bingh aeu makyaem makyiengz caez bouj, heiq lwed cungj diuz, hawj rae lwed ndaej maj doxciep.

Danyw：Caemcij cug、vangzgiz、maknengznuengx、cehmbu gyaeujgaeq, makvengj gak 30 gwz, gaxgonq dwg haexnonsei、gaeungva gak 20 gwz, faexgoenglauz、makgoujgij gak 15 gwz, naenggaeujgij、rug、nengznuengx daigeng、hazsien、goyinzyangzhoz、cazladbya、cehcoenggep gak 10 gwz, godanghgveih、fwnzcenzdongz gak 6 gwz.

Gya gemj：Boux miz hwet in, gya guthwetma 15 gwz、faexiethoux 10 gwz；boux lohnyouh ndat, gya gocagseq 6 gwz、vuengzgae 5 gwz；boux haemh ninz mbouj ndaek, gya goyiengzfuz、golaeng'aeuj gak 6 gwz.

Yunghfap：Moix ngoenz fuk ndeu, aeu raemx cienq, faen 3 baez gwn.

Danyw gaijsiz：Hazsien、goyinzyangzhoz、fwnzcenzdongz daengj bouj gij yiengz aenmak, caemcij cug、cazladbya daengj bouj gij yaem aenmak. Yiengz haw heih raen baihndaw hanz, yaem haw heih raen baihndaw ndat, yienghneix doiq doengh boux yaem、yiengz cungj haw, bouj yiengz aeu giem sanq hanz, lij aeu fuengz saujhwngq, ciengz youq ndaw yw bouj yiengz gya fwnzcenzdongz daeuj sanq hanz, gya gocagseq、naenggaeujgij、faexgoenglauz daengj fuengz yiengz haenq lai；bouj yaem aeu fuengz bouj gvaqbouh nwk bae, siu hujhaw youh aeu fuengz haemz hanz lai sieng daengz yiengz. Aeu haexnonsei daeuj guenj gij nwk caemcij cug，faexgoenglauz fuengz ndaw ndang cumxhuj，naenggaeujgij daengj gij huq siu gij feizbangbouj caeuq gij yw bouj gij yaem aenmak doengz yungh. Linghvaih，Yilauj lij gvenq yungh gij yw "ceh"，dingzlai haeuj daep mak，ndaej ciengx rae bouj yaem，ndaej soumaenh raemxrae. Mak dwg goekgaen mbwn dingh，mamx dwg goekgaen gvaqlaeng daeuj bouj，mamx caeuq mak mbwn dingh caeuq doeklaeng bouj doxbang doxbouj，doxcaeuq coicaenh. Yienghneix，Yilauj cujcangh mamx mak doengzcaez yw，rae caeuq lwed caez diuz，yienghneix cawz bouj mak le，gya vangzgiz、godanghgveih daeuj bouj heiq hawj lwed maj，lwed gaeuq rae couh cuk.

【Binghlaeh denjhingz】

Boux singq Hanz，bouxsai，28 bi. Gangj aeuyah song bi lai lij caengz miz lwg，miz gij binghyiengh nyouh deih、congh sainyouh mbouj cwxcaih，mbouj miz gij bingh wnq. Genjcaz：Gyaeqraem baihswix mbouj cingqciengz，unq，iq，gyaeqraem baihgvaz cingqciengz. Aeu raemxrae daeuj guh cangzgveih genjcaz raen：Yawjraen raemxrae saekhaucij，bienqbaenz raemx noix gvaq 30 faencung，geqsoq 35×10^9/swng，23% mbouj cingqciengz，miz 40% liz，hozdungliz dwg I gaep，10% liz dwk. Linx mong ailinx hau. Aeu aen dan gaxgonq gyagemj gwn yw 2 ndwen，yah de dauq caz HCG（＋），gohmehmbwk genjcaz cingqsaed gaenq daiqndang.

六、皮肤科
Roek、Gohnaengnoh

全国名老中医程益春治脱发有哪些经验？

Daengxguek boux ywdoj geq Cwngz Yizcunh yw byoemloenq miz gij gingniemh lawz？

程益春，山东中医药大学附属医院内分泌科主任医师，教授、博士生导师，山东省名中医药专家，第三批全国老中医药专家学术经验继承工作指导老师，长期从事中医临床工作，积累了丰富的经验。程老擅长治疗内分泌疾病，下面仅就程老治疗脱发的经验介绍如下。

脱发是常见皮肤病之一。据统计，20%～30%的中青年人为脱发所困扰，其中男性多于女性。

【临床表现】

程老将脱发的基本病机归纳为血虚风燥，湿热熏蒸。表现为发枯易脱，分布稀疏，心烦意乱，眠差多梦，头面部油脂分泌多，头部作痒，头皮屑多见，食少腹胀，便秘或便溏，不少女性还伴有月经不调，面部痤疮或瘀斑。

【治疗方法】

程老治疗脱发的大法是调血祛邪，调血包括凉血、活血、养血，祛邪即祛除湿热和疏散风热之邪，因湿邪久蕴成毒，故还当伍以清解热毒之品。

其经验方为桑柏汤，药物组成：侧柏叶、金银花、土茯苓各30克，生地、制何首乌各15克，桑叶、枸杞子各12克，丹皮、赤芍、当归、川芎、大青叶各9克。

加减：大便秘结者，加熟大黄6克，并加大当归、制何首乌的用量；食差腹胀者，伍用鸡内金、炒山楂、炒神曲、炒麦芽各9克；月经不调者，加益母草、桃仁、红花各9克；失眠者，加炒酸枣仁、川芎各9克；中老年患者，宜加用补肾之品，如桑椹、熟地、菟丝子、女贞子、旱莲草各9克。

用法：每日1剂，水煎，分3次服用。

方解：方中桑叶、侧柏叶疏风清热凉血，生地、丹皮清泄血中伏热，赤芍、当归、川芎养血活血，枸杞子、制何首乌补肾填精，金银花、大青叶、土茯苓清解湿热毒邪。诸药配伍，共奏调血祛风、化湿解毒之功。

程老治疗脱发的另一重要特色是创造性地用冰硼散治疗脱发，取得了较好的疗效。

常用方：侧柏叶15克，川芎12克，花椒、当归、桑叶各9克，冰片、硼砂各3克。

用法：水煎外洗，每日1剂。

方解：冰片、硼砂清利头目，疏散头部风湿热邪；花椒祛湿止痒；当归、川芎养血活血；桑叶、侧柏叶疏散风热。诸药配伍，临床疗效肯定。

【典型病例】

病例 1：林某，男，31 岁。自述患脱发 7 年余，平常需戴假发套，摘下发套后可见头部油腻光亮，只有枕部可见少许稀疏头发。诉易心烦，失眠多梦，大便干，舌红苔黄腻，脉弦滑。证属血虚风燥，湿热熏蒸。遂予桑柏汤加熟大黄 6 克，水煎，分 3 次服用，每日 1 剂。外用冰硼散加味水煎外洗，每日 1 剂。服中药 40 多剂，头两侧逐渐出现细软头发，并渐渐增多，病人信心大增，坚持治疗。

病例 2：张某，女，29 岁。患者于梳头时不经意发现前额左侧有一处头发缺损，询知患者工作繁忙，精神压力大，眠差多梦，月经后延，面部有散在瘀斑，大小便失调，舌淡苔薄白。证属劳伤气血，兼挟血瘀。予桑柏汤加碱：制何首乌、金银花、土茯苓、酸枣仁各 30 克，丹参 15 克，生地、侧柏叶各 12 克，党参 10 克，当归、川芎、桑叶各 9 克，全蝎 6 克。水煎，分 3 次服用，每日 1 剂。外洗用法同上。嘱患者注意起居规律，保持精神愉快，减轻思想负担。共服药 30 多剂，斑秃处新发复生。

Cwngz Yizcunh, sanhdungh Cunghyizyoz Dayoz Fusuz Yihyen Goh neifwnhmi cujyin yihswh, gyausou、bozswswngh daujswh, Sanhdungh Swngj boux cien'gya ywdoj mizmingz, Buek Daihsam Daengxguek Gij Hong Ciepswnj Yozsuz Gingniemh Boux Lauxconhgyah Ywjdoj cijdauj lauxsae, ciengzgeiz guh gij hong aeu ywdoj duenq bingh yw bingh, cwkrom le haemq lai gingniemh. Cwngzlauj yw gij bingh neifwnhmi haemq ak, baihlaj dan dawz Cwngzlauj yw byoemloenq gaisau youq lajneix.

Byoemloenq dwg cungj bingh naengnoh ciengz raen ndeu. Ciuq dungjgeiq, ndaw bouxcoz bouxcungnienz 20% ～ 30% miz vunz byoemloenq, ndawde bouxsai lai gvaq mehmbwk.

【Ywbingh raen daengz】

Cwngzlauj dawz gij baenzbingh yienzaen byoemloenq gangj dwg lwed haw fung sauj, cumxhwngq oenq dawz. Yienghceij dwg byoem roz heiq doek, maj ndaej cax, simfanz simluenh, ninz mbouj ndaek ninz loq lai, gwnz naj youzyub, gyaeuj humz, begsienj lai, gwn noix dungxraeng, haexgaz roxnaeuz haex yungz, mbouj noix mehmbwk lij miz dawzsaeg mbouj yinz, gwnz naj miz caeuz roxnaeuz banqaeuj.

【Ywbingh fuengfap】

Cwngzlauj gij fuengfap ak yw byoemloenq dwg diuz lwed cawz doeg, diuz lwed miz liengz lwed、hawj lwed byaij、ciengx lwed, cawz doeg couhdwg cawz cumxhuj caeuq sanq gij doeg funghuj, aenvih doegcumx cwk nanz baenz doeg, yienghneix lij aeu gij yw cing huj gaij doeg daeuj boiq.

Gij gingniemh de dwg raemxyw sanghbwzdangh, gij yw gyoebbaenz: Mbawbegbenj、vagimngaenz、gaeulanghauh gak 30 gwz, goragndip、maenzgya cauj gvaq gak 15 gwz, mbawnengznuengx、makgoujgij gak 12 gwz, naengmauxdan、gocizsoz、godanghgveih、ciengoeng、godaihcing gak 9 gwz.

Gya gemj: Boux haexgaz, gya davangz cug 6 gwz, lij aeulai gya danghgveih、maenzgya cauj gvaq; boux dungxraeng mbouj siengj gwn, gap yungh naengdawgaeq、 maksanhcah cauj gvaq、gosinzgiz cauj gvaq、ngazmeg cauj gvaq gak 9 gwz; boux dawzsaeg mbouj yinz, gya samvengqlueg、ngveihmakdauz、gosiengz gak 9 gwz; boux ninz mbouj ndaek, gya ngveih caujcwx cauj、ciengoeng gak 9 gwz; bouxbingh cungnienz bouxlaux, hab gya gij yw bouj mak, lumj maknengznuengx、caemcij cug、gaeungva、go'nijcinh、gomijrek gak 9 gwz.

Yunghfap：Moix ngoenz fuk ndeu, aeu raemx cienq, faen 3 baez gwn.

Danyw gaijsiz：Ndaw dan mbawnengznuengx、mbawbegbenj doeng fung siu huj liengz lwed, goragndip、naengmauxdan siu baiz gij hujndumj ndaw lwed, gocizsoz、godanghgveih、ciengoeng ciengx lwed hawj lwed doeng, makgoujgij、maenzgya cauj gvaq bouj mak bouj rae, vagimngaenz、godaihcing、gaeulanghauh siugaij gij doeg cumxhuj. Gij yw gwnz neix boiq yungh, doengzcaez daeuj diuz lwed cawz fung、vaq cumx gaij doeg.

Cwngzlauj cungj daegsaek wnq yw byoemloenq dwg cauhmoq daeuj yungh mbayw binghbungzsanj daeuj yw byoemloenq, ndaej daengz haemq ndei yaugoj.

Dan ciengzyungh：Mbawbegbenj 15 gwz, ciengoeng 12 gwz, oenceu、godanghgveih、mbawnengznuengx gak 9 gwz, binghben、baengzsa gak 3 gwz.

Yunghfap：Aeu raemx cienq swiq baihrog, moix ngoenz fuk ndeu.

Danyw gaijsiz：Binghben、baengzsa hawj uk singj da raeh, sanq deuz gij doegyak cumx huj gwnz gyaeuj; oenceu cawz cumx dingz humz; godanghgveih、ciengoeng ciengx lwed hawj lwed doeng; mbawnengznuengx、mbawbegbenj sanq funghuj. Gij yw gwnz neix boiq yungh, ywbingh yaugoj maenhndei.

【Binghlaeh denjhingz】

Binghlaeh 1：Boux singq Linz, bouxsai, 31 bi. Gag naeuz byoem loenq 7 bi lai, bingzciengz aeu daenj byoemgyaj, dawz byoemgyaj roengz le ndaej raen gwnz gyaeuj youzyub ronghlwenq, dan miz laeng gyaeuj miz di byoem cax ndeu. Gangj naeuz yungzheih simfanz, ninz mbouj ndaek loq lai, haexgaz, linx hoengz ailinx henjna, meg ndongjsoh youh raez youh raeuz. Gij bingh dwg lwed haw fung sauj, cumx huj oenq dawz. Couh aeu raemxyw sanghbwzdangh gya davangz cug 6 gwz, aeu raemx cienq, faen 3 baez gwn, moix ngoenz fuk ndeu. Baihrog yungh gyavei binghbungzsanj aeu raemx cienq swiq baihrog, moix ngoenz fuk ndeu. Gwn ywdoj 40 lai fuk, song henz gyaeuj cugciemh raen di bwn unqnem ndeu, lij ciemhciemh dem lai, bouxbingh haemq miz saenqsim, genhciz yw.

Binghlaeh 2：Boux singq Cangh, mehmbwk, 29 bi. Bouxbingh youq seiz roi gyaeuj cij rox najbyak mbiengj baihswix miz giz ndeu byoem mbouj miz lo, cam cij rox bouxbingh hong nyaengq lai, atlig daih, ninz mbouj ndei ninzloq lai, dawzsaeg nod dauqlaeng, gwnz naj sanq miz banqaeuj, haex nyouh mbouj cingqciengz, linx mong ailinx haumbang. Gij bingh dwg baeg lai sieng daengz heiq lwed, giem miz lwed cwk. Aeu sanghbwzdangh gyagemj：Maenzgya cauj gvaq、vagimngaenz、gaeulanghauh、ngveih caujcwx gak 30 gwz, dancaem 15 gwz, goragndip、mbawbegbenj gak 12 gwz, godangjcaem 10 gwz, godanghgveih、ciengoeng、mbawnengznuengx gak 9 gwz, duzsipgimz 6 gwz. Aeu raemx cienq, faen 3 baez gwn, moix ngoenz fuk ndeu. swiq baihrog yunghfap caeuq gwnz neix doxdoengz. Daengq bouxbingh haeujsim gwndaenj aeu miz gveihliz, sim aeu soeng, gaej siengj baenzlai. Itgungh gwn yw 30 lai fuk, giz ndoq dauq maj byoem.

全国名老中医张达旭，治皮肤瘙痒症有哪些经验？

Daengxguek boux ywdoj geq Cangh Dazyuz yw doengh cungj bingh naenghumz miz gij gingniemh lawz?

张达旭，全国名老中医，广西壮族自治区人民医院中医科主任医师、教授，《医药星期三》周报编辑部特约专家，擅长用中医药治疗内科、妇科、儿科的各种常见病及疑难杂症。现将张老治皮肤瘙痒症的经验介绍如下。

皮肤瘙痒症是指临床上无原发损害，而以皮肤瘙痒为主要表现的一种神经功能障碍性疾病。皮肤瘙痒症多好发于老年人及中年人，多见于冬天及夏天。

张老对该症一般分以下三型辨证论治。

【风痒】

表现：痒的部位通常发生在头、面、耳、鼻等处，有的发展到全身。

治法：祛风止痒。

处方：防风、菊花、苍耳子、丹皮、牛蒡子、连翘、浮萍、辛夷花各 10 克，羌活、白芷各 9 克。

用法：每日 1 剂，水煎，分 3 次服用。

【湿痒】

症状：常见于男性阴部，女性外阴、趾缝处，皮肤表现多为丘疹痒烂渗液、黄水结痂等。

治则：芳香化湿，辛温散湿，淡渗利湿。

处方：薏苡仁 30 克，藿香、佩兰、苍术、茵陈、白鲜皮各 10 克。

用法：每日 1 剂，水煎，分 3 次服用。

【热痒】

症状：可出现全身各部，头面及肢体为多见，皮肤多为红色，以红斑为主，多分散在皮肤，灼热、刺痒，痒甚抓破皮表，有鲜血流出，有血痂，有的甚至皮肤化脓。

治则：清热止痒。

处方：生石膏 30 克，金银花、金钱草各 12 克，蒲公英、黄柏、车前子、黄芩、知母各 10 克。

加减：心热偏盛者，加黄连 9 克、连翘 10 克；肺热偏盛者，加黄芩至 12 克；肾热甚者，加女贞子、旱莲草各 10 克。

用法：每日 1 剂，水煎，分 3 次服用。

Cangh Dazyuz, daengxguek boux ywdoj geq, Gvangjsih Bouxcuengh Swcigih

Yinzminz Yihyen Cunghyihgoh cujyin yihswh、gyausou，faenh couhbau 《Yihyoz Singhgizsam》benhcizbu daegbied iucingj boux cien'gya，ywdoj daeuj yw gak cungj bingh ciengz raen caeuq binghcab bingh nanz yw daegbied caixhangz. Seizneix dawz gij gingniemh Canghlauj yw naenghumz gaisau youq lajneix.

Naenghumz dwg gangj seiz ywbingh mbouj raen daengz giz sieng，dan raen naenghumz，dwg cungj bingh sinzgingh goengnaengz miz vwndiz baenz naenghumz. Naenghumz dwg cungj bingh vunzlaux cungnienz ciengz raen，dingzlai youq cawzdoeng cawzhah baenz bingh.

Canghlauj yw cungj bingh neix itbuen faen baihlaj sam cungj bae duenq daeuj yw.

【Fung humz】

Binghyiengh：Ciengz youq gwnz gyaeuj、gwnz naj、rwz、ndaeng daengj giz humz， miz seiz humz baenz daengxndang.

Ywfap：Cawz fung dingz humz.

Danyw：Lwglazbyaj、vagut、cehcijdouxbox、naengmauxdan、faet、golenzgyauz、 biuz、goyilanzaeuj gak 10 gwz，go'gyanghhoz、begcij gak 9 gwz.

Yunghfap：Moix ngoenz fuk ndeu，aeu raemx cienq，faen 3 baez gwn.

【Cumx humz】

Gij yiengh baenzbingh：Ciengz raen youq gwnz raem bouxsai，rog ced mehmbwk、 geh din，gij naeng ciengz raen miz cimj naeuhyungz nyamq raemx、ok raemxhenj baenz gyak daengj.

Ywbingh yenzcwz：Aeu ywrang daeuj vaq cumx，manhraeuj daeuj sanq cumx， menh nyamq daeuj leih cumx.

Danyw：Haeuxroeg 30 gwz，golailoj、gobeilanz、gocangsaed、go'ngaihndingj、 naengbwzsenh gak 10 gwz.

Yunghfap：Moix ngoenz fuk ndeu，aeu raemx cienq，faen 3 baez gwn.

【Huj humz】

Gij yiengh baenzbingh：Ndaej raen daengx ndang gak giz humz，gwnz gyaeuj gwnz naj caeuq gwnz ndang raen humz lai，naeng lai dwg saekhoengz，cujyau dwg banqhoengz，sanq youq gwnz naeng，ndatremj、humz dai bae，humz dwk vax sieng naengnoh，miz lwed ok，miz gyaklwed，mbangj boux naeng cungj baenz nong.

Yenzcwz ywbingh：Siu huj dingz humz.

Danyw：Siggau ndip 30 gwz，vagimngaenz、duhnamhfangz gak 12 gwz， golinxgaeq、faexvuengzlienz、cehgomaxdaez、govangzginz、gocihmuj gak 10 gwz.

Gya gemj：Boux simhuj loq haenq，gya vuengzlienz 9 gwz、golenzgyauz 10 gwz； boux bwthuj loq haenq，gya govangzginz daengz 12 gwz；boux aenmak huj lai，gya go'nijcinh、gomijrek gak 10 gwz.

Yunghfap：Moix ngoenz fuk ndeu，aeu raemx cienq，faen 3 baez gwn.

七、眼科
Caet、Gohlwgda

全国名老中医陆绵绵治眼病有哪些经验？

Daengxguek boux ywdoj geq Luz Menzmenz yw lwgda baenz bingh miz gij gingniemh lawz？

陆绵绵，江苏省中医院主任医师，教授，著名中西医结合眼科专家，享受国务院特殊津贴。陆老运用中西医结合方法诊治疑难眼病有丰富的经验，擅长治疗角膜炎、巩膜病、各种眼底病，临床上运用潜阳法治疗内外眼病，疗效显著，现介绍如下。

人体的阴阳平衡，精神乃治；阴阳失调，阴不敛阳，则有阳亢之势，其中肝阳最易上亢导致眼病。陆老认为，凡眼部充血，角膜浸润，眼压增高或视神经乳头充血肿胀，视网膜血管扩张，伴有眼痛头痛、面部烘热、耳鸣、口渴等肝阳上亢症状者，其治疗均可采用潜阳法。

【眶上神经痛】

李某，女，49岁。双眼眶上神经痛、双眼眶疼痛难忍2年。今月经周期提前。舌淡红，苔薄黄。双眼视力：右眼1.0，左眼1.0。双眼眶上切迹压痛明显，结膜充血。辨证为血虚生风，肝阳上扰。治以养血柔肝，潜阳止痛。处方：当归、赤芍、白芍、丹皮、瓜蒌皮、地龙、白芷、川芎、生地各10克，柴胡、僵蚕、郁金、栀子、甘草各6克。每日1剂，水煎，分3次服用。服药4周后，双眼眶疼痛几乎消失。舌淡红，苔薄。双眼视力：右眼1.2，左眼1.5。双眼眶上切迹无压痛，结膜充血消失。继用上方巩固疗效。

【干眼症】

董某，男，29岁。双眼干眼症，双眼胀痛、畏光多日。强光下及用眼时间久后双眼胀痛，原近视，10多年前施行激光治疗。饮食、大小便正常，舌质淡，舌尖红，苔薄。双眼视力均为1.0。泪膜破裂时间：右眼为4秒，左眼为4秒。辨证为肝血不足，阴虚阳亢。治以养血补肝，滋阴潜阳。处方：煅龙骨、煅牡蛎、煅石决明各20克，鬼针草15克，生地、当归、枸杞子、制首乌、白蒺藜各10克，川芎、蝉蜕各6克，夏枯草5克，黄连、菊花各3克。每日1剂，水煎，分3次服用。服药2周，自觉症状改善，双眼仅在强光下有微胀，睡眠改善。舌质淡，舌尖红，苔薄。双眼视力均为1.0，球结膜充血消失。泪膜破裂时间：右眼为6秒，左眼为6秒。原方去鬼针草，加炙黄芪30克、制香附3克，继服4周后，诸症悉除，嘱其忌吃辛辣食物，防止用眼过度。

【体会】

陆老常用的药物中，决明子常用于治疗大便干结的风热眼、视疲劳；龙骨常用于治疗视神经脊髓炎引起的头晕、手抖、视物有跳动感；牡蛎除能平肝潜阳外，生牡蛎还有软坚散结的作用，用于眼底有硬性渗出物或机化物者，与海藻、昆布同用，也用于因动脉硬化引起的眼底出血；地龙能清热通络，用于动脉硬化、痉挛，还用于治疗肝火上炎或肝风上扰的眼胀痛、偏头痛，如青光眼及某些眼底病；石决明、磁石、珍珠母等常用来治疗内障眼病的视物昏朦。陆老在潜阳法的运用中对于眼部疼痛甚者往往加用祛风药，减轻虚风上扰之证；对于眼部发胀甚者兼用平肝之品，增加潜阳之功。滋阴可以制约阳亢，可以降泻火旺，可以平熄内风，故临床上各种潜阳法往往离不开使用滋阴药。

Luz Menzmenz, Gyanghsuh Swngj Cunghyihyen cujyin yihswh, gyausou, boux conhgyah gohlwgda Cungh Sihyih giethab mizmingz, ndaej daengz Gozvuyen daegbied boujdiep. Luzlauj aeu cungj fuengfap Cungh Sihyih giethab duenqyw gij bingh ngeiznanz cehda gingniemh haemq lai, haemq ak yw gozmozyenz、binghgungjmoz、gak cungj bingh lwgda, seiq ywbingh aeu cungj fuengfap yo yiengzheiq daeuj yw gij bingh ndaw da rog da, yaugoj haemq ndei, seizneix gaisau youq lajneix.

Gij yaem yiengz gwnz ndang doxdaengh, cingsaenz bingh couh ndei; yaem yiengz mbouj doxdaengh, yaem mbouj sou yiengz, yiengz couh haenq gvaq mauh, ndawde gij yiengz aendaep ceiq yungzheih cungj hwnj gwnz baenz binghda. Luzlauj nyinhnaeuz, fanz dwg ndaw da lwed gawh, gozmoz yinhcumx, yenjyaz sang roxnaeuz gyaeujcij sisinzgingh lwed gawh foeg, sailwed sivangjmoz dokgvangq, lij miz da in gyaeujin、gwnz naj ndatfub、rwzokrumz、hozhawq daengj doengh cungj binghyiengh gij yeingzheiq daep gung doxhwnj, yw daengz cungj aeu cungj fuengfap yo yiengzheiq.

【Gwnz gvaengzda sinzgingh in】

Boux singq Lij, bouxmbwk, 49 bi. Gwnz gvaengzda song da sinzgingh in、gvaengzda song da in ndaej nanz dingj ndaej 2 bi. Seizneix dawzsaeg couhgiz daezgonq daeuj lo. Diuzlinx hoengzoiq, ailinx mbanghenj. Gij siliz song da：Da'gvaz 1.0, daswix 1.0. Rizvauq gwnz gvaengzda naenx in haemq cingcuj, mueghau miz lwed. Yawj bingh duenq dingh dwg lwed haw baenz fung, gij heiqyiengz aendaep gyaux coh baihgwnz. Ywbingh aeu ciengx lwed hawj daep swnh, yo yiengzheiq dingz in. Danyw：Godanghgveih、gocizsoz、gobwzsoz、naengmauxdan、naenggvefangz、ndwen、begcij、ciengoeng、goragndip gak 10 gwz, caizhuz、nengznuengx daigeng、hinghenj、vuengzgae、gamcauj gak 6 gwz. Moix ngoenz fuk ndeu, aeu raemx cienq, faen 3 baez gwn. Gwn yw 4 aen singhgiz le, song mbiengj gvaengzda cungj mbouj raen in lo. Diuzlinx hoengzoiq, ailinx mbang. Gij siliz song da：Da'gvaz 1.2, daswix 1.5. Gij rizvauq song gvaengzda naenx cungj mbouj raen in lo, mueghau mbouj raen miz lwed lo. Laebdaeb aeu aen dan gwnz neix daeuj yw maenh di.

【Bingh dasauj】

Boux singq Dungj, bouxsai, 29 bi. Baenz cungj bingh song da sauj, song da ciengq in、lau raen rongh lai ngoenz lo. Laj rongh yawj doxgaiq roxnaeuz yawj nanz lai song da ciengq in, gaxgonq dwg damong, 10 lai bi gonq aeu gizgvangh daeuj yw gvaq. Gwnndoet、haex nyouh cingqciengz, saeklinx mong, byailinx hoengz, ailinx mbang.

Gij siliz song da cungj dwg 1. 0. Gij seizgan i raemxda dek: Da'gvaz dwg 4 miuj, daswix dwg 4 miuj. Yawj bingh duenq dingh dwg gij lwed ndaw daep mbouj gaeuq, yaem haw yiengz haenq. Ywbingh aeu ciengx lwed bouj daep, ciengx yaem yo yiengzheiq. Danyw: Vaqsig coemh gvaq、gyapsae coemh gvaq、gyapbangx bauyiz gangq gvaq gak 20 gwz, gogemzgungq 15 gwz, goragndip、godanghgveih、makgoujgij、maenzgya ciq gvaq、vanbahciengq gak 10 gwz, ciengoeng、bokbid gak 6 gwz, nyayazgyae 5 gwz, vuengzlienz、vagut gak 3 gwz. Moix ngoenz fuk ndeu, aeu raemx cienq, faen 3 baez gwn. Gwn yw 2 aen singhgiz, gag roxnyinh bingh ndei di, song da dan youq laj rongh haenq miz di ciengq, lai ninz ndaej ndei lo. Saeklinx mong, byailinx hoengz, ailinx mbang. Gij siliz song da cungj dwg 1.0, mbouj raen mueghau miz lwed lo. Gij seizgan i raemxda dek: Da'gvaz dwg 6 miuj, daswix dwg 6 miuj. aen dan gonq dawz gogemzgungq deuz, gya vangzgiz cauj gvaq 30 gwz、rumcid ciq gvaq 3 gwz, laebdaeb gwn 4 aen singhgiz le, gak cungj binghyiengh cungj ndei lo, daengq de gaej gwn doxgaiq manh, fuengz yungh da gvaqbouh.

【Roxnyinh】

Ndaw gij yw Luzlauj ciengz yungh, ceh go'mbejndip ciengz aeu daeuj yw haexndongj funghuj baenz da yawj doxgaiq baeg; vaqsig ciengz aeu daeuj yw sisinzgingh guzsuijjyenz baenz gyaeujngunh、fwngzsaenz、yawj doxgaiq raen doenghyubyub; gyapsae cawz ndaej bingz daep yo yiengzheiq le, gyapsae ndip lij ndaej siu foeg sanq cwk, aeu daeuj yw ndaw da ok haexda geng, caeuq mezhaij、haijdai doengz yungh, hix ndaej aeu daeuj yw meghung ndongj baenz ndaw da oklwed; ndwen ndaej siu huj doeng meg, aeu daeuj yw meghung ndongj、hwnjgeuq, lij ndaej aeu daeuj yw heiqdaep cwk huj roxnaeuz fungdaep cung doxhwnj baenz da ciengqin、mbiengj gyaeuj in, lumj mengzmax caeuq dingz bingh ndawda; gyapbangx bauyiz、swzdiet、gyapbangx caw daengj ciengz aeu daeuj yw gij bingh ndaw mueg miz bingh yawj doxgaiq myox. Luzlauj yungh gij fuengfap yo yiengzheiq daeuj yw da haemq in seiz ciengz gya gij yw cawz fung, gemj mbaeu gij bingh funghaw cung doxhwnj; yw da ciengq lai roengz gij yw bingz daep, demgya gij goengnaengz yo yiengzheiq. Ciengx yaem ndaej hanhhaed yiengz haenq lai, ndaej baiz huj vuengh lai gvaqbouh, ndaej bingz gij fung ndaw ndang, yienghneix seiz ywbingh gak cungj fuengfap yo yiengzheiq ciengz yungh daengz gij yw ciengx yaem.

全国名老中医黎家玉治糖尿病视网膜病变有哪些经验？

Daengxguek boux ywdoj geq Liz Gyahyi yw binghnyouhdiemz baenz sivangjmoz baenzbingh miz gij gingniemh lawz?

黎家玉，主任医师，曾任广东省阳江市中医院院长、眼科中心主任，注重临床实践，擅长于治疗角膜病及眼底病，1992 年起享受国务院政府特殊津贴待遇，1993 年获广东省名中医称号。现将黎老辨治糖尿病视网膜病变的经验介绍如下。

【对糖尿病视网膜病变的认识】

黎老认为，气阴两虚贯穿于糖尿病的全过程。由于气阴两虚，虚火上燔，灼伤眼底血络，致血络瘀滞，对眼底造成慢性进行性损害，逐渐形成瘤状物（微血管瘤）；还可夹杂一些类似蜡样色调并且边界比较清楚的渗出物，此为痰浊之物。此外，热灼血络还可使血溢于外，形成小出血点，数目不等，并随病情的起伏而反复出现。由于病程日久，气血瘀滞不断加深，可使病情进一步恶化，如较大的静脉可变为粗细不匀，严重时如腊肠状；更为严重的是新生血管的出现，由于新生血管十分脆弱，可造成大出血，出血后不容易吸收，即使部分吸收，但顽瘀残留，如网如织，形成障蔽，严重影响视力。

【糖尿病视网膜病变的辨治】

对糖尿病视网膜病变患者而言最关键的是早期发现、早期治疗及坚持治疗。黎老强调，糖尿病患者要定期检查眼底，或施行眼底荧光血管造影，一旦发现微血管瘤，即应积极治疗，以阻断病情恶化。本病中医辨证有多种证型，但以气阴两虚最为常见，抓住主要证型，并随症加减用药可纲举目张。

处方：黄芪30克，海螵蛸、丹参各20克，西洋参15克，肉苁蓉、山萸肉、金樱子、生地各10克，桃仁、黄连各5克。

加减：若情志抑郁比较明显，除做好心理引导外，可加舒肝安神药柴胡、白芍、郁金、五味子、夜交藤等；若有脾虚湿盛症状者，应去生地，西洋参改用党参，加苍术、原蚕沙、藿香、白豆蔻等；兼见肝阳上亢者，可参考血压情况，选加石决明、夜交藤、夏枯草、决明子、葛根，并加服羚羊角胶囊；肥胖痰盛者，可参考血脂水平，去生地，西洋参改用党参，选加山楂、法半夏、茯苓、陈皮、天花粉、茺蔚子、何首乌；舌质暗红或兼见瘀点、少苔或无苔等有明显瘀血者，加重丹参、桃仁用量；身体瘦弱、年龄较大的女性患者，有气血不足见证者，可加当归、白芍、何首乌；如早期仅见微血管瘤，应坚持方中丹参、桃仁的使用；痰浊渗出明显者，可加服珍珠粉，每日3次，每次1支，酌加浙贝母、玄参。

用法：每日1剂，水煎，分3次服用。

【体会】

本方以益气养阴固本为主，辅以清热化瘀软坚。黎老尤喜用海螵蛸与黄连，认为海螵蛸是眼科软坚退翳要药，其味咸涩，性微温，入肝、肾经，宜用于眼底渗出，虽有轻微伤阴助热之弊，但以黄连苦寒以平之，然黄连仅为佐药，不宜重用。当血糖长期居高不降，或合并高血压及肾功能损害，眼底有可能突然大出血，应采取中西医措施紧急止血。但治疗过程中，宜慎用破瘀化瘀药，如水蛭、虻虫、地龙、泽兰、三棱、莪术、川芎、穿山甲、蒲黄、虎杖、刘寄奴、川牛膝之类，若使用不当，不但微血管瘤和渗出物不能祛除，反而有可能使新生血管破裂，酿成更大出血之患，应引起注意。

Liz Gyahyi, bouxsai, cujyin yihswh, guh gvaq Gvangjdungh Swngj Yanghgyangh Si Cunghyihyen yencangj, aen cungsim gohlwgda cujyin, yawjnaek ywbingh sizcenj, ak yw gij bingh gokmueg caeuq ndaw da, daj bi 1992 ndaej yiengjsouh Gozvuyen Cwngfuj daegbied boujdiep, bi 1993 ndaej aen mingzdaeuz Gvangjdungh Swngj Bouxywdoj mizmingz. Seizneix dawz gij gingniemh Lizlauj duenqyw binghnyouhdiemz baenz sivangjmoz baenzbingh gaisau youq lajneix.

【Nyinhrox binghnyouhdiemz baenz sivangjmoz baenz bingh】

Lizlauj nyinhnaeuz, heiq yaem cungj haw nangq daengz daengx aen gocwngz binghnyouhdiemz. Aenvih heiq yaem cungj haw, hujhaw cung doxhwnj, log sieng meg ndaw da, baenz meg cwk, doiq ndaw da cauhbaenz sienghaih menhnumq, cugciemh baenz cungj doxgaiq lumj baez nei (baez sailwed saeq); lij cab miz di haexda saek lumj lab caemhcaiq bien'gyaiq haemq cingcuj ndeu; linghvaih, log dawz meg lij ndaej hawj lwed nyamq ok rog, baenz diemj saeq oklwed, diemjsoq mbouj doengz, lij swnh binghcingz ndei yaez fanjfuk okdaeuj, heiq lwed cwk gaz lai naek, baenz bingh engq naek, lumj meghung ndaej bienq baenz meg co saeq mbouj doengz, binghnaek couh lumj saejlab nei; engq youqgaenj dwg dauq miz sailwed moq okdaeuj, aenvih sailwed moq haemq byoiq, ndaej baenz ok lwed lai, oklwed le mbouj heih supsou, couhcinj supsou dingz ndeu, hoeng lij cwk louz dingz ndeu, lumj san baenz muengx, daeuj laengz dangj, yingjyangj siliz youqgaenj.

【Duenqyw binghnyouhdiemz baenz sivangjmoz baenzbingh】

Doiq boux binghnyouhdiemz baenz sivangjmoz baenz bingh daeuj gangj ceiq youqgaenj dwg rox caeux、yw caeux caeuq genhciz yw. Lizlauj daezsingj, binghnyouhdiemz bouxbingh aeu dinghgeiz genjcaz ndawda, roxnaeuz aeu yingzgvangh guh sailwed ndawda ingjsiengq, baez raen miz baez sailwed saeq, couh aeu cizgiz yw, fuengz bingh naek bae. Cungj bingh neix ywdoj duenqbingh miz lai cungj binghyiengh, hoeng ciengz raen dwg heiq yaem cungj haw, yawj cinj cujyau binghyiengh, caemhcaiq gyagemj roengz yw couh ndaej yw bingh ndei.

Danyw: Vangzgiz 30 gwz, ndokmaegyiz、dancaem gak 20 gwz, sihyangzcaem 15 gwz, yuzcungzyungz、cazladbya、makvengj、goragndip gak 10 gwz, ngveihmakdauz、vuengzlienz gak 5 gwz.

Gya gemj: Danghnaeuz simnyap lai, cawz aeu simleix dazyinx le, ndaej gya gij yw、gobwzsoz、hinghenj、gaeucuenqiq、maenzgya daengj daeuj soeng daep dingh saenz caizhuz; danghnaeuz miz gij binghyiengh mamx haw cumx lai, aeu dawz goragndip, sihyangzcaem deuz gaij yungh dangjcaem, gya cangsaed、haexnonsei、golailoj、dougouhau daengj; boux giem ndaw daep yiengzheiq haenq lai, ndaej yawj hezyaz de, genj gya gyapbangx bauyiz、maenzgya、nyayazgyae、ceh go'mbejndip、gogat, lij gya gwn lingzyangzgoz gyauhnangz; boux ndangbiz myaiz lai, ndaej yawj gij hezcij suijbingz de, dawz goragndip, sihyangzcaem deuz gaij yungh godangjcaem, genj gya maksanhcah、sawzbuenqyaq、fuzlingz、naengmakgam、mba rag gvefangz、cehngaihmwnj、maenzgya; linx hoengzndaem roxnaeuz boux cwklwed cingcuj giem raen diemjcwk、ailinx noix roxnaeuz mboujmiz ailinx daengj, gya lai dancaem、ngveihmakdauz yunghliengh; bouxbingh mehmbwk ndang byom、nienzlaux, boux miz gij bingh heiq lwed mbouj gaeuq, ndaej gya godanghgveih, gobwzsoz, maenzgya; danghnaeuz geizcaeux dan raen sailwed saeq miz baez aeu genhciz yungh dancaem, ngveihmakdauz ndaw dan; boux myaizgwd nyamx ok lai, ndaej gya gwn mbacaw, moix ngoenz 3 baez, moix baez ci ndeu, yawj cingzgvang gya gobeimuj Cezgyangh, caemhmbaemx.

Yunghfap: Moix ngoenz fuk ndeu, aeu raemx cienq, faen 3 baez gwn.

【Roxnyinh】

Aen dan neix aeu bouj heiq ciengx yaem maenh goek guhcawj, aeu siu huj siu cwk siu foeg daeuj bangbouj. Lizlauj daegbied haengj yungh ndokmaegyiz caeuq vuengzlienz, nyinhnaeuz ndokmaegyiz dwg gij yw cujyau gohlwgda siu foeg doiq mueg, gij feih de hamz saep, loq raeuj, haeuj daep, mak, hab yungh daeuj yw laeng cehda iemq ok, yienznaeuz loq miz di sieng daengz yaem yinxhwnj fat huj, hoeng aeu vuengzlienz haemz liengz daeuj cung de couh mbouj ngaih lo, mboujgvaq vuengzlienz dan dwg yw bang, mbouj hab yungh guh yw cujyau. Dang hezdangz ciengzgeiz sang mbouj roengz daemq, roxnaeuz gyoeb baenz hezyazsang caeuq gunghnwngz mak sonjhaih, laeng cehda aiq sawqmwh ok lwed mbouj dingz, wnggai yungh ywdoj caeuq sihyih giethab daeuj ganjvaiq dingz lwed. Hoeng youq mwh yw bingh, wnggai siujsim yungh doenghgij yw siu cwk, lumj duzbing, nengznyaenvaiz, ndwen, caeglamz, ragsamlimq, ginghgunh, ciengoeng, duzlinh, cingjfouxnaemq, godiengangh, caekdinbit, baihdoh Swconh neix, danghnaeuz yungh mbouj ngamj, mboujdan hezgvanjliuz caeuq huq iemq mbouj ndaej cawz, dauqfanj aiq sawj diuz sailwed ngamq seng de boedleg, cauhbaenz gij huxhaih engq hung ok lwed engq lai, aeu haeujsim.

八、口腔科
Bet、Gohconghbak

全国名老中医戴裕光治复发性口疮有哪些经验？

Daengxguek boux ywdoj geq Dai Yi'gvangh yw fan baknengz miz gij gingniemh lawz?

戴裕光，第三军医大学第一附属医院中医科主任医师，教授、博士生导师，第二批、第三批全国老中医药专家学术经验继承工作指导老师，重庆市名中医。现将戴老治复发性口疮的经验介绍如下。

复发性口疮，又称复发性口腔溃疡，中医通常以口疮、舌疮和口疳称之，是口腔黏膜溃疡性疾病中最常见又难以根治的一种疾病。

【临床表现】

（1）溃疡反复发作，病程从数月到数十年不等。

（2）溃疡多为孤立的圆形或椭圆形损害，溃疡大小深浅不等，单发或多发，边缘红晕，表面有伪膜，烧灼样疼痛。

（3）溃疡一般轻型在7～10日愈合，重型数月愈合。

（4）伴随症状有头昏、口干、口臭、心烦、胸闷、大便不畅、尿黄、神倦或烦躁等，症状缺乏统一性，同一个人发病前后自觉症状也不相同。

（5）舌质红，舌体多胖有齿痕，苔腻或润或微黄，脉以沉细、弦数为多见。

（6）单纯清热泻火或滋阴降火治疗不能完全阻断其复发。

【治疗方法】

戴老认为，此病在病机上应从郁火立论，治疗上宜分期施治；配合局部外敷和饮食调养，可以有助于阻断复发。

（1）发作时以宣散郁热、解毒疗疮为法，方用银翘散加减。

处方：金银花15克，连翘、天花粉、石斛各12克，竹叶、甘草、栀子各10克，荆芥、薄荷、淡豆豉、桔梗、藿香各6克。

加减：疮面初发、红赤灼痛者，加黄芩、大青叶各6克；渗血者，加玄参、生地各6克；肝火较甚者，加青黛10克；口臭、苔厚者，加山楂、炒谷芽、炒麦芽各10克。

用法：每日1剂，水煎，分3次服用。另取露蜂房25克，煎水500毫升，频频漱口以解毒消肿，洗疮杀虫。

（2）溃疡逐渐愈合时以辛开苦降、解郁开结为法，方用泻心汤加减。

处方：天花粉15克，法半夏、太子参、麦门冬、石斛、枇杷叶各12克，黄连、黄芩、甘草各6克，干姜3克。

加减：疮面愈合较慢者，加黄芪、山药各15克，或加肉桂2克；胸闷、腹胀者，加蒲公英 10 克，原蚕沙 2 克；便秘、口干者，加大黄炭 5 克。

用法：每日 1 剂，水煎，分 3 次服用。

（3）间歇时以滋养五脏、平衡阴阳为法，方用三才汤加味。

处方：沙参（或太子参）、生牡蛎各 15 克，天门冬、生地（或熟地，或阿胶）各 12 克，黄柏、枇杷叶各 10 克，炙甘草 6 克，砂仁（或羌活）3 克。

加减：健脾，用山药、芡实、莲子；润肺，用杏仁、浙贝母、知母；养心，用麦门冬、五味子；滋肾，用制何首乌；柔肝，用桑椹、女贞子；温阳，用淫羊藿、仙茅，等等。

用法：每日 1 剂，水煎，分 3 次服用。

【体会】

将上述方法用于临床，很多时候确实可以减少复发。这一过程中还要有患者的配合，饮食上应该减少辛辣食物的摄入，情绪上尽量避免过于紧张，以减少能够引动内火的各种内外环境因素，这对减少复发也是很重要的。

Dai Yi'gvangh, Daihsam Ginhyih Dayoz Daih'it Fusuz Yihyen Cunghyihgoh cujyin yihswh, gyausou、bozswswngh daujswh, Buek daihngeih, Buek Daihsam Daengxguek Gij Hong Ciepswnj Yozsuz Gingniemh Boux Lauxconhgyah Ywjdoj cijdauj lauxsae, Cungzging Si boux ywjdoj mizmingz. Seizneix dawz gij gingniemh Dailaux yw ciengzgeiz baknengz gaisau youq lajneix.

Ciengzgeiz baknengz, youh heuh fukfatsingq baknengz, ywdoj ciengzseiz heuh de guh bak baenz baez、linx baenz baez caeuq ndaw bak naeuh, dwg cungj bingh conghbak i naeuh ceiq ciengz raen youh nanz yw ndeu.

【Ywbingh raen daengz】

（1）Gij naeuhnwd fanjfuk fat bingh, binghcingz daj geij ndwen daengz geij cib bi mbouj doengz.

（2）Gij naeuhnwd dingzlai dwg baenz aen dog yienghluenz roxnaeuz yienghbomj, naeuhnwd hung iq laeg feuh mbouj doxdoengz, fat aen ndeu roxnaeuz fat geij aen, henzbien hoengz baenz gien, baihgwnz miz i gyaj, in lumj deng feiz coemh nei.

（3）Mbouj naeuh geijlai itbuen 7～10 ngoenz hab ndei, naeuh lai aeu geij ndwen cij ndaej hab ndei.

（4）Gaenriengz miz gyaeujngunh, hozhawq, conghbak haeu, simfanz, aekcaet, haex mbouj doeng、nyouh henj, naiqnuek roxnaeuz simnyap daengj binghyiengh, gak boux mbouj doxdoengz, doengz boux vunz ndeu fat bingh gonqlaeng gag roxnyinh binghyiengh hix mbouj doxdoengz.

（5）Linx hoengz, diuz linx dingzlai raen biz, miz rizheuj, ailinx nwk roxnaeuz nyinh roxnaeuz loq henj, ciengz raen meg caem youh saeq, meg ndongjsoh youh raez, byaij ndaej youh vaiq.

（6）Dan siu huj baiz huj roxnaeuz ciengx yaem roengz huj yw caengz dingj ndaej mbouj hawj bingh dauqfat.

【Ywbingh fuengfap】

Dailauj nyinhnaeuz, cungj bingh neix yawj baenzbingh yienzaen daeuj yawj wnggai dwg cwk huj baenz bingh, ywbingh hab faen geiz daeuj yw; caiq boiqhab aeu yw oep mbangj giz caeuq gwnndoet daeuj ciengx ndang, ndaej hawj bingh mbouj dauqfat.

(1) Bingh dauqfat seiz aeu sanq huj, gaij doeg daeuj yw baez, genj aeu aen dan mbaye yinzgyauzsanj gyagemj.

Danyw: Vagimngaenz 15 gwz, golenzgyauz, mba rag gvefangz, davangzcauj gak 12 gwz, mbawndoek, gamcauj, vuengzgae gak 10 gwz, goheiqvaiz, gobozhoz, daeuhseih cit, gizgwnj, golailoj gak 6 gwz.

Gya gemj: Boux najbaez ngamq ok, youh hoengz youh in, gya govangzginz, godaihcing gak 6 gwz; boux nyamq lwed, gya caemhmbaemx, goragndip gak 6 gwz; boux daep huj haenq, gya romj 10 gwz; boux conghbak haeu, ailinx na, gya maksanhcah, ngazhaeux cauj gvaq, ngazmeg cauj gvaq gak 10 gwz.

Yunghfap: Moix ngoenz fuk ndeu, aeu raemx cienq, faen 3 baez gwn. Lingh aeu rongzdinz 25 gwz, cienq raemx 500 hauzswngh, deihdeih bae riengx bak gaij doeg siu foeg, swiq baez gaj non.

(2) Giz siengnaeuh menhmenh hob seiz caiq aeu ywmanh daeuj sanq cwk, aeu ywhaemz daeuj baiz doeg, aeu aen dan raemxyw sesinhdangh gyagemj.

Danyw: Mba rag gvefangz 15 gwz, sawzbuenqyaq, caemdaiswjswnh, megdoeng, davangzcauj, mbawbizbaz gak 12 gwz, vuengzlienz, govangzginz, gamcauj gak 6 gwz, hinggep hawq 3 gwz.

Gya gemj: Boux mienhbaez hob ndaej menh, gya vangzgiz, maenzbya gak 15 gwz, roxnaeuz gya gogviq 2 gwz; aekcaet, bouxdungxraeng, gya golinxgaeq 10 gwz, haexnonsei 2 gwz; boux haexgaz, hozhawq, gya godavangz cauj remj 5 gwz.

Yunghfap: Moix ngoenz fuk ndeu, aeu raemx cienq, faen 3 baez gwn.

(3) Seiz mbouj seiz baenz baknengz couh aeu ciengx dungxsaej, hawj yaem yiengz doxdaengh, aeu aendan raemxyw sanhcaizdangh gya feih.

Danyw: Sacaem (roxnaeuz caemdaiswjswnh), gyaepsae ndip gak 15 gwz, denhdungh, goragndip (roxnaeuz caemcij cug, roxnaeuz ohgyauh) gak 12 gwz, faexvuengzlienz, mbawbizbaz gak 10 gwz, gamcauj cauj 6 gwz, gosahyinz (roxnaeuz go'gyanghhoz) 3 gwz.

Gya gemj: Cangq mamx, aeu maenzbya, cehmbu gyaeujgaeq, cehmbu; yinh bwt, aeu ngveihmakgingq, gobeimuj Cezgyangh, gocihmuj; ciengx sim, aeu megdoeng, gaeucuenqiq; bouj mak, aeu maenzgya cauj gvaq; hawj daep swnh, aeu maknengznuengx, gonijcinh; raeuj yiengz, aeu goyinzyangzhoz, hazsien, daengj daengj.

Yunghfap: Moix ngoenz fuk ndeu, aeu raemx cienq, faen 3 baez gwn.

【Roxnyinh】

Dawz gij fuengfap gwnz neix yungh youq seiz ywbingh，haemqlai cungj ndaej gemjnoix dauq bingh. Aen gocingz neix lij aeu bouxbingh boiqhab，seiz gwnndoet noix gwn gij manh，gaej gaenjcieng lai，gemjnoix gij yinhsu ndaw rog baenz huj，neix doiq gemjnoix dauq bingh hix haemq youqgaenj.

各地名医名方集锦
Gyonjcomz Danyw Ndei Gak Dieg Boux Canghyw Mizmingz

一、内科
It、Gohndawndang

重庆名医罗玲怎样治肺气肿?
Cungzging boux canghyw mizmingz Loz Lingz baenzlawz yw bwtfoegbongz?

【脾肺气虚型】

处方：太子参、黄芪各 20 克，熟地 15 克，白术、白芍、枳壳各 12 克，陈皮、五味子、桔梗各 9 克，甘草 5 克。

用法：水煎，分 3 次服用，每日 1 剂。

功效主治：健脾益气平喘。用于治疗肺气肿，中医辨证属脾肺气虚型。症见喘促气紧，动则尤甚，周身乏力，饮食无味，大便稀烂，舌淡苔白，脉弱无力。

【肺肾两虚型】

处方：太子参、补骨脂、胡桃仁、茯苓各 15 克，紫苏子、当归、桑白皮各 12 克，肉桂 5 克，杏仁、炙甘草各 9 克。

用法：水煎，分 3 次服用，每日 1 剂。

功效主治：补肾益气。用于治疗肺气肿，中医辨证属肺肾两虚型。症见气短，动则喘促更甚，胸满咳嗽，语声低微，腰膝酸软，食少乏力，面目水肿，畏寒肢冷，舌淡苔白或舌边有齿痕，脉沉细。

【Yiengh mamx bwt heiq noix】

Danyw：Caemdaiswjswnh、vangzgiz gak 20 gwz，caemcij cug 15 gwz，gobegsaed、gobwzsoz、makdoengjhaemz gak 12 gwz，naengmakgam、gaeucuenqiq、gizgwnj gak 9 gwz，gamcauj 5 gwz.

Yunghfap：Aeu raemx cienq，faen 3 baez gwn，moix ngoenz fuk ndeu.

Goengyauq caeuq cujyau yw：Cangq mamx bouj heiq dingz ae，aeu daeuj yw bwtfoeg，ywdoj duenq gij bingh dwg yiengh mamx bwt heiq noix. Gij bingh raen ae'ngab gaenj heiq gaenj，doengh couh engq haenq，daengxndang mbouj miz rengz gwn mbouj feih，haex yungz，linx mong ailinx hau，meg unq mbouj miz rengz.

【yiengh bwt mak cungj haw】

Danyw：Caemdaiswjswnh、faenzcepraemx、ngveihhaekdouz、fuzlingz gak 15 gwz，cehsijsu、godanghgveih、gonengznuengx gak 12 gwz，gogviq 5 gwz，ngveihmakgingq、gamcauj cauj gak 9 gwz.

Yunghfap：Aeu raemx cienq，faen 3 baez gwn，moix ngoenz fuk ndeu.

Goengyauq caeuq cujyau yw：Bouj mak bouj heiq，aeu daeuj yw bwtfoeg，ywdoj duenq gij bingh dwg yiengh bwt mak cungj haw. Binghyiengh dwg heiqdinj, baez doengh couh ae'ngab engq youqgaenj, aekcaet baenzae, gangj vah mbouj miz rengz, hwet ga naet, gwn ndaej noix mbouj miz rengz naj foegfouz, lau nit ga caep, linx mong ailinx hau roxnaeuz henzlinx miz rizheuj, meg caem youh saeq.

广东名医刘石坚怎样治老年喘证?

Guengjdoeng boux canghyw mizmingz Liuz Sizgenh baenzlawz yw doengh cungj bingh bouxlaux ajngaeb?

【风寒袭肺型】

处方: 苦杏仁12克, 紫苏叶、荆芥、桔梗、枳壳、白前各10克, 橘红（后下）、甘草各5克, 麻黄3克。

用法: 水煎, 分3次服用, 每日1剂。

功效主治: 疏散风寒, 宣通肺气。用于治疗老年喘证, 中医辨证属风寒袭肺型。症见咳嗽, 痰稀或白, 或恶寒, 舌淡, 苔白, 脉浮紧。

【邪热壅肺型】

处方: 麻黄、甘草各5克, 生石膏25克, 天竺黄、苦杏仁各8克, 黄芩、鱼腥草、瓜蒌、连翘、葶苈子、莱菔子各12克, 浙贝母10克。

用法: 水煎, 分3次服用, 每日1剂。

功效主治: 清热泻肺, 平喘止咳。用于治疗老年喘证, 中医辨证属邪热壅肺型。症见喘咳, 胸闷, 痰多而黄, 发热, 口渴食少, 心烦不寐, 舌苔黄厚, 脉浮数有力。

【肾不纳气型】

处方: 天门冬、白果、款冬花、百部各10克, 橘红（后下）、五味子各5克, 蛤蚧50克, 磁石20克, 胡桃仁15克。

用法: 水煎, 分3次服用, 每日1剂。

功效主治: 益肾纳气, 补肺定喘。用于治疗老年喘证, 中医辨证属肾不纳气型。症见咳嗽气促, 痰多, 动则更甚, 精神不振, 夜卧不宁, 面色无华, 舌干瘦, 舌淡红或绛, 脉细数或虚大而涩。

【肺阴不足型】

处方: 橘红（后下）、五味子各5克, 川贝母、百合、鱼腥草、麦门冬、丹参、苦杏仁各12克, 海蛤壳20克, 北沙参、桑白皮各15克, 石菖蒲10克。

用法: 水煎, 分3次服用, 每日1剂。

功效主治: 敛肺宁心, 养阴止咳。用于治疗老年喘证, 中医辨证属肺阴不足型。症见喘促气短, 心悸, 口干痰稀, 夜不能寐, 舌红无苔或苔黄, 脉细数。

【脾虚生痰型】

处方: 太子参、白术、苦杏仁、莱菔子、百部、紫菀、茯苓各12克, 甘草5克, 陈皮3克, 泽泻、法半夏、石菖蒲各10克, 厚朴（后下）8克。

用法: 水煎, 分3次服用, 每日1剂。

功效主治：健运脾胃，化痰止咳。用于治疗老年喘证，中医辨证属脾虚生痰型。症见喘促，气短胸闷，痰白而稠，胃纳差，易汗出，大便溏，舌淡，苔白腻，脉滑或缓而无力者。

【Yiengh funghanz sieng bwt】

Danyw：Ngveihmakgingq haemz 12 gwz, mbasijsu、goheiqvaiz、gizgwnj、makdoengjhaemz、gaeubagrag gak 10 gwz, bugnaengbwn（dwk doeklaeng）、gamcauj gak 5 gwz, gomazvangz 3 gwz.

Yunghfap：Aeu raemx cienq, faen 3 baez gwn, moix ngoenz fuk ndeu.

Goengyauq caeuq cujyau yw：Doeng fung sanq hanz, doeng heiqbwt, aeu daeuj yw bouxlaux ajngaeb, ywdoj duenq gij bingh dwg yiengh funghanz sieng bwt. Gij bingh raen baenzae, myaiz saw roxnaeuz hau, roxnaeuz lau nit, linx mong, ailinx hau, meg fouz youh gaenj.

【Yiengh doeghuj saek bwt】

Danyw：Gomazvangz、gamcauj gak 5 gwz, siggau ndip 25 gwz, iengfaexcuk、ngveihmakgingq haemz gak 8 gwz, govangzginz、caekvaeh、gvefangz、golenzgyauz、cehdingzliz、cehlauxbaeg gak 12 gwz, gobeimuj Cezgyangh 10 gwz.

Yunghfap：Aeu raemx cienq, faen 3 baez gwn, moix ngoenz fuk ndeu.

Goengyauq caeuq cujyau yw：Siu bwt huj, dingz ae, aeu daeuj yw bouxlaux ajngaeb, Ywdoj duenq gij bingh dwg Yiengh doeghuj saek bwt. Binghyiengh dwg ae'ngab, aekcaet, myaiz lai youh henj, fatndat, hozhawq gwn ndaej noix, simfanz ninz mbouj ndaek, ailinx henjna, meg fouz byaij ndaej youh vaiq youh miz rengz.

【Yiengh mak mbouj sou heiq】

Danyw：Denhdungh、yinzhing、va'gvanjdungh、maenzraeulaux gak 10 gwz, bugnaengbwn（dwk doeklaeng）、gaeucuenqiq gak 5 gwz, aekex 50 gwz, swzdiet 20 gwz, ngveihhaekdouz 15 gwz.

Yunghfap：Aeu raemx cienq, faen 3 baez gwn, moix ngoenz fuk ndeu.

Goengyauq caeuq cujyau yw：Bouj mak sou heiq, bouj bwt dingz ae, aeu daeuj yw bouxlaux ajngaeb, ywdoj duenq gij bingh dwg yiengh mak mbouj sou heiq. Gij bingh raen baenzae heiq dinj, myaiz lai, doengh engq youqgaenj, cingsaenz mbouj ndei, haemh ninz mbouj onj, saeknaj mbouj rongh, linx hawq byom, diuzlinx hoengzoiq roxnaeuz hoengzgeq, diuzmeg youh gaeb byaij ndaej youh vaiq youh mbouj miz rengz roxnaeuz haw hung byaij ndaej mbouj swnh.

【Yiengh bwt yaem mbouj gaeuq】

Danyw：Bugnaengbwn（dwk doeklaeng）、gaeucuenqiq gak 5 gwz, goconhbeimuj、beghab、caekvaeh、megdoeng、dancaem、ngveihmakgingq haemz gak 12 gwz, byukgyapbangx 20 gwz, sacaem baihbaek、gonengznuengx gak 15 gwz, goyiengzfuz 10 gwz.

Yunghfap：Aeu raemx cienq，faen 3 baez gwn，moix ngoenz fuk ndeu.

Goengyauq caeuq cujyau yw：Sou heiqbwt dingh simsaenz，ciengx yaem dingz ae，aeu daeuj yw bouxlaux ajngaeb，ywdoj duenqbingh dwg yiengh bwt yaem mbouj gaeuq. Gij bingh raen ae'ngab heiqdinj，simvueng，hozhawq myaiz saw，haemh ninz mbouj ndaek，linx hoengz mbouj miz ailinx roxnaeuz ailinx henj，diuzmeg youh gaeb byaij ndaej youh vaiq youh mbouj miz rengz.

【Yiengh mamx haw hwnj myaiz】

Danyw：Caemdaiswjswnh，gobegsaed，ngveihmakgingq haemz，cehlauxbaeg，maenzraeulaux，govagut vaaeuj，fuzlingz gak 12 gwz，gamcauj 5 gwz，naengmakgam 3 gwz，gocagseq，sawzbuenqyaq，goyiengzfuz gak 10 gwz，gohoubuj (dwk doeklaeng) 8 gwz.

Yunghfap：Aeu raemx cienq，faen 3 baez gwn，moix ngoenz fuk ndeu.

Goengyauq caeuq cujyau yw：Hawj mamx dungx cangqcwt，siu myaiz dingz ae，aeu daeuj yw bouxlaux ajngaeb，ywdoj duenq gij bingh dwg mamx haw hwnj myaiz. Gij bingh raen ae'ngab gaenj，heiq dinj aekcaet，myaiz hau youh niu，aendungx mbouj ndei，heih ok hanh，okhaex yungz，linx mong，ailinx hauniu，meg raeuz roxnaeuz menh mbouj miz rengz.

江苏名医谢兆丰怎样治老年慢性支气管肺气肿？
Gyanghsuh boux canghyw mizmingz Se Caufungh baenzlawz yw vunzlaux cihgi'gvanj menhnumq baenz bwtfoegbongz?

【风寒袭肺型】

处方：炙麻黄 6 克，杏仁、紫苏子、法半夏、前胡、牛蒡子各 10 克，炙甘草 5 克。

加减：若出现黄痰，加瓜蒌皮、浙贝母、黄芩各 10 克，以清化痰热。

用法：水煎，分 3 次服用，每日 1 剂。

功效主治：发散风寒，宣通肺气，除痰定喘。用于治疗老年慢性支气管肺气肿，中医辨证属风寒袭肺型。症见咳嗽气喘，咯吐白痰，遇寒则喘促加重，伴恶寒发热，舌苔白腻，脉浮滑。

【肾虚不固型】

处方：肉桂、五味子各 5 克，制附片（先煎）、熟地、山萸肉、茯苓、补骨脂各 10 克，沉香 2 克。

加减：心悸、汗出者，加龙骨 30 克（先煎）、远志 10 克；喘息气短重者，可加服参蛤散（党参、蛤蚧各 30 克共研成粉），每次服 3 克，日服 3 次，以纳气归肾；若出现口唇紫绀，加当归、丹参、红花各 10 克，以活血散瘀。

用法：水煎，分 3 次服用，每日 1 剂。

功效主治：固肾纳气。用于治疗老年慢性支气管肺气肿，中医辨证属肾虚不固型。症见咳喘气短，动则更甚，形寒怕冷，手足欠温，腰膝酸软，舌淡苔白，脉沉细。

【脾虚湿痰型】

处方：党参、苍术、白术、茯苓、陈皮、法半夏、百部、杏仁、款冬花各 10 克，炙甘草 6 克，生姜 3 片。

加减：痰多气急者，加紫苏子 10 克，以降气化痰；胸闷腹胀、食少者，加莱菔子、厚朴各 10 克，以行气消胀。

用法：水煎，分 3 次服用，每日 1 剂。

功效主治：健脾燥湿化痰。用于治疗老年慢性支气管肺气肿，中医辨证属脾虚湿痰型。症见咳嗽，痰多稀白，短气痞满，或呕恶食少，肢体倦怠，舌苔白腻，脉濡滑。

【Yiengh funghanz sieng bwt】

Danyw：Mazvangz cauj 6 gwz, ngveihmakgingq, cehsijsu, sawzbuenqyaq, cienhhu'o, faet gak 10 gwz, gamcauj cauj 5 gwz.

Gya gemj：Danghnaeuz miz myaizhenj, gya naenggvefangz, gobeimuj Cezgyangh, govangzginz gak 10 gwz, daeuj siu myaiz huj.

Yunghfap：Aeu raemx cienq, faen 3 baez gwn, moix ngoenz fuk ndeu.

Goengyauq caeuq cujyau yw：Sanq funghanz, doeng heiqbwt, cawz myaiz dingz ngaeb, aeu daeuj yw bouxlaux cihgigvanj baenz bwtheiqfoeg menhnumq, ywdoj duenq gij bingh dwg yiengh funghanz sieng bwt. Gij bingh raen baenzae ajngaeb, gyak myaizhau, bungz nit couh ajngaeb haenq caiq naek, lij lau nit fatndat, ailinx hauniu, meg fouz youh raeuz.

【yiengh makhawq mbouj maenh】

Danyw：Gogviq, gaeucuenqiq gak 5 gwz, ragvuhdouz cauj gvaq (sien cienq)、caemcij cug, cazladbya, fuzlingz, faenzcepraemx gak 10 gwz, cinzyangh 2 gwz.

Gya gemj：Boux simvueng, ok hanh, gya vaqsig 30 gwz (sien cienq)、golaeng'aeuj 10 gwz; boux ajngab heiqdinj youqgaenj, ndaej gya mbayw swnhgozsanj (godangjcaem, aekex gak 30 gwz caez nienj baenz mba), moix baez gwn 3 gwz, ngoenz gwn 3 baez, daeuj sou heiq haeuj mak; danghnaeuz raen naengbak aeujhoengz, gya godanghgveih, dancaem, gosiengz gak 10 gwz, hawj lwed byaij sanq cwk.

Yunghfap：Aeu raemx cienq, faen 3 baez gwn, moix ngoenz fuk ndeu.

Goengyauq caeuq cujyau yw：Sou heiq hawj mak maenh, aeu daeuj yw bouxlaux cihgigvanj baenz bwtheiqfoeg menhnumq, ywdoj duenq gij bingh dwg yiengh makhawq mbouj maenh. Gij bingh raen ae'ngab heiqdinj, doengh engq youqgaenj, ndang caep lau nit, dinfwngz mbouj raeuj, hwet ga naet, linx mong ailinx hau, meg caem youh saeq.

【Yiengh mamx haw cumx baenz myaiz】

Danyw：Godangjcaem, gocangsaed, gobegsaed, fuzlingz, naengmakgam, sawzbuenqyaq, maenzraeulaux, ngveihmakgingq, va'gvanjdungh gak 10 gwz, gamcauj cauj 6 gwz, hingndip 3 gep.

Gya gemj：Myaiz lai heiq gaenj, gya cehsijsu 10 gwz, gyangq heiq siu myaiz; boux aekcaet dungxraeng、gwn ndaej noix、gya cehlauxbaeg、gohoubuj gak 10 gwz、siu raeng hawj heiq byaij.

　　Yunghfap: Aeu raemx cienq, faen 3 baez gwn, moix ngoenz fuk ndeu.

　　Goengyauq caeuq cujyau yw: Cangq mamx hawj cumx sauj siu myaiz, aeu daeuj yw bouxlaux cihgi'gvanj baenz bwtheiqfoeg menhnumq, ywdoj duenq gij bingh dwg yiengh mamx haw cumx baenz myaiz. Gij bingh raen baenzae, myaiz lai saw youh hau, heiqdinj dungxraeng, roxnaeuz rueg gwn ndaej noix, ndang naiq, ailinx hauniu, meg raeuz.

广东名医刘国新怎样治心脏神经官能症？

Guengjdoeng boux canghyw mizmingz Liuz Gozsinh baenzlawz yw gij bingh sailwed simdaeuq saetciengz?

【心胆气虚型】

　　处方：酸枣仁、茯神、夜交藤、生地、熟地、丹参各 12 克，生龙骨（先煎）30 克，党参、远志、麦门冬各 10 克，五味子 6 克。

　　用法：水煎，分 3 次服用，每日 1 剂。

　　功效主治：益气养心，镇惊安神。用于治疗心脏神经官能症，中医辨证属心胆气虚型。症见心悸气短，胆怯恐惧，处事多虑，虚烦不眠，舌淡或正常，脉弦细或略数。

【肝郁气滞型】

　　处方：柴胡、白芍、茯苓各 12 克，珍珠母（先煎）30 克，白术、延胡索、丹皮、栀子、香附各 10 克，酸枣仁 15 克。

　　用法：水煎，分 3 次服用，每日 1 剂。

　　功效主治：宁心安神，疏肝解郁。用于治疗心脏神经官能症，中医辨证属肝郁气滞型。症见心悸，胸胁痛时作，痛无定处，嗳气太息，焦虑不安，不思饮食，女性患者可伴乳房胀痛，痛经，舌边尖略红，苔薄腻，脉弦略数。

【心脾两虚型】

　　处方：党参、黄芪、茯神、酸枣仁各 15 克，当归、木香、白术各 10 克，大枣 5 枚，生姜 6 克，远志、龙眼肉各 12 克。

　　用法：水煎，分 3 次服用，每日 1 剂。

　　功效主治：健脾养心，益气补血。用于治疗心脏神经官能症，中医辨证属心脾两虚型。症见心悸乏力，眠少健忘，口淡无味，面色萎黄，舌淡苔薄白，脉细弱。

【血脉瘀阻型】

　　处方：酸枣仁、生地各 15 克，川芎 6 克，桃仁、红花、赤芍、柴胡、川牛膝、枳实、桔梗各 10 克，当归 12 克。

　　用法：水煎，分 3 次服用，每日 1 剂。

　　功效主治：活血化瘀，宁心安神。用于治疗心脏神经官能症，中医辨证属血脉瘀阻型。症见胸闷气短，心悸急躁，头痛失眠，胸胁疼痛时作，舌紫暗或有瘀斑、瘀点，脉弦或涩。

【痰热内扰型】

处方：法半夏、胆南星、陈皮、黄连、竹茹、枳实各 10 克，珍珠母（先煎）30 克，茯苓、石菖蒲各 15 克。

用法：水煎，分 3 次服用，每日 1 剂。

功效主治：清化痰热，养心定志。用于治疗心脏神经官能症，中医辨证属痰热内扰型。症见惊悸不宁，胸满胁痛，恶心痰多，口苦眩晕，失眠心烦，舌红苔黄腻，脉弦滑。

【专家点评】

心脏神经官能症，是以心血管疾病的有关症状为主要表现的临床综合征，属于功能性神经症的一种类型。大多发生在中、青年，以 20～50 岁较多见；女性多于男性，尤多见于更年期妇女。临床上无器质性心脏病的证据，预后良好，但长期症状严重的患者可明显影响正常生活和工作。

【Yiengh sim mbei heiq noix】

Danyw：Ngveih caujcwx、raetcoengz maenzgex、maenzgya、goragndip、caemcij cug、dancaem gak 12 gwz, goetlungz ndip（sien cienq）30 gwz, godangjcaem、golaeng'aeuj、megdoeng gak 10 gwz, gaeucuenqiq 6 gwz.

Yunghfap：Aeu raemx cienq, faen 3 baez gwn, moix ngoenz fuk ndeu.

Goengyauq caeuq cujyau yw：Bouj heiq ciengx sim, dingz linj dingh saenz, aeu daeuj yw cungj bingh simdaeuz sinzgingh goengnaengz gazngaih, ywdoj duenqbingh dwg yiengh sim mbei heiq noix. Cungj bingh neix raen simvueng heiqgaenj, mbeisiuj youh lau, guh saeh siengj lai, sim nyap ninz mbouj ndaek, linx mong roxnaeuz cingqciengz, meg ndongjsoh youh saeq raez roxnaeuz youh raez byaij loq vaiq.

【Yiengh heiqdaep cwkgiet】

Danyw：Caizhuz、gobwzsoz、fuzlingz gak 12 gwz, gyapbangx caw（sien cienq）30 gwz, gobegsaed、goyenzhuzsoz、naengmauxdan、vuengzgae、rumcid gak 10 gwz, ngveih caujcwx 15 gwz.

Yunghfap：Aeu raemx cienq, faen 3 baez gwn, moix ngoenz fuk ndeu.

Goengyauq caeuq cujyau yw：Hawj simsaenz andingh, soeng daep gaij simnyap, aeu daeuj yw cungj bingh simdaeuz sinzgingh goengnaengz gazngaih, ywdoj duenqbingh dwg yiengh heiqdaep cwkgiet. Binghyiengh dwg seiz mbouj seiz simvueng, aek caeuq ndoksej in, giz in mbouj dingh, dwnx heiq danq heiq, simgip youheiq, mbouj siengj gwn doxgaiq, bouxbingh mehmbwk lij miz rongzcij ciengq in, dawzsaeg in, byailinx loq hoengz, ailinx mbangniu, meg ndongjsoh youh raez byaij loq vaiq.

【Yiengh sim mamx cungj haw】

Danyw：Godangjcaem、vangzgiz、raetcoengz maenzgex、ngveih caujcwx gak 15 gwz, godanghgveih、gomuzyangh、gobegsaed gak 10 gwz, makcaujhung 5 aen, hing 6 gwz, golaeng'aeuj、nohmaknganx gak 12 gwz.

Yunghfap：Aeu raemx cienq, faen 3 baez gwn, moix ngoenz fuk ndeu.

Goengyauq caeuq cujyau yw：Cangq mamx ciengx sim, bouj heiq bouj lwed, aeu daeuj yw cungj bingh simdaeuz sinzgingh goengnaengz gazngaih, ywdoj duenqbingh dwg yiengh sim mamx cungj haw. Binghyiengh dwg simvueng mbouj miz rengz ninz ndaej noix lumzlangh, bakcit gwn mbouj van, saeknaj reuqhenj, linx mong ailinx haumbang, meg saeq nyieg.

【yiengh meg saekgaz】

Danyw：Ngveih caujcwx、goragndip gak 15 gwz, ciengoeng 6 gwz, ngveihmakdauz、gosiengz、gocizsoz、caizhuz、baihdoh Swconh、makdoengjsoemj、gizgwnj gak 10 gwz, godanghgveih 12 gwz.

Yunghfap：Aeu raemx cienq, faen 3 baez gwn, moix ngoenz fuk ndeu.

Goengyauq caeuq cujyau yw：Siu cwk hawj lwed byaij, hawj simsaenz andingh, aeu daeuj yw cungj bingh simdaeuz sinzgingh goengnaengz gazngaih, ywdoj duenq gij bingh dwg yiengh meg saekgaz. Binghyiengh dwg aekcaet heiq dinj, simvueng simgaenj, gyaeujin ninz mbouj ndaek, aek caeuq rikdungx seiz mbouj seiz in, linx aeujmong roxnaeuz miz banqaeuj、diemjcwk, meg ndongjsoh youh raez roxnaeuz byaij ndaej mbouj swnh.

【Yiengh myaiz huj luenh ndang】

Danyw：Sawzbuenqyaq、gonoegnueg aeu raemxmbei fat gvaq、naengmakgam、vuengzlienz、naengfaexcuk、makdoengjsoemj gak 10 gwz, gyapbangx caw (sien cienq) 30 gwz, fuzlingz、goyiengzfuz gak 15 gwz.

Yunghfap：Aeu raemx cienq, faen 3 baez gwn, moix ngoenz fuk ndeu.

Goengyauq caeuq cujyau yw：Siu hujmyaiz, ciengx sim dingh saenz, aeu daeuj yw cungj bingh simdaeuz sinzgingh goengnaengz gazngaih, ywdoj duenqbingh dwg yiengh myaiz huj luenh ndang. Binghyiengh dwg sim linj mbouj dingh, aekcaet rikdungx in, simnywnx myaiz lai, bakhaemz ranzbaenq, ninz mbouj ndaek simfanz, linx hoengz ailinx henjna, meg ndongjsoh youh raez youh raeuz.

【cien'gya diemj bingz】

Cungj bingh simdaeuz sinzgingh goengnaengz gazngaih, gij cujyau binghyiengh gyoebhab seiz ywbingh dwg caeuq gij binghyiengh sailwed simdaeuz mizgven, dwg cungj goengnaengz baenz binghsinzgingh. Dingzlai youq doengh boux cunghnienz、bouxcoz, 20~50 bi raen lai; mehmbwk lai gvaq bouxsai, daegbied dwg doengh boux mehmbwk seiz gwnghnienzgiz raen lai. Seiz ywbingh mbouj raen cungj binghsimdaeuz miz maz sieng, yw ndei le yaugoj ndei, hoeng bouxbingh ciengzgeiz bingh naek rox yingjyangj daengz ngoenznaengz swnghhoz caeuq guhhong.

上海名医王安敏怎样治早搏？

Sanghaij boux canghyw mizmingz Vangz Anhminj baenzlawz yw simdiuq saetciengz？

【津液亏虚型】

处方：忍冬藤、百合各 20 克，太子参、石斛、生地各 15 克，红花 5 克，白芍 12 克，茯苓、地骨皮、陈皮、桃仁各 10 克，甘草 6 克。

用法：水煎，分 3 次服用，每日 1 剂。

功效主治：养阴生津，化瘀宁心。用于治疗早搏（期前收缩），中医辨证属津液亏虚型。症见胸闷心悸，口唇干燥，面色偏红，夜寐多梦易醒，舌紫暗，无苔，少津液，脉弦细间歇。

【湿热凌心型】

处方：水牛角、生地、白鲜皮、泽兰叶各 12 克，火麻仁、冬瓜皮各 20 克，黄连 3 克，金银花 10 克，麦门冬、蝉蜕、远志、陈皮各 8 克，甘草 5 克。

用法：水煎，分 3 次服用，每日 1 剂。

功效主治：清热解毒，渗湿宁心。用于治疗早搏，中医辨证属湿热凌心型。症见胸闷心慌，口腔溃疡，口干，全身或局部皮肤瘙痒，有小红疹发出或连成大片，大便干燥，舌偏红苔厚腻或光苔，舌下脉络紫暗，脉弦数停顿。

【气血两虚型】

处方：党参、黄芪各 15 克，白术、当归、川芎、远志各 10 克，莲子肉、茯苓、玉竹各 12 克，桂枝 3 克，甘草 5 克。

用法：水煎，分 3 次服用，每日 1 剂。

功效主治：补益气血，养心安神。用于治疗早搏，中医辨证属气血两虚型。症见胸闷心慌，气短，头晕乏力，面色苍白，夜寐多梦易醒，舌红苔白，脉细数间歇。

【心虚胆怯型】

处方：生龙骨 30 克，大枣、黄芪、太子参各 15 克，枸杞子、茯苓各 12 克，淮小麦 20 克，香附、五味子、天麻、川芎、陈皮各 10 克，甘草 5 克。

用法：水煎，分 3 次服用，每日 1 剂。

功效主治：镇惊养心。用于治疗早搏，中医辨证属心虚胆怯型。症见心悸胸闷，头晕乏力，胆怯喜静，夜寐易惊醒，舌红苔白，脉沉细停顿。

【阴亏阳亢型】

处方：珍珠母、龙齿、茶树根各 20 克，菊花、知母、炒枳壳各 10 克，女贞子、决明子各 15 克，丹参、生地、石菖蒲各 12 克，甘草 6 克。

用法：水煎，分 3 次服用，每日 1 剂。

功效主治：平肝潜阳，滋肾水，养心血。用于治疗早搏，中医辨证属肝阳偏亢、肾阴亏虚型。症见胸闷心悸，头晕眼糊，耳鸣，口干，舌红光苔或黄腻，脉弦结。

【痰瘀阻络型】

处方：丹参、元参、柴胡、黄芩、浙贝母、杏仁、郁金、麦门冬、香橼皮、泽泻各10克，甘草6克，黄连3克。

用法：水煎，分3次服用，每日1剂。

功效主治：活血化痰，清热养心。用于治疗早搏，中医辨证属痰瘀阻络型。症见胸闷心慌，心前区痛，多痰，舌偏红或淡紫有瘀点或瘀斑，舌下脉络紫暗，舌苔腻，脉涩间歇。

【Yiengh raemxmyaiz haw sied】

Danyw：Gaeuvagimngaenz、beghab gak 20 gwz、caemdaiswjswnh、davangzcauj、goragndip gak 15 gwz、gosiengz 5 gwz、gobwzsoz 12 gwz、fuzlingz、naenggaeujgij、naengmakgam、ngveihmakdauz gak 10 gwz、gamcauj 6 gwz.

Yunghfap：Aeu raemx cienq，faen 3 baez gwn，moix ngoenz fuk ndeu.

Goengyauq caeuq cujyau yw：Ciengx yaem hwnj myaiz，siu cwk dingh sim，aeu daeuj yw simdiuq mbouj cingqciengz（geizgonq sousuk），ywdoj duenq gij bingh dwg yiengh raemxmyaiz haw sied. Binghyiengh dwg aekcaet simvueng，naengbak sauj，saeknaj hoengz，haemh ninz loq lai heih singj，linx aeujmong，mbouj miz ailinx，raemxmyaiz noix，meg ndongjsoh saeq raez byaij mbouj yinz.

【Yiengh cumx huj baenz sim in】

Danyw：Gaeuvaiz、goragndip、naengbwzsenh、mbaw caeglamzgak 12 gwz，lwgrazbag、naeng lwgfaeg gak 20 gwz、vuengzlienz 3 gwz、vagimngaenz 10 gwz，megdoeng、bokbid、golaeng'aeuj、naengmakgam gak 8 gwz、gamcauj 5 gwz.

Yunghfap：Aeu raemx cienq，faen 3 baez gwn，moix ngoenz fuk ndeu.

Goengyauq caeuq cujyau yw：Siu huj gaij doeg，iemq cumx dingh sim，aeu daeuj yw simdiuq mbouj cingqciengz，ywdoj duenq gij bingh dwg yiengh cumx huj baenz sim in. Binghyiengh dwg aekcaet vueng，baknengz，hozhawq，daengxndang roxnaeuz mbangj giz humz，ok cimjhoengz roxnaeuz lienz baenz benq，haexsauj haexgaz，linx loq hoengz ailinx na nwk roxnaeuz mbouj miz ailinx，meg laj linx aeujndaem，meg ndongjsoh youh raez，byaij youh vaiq youh mbouj yinz.

【Yiengh heiq lwed cungj nyieg】

Danyw：Godangjcaem、vangzgiz gak 15 gwz、gobegsaed、godanghgveih、ciengoeng、golaeng'aeuj gak 10 gwz、cehmbu、fuzlingz、yicuz gak 12 gwz、go'gviq 3 gwz、gamcauj 5 gwz.

Yunghfap：Aeu raemx cienq，faen 3 baez gwn，moix ngoenz fuk ndeu.

Goengyauq caeuq cujyau yw：Bouj heiq lwed，ciengx sim onj saenz，aeu daeuj yw simdiuq mbouj cingqciengz，ywdoj duenqbingh dwg yiengh heiq lwed cungj nyieg. Binghyiengh dwg aekcaet vueng，heiqdinj，gyaeujngunh mbouj miz rengz saeknaj hauseg，haemh ninz loq lai heih singj，linx hoengz ailinx hau，meg mbouj miz rengz， byaij vaiq youh mbouj yinz.

【Yiengh sim haw linj】

Danyw：Goetlungz ndip 30 gwz, makcauj、vangzgiz、caemdaiswjswnh gak 15 gwz, makgoujgij、fuzlingz gak 12 gwz, meg Gyanghvaiz 20 gwz, rumcid、gaeucuenqiq、denhmaz、ciengoeng、naengmakgam gak 10 gwz, gamcauj 5 gwz.

Yunghfap：Aeu raemx cienq, faen 3 baez gwn, moix ngoenz fuk ndeu.

Goengyauq caeuq cujyau yw：Dingh linj ciengx sim, aeu daeuj yw simdiuq mbouj cingqciengz, ywdoj duenq gij bingh dwg yiengh sim haw linj. Binghyiengh dwg simvueng aekcaet, gyaeujngunh mbouj miz rengz lau cix haengj dingh, haemh ninz heih deng linj singj, linx hoengz ailinx hau, meg caem youh saeq byaij youh mbouj yinz.

【Yiengh yaem sied yiengz haenq】

Danyw：Gyapbangx caw, vasiz heujlungz, ragfaexcaz gak 20 gwz, vagut, gocihmuj, makdoengjhaemz cauj gvaq gak 10 gwz, go'nijcinh, ceh gombejndip gak 15 gwz, dancaem, goragndip, goyiengzfuz gak 12 gwz, gamcauj 6 gwz.

Yunghfap：Aeu raemx cienq, faen 3 baez gwn, moix ngoenz fuk ndeu.

Goengyauq caeuq cujyau yw：Bingz daep yo yiengzheiq, bouj gij raemx aenmak, ciengx gij lwed ndaw sim, aeu daeuj yw simdiuq mbouj cingqciengz, ywdoj duenq gij bingh dwg gij yiengz aendaep haenq lai、yiengh mak yaem sied nyieg. Binghyiengh dwg aekcaet simvueng, gyaeujngunh da'myox, rwzokrumz, hozhawq, linx hoengz mbouj miz ailinx roxnaeuz henjnwk, meg ndongjsoh youh raez youh giet.

【Yiengh myaiz saekgaz meg】

Danyw：Dancaem、ragcaemhmbaemx、caizhuz、govangzginz、gobeimuj Cezgyangh、ngveihmakgingq、hinghenj、megdoeng、naeng makyanghyenz、gocagseq gak 10 gwz, gamcauj 6 gwz, vuengzlienz 3 gwz.

Yunghfap：Aeu raemx cienq, faen 3 baez gwn, moix ngoenz fuk ndeu.

Goengyauq caeuq cujyau yw：Hawj lwed byaij siu myaiz, siu huj ciengx sim, aeu daeuj yw simdiuq mbouj cingqciengz, ywdoj duenqbingh dwg yiengh myaiz saekgaz meg. Binghyiengh dwg aekcaet vueng, aen gih baihnaj simdaeuz in, myaiz lai, linx loq hoengz roxnaeuz aeujmong miz diemjcwk roxnaeuz banqaeuj, meg laj linx aeujndaem, ailinx nwk, meg byaij mbouj swnh.

上海名医顾仁樾怎样治高血压眩晕？

Sanghaij boux canghyw mizmingz Gu Yinzyez baenzlawz yw hezyazsang baenz daraiz?

【气机不调型】

处方：柴胡、法半夏各 8 克，沙参 15 克，黄芩 6 克，甘草 5 克，茯苓、车前子、泽泻、生姜、大枣各 10 克。

用法：水煎，分3次服用，每日1剂。

功效主治：和解少阳，化湿利水。用于治疗高血压眩晕，中医辨证属外感病邪、气机不调型。症见头晕目眩，动则加重，闭目稍减，恶心欲吐，口苦，口干，耳鸣，肢体沉重；或见时冷时热，胸闷不舒，胁胀痛，舌苔薄白或腻，脉弦。

【血瘀阻滞型】

处方：桃仁、当归、生地、川芎、白芍、桔梗、枳壳、丹参、石决明各10克，柴胡、红花、白芷、泽泻各8克，川牛膝、赤芍各15克，甘草5克。

用法：水煎，分3次服用，每日1剂。

功效主治：活血化瘀，平肝潜阳。用于治疗高血压眩晕，中医辨证属血瘀阻滞型。症见头痛经久不愈，痛处固定，唇暗或目暗，耳鸣，口苦，心悸不宁，失眠多梦，急躁易怒，或入暮潮热，舌质暗或有瘀斑，脉涩或弦紧。

【心脾两虚型】

处方：白术、白蔻仁、远志、天麻各10克，砂仁、木香各6克，茯神、黄芪、龙眼肉、党参、熟地、桑寄生、枸杞子各15克，甘草5克，当归、陈皮各8克，酸枣仁18克。

用法：水煎，分3次服用，每日1剂。

功效主治：补气养血，健脾益肾。用于治疗高血压眩晕，中医辨证属思虑伤脾、心脾两虚型。症见头晕，心悸不寐，多汗虚热，食少体倦，面色萎黄，舌质淡，苔薄白，脉细缓。

【肝肾阴虚型】

处方：生龙骨、生牡蛎、酸枣仁各20克，枸杞子、山萸肉、茯苓、党参、麦门冬、生石决明各12克，菊花、生地、丹皮、泽泻、五味子、柏子仁、天麻各9克，琥珀粉5克。

用法：水煎，分3次服用，每日1剂。

功效主治：养阴安神，平肝潜阳。用于治疗高血压眩晕，中医辨证属肝肾阴虚型。症见头晕头痛，少气乏力，两目昏花，视物不明或眼睛干涩，燥热心烦，失眠多梦，腰酸膝软，大便偏干，舌红少苔，脉细数。

【脾虚湿胜型】

处方：法半夏、枳实、潼蒺藜、白蒺藜、苍术、白术各10克，茯苓、菊花、桑寄生、女贞子、竹茹、荷叶各12克，生龙骨、生牡蛎各18克，陈皮6克，炙甘草5克。

用法：水煎，分3次服用，每日1剂。

功效主治：健脾化湿，平肝益肾。用于治疗高血压眩晕，中医辨证属脾虚湿胜型。症见头晕，遇劳或紧张后加重，胸闷脘痞，大便稀溏，舌质淡有齿痕，苔腻，脉滑。

【肝火上炎型】

处方：龙胆草5克，炒栀子、柴胡各8克，泽泻、当归、生地、夏枯草、天麻各10克，钩藤、车前子各15克，黄芩、甘草各6克。

用法：水煎，分3次服用，每日1剂。

功效主治：平肝熄风，养阴清热。用于治疗高血压眩晕，中医辨证属肝火上炎型。

症见头晕，头痛，胁痛口苦，耳鸣或耳聋，心烦易怒，怕热，口干口苦，乏力，小便黄或混浊，或妇女湿热带下，舌质偏红，苔黄腻，脉弦。

【肝郁阳亢型】

处方：柴胡、青皮各 6 克，陈皮、白术、瓜蒌皮、苦参、甘松各 8 克，石决明、菊花、郁金、延胡索、枳壳、白蒺藜、川芎、香附、赤芍、白芍、夏枯草各 10 克，甘草 5 克。

用法：水煎，分 3 次服用，每日 1 剂。

功效主治：疏肝理气，平肝潜阳。用于治疗更年期综合征或因情志不遂所致高血压眩晕发作，中医辨证属肝气郁结、肝阳上亢型。症见头晕心悸，夜寐不安，胁痛胁胀，食少神疲，口干不欲饮，大便干结，舌质红，苔黄腻，脉弦。

【Yiengh heiqgih mbouj huz】

Danyw：Caizhuz、sawzbuenqyaq gak 8 gwz, sacaem 15 gwz, govangzginz 6 gwz, gamcauj 5 gwz, fuzlingz、cehgomaxdaez、gocagseq、hing、makcauj gak 10 gwz.

Yunghfap：Aeu raemx cienq, faen 3 baez gwn, moix ngoenz fuk ndeu.

Goengyauq caeuq cujyau yw：Huzgaij sauyangz, vaq cumx leih raemx, aeu daeuj yw hezyazsang ranzbaenq, ywdoj duenq gij bingh dwg baihrog lah dawz gij doeg dwgliengz、yiengh heiqgih mbouj huz. Binghyiengh dwg gyaeujngunh daraiz, doengh couh lai naek, laep da lai mbaeu di, sim nywnx siengj rueg, bakhaemz, hozhawq, rwzokrumz, ndang naekcaem; roxnaeuz raen seiz nit seiz hwngq, aekcaet mbouj cwxcaih, rikdungx ciengqin, ailinx haumbang roxnaeuz nwk, meg ndongjsoh youh raez.

【cungj lwed cwk saekgaz】

Danyw：Ngveihmakdauz、godanghgveih、goragndip、ciengoeng、gobwzsoz、gizgwnj、makdoengjhaemz、dancaem、gyapbangx bauyiz gak 10 gwz, caizhuz、gosiengz、begcij、gocagseq gak 8 gwz, baihdoh Swconh、gocizsoz gak 15 gwz, gamcauj 5 gwz,

Yunghfap：Aeu raemx cienq, faen 3 baez gwn, moix ngoenz fuk ndeu.

Goengyauq caeuq cujyau yw：Siu cwk hawj lwed byaij, bingz daep yo yiengzheiq, aeu daeuj yw hezyazsang ranzbaenq, ywdoj duenq gij bingh dwg cungj lwed cwk saekgaz. Binghyiengh dwg gyaeujin bingh nanz mbouj ndei, giz in dingh, naengbak ndaem roxnaeuz song da ndaem, rwz okrumz, bakhaemz, simvueng mbouj dingh, ninz mbouj ndaek loq lai, simgaenj heih fatheiq, roxnaeuz haeuj laep couh cumx hwngq, linx mong roxnaeuz miz banqaeuj, meg byaij mbouj swnh roxnaeuz meg ndongjsoh youh raez youh gaenj.

【Yiengh sim mamx cungj haw】

Danyw：Gobegsaed、ngveihduhgaeuq、golaeng'aeuj、denhmaz gak 10 gwz, gosahyinz、gomuzyangh gak 6 gwz, raetcoengz maenzgex、vangzgiz、nohmaknganx、godangjcaem、caemcij cug、gosiengz、makgoujgij gak 15 gwz, gamcauj 5 gwz, godanghgveih、naengmakgam gak 8 gwz, ngveih caujcwx 18 gwz.

Yunghfap：Aeu raemx cienq, faen 3 baez gwn, moix ngoenz fuk ndeu.

Goengyauq caeuq cujyau yw：Bouj heiq ciengx lwed, cangq mamx bouj mak, aeu daeuj yw hezyazsang ranzbaenq, ywdoj duenq gij bingh dwg naemj lai sieng mamx、yiengh sim mamx cungj haw. Binghyiengh dwg gyaeujngunh, simvueng ninz mbouj ndaek, haw huj hanh lai, gwn ndaej noix ndangnaiq, saeknaj reuqhenj, saeklinx mong, ailinx haumbang, meg saeq youh menh.

【Yiengh daep mak yaem nyieg】

Danyw：Goetlungz ndip、gyapsae ndip、ngveih caujcwx gak 20 gwz, makgoujgij、cazladbya、fuzlingz、godangjcaem、megdoeng、gyapbangx bauyiz ndip gak 12 gwz, vagut、goragndip、naengmauxdan、gocagseq、gaeucuenqiq、cehbegbenj、denhmaz gak 9 gwz, mba hujboz 5 gwz.

Yunghfap：Aeu raemx cienq, faen 3 baez gwn, moix ngoenz fuk ndeu.

Goengyauq caeuq cujyau yw：Ciengx yaem dingh saenz, bingz daep yo yiengzheiq, aeu daeuj yw hezyazsang ranzbaenq, ywdoj duenqbingh dwg yiengh daep mak yaem nyieg. Binghyiengh dwg gyaeujngunh gyaeujin, heiq noix mbouj miz rengz, song da raiz, yawj doxgaiq mbouj cingcuj roxnaeuz song da saep, sauj hwngq simfanz, ninz mbouj ndaek loq lai, hwetnaet gaunq, haex loq ndongj, linx hoengz ailinx noix, diuzmeg youh gaeb byaij ndaej youh vaiq youh mbouj miz rengz.

【Yiengh mamx haw cumx lai】

Danyw：Sawzbuenqyaq、makdoengjsoemj、ceh vazvangzgiz、vanbahciengq、gocangsaed、gobegsaed gak 10 gwz, fuzlingz、vagut、gosiengz、gonijcinh、naengfaexcuk、mbawngaeux gak 12 gwz, goetlungz ndip、gyaepsae ndip gak 18 gwz, naengmakgam 6 gwz, gamcauj cauj 5 gwz.

Yunghfap：Aeu raemx cienq, faen 3 baez gwn, moix ngoenz fuk ndeu.

Goengyauq caeuq cujyau yw：Cangq mamx vaq cumx, bingz daep bouj mak, aeu daeuj yw hezyazsang ranzbaenq, ywdoj duenq gij bingh dwg yiengh mamx haw cumx lai. Binghyiengh dwg gyaeujngunh, baeg roxnaeuz gaenjcieng lai gyanaek, aekcaet dungxraeng, haexmed, saeklinx mong miz rizheuj, ailinx nwk, meg raeuz.

【yiengh daephuj swng hwnj gwnz】

Danyw：Golungzdamj 5 gwz, vuengzgae cauj gvaq, caizhuz gak 8 gwz, gocagseq、godanghgveih、goragndip、nyayazgyae、denhmaz gak 10 gwz, gaeugvaqngaeu、cehgomaxdaez gak 15 gwz, govangzginz、gamcauj gak 6 gwz.

Yunghfap：Aeu raemx cienq, faen 3 baez gwn, moix ngoenz fuk ndeu.

Goengyauq caeuq cujyau yw：Bingz daep dingz fung, siu huj ciengx yaem, aeu daeuj yw hezyazsang ranzbaenq, ywdoj duenq gij bingh dwg yiengh daephuj swng hwnj gwnz. Binghyiengh dwg gyaeujngunh, gyaeujin, rikdungx in bakhaemz, rwz okrumz roxnaeuz rwznuk, simfanz heih fatheiq, lau hwngq, hozhawq bakhaemz, ndang mbouj miz rengz, nyouh henj roxnaeuz hoemz, roxnaeuz mehmbwk hujcumx miz begdaiq, saeklinx loq hoengz，ailinx henjna, meg ndongjsoh youh raez.

【Yiengh daep cwk yiengz haenq】

Danyw：Caizhuz、naeng makgam'oiq gak 6 gwz, naengmakgam、gobegsaed、naenggvefangz、caemhgumh、ganhsungh gak 8 gwz, gyapbangx bauyiz、vagut、hinghenj、 goyenzhuzsoz、 makdoengjhaemz、 vanbahciengq、 ciengoeng、 rumcid、gocizsoz、gobwzsoz、nyayazgyae gak 10 gwz, gamcauj 5 gwz.

Yunghfap：Aeu raemx cienq, faen 3 baez gwn, moix ngoenz fuk ndeu.

Goengyauq caeuq cujyau yw：Leix heiq hawj daep soeng, bingz daep yo yiengzheiq, aeu daeuj yw binghgyoebhab gwnghnenzgiz roxnaeuz aenvih simmuengh dab mbouj daengz dauq baenz bingh hezyazsang ranzbaenq, ywdoj duenq gij bingh dwg heiqdaep cwkgiet、yiengh daep yiengz haenq lai. Binghyiengh dwg gyaeujngunh simvueng, haemh ninz mbouj onj, rikdungx in rikdungx ciengq, gwn ndaej noix ndangnaiq, hozhawq mbouj siengj gwn raemx, haexndongj, linx hoengz, ailinx henjna, meg ndongjsoh youh raez.

山东名医张继东怎样治脑动脉硬化？

Sanhdungh boux canghyw mizmingz Cangh Gidungh baenzlawz yw sailwed ndaw uk bienq geng?

【肾虚血瘀型】

处方：川芎、桃仁、红花各 8 克，枸杞子、赤芍、淫羊藿各 12 克，当归、地龙各 10 克，丹参 18 克，山楂、黄精、黄芪各 20 克。

用法：水煎，分 3 次服用，每日 1 剂。

功效主治：益肾通络。适用于治疗脑动脉硬化，中医辨证属肾虚而兼有瘀血阻络者。患者除肾虚表现外，多伴有头痛，肢体麻木，情绪不稳定，痴呆，舌质紫暗或有瘀斑，脉涩。

【肾虚型】

处方：熟地、黄芪各 18 克，山楂、枸杞子各 15 克，淫羊藿、当归各 9 克，黄精 20 克。

用法：水煎，分 3 次服用，每日 1 剂。

功效主治：益肾填精。适用于治疗脑动脉硬化，中医辨证属单纯肾虚型。症见头昏耳鸣，健忘失眠，注意力不集中，记忆力减退，舌质淡，苔薄白，脉沉细。

【肾虚痰湿型】

处方：枸杞子、当归、茯苓、郁金、石菖蒲各 12 克，淫羊藿、陈皮各 9 克，清半夏、竹茹、远志各 8 克，黄精、黄芪各 20 克。

用法：水煎，分 3 次服用，每日 1 剂。

功效主治：益肾化痰。适用于治疗脑动脉硬化，中医辨证属肾虚而痰湿偏盛型或蒙蔽清窍型。症见身困乏力，懒言嗜睡，胸脘满闷，痰多呕恶，舌苔腻，脉弦滑。

【Yiengh mak haw cwk lwed】

Danyw：Ciengoeng、ngveihmakdauz、gosiengz gak 8 gwz，makgoujgij、gocizsoz、goyinzyangzhoz gak 12 gwz，godanghgveih、ndwen gak 10 gwz，dancaem 18 gwz，maksanhcah、ginghsw、vangzgiz gak 20 gwz.

Yunghfap：Aeu raemx cienq，faen 3 baez gwn，moix ngoenz fuk ndeu.

Goengyauq caeuq cujyau yw：Bouj mak doeng meg. Hab aeu daeuj yw meghung aen'uk bienq ndongj，ywdoj duenq gij bingh dwg boux mak haw giem miz lwed cwk gaz meg. Bouxbingh cawz raen mak haw，dingzlai lij miz gyaeujin，ndang maz，cingzsi mbouj dingh，ngawz，linx aeujndaem roxnaeuz miz banqaeuj，meg byaij mbouj swnh.

【Yiengh mak haw】

Danyw：Caemcij cug、vangzgiz gak 18 gwz，maksanhcah、makgoujgij gak 15 gwz，goyinzyangzhoz、godanghgveih gak 9 gwz，ginghsw 20 gwz.

Yunghfap：Aeu raemx cienq，faen 3 baez gwn，moix ngoenz fuk ndeu.

Goengyauq caeuq cujyau yw：Bouj mak denz rae. Hab aeu daeuj yw meghung aen'uk bienq ndongj，ywdoj duenq gij bingh dan dwg yiengh mak haw. Raen gij binghyiengh dwg gyaeujngunh rwz okrumz，lumzlangh ninz mbouj ndaek，guh saeh mbouj ndaej haeujsim，geiq mbouj ndaej doxgaiq，saeklinx mong，ailinx haumbang，meg caem youh saeq.

【Yiengh mak haw myaiz cumx】

Danyw：Makgoujgij、godanghgveih、fuzlingz、hinghenj、goyiengzfuz gak 12 gwz，goyinzyangzhoz、naengmakgam gak 9 gwz，buenqyaq cawj begfanz、naengfaexcuk、golaeng'aeuj gak 8 gwz，ginghsw、vangzgiz gak 20 gwz.

Yunghfap：Aeu raemx cienq，faen 3 baez gwn，moix ngoenz fuk ndeu.

Goengyauq caeuq cujyau yw：Bouj mak siu myaiz. Hab aeu daeuj yw meghung aen'uk bienq ndongj，ywdoj duenq gij bingh dwg yiengh mak haw myaiz lai cumx lai roxnaeuz yiengh conghheuj gwnz naj deng gaz. Binghyiengh dwg ndang naiq mbouj miz rengz，gik gangj vah cungj siengj ninz，aek caet dungx raeng，myaiz lai rueg，ailinx nwk，meg ndongjsoh youh raez youh raeuz.

浙江名医熊成熙怎样治老年性震颤？
Cezgyangh boux canghyw mizmingz Yungz Cwngzhih baenzlawz yw vunzlaux fwngzsaenz？

【肝肾阴虚型】

处方：龟板（烊化）、白芍、钩藤、生赭石、天门冬、玄参各 12 克，川楝子、地龙各 10 克，全蝎 4 克，生龙骨、怀牛膝各 20 克。

用法：水煎，分 3 次服用，每日 1 剂。

功效主治：滋补肝肾，育阴熄风。可用于治疗老年性震颤，中医辨证属肝肾阴虚、风火内动型。症见患者震颤幅度大，肢体麻木，动作笨拙，日久不愈，每遇烦劳，恼怒加重，头晕目眩，耳鸣，舌质红，脉弦细。

【气血不足型】

处方：党参、白术、茯苓、当归、熟地、天麻各 10 克，怀牛膝、白芍、钩藤各 12 克，丹参 15 克，生石决明 18 克。

用法：水煎，分 3 次服用，每日 1 剂。

功效主治：益气养血，和营熄风。用于治疗老年性震颤，中医辨证属气血不足、筋脉失濡型。症见肢体震颤较重，面色无华，神疲乏力，头晕目眩，舌质淡、体胖或边齿印，脉沉细。

【气滞血瘀型】

处方：桃仁、赤芍、地龙、郁金各 10 克，红花 6 克，柴胡、丹皮各 9 克，钩藤、怀牛膝各 15 克，全蝎 5 克。

用法：水煎，分 3 次服用，每日 1 剂。

功效主治：活血化瘀，通络熄风。用于治疗老年性震颤，中医辨证属气滞血瘀、痰热内扰型。症见手足震颤，屈伸不利，急躁易怒，郁怒时症状加重，活动后其症渐减，舌质紫暗，或有瘀斑，脉弦细涩。

【Yiengh daep mak yaem nyieg】

Danyw：Gyakgvi（cawj yungz）、gobwzsoz、gaeugvaqngaeu、rinhoengz ndip、denhdungh、caemhmbaemx gak 12 gwz，makrenh、ndwen gak 10 gwz，duzsipgimz 4 gwz，goetlungz ndip、godauqrod gak 20 gwz.

Yunghfap：Aeu raemx cienq, faen 3 baez gwn, moix ngoenz fuk ndeu.

Goengyauq caeuq cujyau yw：Bouj daep mak, ciengx yaem ding fung. Yungh daeuj yw bouxlaux fwngz saenz, ywdoj duenq gij bingh dwg daep mak yaem haw、yiengh funghuj doengh ndaw ndang. Binghyiengh dwg bouxbingh fwngz saenz haemq haenq, ndang maz, dinfwngz mbouj lingz, nanz cungj mbouj ndei, bungz daengz baeg lai, fatheiq lai bienq naek, gyaeujngunh daraiz, rwz okrumz, linx hoengz, meg ndongjsoh youh saeq raez.

【Yiengh heiq lwed mbouj gaeuq】

Danyw：Godangjcaem、gobegsaed、fuzlingz、godanghgveih、caemcij cug、denhmaz gak 10 gwz, godauqrod、gobwzsoz、gaeugvaqngaeu gak 12 gwz, dancaem 15 gwz, gyapbangx bauyiz ndip 18 gwz.

Yunghfap：Aeu raemx cienq, faen 3 baez gwn, moix ngoenz fuk ndeu.

Goengyauq caeuq cujyau yw：Bouj heiq ciengx lwed, hawj ndang huz dingz fung, aeu daeuj yw bouxlaux fwngz saenz, ywdoj duenq gij bingh dwg heiq lwed mbouj gaeuq, yiengh nyinz meg ciengx mbouj ndei. Binghyiengh dwg ndang saenz haemq naek, saeknaj mbouj rongh, ndang naiq mbouj miz rengz, gyaeujngunh daraiz, saeklinx mong, bouxbiz roxnaeuz miz rizheuj, meg caem youh saeq.

【Yiengh heiq cwk lwed saek】

Danyw：Ngveihmakdauz、gocizsoz、ndwen、hinghenj gak 10 gwz, gosiengz 6 gwz, caizhuz、naengmauxdan gak 9 gwz, gaeugvaqngaeu、godauqrod gak 15 gwz, duzsipgimz 5 gwz.

Yunghfap：Aeu raemx cienq, faen 3 baez gwn, moix ngoenz fuk ndeu.

Goengyauq caeuq cujyau yw：Siu cwk hawj lwed byaij, doeng meg dingz fung, aeu daeuj yw bouxlaux fwngz saenz, ywdoj duenq gij bingh dwg heiq saek lwed cwk、yiengh myaiz huj luenh ndang. Binghyiengh dwg dinfwngz saenz, iet goz mbouj fuengbienh, simgaenj heih fatheiq, simnyap fatheiq seiz bingh lai naek, hozdung gvaq le bingh dauq ndei di, linx aeujndaem, roxnaeuz miz banqaeuj, meg ndongjsoh saeq raez, byaij ndaej mbouj swnh.

河南名医郭敏怎样治缺血性中风？

Hoznanz boux canghyw mizmingz Goz Minj baenzlawz yw lwed noix baenz mauhfung？

【风痰阻络型】

处方：秦艽、甘草、当归、熟地、陈皮各10克，茯苓、白术各15克，法半夏9克，天麻6克。

用法：水煎，分3次服用，每日1剂。

功效主治：祛风，养血活血，化痰通络。用于治疗缺血性中风，中医辨证属风痰阻络型。症见肌肤不仁，手足麻木，突然口眼㖞斜，言语謇涩或不语，口角流涎，甚则半身不遂，头晕目眩，痰多且色白而黏，舌质暗淡，苔薄白或白腻，脉弦滑，或兼见恶寒、发热，脉浮表证。

【痰热内扰型】

处方：黄连、甘草、生姜各6克，竹茹、橘红、胆南星各12克，枳实、法半夏各9克，茯苓、石菖蒲、丹参各15克，地龙、郁金、枳壳、厚朴、全瓜蒌各10克，大黄3克。

用法：水煎，分3次服用，每日1剂。

功效主治：清热化痰，熄风通络。用于治疗缺血性中风，中医辨证属痰热内扰型。症见半身不遂，口舌㖞斜，言语謇涩或不语，感觉减退或消失，头痛目眩，咳痰，痰多色黄，或伴腹胀便干便秘，心烦易怒，舌质红或暗红，苔黄腻，脉弦滑。

【阴虚风动型】

处方：怀牛膝、生龙骨、生牡蛎、生龟板、白芍、玄参、天门冬各15克，生赭石20克，川楝子、生麦芽、茵陈各6克，甘草5克。

用法：水煎，分3次服用，每日1剂。

功效主治：滋阴潜阳，熄风通络。用于治疗缺血性中风，中医辨证属阴虚风动型。

患者平素即有头晕头痛，耳鸣目眩，少寐多梦，突然发病症见半身不遂，口舌㖞斜，言语謇涩或不语，感觉减退或消失，眩晕耳鸣，手足心热，咽干口燥，舌质红瘦，少苔或无苔，脉弦细数。

【气虚血瘀型】

处方：黄芪30克，当归尾、赤芍各10克，地龙、川芎、红花、桃仁各5克。

用法：水煎，分3次服用，每日1剂。

功效主治：补气，活血，通络。用于治疗缺血性中风，中医辨证属气虚血瘀型。症见半身不遂，口舌㖞斜，言语謇涩或不语，感觉减退或消失，面色苍白，气短乏力，自汗出，舌质暗淡，舌苔白腻或有齿痕。

【Yiengh myaiz luenh megdaep】

Danyw：Cinzgyauh、gamcauj、godanghgveih、caemcij cug、naengmakgam gak 10 gwz，fuzlingz、gobegsaed gak 15 gwz，sawzbuenqyaq 9 gwz，denhmaz 6 gwz.

Yunghfap：Aeu raemx cienq, faen 3 baez gwn, moix ngoenz fuk ndeu.

Goengyauq caeuq cujyau yw：Cawz fung, ciengx lwed hawj lwed doeng, siu myaiz doeng meg, aeu daeuj yw lwed noix baenz cungfungh, ywdoj duenqbingh dwg yiengh myaiz luenh megdaep. Binghyiengh dwg naengnoh mazmwnh, dinfwngz maz, fwt raen bak mbit da sez, gangj vah mbouj bienh roxnaeuz mbouj gangj vah, gokbak lae myaiz, caiqlij mbiengj ndang gyad, gyaeujngunh daraiz, myaiz lai saekhau youh niu, linx mong, ailinx haumbang roxnaeuz hau nwk, meg ndongjsoh youh raez youh raeuz, roxnaeuz giem lau nit、fatndat, meg fouz bingh mbaeu.

【Yiengh myaiz huj luenh ndang】

Danyw：Vuengzlienz、gamcauj、hing gak 6 gwz，naengfaexcuk、bugnaengbwn、gonoegnueg aeu raemxmbei fat gvaq gak 12 gwz，makdoengjsoemj、sawzbuenqyaq gak 9 gwz，fuzlingz、goyiengzfuz、dancaem gak 15 gwz，ndwen、hinghenj、makdoengjhaemz、gohoubuj、daengxgo gvefangz gak 10 gwz，godavangz 3 gwz.

Yunghfap：Aeu raemx cienq, faen 3 baez gwn, moix ngoenz fuk ndeu.

Goengyauq caeuq cujyau yw：Siu huj siu myaiz, dingz fung doeng meg, aeu daeuj yw lwed noix baenz cungfungh, ywdoj duenqbingh dwg yiengh myaiz huj luenh ndang. Binghyiengh dwg mbiengj ndang gyad, bak mbit linx mbit, gangj vah mbouj bienh roxnaeuz mbouj gangj vah, roxnyinh doiqnyieg roxnaeuz mbouj roxnyinh, gyaeujin daraiz, ae ok myaiz, myaiz lai saekhenj, roxnaeuz lij miz dungxraeng haexgaz, simfanz heih fatheiq, linx hoengz roxnaeuz hoengz ndaem, ailinx henjna, meg ndongjsoh youh raez youh raeuz.

【Yiengh yaem haw fung doengh】

Danyw：Godauqrod、goetlungz ndip、gyapsae ndip、gyakgvi ndip、gobwzsoz、caemhmbaemx、denhdungh gak 15 gwz，rinhoengz ndip 20 gwz，makrenh、ngazmienh ndip、go'ngaihndingj gak 6 gwz，gamcauj 5 gwz.

Yunghfap：Aeu raemx cienq, faen 3 baez gwn, moix ngoenz fuk ndeu.

Goengyauq caeuq cujyau yw：Bouj yaem yo yiengzheiq, dingz fung doeng meg, aeu daeuj yw lwed noix baenz cungfungh, ywdoj duenqbingh dwg yiengh yaem haw fung doengh. Bouxbingh bingzciengz couh miz gij binghyiengh gyaeujngunh gyaeujin, rwz okrumz daraiz, ninz loq lai ninz mbouj ndaek, fwt baenzbingh raen mbiengj ndang gyad, bak mbit linx mbit, gangj vah mbouj bienh roxnaeuz mbouj gangj vah, roxnyinh doiqnyieg roxnaeuz mbouj roxnyinh, ranzbaenq rwz okrumz, angjfwngz gyangdin ndat, hozhawq hozhat, linx byomhoengz, ailinx noix roxnaeuz mboujmiz ailinx, meg ndongjsoh saeq raez, byaij ndaej youh vaiq.

【Yiengh heiq noix lwed saek】

Danyw：Vangzgiz 30 gwz, rieng godanghgveih、gocizsoz gak 10 gwz, ndwen、ciengoeng、gosiengz、ngveihmakdauz gak 5 gwz.

Yunghfap：Aeu raemx cienq, faen 3 baez gwn, moix ngoenz fuk ndeu.

Goengyauq caeuq cujyau yw：Bouj heiq, hawj lwed byaij, doeng meg, aeu daeuj yw lwed noix baenz cungfungh, ywdoj duenqbingh dwg yiengh heiq noix lwed saek. Binghyiengh dwg mbiengj ndang gyad, bak mbit linx mbit, gangj vah mbouj bienh roxnaeuz mbouj gangj vah, roxnyinh doiqnyieg roxnaeuz mbouj roxnyinh, saeknaj hauseg, heiqgaed mbouj miz rengz, gag okhanh, linx mong, ailinx hauniu roxnaeuz miz rizheuj.

四川名医刘福友怎样治偏头痛？
Swconh boux canghyw mizmingz Liuz Fuzyouj baenzlawz yw mbiengj gyaeuj in?

【风火型】

处方：川芎、柴胡、延胡索、防风、蔓荆子各 12 克，荆芥、羌活、白芍、栀子各 10 克，甘草 6 克，丹参 18 克。

用法：水煎，分 3 次服用，每日 1 剂。

功效主治：清肝泻火。用于治疗偏头痛，中医辨证属风火型。偏头痛多因剧烈的情志刺激，情绪波动诱发，表现为头痛剧烈，偏一侧呈抽掣性，连于目系，睁眼困难，伴眩晕，心烦易怒，或兼胁痛，面红，口苦，苔薄黄，脉弦有力。

【风痰型】

处方：茯苓、白术各 12 克，荆芥、防风、羌活、川芎各 10 克，延胡索、蔓荆子、法半夏、天麻各 15 克，甘草 6 克。

用法：水煎，分 3 次服用，每日 1 剂。

功效主治：燥湿化痰，降逆止呕，平肝熄风。用于治疗偏头痛，中医辨证属风痰型。症见头重，头胀，呕吐痰涎，口中涎黏，身困乏力，舌红，苔厚腻，脉沉滑或滑。

【血瘀型】

处方：延胡索、蔓荆子各 15 克，当归、川芎各 12 克，防风、荆芥、羌活、桃仁、红花各 10 克，甘草 6 克。

用法：水煎，分 3 次服用，每日 1 剂。

功效主治：活血化瘀。用于治疗偏头痛，中医辨证属血瘀型。患者头部有外伤史，症见经久不愈，痛如锥刺，固定不移，或青筋暴露，日轻夜重，舌紫暗，脉细涩。

【Yiengh fung huj】

Danyw：Ciengoeng、caizhuz、goyenzhuzsoz、lwglazbyaj、faenxman gak 12 gwz, goheiqvaiz、go'gyanghhoz、gobwzsoz、vuengzgae gak 10 gwz, gamcauj 6 gwz, dancaem 18 gwz.

Yunghfap：Aeu raemx cienq, faen 3 baez gwn, moix ngoenz fuk ndeu.

Goengyauq caeuq cujyau yw：Cing daep baiz huj, aeu daeuj yw mbiengj gyaeuj in, ywdoj duenqbingh dwg yiengh fung huj. Mbiengj gyaeuj in lai dwg siengsim lai gikcoi, cingzsi fwt hwnj fwt roengz baenzbingh, binghyiengh dwg gyaeujin haenq, mbiengj ndeu hwnjgeuq, nangq daengz cehda, hai da cungj nanz, lij miz ranzbaenq, simfanz heih fatheiq, roxnaeuz giem miz rikdungx in, naj hoengz, bakhaemz, ailinx mbanghenj, meg ndongjsoh youh raez youh miz rengz.

【Yiengh fung myaiz】

Danyw：Fuzlingz、gobegsaed gak 12 gwz, goheiqvaiz、lwglazbyaj、go'gyanghhoz、ciengoeng gak 10 gwz, goyenzhuzsoz、faenxman、sawzbuenqyaq、denhmaz gak 15 gwz, gamcauj 6 gwz.

Yunghfap：Aeu raemx cienq, faen 3 baez gwn, moix ngoenz fuk ndeu.

Goengyauq caeuq cujyau yw：Hawj cumx sauj siu myaiz, dingz dwnx dingz rueg, bingz daep dingz fung, aeu daeuj yw mbiengj gyaeuj in, ywdoj duenqbingh dwg yiengh fung myaiz. Binghyiengh dwg gyaeujnaek, uk ciengq, rueg caiq myaiz rih, ndaw bak myaiz niu, ndang naiq mbouj miz rengz, linx hoengz, ailinx na nwk, meg caem raeuz roxnaeuz raeuz.

【Yiengh lwed cwk】

Danyw：Goyenzhuzsoz、faenxman gak 15 gwz, godanghgveih、ciengoeng gak 12 gwz, lwglazbyaj、goheiqvaiz、go'gyanghhoz、ngveihmakdauz、gosiengz gak 10 gwz, gamcauj 6 gwz.

Yunghfap：Aeu raemx cienq, faen 3 baez gwn, moix ngoenz fuk ndeu.

Goengyauq caeuq cujyau yw：Siu cwk hawj lwed byaij, aeu daeuj yw mbiengj gyaeuj in, ywdoj duenqbingh dwg yiengh lwed cwk. Bouxbingh gwnz gyaeuj deng sieng gvaq, bingh raen nanz yw mbouj ndei, in lumj cuenq camz, mbiengj in mbouj bienq, roxnaeuz nyinz did, gyangngoenz mbaeu daengz haemh naek, linx aeujmong, meg saeq meg byaij mbouj swnh.

山东名医马海燕怎样治三叉神经痛？

Sanhdungh boux canghyw mizmingz Maj Haijyen baenzlawz yw samca sinzgingh in？

【风热外袭型】

处方：生龙骨、生牡蛎各 25 克，川芎、菊花、僵蚕、葛根、川楝子各 12 克，生石膏、蒲公英各 18 克，细辛 3 克，枳实、白芷各 8 克。

用法：水煎，分 3 次服用，每日 1 剂。

功效主治：祛风清热，活血通络止痛。用于治疗三叉神经痛，中医辨证属风热外袭型。症见面痛阵作，痛如刺灼，遇热加重，得冷痛减，口干渴欲冷饮，或见便干尿黄，舌红，苔薄黄，脉浮数。

加减：便秘者，加大黄 5 克；面红、目赤、心烦者，加龙胆草、薄荷各 7 克；伴面部抽搐者，重用僵蚕至 15 克，加全蝎 6 克。

【风寒外袭型】

处方：川芎、羌活、钩藤、僵蚕、荆芥、白芷各 10 克，防风 8 克，细辛 3 克，石决明 20 克。

用法：水煎，分 3 次服用，每日 1 剂。

功效主治：祛风散寒，通络止痛。用于治疗三叉神经痛，中医辨证属风寒外袭型。症见面部抽痛，有紧束感，遇寒而发或发后遇寒加重，间有得热痛缓者，口不渴，舌淡苔白，脉浮紧。

加减：四肢厥冷、干呕者，加吴茱萸 4 克、法半夏 10 克；年老体弱者，加黄芪、当归各 10 克。

【风湿侵袭型】

处方：羌活、蔓荆子各 12 克，独活、川芎、防风各 10 克，泽泻、藁本各 9 克，茯苓 15 克。

用法：水煎，分 3 次服用，每日 1 剂。

功效主治：祛风胜湿止痛。用于治疗三叉神经痛，中医辨证属风湿侵袭型。症见面部闷痛，头昏沉，口渴不欲饮，食欲不振，胸闷痞满，肢体困重，或小便不利，大便或溏，重者恶心呕吐，苔白腻，脉濡。

加减：食欲不振、胸闷便溏重者，加苍术、厚朴、枳壳各 10 克；恶心呕吐者，加法半夏、生姜各 12 克。

【Yiengh fung huj famh baihrog】

Danyw：Goetlungz ndip、gyaepsae ndip gak 25 gwz，ciengoeng、vagut、nengznuengx daigeng、gogat、makrenh gak 12 gwz，siggau ndip、golinxgaeq gak 18 gwz，gosisinh 3 gwz，makdoengjsoemj、begcij gak 8 gwz.

Yunghfap：Aeu raemx cienq，faen 3 baez gwn，moix ngoenz fuk ndeu.

Goengyauq caeuq cujyau yw: Cawz fung siu huj, doeng meg hawj lwed byaij dingz in, aeu daeuj ywsam nga sinzgingh in, ywdoj duenqbingh dwg yiengh fung huj famh baihrog. Binghyiengh dwg seiz mbouj seiz naj in, in lumj deng coeg nei, bungz hwngq gya naek, bungz nit cix mbouj in lai, hozhawq siengj gwn raemx caep, roxnaeuz haexgaz nyouh henj, linx hoengz, ailinx mbanghenj, meg fouz byaij ndaej youh vaiq.

Gya gemj: Boux haexgaz, gya godavangz 5 gwz; boux najhoengz、da hoengz、simfanz, gya golungzdamj、gobozhoz gak 7 gwz; boux gwnz naj hwnjgeuq, dauq aeu nengznuengx daigeng daengz 15 gwz, gya duzsipgimz 6 gwz.

【Yiengh fung hanz famh baihrog】

Danyw: Ciengoeng、go'gyanghhoz、gaeugvaqngaeu、nengznuengx daigeng、goheiqvaiz、begcij gak 10 gwz, lwglazbyaj 8 gwz, gosisinh 3 gwz, gyapbangx bauyiz 20 gwz.

Yunghfap: Aeu raemx cienq, faen 3 baez gwn, moix ngoenz fuk ndeu.

Goengyauq caeuq cujyau yw: Cawz fung sanq hanz, doeng meg dingz in, aeu daeuj yw sam nga sinzgingh in, ywdoj duenqbingh dwg yiengh fung hanz famh baihrog. Binghyiengh dwg naj hwnjgeuq in, lumj cag cug nei, nit couh baenz bingh roxnaeuz bungz nit bingh lai naek, boux saek seiz ndat in dauq ndei di ndeu, hoz mbouj hawq, linx mong ailinx hau, meg fouz youh gaenj.

Gya gemj: Boux seiq gueng caep、ruegngangx, gya cazlad 4 gwz、sawzbuenqyaq 10 gwz; bouxlaux ndangnyieg, gya vangzgiz、godanghgveih gak 10 gwz.

【Yiengh fung cumx famh dawz】

Danyw: Go'gyanghhoz、faenxman gak 12 gwz, duzhoz、ciengoeng、lwglazbyaj gak 10 gwz, gocagseq、gogaujbwnj gak 9 gwz, fuzlingz 15 gwz.

Yunghfap: Aeu raemx cienq, faen 3 baez gwn, moix ngoenz fuk ndeu.

Goengyauq caeuq cujyau yw: Cawzfung siu cumx dingz in, aeu daeuj ywsam nga sinzgingh in, ywdoj duenqbingh dwg yiengh fung cumx famh dawz. Binghyiengh dwg naj in maz, gyaeujngunh degdeg, hozhawq mbouj siengj gwn raemx, mbouj siengj gwn doxgaiq, aekcaet dungx raeng, ndang naekgywg, roxnaeuz oknyouh mbouj bienh, haex yungz, boux binghnaek simnywnx rueg, ailinx hauniu, meg fouz youh unq.

Gya gemj: Boux binghnaek mbouj siengj gwn doxgaiq、aekcaet haex yungz, gya gocangsaed、gohoubuj、makdoengjhaemz gak 10 gwz; boux simnywnx siengj rueg, gya sawzbuenqyaq、hing gak 12 gwz.

青海名医马保存怎样治老年性失眠？

Cinghhaij boux canghyw mizmingz Maj Baujcunz baenzlawz yw vunzlaux ninz mbouj ndaek？

【心肾不交型】

处方：生地、熟地、麦门冬各15克，酸枣仁、山茱萸、茯苓、丹参各12克，知母、黄柏各10克，甘草、五味子各6克。

用法：水煎，分3次服用，每日1剂。

功效主治：交通心肾，育阴安神。用于治疗老年性失眠，中医辨证属心肾不交型。老人肾水不能上济于心，心火不能下温于肾水，心肾无以交泰。症见心烦不寐，头晕耳鸣，腰膝酸软，健忘多梦，舌红无苔，或苔薄少津，脉细数。

【血虚肝郁型】

处方：白芍18克，珍珠母、石决明各15克，柴胡、黄芩、栀子各8克，当归、生地各10克，龙胆草、淡竹叶各5克。

用法：水煎，分3次服用，每日1剂。

功效主治：清肝解郁，养血安神。用于治疗老年性失眠，中医辨证属血虚肝郁型。血虚肝旺，气郁化火，上扰心神，魂不守舍。症见难以入睡，多梦而惊，性情急躁易怒，头晕头胀，口干而苦，不思饮食，便秘尿赤，舌红，苔微黄，脉细弦数。

【痰火内扰型】

处方：半夏、陈皮各9克，夜交藤、礞石、生赭石各15克，川贝母、茯神、僵蚕各12克，竹茹10克，甘草6克，黄连4克。

用法：水煎，分3次服用，每日1剂。

功效主治：清热化痰，和中安神。用于治疗老年性失眠，中医辨证属痰火内扰型。老人年高肾气虚，脾失温煦，多痰湿留中，积而生热内扰于心。症见神不安宁，难以入睡，兼见胸闷心烦，头晕目眩，口苦，或见呕恶嗳气，苔腻而黄，脉滑数。

【脉络瘀阻型】

处方：当归、川芎各10克，丹参、鸡血藤各15克，枳壳、酸枣仁、赤芍各12克，川牛膝、桔梗各9克，甘草6克。

用法：水煎，分3次服用，每日1剂。

功效主治：通脉活络，祛瘀安神。用于治疗老年性失眠，中医辨证属脉络瘀阻型。脉络病变可引起血流瘀滞，血不能养心，导致心神失常，而见失眠健忘。老人脏腑功能衰退，多有脉络瘀阻之变，使供血供氧不足，瘀血内阻。症见失眠健忘，自觉烦热，面色暗紫，眼睑乌暗，皮肤或有血丝、紫斑瘀点，舌质暗红，舌下静脉充盈曲张，脉细涩。

【阴虚火旺型】

处方：生地、熟地、茯苓、白芍、麦门冬各12克，山茱萸、泽泻、丹皮各10克，黄柏8克，黄连、五味子各5克。

用法：水煎，分 3 次服用，每日 1 剂。

功效主治：滋阴降火，清心安神。用于治疗老年性失眠，中医辨证属阴虚火旺型。肝肾阴虚，心阴不足，心肝火旺，虚火扰神。症见心悸不安，心烦不寐，头晕耳鸣，腰背酸楚，心胸烦热，手足心热，口干少津，舌红，脉细数。

【脾胃失和型】

处方：粳米 60 克，炒麦芽、炒山楂各 15 克，神曲、枳壳、莱菔子各 12 克，制半夏、厚朴各 9 克。

用法：水煎，分 3 次服用，每日 1 剂。

功效主治：和胃健脾。用于治疗老年性失眠，中医辨证属脾胃失和型。脾虚胃弱，运化失司，饮食不化，停滞中州，升降中枢受阻，气机失畅，扰乱心神。症见失眠，胸闷嗳气，脘腹胀满，大便不爽，舌质淡，苔薄，脉象沉迟或沉紧。

【心胆气虚型】

处方：酸枣仁、柏子仁、茯神各 15 克，枳实 12 克，远志、甘草、制半夏、五味子各 9 克，陈皮 6 克，党参、黄芪各 20 克。

用法：水煎，分 3 次服用，每日 1 剂。

功效主治：益气镇惊，安神定志。用于治疗老年性失眠，中医辨证属心胆气虚型。老年体虚而蒙受精神刺激，致心胆气虚，神魂不宁，胆怯不寐。症见惊悸怔忡，梦寐不安，易恐惧，兼见自汗出，气短或胸闷，舌质淡，苔薄白，脉弦细。

【心脾两虚型】

处方：党参 30 克，黄芪、酸枣仁各 15 克，茯神、龙眼肉、当归、炙甘草各 12 克，远志、五味子各 6 克。

用法：水煎，分 3 次服用，每日 1 剂。

功效主治：补益心脾，养心安神。用于治疗老年性失眠，中医辨证属心脾两虚型。心脾两虚，生血无源，运血无力，血不养心。症见多梦易醒，醒后再难入睡，心悸健忘，神疲乏力，口淡无味，饮食不香，面色少华，舌淡，脉细。

【Yiengh simdaeuz caeuq aenmak mbouj doxhuz】

Danyw: Goragndip、caemcij cug、megdoeng gak 15 gwz, ngveih caujcwx、cazladbya、fuzlingz、dancaem gak 12 gwz, gocihmuj、faexvuengzlienz gak 10 gwz, gamcauj、gaeucuenqiq gak 6 gwz.

Yunghfap: Aeu raemx cienq, faen 3 baez gwn, moix ngoenz fuk ndeu.

Goengyauq caeuq cujyau yw: Doeng sim doeng mak, ciengx yaem dingh saenz, aeu daeuj yw bouxlaux ninz mbouj ndaek, ywdoj duenq gij bingh dwg cungj bingh simdaeuz caeuq aenmak mbouj doxhuz. Bouxlaux gij raemx aenmak mbouj ndaej hwnj gwnz bouj aensim, gij feiz simdaeuz mbouj ndaej roengz laj raeuj gij raemx aenmak, simdaeuz caeuq aenmak mbouj ndaej doxdoeng doxhuz. Binghyiengh dwg simfanz ninz mbouj ndaek, gyaeuj ngunh rwz okrumz, hwet ga naet, lumzlangh ninz loq lai, linx hoengz mbouj miz ailinx, roxnaeuz ailinx mbang raemxmyaiz noix, diuzmeg youh gaeb byaij ndaej youh vaiq youh mbouj miz rengz.

【Yiengh lwed haw heiq daep cwkgaz】

Danyw: Gobwzsoz 18 gwz, gyapbangx caw、gyapbangx bauyiz gak 15 gwz, caizhuz、govangzginz、vuengzgae gak 8 gwz, godanghgveih、goragndip gak 10 gwz, golungzdamj、gogaekboux gak 5 gwz.

Yunghfap: Aeu raemx cienq, faen 3 baez gwn, moix ngoenz fuk ndeu.

Goengyauq caeuq cujyau yw: Cing daep gaij mbwq, ciengx lwed dingh saenz, aeu daeuj yw bouxlaux ninz mbouj ndaek, ywdoj duenqbingh dwg yiengh lwed haw heiq daep cwkgaz. Lwed haw daep vuengh, heiq cwk baenz huj, luenz daengz simsaenz, hoenz mbouj dingh. Binghyiengh dwg ninz mbouj ndaek, ninz loq lai cix linj, singheiq gaenj heih fatheiq, gyaeujngunh uk ciengq, hozhawq bak haemz, mbouj siengj gwn doxgaiq, haexgaz nyouh hoengz, linx hoengz, ailinx loq henj, meg gaeb ndongjsoh youh raez byaij youh vaiq.

【Yiengh myaiz huj nyaux ndang】

Danyw: Buenqyaq、naengmakgam gak 9 gwz, maenzgya、rinmungzsiz、rinhoengz ndip gak 15 gwz, goconhbeimuj、raetcoengz maenzgex、nengznuengx daigeng gak 12 gwz, naengfaexcuk 10 gwz, gamcauj 6 gwz, vuengzlienz 4 gwz.

Yunghfap: Aeu raemx cienq, faen 3 baez gwn, moix ngoenz fuk ndeu.

Goengyauq caeuq cujyau yw: Siu huj siu myaiz, hawj gyang doxhuz ndaej dingh saenz, aeu daeuj yw bouxlaux ninz mbouj ndaek, ywdoj duenqbingh dwg yiengh myaiz huj nyaux ndnag. Bouxlaux laux le heiqmak haw, mamx mbouj raeuj, myaizcumx cwk dawz cungqgyang, cwk baenz huj luenh daengz simdaeuz. Binghyiengh dwg saenz mbouj dingh, ninz mbouj ndaek, lij raen aekcaet simfanz, gyaeujngunh daraiz, bakhaemz, roxnaeuz raen rueg dwnx heiq, ailinx nwk henj, meg byaij youh vaiq youh raeuz.

【Yiengh meg deng saekgaz】

Danyw: Godanghgveih、ciengoeng gak 10 gwz, dancaem、gaeulwed gak 15 gwz, makdoengjhaemz、ngveih caujcwx、gocizsoz gak 12 gwz, baihdoh Swconh、gizgwnj gak 9 gwz, gamcauj 6 gwz.

Yunghfap: Aeu raemx cienq, faen 3 baez gwn, moix ngoenz fuk ndeu.

Goengyauq caeuq cujyau yw: Doeng ging meg, cawz cwk dingh saenz, aeu daeuj yw bouxlaux ninz mbouj ndaek, ywdoj duenqbingh dwg yiengh meg deng saekgaz. Megloh baenz bingh ndaej baenz lwed cwksaek, lwed mbouj ndaej ciengx sim, baenz simsaenz mbouj dingh, raen ninz mbouj ndaek lumzlangh. Bouxlaux goengnaengz dungxsaej baih le, lai raen gingmeg deng saekgaz, soengq lwed soengq yangj mbouj gaeuq, cwklwed baihndaw deng saek. Binghyiengh dwg ninz mbouj ndaek, lumzlangh, gag raen fanz hwngq, saeknaj aeujndaem, buengzda ndaem, naeng aiq raen seilwed, roxnaeuz miz diemjcwk aeuj, linx hoengzndaem, meghung laj linx ngut bongq, meg saeq meg byaij mbouj swnh.

【Yiengh yaem haw huj haenq】

Danyw：Goragndip、caemcij cug、fuzlingz、gobwzsoz、megdoeng gak 12 gwz, cazladbya、gocagseq、naengmauxdan gak 10 gwz, faexvuengzlienz 8 gwz, vuengzlienz、gaeucuenqiq gak 5 gwz.

Yunghfap：Aeu raemx cienq, faen 3 baez gwn, moix ngoenz fuk ndeu.

Goengyauq caeuq cujyau yw：Bouj yaem cuengq huj, cing sim dingh saenz, aeu daeuj yw bouxlaux ninz mbouj ndaek, ywdoj duenqbingh dwg yiengh yaem haw huj haenq. Daep mak yaem haw, simyaem mbouj gaeuq, sim daep huj haenq, hawhuj luenz daengz simsaenz. Binghyiengh dwg simvueng mbouj onj, simfanz ninz mbouj ndaek, gyaeuj ngunh rwz okrumz, baihlaeng hwet naiq, sim aek huj lai, angjfwngz gyangdin ndat, hozhawq raemx noix, linx hoengz, diuzmeg youh gaeb byaij ndaej youh vaiq youh mbouj miz rengz.

【Yiengh mamx dungx mbouj huz】

Danyw：Haeuxsuen 60 gwz, ngazmeg cauj gvaq, maksanhcah cauj gvaq gak 15 gwz, gosinzgiz、makdoengjhaemz、cehlauxbaeg gak 12 gwz, buenqyaq cauj、gohoubuj gak 9 gwz.

Yunghfap：Aeu raemx cienq, faen 3 baez gwn, moix ngoenz fuk ndeu.

Goengyauq caeuq cujyau yw：Diuzhuz ndaw dungx cangq mamx, aeu daeuj yw bouxlaux ninz mbouj ndaek, ywdoj duenqbingh dwg yiengh mamx dungx mbouj huz. Mamx haw dungx mbouj miz rengz, daehyinh mbouj ndei, gwn doxgaiq mbouj siuvaq, cwk youq ndaw dungx, swng daengz cunghsuh deng gaz, heiqgih mbouj doeng, luenh daengz simsaenz. Binghyiengh dwg ninz mbouj ndaek, aekcaet dwnx heiq, dungxraeng, okhaex mbouj soeng, saeklinx mong, ailinx mbang, meg youh caem byaij ndaej youh menh roxnaeuz meg youh caem youh gaenj.

【Yiengh sim mbei heiq noix】

Danyw：Ngveih caujcwx、cehbegbenj、raetcoengz maenzgex gak 15 gwz, makdoengjsoemj 12 gwz, golaeng'aeuj、gamcauj、buenqyaq cauj、gaeucuenqiq gak 9 gwz, naengmakgam 6 gwz, godangjcaem、vangzgiz gak 20 gwz.

Yunghfap：Aeu raemx cienq, faen 3 baez gwn, moix ngoenz fuk ndeu.

Goengyauq caeuq cujyau yw：Bouj heiq dingz linj, dingh simsaenz, aeu daeuj yw bouxlaux ninz mbouj ndaek, ywdoj duenqbingh dwg yiengh sim mbei heiq noix. Bouxlaux ndang nyieg deng linj dawz, baenz sim mbei heiq noix, simsaenz mbouj dingh, lau lai ninz mbouj ndaek. Binghyiengh dwg linj lai you lai, loq lai ninz mbouj ndaek, heih linj, lij raen gag okhanh, heiqdinj roxnaeuz aekcaet, saeklinx mong, ailinx haumbang, meg ndongjsoh youh saeq raez.

【Yiengh sim mamx cungj haw】

Danyw：Godangjcaem 30 gwz, vangzgiz、ngveih caujcwx gak 15 gwz, raetcoengz maenzgex、nohmaknganx、godanghgveih、gamcauj cauj gak 12 gwz, golaeng'aeuj、 gaeucuenqiq gak 6 gwz.

Yunghfap: Aeu raemx cienq, faen 3 baez gwn, moix ngoenz fuk ndeu.

Goengyauq caeuq cujyau yw: Bouj sim bouj mamx, ciengx sim onj saenz, aeu daeuj yw bouxlaux ninz mbouj ndaek, ywdoj duenqbingh dwg yiengh sim mamx cungj haw. Sim mamx cungj haw, lwed mbouj miz daeuj, lwed byaij mbouj miz rengz, lwed mbouj ndaej ciengx sim. Binghyiengh dwg ninz loq lai heih singj, singj dauq ninz mbouj ndaek, simvueng lumzlangh, ndang naiq mbouj miz rengz, bakcit, gwn mbouj van, saeknaj mbouj rongh, linx mong, meg saeq.

贵州名医陈佳庆怎样治老年眩晕症？
Gveicouh boux canghyw mizmingz Cinz Gyahging baenzlawz yw vunzlaux daraiz？

【肝肾阴虚型】

处方：枸杞子、酸枣仁、山药、茯苓、丹皮、熟地、女贞子、旱莲草、丹参、天麻、葛根、菊花各 10 克，夏枯草 8 克，甘草、泽泻、砂仁各 6 克。

用法：水煎，分 3 次服用，每日 1 剂。

功效主治：滋补肝肾，养阴熄风。用于治疗老年眩晕症，中医辨证属肝肾阴虚、阴虚风动型。症见头目眩晕，步履不稳甚则跌扑，舌强，语言不利，少寐多梦，口干咽燥，大便干结，舌红少苔，脉细数。

【脾胃不和型】

处方：钩藤 25 克（另包后下），荷叶顶 3 个，天麻、葛根、茯苓、枳实、丹参、酸枣仁各 12 克，石菖蒲、竹茹、陈皮、甘草各 8 克，法半夏、砂仁各 6 克。

用法：水煎，分 3 次服用，每日 1 剂。

功效主治：化湿和中，祛风化痰。用于治疗老年眩晕症，中医辨证属脾胃不和、痰浊上扰型。症见患者眩晕时作时止，胸闷，心慌，胃脘不适，夜寐多梦，口淡，舌红，苔黄腻，脉弦滑。

【气虚血瘀型】

处方：黄芪、太子参各 20 克，葛根、丹参、益母草各 15 克，麦门冬 12 克，五味子、川芎、赤芍、红花各 10 克，三七粉 5 克（冲服），甘草 6 克。

用法：水煎，分 3 次服用，每日 1 剂。

功效主治：益气活血，祛瘀通络。用于治疗老年眩晕症，中医辨证属气虚血瘀、脉络不通、清窍失养型。症见头晕头痛，时发时止，反复不愈，走路不稳，舌质暗，舌边有瘀斑，脉弦或涩。

【Yiengh daep mak yaem nyieg】

Danyw: Makgoujgij、ngveih caujcwx、maenzbya、fuzlingz、naengmauxdan、caemcij cug、gonijcinh、gomijrek、dancaem、denhmaz、gogat、vagut gak 10 gwz, nyayazgyae 8 gwz, gamcauj、gocagseq、gosahyinz gak 6 gwz.

Yunghfap: Aeu raemx cienq, faen 3 baez gwn, moix ngoenz fuk ndeu.

Goengyauq caeuq cujyau yw: Bouj daep mak, ciengx yaem dingz fung, aeu daeuj yw bouxlaux gyaeujngunh, ywdoj duenq gij bingh dwg daep mak yaem haw、yiengh yaem haw fung doengh. Binghyiengh dwg gyaeujngunh daraiz, byaij mbouj onj caiqlij doek laemx, linx gyaengj, gangj vah mbouj bienh, ninz loq lai ninz mbouj ndaek, hozhawq, haexndongj, linx hoengz ailinx noix, diuzmeg youh gaeb byaij ndaej youh vaiq youh mbouj miz rengz.

【Yiengh mamx dungx mbouj huz】

Danyw: Gaeugvaqngaeu 25 gwz (lingh suek dwk doeklaeng), gaenqmbawngaeux 3 aen, denhmaz、gogat、fuzlingz、makdoengjsoemj、dancaem、ngveih caujcwx gak 12 gwz, goyiengzfuz、naengfaexcuk、naengmakgam、gamcauj gak 8 gwz, sawzbuenqyaq、gosahyinz gak 6 gwz.

Yunghfap: Aeu raemx cienq, faen 3 baez gwn, moix ngoenz fuk ndeu.

Goengyauq caeuq cujyau yw: Vaq cumx doxhuz, cawz fung siu myaiz, aeu daeuj yw bouxlaux gyaeujngunh, ywdoj duenq gij bingh dwg mamx dungx mbouj huz、myaiz uq gyaux doxhwnj. Binghyiengh dwg bouxbingh ranzbaenq seiz bingh seiz ndei, aekcaet, vueng, aendungx mbouj cwxcaih, haemh ninz loq lai, bakcit, linx hoengz, ailinx henjna, meg ndongjsoh youh raez youh raeuz.

【Yiengh heiq noix lwed saek】

Danyw: Vangzgiz、caemdaiswjswnh gak 20 gwz, gogat、dancaem、samvengqlueg gak 15 gwz, megdoeng 12 gwz, gaeucuenqiq、ciengoeng、gocizsoz、gosiengz gak 10 gwz, mbasamcaet 5 gwz (gyaux raemx gwn), gamcauj 6 gwz.

Yunghfap: Aeu raemx cienq, faen 3 baez gwn, moix ngoenz fuk ndeu.

Goengyauq caeuq cujyau yw: Bouj heiq hawj lwed byaij, cawz cwk doeng ging, aeu daeuj yw bouxlaux gyaeujngunh, ywdoj duenq gij bingh dwg heiq noix lwed cwk、meg mbouj doeng、doengh cungj giz congh ciengx mbouj ndei. Binghyiengh dwg gyaeujngunh gyaeujin, seiz ndei seiz bingh, fanjfuk yw mbouj ndei, byaij loh mbouj onj, linx mong, henz linx miz banqaeuj, meg ndongjsoh youh raez roxnaeuz byaij ndaej mbouj swnh.

浙江名医邓佳华怎样治抑郁症?

Cezgyangh boux canghyw mizmingz Dwng Gyahvaz baenzlawz yw nyapnyuk baenz bingh?

【气虚痰结型】

处方: 党参、茯苓各 15 克, 白术 12 克, 胆南星、陈皮、枳实、石菖蒲、竹茹各 10 克, 法半夏 8 克, 甘草 6 克。

用法: 水煎, 分 3 次服用, 每日 1 剂。

功效主治：补气散结祛痰。用于治疗抑郁症，中医辨证属气虚痰结型。症见患者得病日久，情感淡漠，不动不语，甚者呆若木鸡，目瞪如愚，傻笑自语，被动行事，妄见妄闻，自责自罪，面色萎黄，食少便溏，尿清，舌质淡，舌体胖，苔白腻，脉象细滑或细弱。

【肝气郁结型】

处方：枳壳15克，柴胡、白芍、香附、川芎、郁金、青皮各10克，琥珀（研粉冲服）、甘草各3克。

用法：水煎，分3次服用，每日1剂。

功效主治：疏肝解郁。用于治疗抑郁症，中医辨证属肝气郁结型。症见患者因忧思郁虑、愤懑恼怒等情志刺激，精神抑郁，情绪低落，失眠，胸闷，胀满，不思饮食，腹胀，大便不调，舌质淡红，舌苔薄腻，脉弦。

【痰气郁结型】

处方：木香、郁金、陈皮、胆南星、茯苓、香附、石菖蒲、厚朴、佛手各10克，法半夏8克，甘草3克。

用法：水煎，分3次服用，每日1剂。

功效主治：健脾祛痰。用于治疗抑郁症，中医辨证属痰气郁结型。症见患者因思虑过度，精神抑郁，表情淡漠，沉默呆滞，心烦不寐或多虑多疑，烦与人言或独居屋中，不愿外出，生活懒散，不思饮食，大便溏软，舌苔白腻或浊腻，脉象弦滑或滑数，或濡滑。

【心神惑乱型】

处方：浮小麦20克，党参、酸枣仁各15克，甘草、大枣、紫石英各10克。

用法：水煎，分3次服用，每日1剂。

功效主治：补气养血安神。用于治疗抑郁症，中医辨证属心神惑乱型。症见患者精神恍惚，心神不宁，多疑易惊，悲忧善哭，喜怒无常或时时欠伸，心中烦乱；或产后出现抑郁、悲伤、沮丧、哭泣、易激动、烦躁，舌红少苔，脉细数。

【心脾两虚型】

处方：党参、黄芪各15克，白术、木香、佛手、郁金、茯神、龙眼肉各10克，酸枣仁、远志各12克，甘草4克。

用法：水煎，分3次服用，每日1剂。

功效主治：补心健脾。用于治疗抑郁症，中医辨证属心脾两虚型。症见患者因忧愁思虑，日久损伤心脾，多思善疑，食欲不振，精神疲惫，头昏健忘，心悸失眠，夜寐多梦，心悸胆怯，面色少华，少气懒言，自汗或食后腹胀，舌质淡，舌苔薄白，脉细弱。

【血行郁滞型】

处方：生地、桃仁、红花、牛膝、枳壳各10克，当归、川芎、赤芍各8克，柴胡、桔梗各6克，甘草4克。

用法：水煎，分3次服用，每日1剂。

功效主治：活血化瘀。用于治疗抑郁症，中医辨证属血行郁滞型。症见患者精神抑郁，胁肋刺痛或性情急躁，头痛失眠，健忘，身体某处有发热或发冷感，舌质紫暗或有瘀斑，舌苔薄，脉弦或涩。

【Yiengh heiq noix cwk myaiz】

Danyw: Godangjcaem、fuzlingz gak 15 gwz, gobegsaed 12 gwz, gonoegnueg aeu raemxmbei fat gvaq、naengmakgam、makdoengjsoemj、goyiengzfuz、naengfaexcuk gak 10 gwz, sawzbuenqyaq 8 gwz, gamcauj 6 gwz.

Yunghfap: Aeu raemx cienq, faen 3 baez gwn, moix ngoenz fuk ndeu.

Goengyauq caeuq cujyau yw: Bouj heiq sanq cwk cawz myaiz, aeu daeuj yw binghsimnyap, ywdoj duenqbingh dwg yiengh heiq noix cwk myaiz. Raen gij binghyiengh dwg baenz bingh nanz le, cingz damh, mbouj doengh mbouj gangj, caiqlij ngoengqngwt, da daengx dwddwd, riubamz gag nambedbed, gik guh saeh, vah luenhgangj, gag ienq bonjfaenh, saeknaj reuqhenj, gwn ndaej noix okhaex yungz, nyouh saw, saeklinx mong, linx hauniu, ailinx hauniu, meg youh saeq youh raeuz roxnaeuz meg youh saeq youh nyieg.

【Yiengh heiqdaep cwkgiet】

Danyw: Makdoengjhaemz 15 gwz, caizhuz、gobwzsoz、rumcid、ciengoeng、hinghenj、naeng makgam'oiq gak 10 gwz, hujboz (nienj baenz mba gyaux raemx gwn)、gamcauj gak 3 gwz.

Yunghfap: Aeu raemx cienq, faen 3 baez gwn, moix ngoenz fuk ndeu.

Goengyauq caeuq cujyau yw: Soeng daep gaij simnyap, aeu daeuj yw binghsimnyap, ywdoj duenqbingh dwg yiengh heiqdaep cwkgiet. Binghyiengh dwg bouxbingh aenvih siengsim lai、hozndat fatheiq daengj saenzcingz gikcoi, cingsaenz nyapnyuk, doeknaiq, ninz mbouj ndaek, aekcaet, dungxraeng, mbouj siengj gwn doxgaiq, dungxraeng, okhaex mbouj cingqciengz, saeklinx hoengzmong, ailinx mbangniu, meg ndongjsoh youh raez.

【Yiengh heiqmyaiz cwkgiet】

Danyw: Gomuzyangh、hinghenj、naengmakgam、gonoegnueg aeu raemxmbei fat gvaq、fuzlingz、rumcid、goyiengzfuz、gohoubuj、makfuzsouj gak 10 gwz, sawzbuenqyaq 8 gwz, gamcauj 3 gwz.

Yunghfap: Aeu raemx cienq, faen 3 baez gwn, moix ngoenz fuk ndeu.

Goengyauq caeuq cujyau yw: Cangq mamx cawz myaiz aeu daeuj yw binghsimnyap, ywdoj duenqbingh dwg yiengh heiqmyaiz cwkgiet. Binghyiengh dwg bouxbingh aenvih siengj lai gvaqbouh, cingsaenz nyapnyuk, najsaep, baknaek ngoengqngwt, simfanz ninz mbouj ndaek roxnaeuz naemj lai ngeiz lai, gik caeuq vunz dajgangj roxnaeuz gag youq ndaw ranz, mbouj haengj ok dou, gwndaenj cungj gik, mbouj siengj gwn doxgaiq, okhaex yungz, ailinx hauniu roxnaeuz nwk, meg ndongjsoh youh raeuz roxnaeuz raeuz youh vaiq, roxnaeuz meg raeuz.

【Yiengh simsaenz luenh】

Danyw: Megbeb 20 gwz, godangjcaem、ngveih caujcwx gak 15 gwz, gamcauj、 makcauj、ringvangq swjsizyingh gak 10 gwz.

Yunghfap：Aeu raemx cienq，faen 3 baez gwn，moix ngoenz fuk ndeu.

Goengyauq caeuq cujyau yw：Bouj heiq ciengx lwed dingh saenz，aeu daeuj yw binghsimnyap，ywdoj duenqbingh dwg yiengh simsaenz luenh. Binghyiengh dwg bouxbingh moengzmoengz loengzloengz，simsaenz mbouj dingh，ngeiz lai heih linj，yousim haengj daej，yaep angq yaep you roxnaeuz ajrumz mbouj dingz，sim luenhyabyab；roxnaeuz canj gvaq le nyapnyuk、siengsim、doeknaiq、daejfwtfwt、yungzheih gikdoengh、nyapnyuk，linx hoengz ailinx noix，diuzmeg youh gaeb byaij ndaej youh vaiq youh mbouj miz rengz.

【Yiengh sim mamx cungj haw】

Danyw：Godangjcaem、vangzgiz gak 15 gwz，gobegsaed、gomuzyangh、makfuzsouj、hinghenj、raetcoengz maenzgex、nohmaknganx gak 10 gwz，ngveih caujcwx、golaeng'aeuj gak 12 gwz，gamcauj 4 gwz.

Yunghfap：Aeu raemx cienq，faen 3 baez gwn，moix ngoenz fuk ndeu.

Goengyauq caeuq cujyau yw：Bouj sim bouj mamx，aeu daeuj yw binghsimnyap，ywdoj duenqbingh dwg yiengh sim mamx cungj haw. Binghyiengh dwg bouxbingh aenvih yousim lai，nanz le sieng daengz sim mamx，siengj lai ngeiz lai，mbouj siengj gwn doxgaiq，ndangnaiq，gyaeujngunh lumzlangh，simvueng ninz mbouj ndaek，haemh ninz loq lai，simvueng lau，saeknaj mbouj rongh，heiq noix gik gangj vah，gag okhanh roxnaeuz gwn gvaq dungxraeng，saeklinx mong，ailinx haumbang，meg saeq nyieg.

【Yiengh lwed cwkgaz】

Danyw：Goragndip、ngveihmakdauz、gosiengz、baihdoh、makdoengjhaemz gak 10 gwz，godanghgveih、ciengoeng、gocizsoz gak 8 gwz，caizhuz、gizgwnj gak 6 gwz，gamcauj 4 gwz.

Yunghfap：Aeu raemx cienq，faen 3 baez gwn，moix ngoenz fuk ndeu.

Goengyauq caeuq cujyau yw：Siu cwk hawj lwed byaij，aeu daeuj yw binghsimnyap，ywdoj duenqbingh dwg yiengh lwed cwkgaz. Binghyiengh dwg bouxbingh nyapnyuk，rikdungx incoeg roxnaeuz singqheiq gaenj，gyaeujin ninz mbouj ndaek，lumzlangh，aenndang mbangj giz fatndat roxnaeuz raen fatnit，linx aeujndaem roxnaeuz miz banqaeuj，ailinx mbang，meg ndongjsoh youh raez roxnaeuz byaij ndaej mbouj swnh.

山西名医赵忠良怎样治甲状腺功能亢进（甲亢）？

Sanhsih boux canghyw mizmingz Cau Cunghliengz baenzlawz yw hozfoeg （gyazgang）？

【气阴两虚型】

处方：黄芪、生龙骨各30克，党参、麦门冬、生牡蛎各15克，夏枯草、天门冬、生地、白术、浙贝母、茯神、陈皮各 10 克，甘草 5 克，五味子 6 克。

用法：水煎，分 3 次服用，每日 1 剂。

功效主治：益气养阴，消瘿散结。用于治疗甲状腺功能亢进，中医辨证属气阴两虚型。症见神疲乏力，口干咽燥，气促多汗，心胸烦热，手足心热，肢软身重，头晕失眠，心悸，善忘，指颤；或兼大便溏薄，下肢水肿，舌胖嫩苔少，舌质偏红，脉虚细数或见结代。

【肝火亢盛型】

处方：龙胆草 8 克，柴胡、栀子、夏枯草、车前子、黄芩、丹皮、玄参、赤芍、当归、茅根、连翘、川牛膝各 10 克，生牡蛎、珍珠母、生地各 15 克，甘草 5 克，黄药子 6 克。

用法：水煎，分 3 次服用，每日 1 剂。

功效主治：疏肝清热，散结消瘿。用于治疗甲状腺功能亢进，中医辨证属肝火亢盛型。症见患者心烦易怒，心悸失眠，头晕头痛，口苦，口干多饮，恶热自汗，颈前瘿肿，手指颤抖，舌红苔黄，脉洪数。

【气滞痰凝型】

处方：生牡蛎、白芍各 15 克，柴胡、茯苓、当归、白术、枳壳、厚朴、浙贝母、鳖甲、山慈姑、陈皮、夏枯草、海藻、昆布各 10 克，甘草 5 克。

用法：水煎，分 3 次服用，每日 1 剂。

功效主治：疏肝解郁，化痰散结。用于治疗甲状腺功能亢进，中医辨证属气滞痰凝型。症见患者颈粗，甲状腺肿硬，随喜怒消长，急躁易怒，胸闷叹息，胁肋胀满，多食善饥，失眠多梦，舌质淡红，舌苔薄腻，脉细弦。

【阴虚火旺型】

处方：麦门冬、玄参、黄连、当归、阿胶（烊化）、五味子各 10 克，生牡蛎、生龙齿各 25 克，生地、酸枣仁、白芍各 15 克。

用法：水煎，分 3 次服用，每日 1 剂。

功效主治：滋阴柔肝宁心。用于治疗甲状腺功能亢进，中医辨证属阴虚火旺型。症见甲状腺大或不大，质软，心悸不安，少寐，汗多，手指震颤，潮热消瘦，眼干目眩，舌质红绛，脉弦细数。

【Yiengh heiq yaem cungj nyieg】

Danyw：Vangzgiz、goetlungz ndip gak 30 gwz，godangjcaem、megdoeng、gyaepsae ndip gak 15 gwz，nyayazgyae、denhdungh、goragndip、gobegsaed、gobeimuj Cezgyangh、raetcoengz maenzgex、naengmakgam gak 10 gwz，gamcauj 5 gwz，gaeucuenqiq 6 gwz.

Yunghfap：Aeu raemx cienq，faen 3 baez gwn，moix ngoenz fuk ndeu.

Goengyauq caeuq cujyau yw：Bouj heiq ciengx yaem，siu gaiq foeg sanq cwk，aeu daeuj yw hozai，ywdoj duenqbingh dwg yiengh heiq yaem cungj nyieg. Binghyiengh dwg ndang naiq mbouj miz rengz，hozhawq，heiq dinj hanh lai，sim aek huj lai，angjfwngz gyangdin ndat, din fwngz mbouj miz rengz ndang naet, gyaeujngunh ninz mbouj ndaek, simvueng, lumzlangh, lwgfwngz saenz; roxnaeuz giem miz okhaex yungz, song ga foegfouz, linx bizoiq ailinx noix, saeklinx loq hoengz, meg haw youh saeq byaij ndaej youh vaiq roxnaeuz ndaej raen byaij byaij youh dingz.

【Yiengh daep huj haenq lai】

Danyw: Golungzdamj 8 gwz, caizhuz、vuengzgae、nyayazgyae、cehgomaxdaez、govangzginz、naengmauxdan、caemhmbaemx、gocizsoz、godanghgveih、hazdaij、golenzgyauz、baihdoh Swconh gak 10 gwz, gyapsae ndip、gyapbangx caw、goragndip gak 15 gwz, gamcauj 5 gwz, goyazbyah 6 gwz.

Yunghfap: Aeu raemx cienq, faen 3 baez gwn, moix ngoenz fuk ndeu.

Goengyauq caeuq cujyau yw: Soeng daep siu huj, sanq cwk siu foeg, aeu daeuj yw hozai, ywdoj duenqbingh dwg yiengh daep huj haenq lai. Binghyiengh dwg bouxbingh simfanz heih fatheiq, simvueng ninz mbouj ndaek, gyaeujngunh gyaeujin, bakhaemz, hozhawq gwn raemx lai, hwngq lai gag ok hanh, naj hoz miz gaiq foeg hung, lwgfwngz saenz, linx hoengz ailinx henj, meg youh hung byaij ndaej youh vaiq.

【Yiengh heiq cwk myaiz gaz】

Danyw: Gyapsae ndip、gobwzsoz gak 15 gwz, caizhuz、fuzlingz、godanghgveih、gobegsaed、makdoengjhaemz、gohoubuj、gobeimuj Cezgyangh、gyaepfw、gimjlamz、naengmakgam、nyayazgyae、mezhaij、haijdai gak 10 gwz, gamcauj 5 gwz.

Yunghfap: Aeu raemx cienq, faen 3 baez gwn, moix ngoenz fuk ndeu.

Goengyauq caeuq cujyau yw: Soeng daep gaij mbwq, siu myaiz sanq cwk, aeu daeuj yw hozai, ywdoj duenqbingh dwg yiengh heiq cwk myaiz gaz. Binghyiengh dwg bouxbingh hozbongz gyazcangsen foeg geng, seiz angq siu seiz fatheiq foeg, simgaenj heih fatheiq, aekcaet danq heiq, daep ciengq, gwn lai haengj iek, ninz mbouj ndaek loq lai, saeklinx hoengzmong, ailinx mbangniu, meg gaeb ndongjsoh youh raez.

【Yiengh yaem haw huj haenq】

Danyw: Megdoeng、caemhmbaemx、vuengzlienz、godanghgveih、ohgyauh（cawj yungz）、gaeucuenqiq gak 10 gwz, gyapsae ndip、heujlungz ndip gak 25 gwz, goragndip、ngveih caujcwx、gobwzsoz gak 15 gwz.

Yunghfap: Aeu raemx cienq, faen 3 baez gwn, moix ngoenz fuk ndeu.

Goengyauq caeuq cujyau yw: Bouj yaem hawj daep swnh hawj sim dingh, aeu daeuj yw hozai, ywdoj duenqbingh dwg yiengh yaem haw huj haenq. Binghyiengh dwg gyazcangsen hung roxnaeuz mbouj hung, unq, simvueng mbouj dingh, ninz ndaej noix, hanh lai, lwgfwngz saenz, cumxhwngq ndang byom, da sauj daraiz, linx hoengzmaeq, meg ndongjsoh saeq raez, byaij ndaej youh vaiq.

北京名医王晓峰怎样治低血糖症?

Bwzgingh boux canghyw mizmingz Vangz Yaujfungh baenzlawz yw gij bingh hezdangz daemq lai?

【心脾两虚型】

处方:黄芪、龙眼肉各 15 克,酸枣仁、党参各 12 克,当归、麦门冬、柏子仁各 9 克,五味子 6 克,远志、炙甘草各 3 克。

加减:患者若有烦热、盗汗症状,可在此方中加入生地、玄参各 12 克,知母、天门冬各 9 克;患者若出现精神亢奋症状,可在此方中加入磁石(先煎)、生龙齿(先煎)各 30 克。

用法:水煎,分 3 次服用,每日 1 剂。

功效主治:补益心脾。用于治疗低血糖症,中医辨证属心脾两虚型。此型低血糖症患者的病程较长,症见头晕出汗,面色苍白,心慌心悸,健忘恐惧(甚至精神异常),舌淡苔薄,脉细。

【肝虚风动型】

处方:当归 9 克,山茱萸、熟地、枸杞子各 12 克,白芍、山药各 15 克,黄芪 20 克,甘草、五味子、川芎、宣木瓜各 6 克,大枣 6 枚。

加减:患者若出现类似癫痫严重症状,可在此方中加入制南星 12 克、白附子 9 克;患者若出现胸闷、经常叹息、精神抑郁症状,可在此方中加入柴胡、郁金各 9 克。

用法:水煎,分 3 次服用,每日 1 剂。

功效主治:养肝熄风。用于治疗低血糖症,中医辨证属肝虚风动型。此型低血糖症患者可出现头晕,视物不清,肢体麻木或震颤(甚则晕厥、两目上翻、口吐白沫),舌淡红,苔薄,脉细弦。

【Yiengh sim mamx cungj haw】

Danyw:Vangzgiz、nohmaknganx gak 15 gwz,ngveih caujcwx、godangjcaem gak 12 gwz,godanghgveih、megdoeng、cehbegbenj gak 9 gwz,gaeucuenqiq 6 gwz,golaeng'aeuj、gamcauj cauj gak 3 gwz.

Gya gemj:Bouxbingh danghnaeuz miz gij binghyiengh fanzhwngq、ok hanhheu,ndaej youq ndaw dan gya goragndip、caemhmbaemx gak 12 gwz,gocihmuj、denhdungh gak 9 gwz;bouxbingh danghnaeuz miz gij binghyiengh cingsaenz gvaekgvaek,ndaej youq ndaw dan gya swzdiet(sien cienq)、heujlungz ndip(sien cienq)gak 30 gwz.

Yunghfap:Aeu raemx cienq,faen 3 baez gwn,moix ngoenz fuk ndeu.

Goengyauq caeuq cujyau yw:Bouj sim bouj mamx,aeu daeuj ywbingh hezdangz daemq,ywdoj duenqbingh dwg yiengh sim mamx cungj haw. Cungj bingh hezdangz daemq bouxbingh bingh ndaej nanz,binghyiengh raen gyaeujngunh okhanh,saeknaj hauseg,simvueng,lumzlangh lau(caiqlij fatbag bae),linx mong ailinx mbang,meg saeq.

【Yiengh daep haw fung doengh】

Danyw：Godanghgveih 9 gwz，cazladbya、caemcij cug、makgoujgij gak 12 gwz，gobwzsoz、maenzbya gak 15 gwz，vangzgiz 20 gwz，gamcauj、gaeucuenqiq、ciengoeng、moeggva Senhcwngz gak 6 gwz，makcauj 6 naed.

Gya gemj：Bouxbingh danghnaeuz raen cungj binghyiengh fatbagmou youqgaenj，ndaej youq ndaw dan gya gonoegnueg 12 gwz、biekcwx 9 gwz；bouxbingh danghnaeuz raen gij binghyiengh aekcaet、ciengz danq heiq、nyapnyuk yousim，ndaej youq ndaw dan gya caizhuz、hinghenj gak 9 gwz.

Yunghfap：Aeu raemx cienq，faen 3 baez gwn，moix ngoenz fuk ndeu.

Goengyauq caeuq cujyau yw：Ciengx daep dingz fung，aeu daeuj ywbingh hezdangz daemq，ywdoj duenqbingh dwg yiengh daep haw fung doengh. Cungj bingh hezdangz daemq bouxbingh ndaej raen gyaeujngunh，yawj doxgaiq myox，ndang maz roxnaeuz saenz（caiqlij maezgae、fan dahau、bak ok fubfauz），diuzlinx hoengzoiq，ailinx mbang，meg gaeb ndongjsoh youh raez.

新疆名医王亚玲怎样治骨质疏松症？
Sinhgyangh boux canghyw mizmingz Vangz Yalingz baenzlawz yw binghndokbyoiq?

【肝肾阴虚型】

处方：珍珠粉、鸡内金各 15 克，紫河车粉 10 克，枸杞子、熟地、茯苓、续断各 12 克，阿胶（烊化）、丹皮、怀牛膝、杜仲各 9 克。

用法：水煎，分 3 次服用，每日 1 剂。

功效主治：补肾填精，强壮筋骨。用于治疗骨质疏松症，中医辨证属肝肾阴虚型。症见腰膝隐痛酸软，足跟痛，腿肚抽筋，遇劳加重，伴头晕耳鸣，手足心发热，烦躁易怒，潮热盗汗，舌质偏红，苔少，脉沉细数。

【脾肾阳虚型】

处方：制附子（先煎）6 克，肉桂 8 克，菟丝子、杜仲、威灵仙、当归、阿胶（烊化）各 12 克，鸡血藤 18 克，珍珠粉、鸡内金各 15 克，紫河车粉 10 克。

用法：水煎，分 3 次服用，每日 1 剂。

功效主治：温补脾肾，强壮筋骨。用于治疗骨质疏松症，中医辨证属脾肾阳虚型。症见畏寒肢冷，腰膝酸软，遇寒加重，腿肚抽筋，伴面色苍白，精神不振，大便溏薄，小便清长或夜尿频多，舌质偏胖，苔薄白，脉沉。

【肾虚血瘀型】

处方：桃仁、地龙、川牛膝、䗪虫（土鳖虫）、紫河车粉各 10 克，三七、当归、阿胶（烊化）各 12 克，珍珠粉、鸡内金各 15 克。

用法：水煎，分 3 次服用，每日 1 剂。

功效主治：补肾祛瘀，通络止痛。用于治疗骨质疏松症，中医辨证属肾虚血瘀型。症见髋关节、踝关节及尾骨骨折，具体表现为局部针刺刀割样疼痛，痛处固定不移，入夜尤甚，腰膝酸软无力，舌有瘀斑、瘀点，脉沉涩。

【Yiengh daep mak yaem nyieg】

Danyw：Mbacaw、naengdawgaeq gak 15 gwz, mbarug 10 gwz, makgoujgij、caemcij cug、fuzlingz、gociepndok gak 12 gwz, ohgyauh（cawj yungz）、naengmauxdan、godauqrod、faexiethoux gak 9 gwz.

Yunghfap：Aeu raemx cienq, faen 3 baez gwn, moix ngoenz fuk ndeu.

Goengyauq caeuq cujyau yw：Bouj mak bouj rae, cangq nyinz ndok, aeu daeuj yw bingndokmboeng, ywdoj duenqbingh dwg yiengh daep mak yaem nyieg. Binghyiengh dwg hwet caeuq gyaeujhoq in mbouj miz rengz, giujdin in, gahengh henjgeuq, baeg couh lai naek, lij miz gyaeuj ngunh rwz okrumz, angjfwngj aidin fatndat, simnyap heih fatheiq, cumx hwngq ok hanhheu, saeklinx loq hoengz, ailinx noix, meg caem youh saeq byaij ndaej youh vaiq.

【Yiengh mamx mak yiengz nyieg】

Danyw：Ragvuhdouz cauj gvaq（sien cienq）6 gwz, go'gviq 8 gwz, gaeungva、faexiethoux、raglingzsien、godanghgveih、ohgyauh（cawj yungz）gak 12 gwz, gaeulwed 18 gwz, mbacaw、naengdawgaeq gak 15 gwz, mbarug 10 gwz.

Yunghfap：Aeu raemx cienq, faen 3 baez gwn, moix ngoenz fuk ndeu.

Goengyauq caeuq cujyau yw：Raeuj bouj mamx mak, cangq nyinz ndok, aeu daeuj yw bingndokmboeng, ywdoj duenqbingh dwg mamx mak yiengz nyieg. Binghyiengh dwg lau nit ga caep, hwet ga naet, bungz nit bingh lai naek, gahengh henjgeuq, lij miz saeknaj hauseg, cingsaenz mbouj ndei, okhaex yungz, nyouh saw raez roxnaeuz gyanghaemh nyouh lai nyouh deih, diuz linx loq biz, ailinx haumbang, meg caem.

【Yiengh mak haw cwk lwed】

Danyw：Ngveihmakdauz、ndwen、baihdoh Swconh、duzmwnj（duzdaeuhlaux）、mbarug gak 10 gwz, dienzcaet、godanghgveih、ohgyauh（cawj yungz）gak 12 gwz, mbacaw、naengdawgaeq gak 15 gwz.

Yunghfap：Aeu raemx cienq, faen 3 baez gwn, moix ngoenz fuk ndeu.

Goengyauq caeuq cujyau yw：Bouj mak cawz cwk, doeng meg dingz in, aeu daeuj yw bingndokmboeng, ywdoj duenqbingh dwg yiengh mak haw cwk lwed. Binghyiengh dwg hoh ndokbuenz、hoh dabaeu caeuq ndokbyai ndokraek, mbangj giz in lumj cax heh cim camz nei, giz in dingh, haeujhaemh engq in, hwet ga naet mboujmiz rengz, gwnz linx miz banqaeuj、diemjcwk, meg caem meg byaij mbouj swnh.

山东名医曹元成怎样治肥胖症?
Sanhdungh boux canghyw mizmingz Cau Yenzcwngz baenzlawz yw binghbiz?

【脾肾两虚型】

处方：党参、黄芪各25克，炒薏苡仁、山药各18克，黄精、山萸肉、莲子、白芍、山楂、茯苓、白术各12克，泽泻9克，补骨脂、沙苑子、芡实各15克，制附子（先煎）、甘草各6克，生姜3克。

用法：水煎，分3次服用，每日1剂。

功效主治：健脾补肾。用于治疗肥胖症，中医辨证属脾肾两虚型。症见神疲乏力，腰酸腿软，食少，面浮肢肿，大便稀软，甚则形寒肢冷，小便频数，女子带下清稀，男子阳痿遗精，舌胖质淡，边有齿痕，苔白或滑，脉沉迟弱。

【湿热内停型】

处方：白茅根、薏苡仁、茵陈各20克，柴胡、栀子、苍术、虎杖、黄柏各10克，茯苓、草决明、牛膝各12克，龙胆草、泽泻各7克，甘草5克。

用法：水煎，分3次服用，每日1剂。

功效主治：清利湿热。用于治疗肥胖症，中医辨证属湿热内停型。症见头身重困，肢体水肿，胸闷腹胀，食少脘痞，渴不欲饮，尿赤不利，女子带下黄稠，秽浊有味，舌苔黄腻，脉滑数。

【脾虚湿盛型】

处方：党参、山药各18克，莲子、茯苓、山楂各15克，白术、扁豆、木香、法半夏各10克，桂枝、泽泻各9克，陈皮、炙甘草各8克。

用法：水煎，分3次服用，每日1剂。

功效主治：健脾除湿。用于治疗肥胖症，中医辨证属脾虚湿盛型。症见形体肥胖，肢体困重，少气懒言，倦怠乏力，嗜卧，食少呕恶，大便溏薄，甚则肢冷畏寒，舌质淡边有齿痕，舌体胖大，苔白腻，脉虚或弱。

【Yiengh mamx mak cungj nyieg】

Danyw: Godangjcaem、vangzgiz gak 25 gwz, haeuxroeg cauj gvaq、maenzbya gak 18 gwz, ginghsw、cazladbya、cehmbu、gobwzsoz、maksanhcah、fuzlingz、gobegsaed gak 12 gwz, gocagseq 9 gwz, faenzcepraemx、ceh vazvangzgiz、cehmbu gyaeujgaeq gak 15 gwz, ragvuhdouz cauj gvaq (sien cienq)、gamcauj gak 6 gwz, hing 3 gwz.

Yunghfap: Aeu raemx cienq, faen 3 baez gwn, moix ngoenz fuk ndeu.

Goengyauq caeuq cujyau yw: Cangq mamx bouj mak, aeu daeuj yw binghbiz, ywdoj duenqbingh dwg yiengh mamx mak cungj nyieg. Binghyiengh dwg ndang naiq mbouj miz rengz, hwet naet ga unq, gwn ndaej noix, naj fouz dinfwngz foeg, haex saw unq, caiqlij ndang nit dinfwngz caep, oknyouh baezsoq lai, mehmbwk begdaiq saw, bouxsai vizyoq laeuh rae，linx biz saekmong，henzlinx miz rizheuj，ailinx hau roxnaeuz raeuz，meg naekcaem youh menhnyieg.

【Yiengh cumx huj dingz baihndaw】

Danyw：Rag go'em、haeuxroeg、go'ngaihndingj gak 20 gwz，caizhuz、vuengzgae、gocangsaed、godiengangh、faexvuengzlienz gak 10 gwz，fuzlingz、cehyiengzmbeq、baihdoh gak 12 gwz，golungzdamj、gocagseq gak 7 gwz，gamcauj 5 gwz.

Yunghfap：Aeu raemx cienq，faen 3 baez gwn，moix ngoenz fuk ndeu.

Goengyauq caeuq cujyau yw：Cing huj leih cumx，aeu daeuj yw binghbiz，ywdoj duenqbingh dwg yiengh cumx huj dingz baihndaw. Binghyiengh dwg gyaeujngunh ndang naiq，seiq guengq foegfouz，aekcaet dungxraeng，gwn ndaej noix dungxraeng，hozhawq mbouj siengj gwn raemx，oknyouh hoengz oknyouh nanz，mehmbwk begdaiq henj gwd，uq youh haeu，ailinx henjna，meg byaij youh vaiq youh raeuz.

【Yiengh mamx haw cumx lai】

Danyw：Godangjcaem、maenzbya gak 18 gwz，cehmbu、fuzlingz、maksanhcah gak 15 gwz，gobegsaed、duhndwi、gomuzyangh、sawzbuenqyaq gak 10 gwz，go'gviq、gocagseq gak 9 gwz，naengmakgam、gamcauj cauj gak 8 gwz.

Yunghfap：Aeu raemx cienq，faen 3 baez gwn，moix ngoenz fuk ndeu.

Goengyauq caeuq cujyau yw：Cangq mamx cawz cumx，aeu daeuj yw binghbiz，ywdoj duenqbingh dwg yiengh mamx haw cumx lai. Binghyiengh dwg ndang biz，ndang naekgywg，heiq noix gik gangj vah，ndangnaiq mbouj miz rengz，haengj ninz，gwn ndaej noix rueg，okhaex yungz youh saw，caiqlij dinfwngz caep lau nit，saeklinx mong henzlinx miz rizheuj，diuz linx bizhung，ailinx hauniu，meg haw roxnaeuz nyieg.

黑龙江名医刘丛群怎样治食欲不振？

Hwzlungzgyangh boux canghyw mizmingz Liuz Cungzginz baenzlawz yw mbouj siengj gwn doxgaiq?

【脾胃气虚型】

处方：薏苡仁 25 克，山药、党参各 15 克，茯苓、扁豆各 12 克，白术、陈皮、桔梗各 10 克，砂仁、木香、甘草各 6 克。

用法：水煎，分 3 次服用，每日 1 剂。

功效主治：益气健脾。用于治疗食欲不振，中医辨证属脾胃气虚型。症见食欲不振，气短懒言，面色萎黄，形体消瘦，神疲乏力，大便溏薄以及夹有不消化的食物残渣，舌淡苔白，脉细弱无力。

【脾失健运型】

处方：神曲、麦芽各 18 克，山楂、鸡内金各 15 克，藿香、枳实、陈皮各 8 克，砂仁 6 克。

用法：水煎，分 3 次服用，每日 1 剂。

功效主治：健脾助运。用于治疗食欲不振，中医辨证属脾失健运型。症见面色少华，不思饮食，或饮食无味，或伴呕吐，形体消瘦，舌苔白或厚腻，脉尚有力。

【肝郁脾虚型】

处方：党参、神曲各15克，白术、茯苓、砂仁、莱菔子、山楂各10克，香附、连翘、陈皮、木香各8克。

用法：水煎，分3次服用，每日1剂。

功效主治：健脾疏肝。用于治疗食欲不振，中医辨证属肝郁脾虚型。症见不思饮食，精神抑郁不畅，胃脘胀满不适，嗳气频作，面色萎黄，形体消瘦，舌淡苔白，脉弦细。

【胃阴不足型】

处方：山药15克，沙参、玉竹各12克，石斛、茯苓各10克，乌梅、白芍各8克，甘草6克。

用法：水煎，分3次服用，每日1剂。

功效主治：养胃育阴。用于治疗食欲不振，中医辨证属胃阴不足型。症见口干多饮而不喜进食，皮肤干燥，心烦不安，自汗盗汗，大便干结，舌质偏红，舌苔光剥或少津，脉细。

【Yiengh mamx dungx heiq noix】

Danyw：Haeuxroeg 25 gwz, maenzbya、godangjcaem gak 15 gwz, fuzlingz、duhndwi gak 12 gwz, gobegsaed、naengmakgam、gizgwnj gak 10 gwz, gosahyinz、gomuzyangh、gamcauj gak 6 gwz.

Yunghfap：Aeu raemx cienq, faen 3 baez gwn, moix ngoenz fuk ndeu.

Goengyauq caeuq cujyau yw：Bouj heiq cangq mamx, aeu daeuj yw mbouj siengj gwn doxgaiq, ywdoj duenqbingh dwg yiengh mamx dungx heiq noix. Binghyiengh dwg mbouj siengj gwn doxgaiq, heiq dinj gik gangj vah, saeknaj reuqhenj, ndang byom, ndang naiq mbouj miz rengz, okhaex yungz youh saw caeuq cab miz gij nyaq caengz siuvaq, linx mong ailinx hau, meg saeq nyieg mboujmiz rengz.

【Yiengh mamx mbouj cangq】

Danyw：Gosinzgiz、ngazmienh gak 18 gwz, maksanhcah、naengdawgaeq gak 15 gwz, golailoj、makdoengjsoemj、naengmakgam gak 8 gwz, gosahyinz 6 gwz.

Yunghfap：Aeu raemx cienq, faen 3 baez gwn, moix ngoenz fuk ndeu.

Goengyauq caeuq cujyau yw：Cangq mamx bang daehyinh, aeu daeuj yw mbouj siengj gwn doxgaiq, ywdoj duenqbingh dwg yiengh mamx mbouj cangq. Binghyiengh dwg saeknaj mbouj rongh, mbouj siengj gwn doxgaiq, roxnaeuz gwn mbouj feih, roxnaeuz rueg, ndang byom, ailinx hau roxnaeuz na nwk, meg lij miz rengz.

【Yiengh daep cwk mamx haw】

Danyw：Godangjcaem、gosinzgiz gak 15 gwz, gobegsaed、fuzlingz、gosahyinz、cehlauxbaeg、maksanhcah gak 10 gwz, rumcid、golenzgyauz、naengmakgam、gomuzyangh gak 8 gwz.

Yunghfap：Aeu raemx cienq，faen 3 baez gwn，moix ngoenz fuk ndeu.

Goengyauq caeuq cujyau yw：Cangq mamx soeng daep，aeu daeuj yw mbouj siengj gwn doxgaiq，ywdoj duenqbingh dwg yiengh daep cwk mamx haw. Binghyiengh dwg mbouj siengj gwn doxgaiq，cingsaenz nyapnyuk mbouj soeng，dungxraeng mbouj cwxcaih，dwnx heiq mbouj dingz，saeknaj reuqhenj，ndang byom，linx mong ailinx hau，meg ndongjsoh youh saeq raez.

【Yiengh daep yaem mbouj gaeuq】

Danyw：Maenzbya 15 gwz，sacaem、yicuz gak 12 gwz，davangzcauj、fuzlingz gak 10 gwz，makmoizloemz、gobwzsoz gak 8 gwz，gamcauj 6 gwz.

Yunghfap：Aeu raemx cienq，faen 3 baez gwn，moix ngoenz fuk ndeu.

Goengyauq caeuq cujyau yw：Ciengx dungx ciengx yaem，aeu daeuj yw mbouj siengj gwn doxgaiq，ywdoj duenqbingh dwg yiengh daep yaem mbouj gaeuq. Binghyiengh dwg hozhawq gwn raemx lai mbouj siengj gwn doxgaiq，naeng sauj，simfanz mbouj dingh，gag okhanh ok hanhheu，haexndongj，saeklinx loq hoengz，ailinx wenj roxnaeuz raemxmyaiz noix，meg saeq.

湖南名医邓庆红怎样治胃下垂？

Huznanz boux canghyw mizmingz Dwng Ginghungz baenzlawz yw dungxduengh?

【气血亏虚型】

处方：炙黄芪20克，党参15克，熟地12克，鹿角胶（烊化）、川芎各9克，当归、白术各10克，柴胡、升麻各5克，陈皮6克，炙甘草4克。

用法：水煎，分3次服用，每日1剂。

功效主治：补益气血。用于治疗胃下垂，中医辨证属气血亏虚型。症见面色无华，脘腹胀满，嗳气，食欲不振，喜温喜按，肢倦乏力，唇白，舌淡胖，苔薄白，脉虚弱。

【脾胃虚弱型】

处方：炙黄芪20克，党参、柴胡各15克，白术、茯苓、白芍各10克，桂枝、升麻各6克，炙甘草5克。

用法：水煎，分3次服用，每日1剂。

功效主治：益气健中。用于治疗胃下垂，中医辨证属脾胃虚弱型。症见胃脘隐隐作痛，痛连上腹，饥则为甚，进食痛减，喜温喜按，平卧则舒，肢倦疲乏，舌淡胖，苔薄白，脉细弱。

【脾胃虚寒型】

处方：生黄芪15克，党参12克，炒白术10克，陈皮、升麻、柴胡各6克，当归9克，干姜5克，大枣5枚。

用法：水煎，分3次服用，每日1剂。

功效主治：益气温中健脾。用于治疗胃下垂，中医辨证属脾胃虚寒型。症见腹部及胃脘隐隐作痛，泛吐清水，喜温喜按，脘腹胀满，食欲不振，大便溏薄，神疲乏力，手足欠温，舌苔白，脉软弱。

【气阴两虚型】

处方：太子参 15 克，炙黄芪 20 克，白术、白芍各 10 克，升麻、柴胡各 6 克，山药、沙参、麦门冬各 12 克，当归 9 克。

用法：水煎，分 3 次服用，每日 1 剂。

功效主治：益气养阴。用于治疗胃下垂，中医辨证属气阴两虚型。症见胃脘胀隐痛灼热，嘈杂如饥，食少体倦，口干少津，舌淡或红，苔少或花剥，脉细弱。

【气虚血瘀型】

处方：炙黄芪 15 克，党参、丹参各 12 克，白术 10 克，柴胡、生蒲黄（用布包）、陈皮、升麻各 6 克，五灵脂、砂仁各 9 克。

用法：水煎，分 3 次服用，每日 1 剂。

功效主治：益气化瘀。用于治疗胃下垂，中医辨证属气虚血瘀型。症见上腹及胃脘疼痛，痛有定处而拒按，痛如针刺，胀满，嗳气，食欲不振，舌质暗红，脉虚涩。

【Yiengh heiq lwed sied nyieg】

Danyw：Vangzgiz cauj gvaq 20 gwz, godangjcaem 15 gwz, caemcij cug 12 gwz, gyaugaeuloeg（cawj yungz）、ciengoeng gak 9 gwz, godanghgveih、gobegsaed gak 10 gwz, caizhuz、goswngmaz gak 5 gwz, naengmakgam 6 gwz, gamcauj cauj 4 gwz.

Yunghfap：Aeu raemx cienq, faen 3 baez gwn, moix ngoenz fuk ndeu.

Goengyauq caeuq cujyau yw：Bouj heiq lwed, aeu daeuj yw dungxduengh, ywdoj duenqbingh dwg yiengh heiq lwed sied nyieg. Binghyiengh dwg saeknaj mbouj rongh, dungxraeng, dwnx heiq, mbouj siengj gwn doxgaiq, haengj raeuj haengj naenx, ndangnaiq dinfwngz naet, naengbak hau, linx bizmong, ailinx haumbang, meg haw nyieg.

【Yiengh mamx dungx haw nyieg】

Danyw：Vangzgiz cauj gvaq 20 gwz, godangjcaem、caizhuz gak 15 gwz, gobegsaed、fuzlingz、gobwzsoz gak 10 gwz, go'gviq、goswngmaz gak 6 gwz, gamcauj cauj 5 gwz.

Yunghfap：Aeu raemx cienq, faen 3 baez gwn, moix ngoenz fuk ndeu.

Goengyauq caeuq cujyau yw：Bouj heiq hawj gyang cangq, aeu daeuj yw dungxduengh, ywdoj duenqbingh dwg yiengh mamx dungx haw nyieg. Binghyiengh dwg aendungx inndumj, in daengz gwnz dungx, dungxiek engq in, ndaej gwn doxgaiq couh noix in di, haengj raeuj haengj naenx, ninz bingz couh soeng, ndangnaiq dinfwngz naiq, linx bizmong, ailinx haumbang, meg saeq nyieg.

【Yiengh mamx dungx haw hanz】

Danyw：Vangzgiz ndip 15 gwz, godangjcaem 12 gwz, begsaed cauj 10 gwz, naengmakgam、goswngmaz、caizhuz gak 6 gwz, godanghgveih 9 gwz, hinggep hawq 5 gwz, makcaujhung 5 aen.

Yunghfap: Aeu raemx cienq, faen 3 baez gwn, moix ngoenz fuk ndeu.

Goengyauq caeuq cujyau yw: Bouj heiq hawj cungqgyang raeuj cangq mamx, aeu daeuj yw dungxduengh, ywdoj duenqbingh dwg yiengh mamx dungx haw hanz. Raen gij binghyiengh dwg lajdungx caeuq aendungx inndumj, rueg raemxheu, haengj raeuj haengj naenx, dungxraeng, mbouj siengj gwn doxgaiq, okhaex yungz youh saw, ndang naiq mbouj miz rengz, dinfwngz mbouj raeuj, ailinx hau, meg youh unq youh nyieg.

【Yiengh heiq yaem cungj nyieg】

Danyw: Caemdaiswjswnh 15 gwz, vangzgiz cauj gvaq 20 gwz, gobegsaed、gobwzsoz gak 10 gwz, goswngmaz、caizhuz gak 6 gwz, maenzbya、sacaem、megdoeng gak 12 gwz, godanghgveih 9 gwz.

Yunghfap: Aeu raemx cienq, faen 3 baez gwn, moix ngoenz fuk ndeu.

Goengyauq caeuq cujyau yw: Bouj heiq ciengx yaem, aeu daeuj yw dungxduengh, ywdoj duenqbingh dwg yiengh heiq yaem cungj nyieg. Binghyiengh dwg dungxraeng inndumj ndatremj, dungx cauz lumj iek nei, gwn ndaej noix ndangnaiq, hozhawq raemx noix, linx mong roxnaeuz hoengz, ailinx noix roxnaeuz raizva, meg saeq nyieg.

【Yiengh heiq noix lwed saek】

Danyw: Vangzgiz cauj gvaq 15 gwz, godangjcaem、dancaem gak 12 gwz, gobegsaed 10 gwz, caizhuz、cingjfouxnaemq ndip (aeu baengz suek)、naengmakgam、goswngmaz gak 6 gwz, haexduzmbangq、gosahyinz gak 9 gwz.

Yunghfap: Aeu raemx cienq, faen 3 baez gwn, moix ngoenz fuk ndeu.

Goengyauq caeuq cujyau yw: Bouj heiq siu cwk, aeu daeuj yw dungxduengh, ywdoj duenqbingh dwg yiengh heiq noix lwed saek. Binghyiengh dwg dungx baihgwnz caeuq lajdungx in, in youh giz ndeu youh mbouj hawj naenx, in lumj cim camz nei, dungxraeng, dwnx heiq, mbouj siengj gwn doxgaiq, linx hoengzndaem, meg haw meg byaij mbouj swnh.

天津名医张广金怎样治慢性胃炎？

Denhcinh boux canghyw mizmingz Cangh Gvangjginh baenzlawz yw dungxin menhnumq?

【寒食伤胃型】

处方：高良姜12克，香附、茯苓、党参各15克，白术、厚朴、木香、砂仁、神曲、炙甘草各10克。

用法：水煎，分3次服用，每日1剂。

功效主治：温胃散寒，理气止痛。用于治疗慢性胃炎，中医辨证属寒食伤胃型。症见胃脘痛且胀，痛势较急，泛吐清水，得温则舒，舌苔白滑，脉弦迟。

【肝胃不和型】

处方：枳壳、延胡索各 15 克，白芍 20 克，柴胡、川楝子、佛手、沉香、木香、陈皮、甘草各 10 克，香附、旋覆花（用布包）各 12 克。

用法：水煎，分 3 次服用，每日 1 剂。

功效主治：疏肝理气，和胃降逆。用于治疗慢性胃炎，中医辨证属肝胃不和型。症见胃脘胀痛，气逆攻痛连胁，嗳气频繁，得气则舒，舌苔薄白，脉弦。

【肝胃郁热型】

处方：茯苓、延胡索各 15 克，白芍 18 克，法半夏、陈皮、枳实、竹茹、川楝子、瓦楞子、香橼、佛手、甘草各 10 克，黄连 8 克，吴茱萸 6 克。

用法：水煎，分 3 次服用，每日 1 剂。

功效主治：疏肝泻热，和胃止痛。用于治疗慢性胃炎，中医辨证属肝胃郁热型。症见胃痛时轻时重，胃脘部灼痛，嘈杂泛酸，口干口苦，心烦易怒，食少，大便干结，舌质红，苔黄腻，脉弦数。

【气滞血瘀型】

处方：延胡索、香附、枳壳、赤芍各 15 克，陈皮、甘草、郁金各 10 克，丹参 20 克，当归、川楝子各 12 克。

用法：水煎，分 3 次服用，每日 1 剂。

功效主治：行气化瘀止痛。用于治疗慢性胃炎，中医辨证属气滞血瘀型。症见胃脘部疼痛，痛有定处而拒按，食后痛甚或痛有针刺感，舌质紫暗，脉细涩。

【脾胃虚寒型】

处方：党参 20 克，白术、茯苓各 16 克，干姜、紫苏梗、砂仁、法半夏、陈皮、厚朴、木香、炙甘草各 10 克。

用法：水煎，分 3 次服用，每日 1 剂。

功效主治：益气温中，健脾和胃。用于治疗慢性胃炎，中医辨证属脾胃虚寒型。症见胃脘部隐隐作痛，上腹饱闷，不思饮食，恶冷喜热饮，得温痛减，时呕吐清水，大便时溏，舌质淡，苔白，脉细缓。

【阴虚胃燥型】

处方：白芍、山药各 20 克，火麻仁 30 克，沙参、枳壳各 15 克，麦门冬、石斛、玉竹、延胡索、甘草各 10 克。

用法：水煎，分 3 次服用，每日 1 剂。

功效主治：养阴润燥和胃。用于治疗慢性胃炎，中医辨证属阴虚胃燥型。症见胃隐痛，咽干口燥，大便干结，舌红少津，脉细数。

【Yiengh gwn caep sieng daengz dungx】

Danyw：Ginghndoengz 12 gwz，rumcid、fuzlingz、godangjcaem gak 15 gwz，gobegsaed、gohoubuj、gomuzyangh、gosahyinz、gosinzgiz、gamcauj cauj gak 10 gwz.

Yunghfap：Aeu raemx cienq，faen 3 baez gwn，moix ngoenz fuk ndeu.

Goengyauq caeuq cujyau yw：Raeuj dungx sanq hanz，leix heiq dingz in. Aeu daeuj yw dungxin menhnumq, ywdoj duenqbingh dwg yiengh gwn caep sieng daengz dungx. Binghyiengh dwg dungxin caiq dungxraeng, bingh ndaej gaenj, rueg raemxheu, raeuj couh soeng di, ailinx hau raeuz, meg ndongjsoh youh raez byaij ndaej youh menh.

【Yiengh daep dungx mbouj huz】

Danyw：Makdoengjhaemz、goyenzhuzsoz gak 15 gwz, gobwzsoz 20 gwz, caizhuz、makrenh、makfuzsouj、cinzyangh、gomuzyangh、naengmakgam、gamcauj gak 10 gwz, rumcid、gutvaniuj（aeu baengz suek）gak 12 gwz.

Yunghfap：Aeu raemx cienq, faen 3 baez gwn, moix ngoenz fuk ndeu.

Goengyauq caeuq cujyau yw：Leix heiq hawj daep soeng, diuzhuz ndaw dungx gaej dingj. Aeu daeuj yw dungxin menhnumq, ywdoj duenqbingh dwg yiengh daep dungx mbouj huz. Binghyiengh dwg dungxraeng dungxin, heiq dingj hwnj in daengz rikdungx, dwnx heiq deih, ndaej dwnx couh soeng, ailinx haumbang, meg ndongjsoh youh raez.

【Yiengh daep dungx cwk huj】

Danyw：Fuzlingz、goyenzhuzsoz gak 15 gwz, gobwzsoz 18 gwz, sawzbuenqyaq、naengmakgam、makdoengjsoemj、naengfaexcuk、makrenh、gyamqgapbangx、makyanghyenz、makfuzsouj、gamcauj gak 10 gwz, vuengzlienz 8 gwz, cazlad 6 gwz.

Yunghfap：Aeu raemx cienq, faen 3 baez gwn, moix ngoenz fuk ndeu.

Goengyauq caeuq cujyau yw：Soeng daepbaiz huj, diuzhuz ndaw dungx dingz in. Aeu daeuj yw dungxin menhnumq, ywdoj duenq gij bingh dwg yiengh daep dungx cwk huj. Binghyiengh dwg aendungx seiz in lai seiz in noix, gwnz dungx log in, dungx cauz dwnx soemj, hozhawq bakhaemz, simfanz heih fatheiq, gwn ndaej noix, haexndongj, linx hoengz, ailinx henjna, meg ndongjsoh youh raez, byaij youh vaiq.

【Yiengh heiq cwk lwed saek】

Danyw：Goyenzhuzsoz、rumcid、makdoengjhaemz、gocizsoz gak 15 gwz, naengmakgam、gamcauj、hinghenj gak 10 gwz, dancaem 20 gwz, godanghgveih、makrenh gak 12 gwz.

Yunghfap：Aeu raemx cienq, faen 3 baez gwn, moix ngoenz fuk ndeu.

Goengyauq caeuq cujyau yw：Hawj heiq byaij siu cwk dingz in. Aeu daeuj yw dungxin menhnumq, ywdoj duenqbingh dwg yiengh heiq cwk lwed saek. Binghyiengh dwg dungx in, in youh giz ndeu youh mbouj hawj naenx, gwn le engq in roxnaeuz in lumj cim camz nei, linx aeujndaem, meg saeq meg byaij mbouj swnh.

【Yiengh mamx dungx haw hanz】

Danyw：Godangjcaem 20 gwz, gobegsaed、fuzlingz gak 16 gwz, hinggep hawq、gaenqsijsu、gosahyinz、sawzbuenqyaq、naengmakgam、gohoubuj、gomuzyangh、gamcauj cauj gak 10 gwz.

Yunghfap：Aeu raemx cienq, faen 3 baez gwn, moix ngoenz fuk ndeu.

Goengyauq caeuq cujyau yw：Bouj heiq hawj cungqgyang raeuj, cangq mamxdiuzhuz ndaw dungx. Aeu daeuj yw dungxin menhnumq, ywdoj duenqbingh dwg yiengh mamx dungx haw hanz. Raen gij binghyiengh dwg aendungx inndumj, gwnz dungx raeng, mbouj siengj gwn doxgaiq, lau caep haengj ndoet gij ndat, ndaej raeuj couh in noix di, miz seiz rueg raemxsoemj, miz seiz haex yungz, saeklinx mong, ailinx hau, meg saeq youh menh.

【Yiengh yaem haw dungx sauj】

Danyw：Gobwzsoz、maenzbya gak 20 gwz, lwgrazbag 30 gwz, sacaem、makdoengjhaemz gak 15 gwz, megdoeng、davangzcauj、yicuz、goyenzhuzsoz、gamcauj gak 10 gwz.

Yunghfap：Aeu raemx cienq, faen 3 baez gwn, moix ngoenz fuk ndeu.

Goengyauq caeuq cujyau yw：Ciengx yaem yinh sauj diuzhuz ndaw dungx. Aeu daeuj yw dungxin menhnumq, ywdoj duenqbingh dwg yiengh yaem haw dungx sauj. Raen gij binghyiengh dwg dungx inndumj, hozhawq hozhat, haexndongj, linx hoengz raemxmyaiz noix, diuzmeg youh gaeb byaij ndaej youh vaiq youh mbouj miz rengz.

辽宁名医田宝平怎样治糖尿病性胃轻瘫？

Liuzningz boux canghyw mizmingz Denz Baujbingz baenzlawz yw bingh-nyouhdiemz baenz dungxraeng?

【湿热中阻型】

处方：黄芩、滑石、草豆蔻、厚朴、猪苓各10克，法半夏、茯苓各15克。

用法：水煎，分3次服用，每日1剂。

功效主治：清热化湿，和胃降浊。用于治疗糖尿病性胃轻瘫，中医辨证属湿热中阻型。症见口渴多饮，脘腹痞闷，饥而不食，食后饱胀，恶心或干呕，大便干结或溏而不爽，舌淡红，苔黄腻，脉濡缓。

【脾胃气虚型】

处方：太子参20克，白术、茯苓、葛根各15克，木香、藿香、陈皮、法半夏、砂仁各10克。

用法：水煎，分3次服用，每日1剂。

功效主治：健脾益气，行气升清。用于治疗糖尿病性胃轻瘫，中医辨证属脾胃气虚型。症见神疲乏力，面色少华，脘腹痞满，食欲不振，稍食而胀，恶心，干呕或呕吐，或嗳气则舒，或大便稀溏，舌质淡，苔白而干，脉细弱无力。

【胃阴亏虚型】

处方：麦门冬、太子参、莲子、葛根、山药各15克，百合、木香、法半夏各10克，炒麦芽20克，大枣3枚。

用法：水煎，分3次服用，每日1剂。

功效主治：滋阴养胃，醒脾和中。用于治疗糖尿病性胃轻瘫，中医辨证属胃阴亏虚型。症见口燥咽干，胃脘满闷，饥不思食，食后饱胀，时有干呕，呃逆，或者胃脘有烧灼感，或大便干结，舌红少津，苔薄黄或少苔，脉细数。

【Yiengh cumx huj saekgaz cungqgyang】

Danyw：Govangzginz、vazsizgvangq、makga、gohoubuj、raethaexmou gak 10 gwz，sawzbuenqyaq、fuzlingz gak 15 gwz.

Yunghfap：Aeu raemx cienq，faen 3 baez gwn，moix ngoenz fuk ndeu.

Goengyauq caeuq cujyau yw：Siu huj vaq cumx，diuzhuz ndaw dungx cuengq uq，aeu daeuj yw binghnyouhdiemz baenz aendungx loq gyad，ywdoj duenqbingh dwg yiengh cumx huj saekgaz cungqgyang. Binghyiengh dwg hozhawq gwn raemx lai，dungxraeng，iek cix mbouj gwn，gwn cix raeng，simnywnx roxnaeuz ruegngangx，haexndongj roxnaeuz yungz，diuzlinx hoengzoiq，ailinx henjna，meg fouz youh unq byaij ndaej youh menh.

【Yiengh mamx dungx heiq noix】

Danyw：Caemdaiswjswnh 20 gwz，gobegsaed、fuzlingz、gogat gak 15 gwz，gomuzyangh、golailoj、naengmakgam、sawzbuenqyaq、gosahyinz gak 10 gwz.

Yunghfap：Aeu raemx cienq，faen 3 baez gwn，moix ngoenz fuk ndeu.

Goengyauq caeuq cujyau yw：Cangq mamx bouj heiq，hawj heiq byaij heiq seuq，aeu daeuj yw binghnyouhdiemz baenz aendungx loq gyad，ywdoj duenqbingh dwg yiengh mamx dungx heiq noix. Binghyiengh dwg ndang naiq mbouj miz rengz，saeknaj mbouj rongh，dungx raeng，mbouj siengj gwn doxgaiq，gwn di ndeu cix raeng，simnywnx，ruegngangx roxnaeuz rueg，roxnaeuz dwnx heiq couh soeng，roxnaeuz haexmed，saeklinx mong，ailinx hau youh sauj，meg saeq nyieg mboujmiz rengz.

【Yiengh dungx yaem hawsied】

Danyw：Megdoeng、caemdaiswjswnh、cehmbu、gogat、maenzbya gak 15 gwz，beghab、gomuzyangh、sawzbuenqyaq gak 10 gwz，ngazmeg cauj gvaq 20 gwz，makcauj 3 naed.

Yunghfap：Aeu raemx cienq，faen 3 baez gwn，moix ngoenz fuk ndeu.

Goengyauq caeuq cujyau yw：Bouj yaem ciengx dungx，singj mamx hawj gyang doxhuz，aeu daeuj yw binghnyouhdiemz baenz aendungx loq gyad，ywdoj duenqbingh dwg yiengh dungx yaem hawsied. Binghyiengh dwg bak sauj hoz hawq，dungxraeng，iek mbouj siengj gwn，gwn cix raeng，miz seiz ruegngangx，saekwk，roxnaeuz raen aen dungx in lumj deng log nei，roxnaeuz haexndongj，linx hoengz raemxmyaiz noix，ailinx mbanghenj roxnaeuz noix，diuzmeg youh gaeb byaij ndaej youh vaiq youh mbouj miz rengz.

河南名医田永贞怎样治慢性结肠炎?

Hoznanz boux canghyw mizmingz Denz Yungjcinh baenzlawz yw saejlaux in menhnumq?

【脾气虚弱型】

处方：党参、扁豆各 20 克，白术、茯苓、山药、薏苡仁各 15 克，莲子肉、陈皮各 12 克，砂仁 6 克。

用法：水煎，分 3 次服用，每日 1 剂。

功效主治：健脾益气止泻。用于治疗慢性结肠炎，中医辨证属脾气虚弱型。症见大便稀、次数多，饮食减少，倦怠无力，舌质淡胖，苔薄白，脉细弱。

【脾肾阳虚型】

处方：党参、补骨脂各 20 克，白术、干姜、肉豆蔻、五味子各 15 克，吴茱萸 12 克。

用法：水煎，分 3 次服用，每日 1 剂。

功效主治：暖脾温肾。用于治疗慢性结肠炎，中医辨证属脾肾阳虚型。症见腹泻常发于黎明之前，多伴腹痛肠鸣，泻后则安，大便多清稀或有完谷不化，舌淡苔白，脉沉细。

【肝旺脾虚型】

处方：陈皮、白术各 15 克，白芍 12 克，防风 10 克。

用法：水煎，分 3 次服用，每日 1 剂。

功效主治：补脾柔肝，祛湿止泻。用于治疗慢性结肠炎，中医辨证属肝旺脾虚型。症见胸胁胀闷，面黄乏力，腹痛腹泻，便后痛减，苔薄白，脉弦。

【大肠湿热型】

处方：葛根、黄芩、白头翁各 15 克，黄柏、秦皮各 12 克，黄连 8 克，炙甘草 6 克。

用法：水煎，分 3 次服用，每日 1 剂。

功效主治：清热化湿，凉血止痢。用于治疗慢性结肠炎，中医辨证属大肠湿热型。症见腹痛腹泻，里急后重，下痢赤白、量少，肛门灼热，苔黄腻，脉滑数。

【Yiengh heiqmamx hawnyieg】

Danyw：Godangjcaem、duhndwi gak 20 gwz, gobegsaed、fuzlingz、maenzbya、haeuxroeg gak 15 gwz, cehmbu、naengmakgam gak 12 gwz, gosahyinz 6 gwz.

Yunghfap：Aeu raemx cienq, faen 3 baez gwn, moix ngoenz fuk ndeu.

Goengyauq caeuq cujyau yw：Cangq mamx bouj heiq dingz siq, aeu daeuj yw gezcangzyenz menhnumq, ywdoj duenqbingh dwg yiengh heiqmamx hawnyieg. Raen gij binghyiengh dwg haex yungz、baezsoq lai, gwn doxgaiq gemjnoix, ndangnaiq mboujmiz rengz, saeklinx bizmong, ailinx haumbang, meg saeq nyieg.

【Yiengh mamx mak yiengz nyieg】

Danyw：Godangjcaem、faenzcepraemx gak 20 gwz, gobegsaed、hinggep hawq、 yuzdougou、gaeucuenqiq gak 15 gwz，cazlad 12 gwz.

Yunghfap：Aeu raemx cienq，faen 3 baez gwn，moix ngoenz fuk ndeu.

Goengyauq caeuq cujyau yw：Raeuj mamx raeuj mak，aeu daeuj yw gezcangzyenz menhnumq，ywdoj duenqbingh dwg mamx mak yiengz nyieg. Binghyiengh dwg oksiq ciengz youq mbwnrongh gaxgonq，lij miz dungxin saej cauz，siq gvaq couh ndei，haex lai dwg saw roxnaeuz miz gij caengz siuvaq，linx mong ailinx hau，meg caem youh saeq.

【Yiengh daep vuengh mamx haw】

Danyw：Naengmakgam、gobegsaed gak 15 gwz，gobwzsoz 12 gwz，lwglazbyaj 10 gwz.

Yunghfap：Aeu raemx cienq，faen 3 baez gwn，moix ngoenz fuk ndeu.

Goengyauq caeuq cujyau yw：Bouj mamx hawj daep swnh，cawz cumx dingz siq，aeu daeuj yw gezcangzyenz menhnumq，ywdoj duenqbingh dwg yiengh daep vuengh mamx haw. Binghyiengh dwg aek caeuq rikdungx ciengq，najhenj mbouj miz rengz dungxin oksiq，okhaex gvaq in lai ndei di，ailinx haumbang，meg ndongjsoh youh raez.

【Yiengh saejlaux cumxhuj】

Danyw：Gogat、govangzginz、gobwzdouzvungh gak 15 gwz，faexvuengzlienz、naeng beblab gak 12 gwz，vuengzlienz 8 gwz，gamcauj cauj 6 gwz.

Yunghfap：Aeu raemx cienq，faen 3 baez gwn，moix ngoenz fuk ndeu.

Goengyauq caeuq cujyau yw：Siu huj vaq cumx，liengz lwed dingz leih，aeu daeuj yw gezcangzyenz menhnumq，ywdoj duenqbingh dwg yiengh saejlaux cumxhuj. Binghyiengh dwg dungxin oksiq，siengj ok haex youh nanz ok ndaej ok，ok leih hoengzhau、liengh mbouj lai，conghhaex ndatremj，ailinx henjna，meg byaij youh vaiq youh raeuz.

河南名医吕长青怎样治功能性便秘？
Hoznanz boux canghyw mizmingz Lij Cangzcingh baenzlawz yw haexgaz?

【肠道实热型】

处方：大黄（后下）5克，枳实、厚朴、杏仁各8克，火麻仁、郁李仁各16克，瓜蒌仁、葶苈子、白术各10克。

用法：水煎，分3次服用，每日1剂。

功效主治：泄热导滞，润肠通便。用于治疗功能性便秘，中医辨证属肠道实热型。症见大便干结，腹部胀满，按之作痛，口干或口臭，舌苔黄燥，脉滑实。

【肠道气滞型】

处方：木香、乌药、枳实各10克，白术、葶苈子各16克，沉香、槟榔、大黄（后下）各5克。

用法：水煎，分3次服用，每日1剂。

功效主治：顺气导滞，攻下通便。用于治疗功能性便秘，中医辨证属肠道气滞型。

症见大便不畅，欲解不得，甚则少腹作胀，嗳气频作，苔白，脉细弦。

【脾虚气弱型】

处方：黄芪、党参各 15 克，白术、火麻仁、葶苈子各 20 克，当归、陈皮各 10 克，升麻、柴胡各 8 克，甘草 6 克。

用法：水煎，分 3 次服用，每日 1 剂。

功效主治：补气健脾，润肠通便。用于治疗功能性便秘，中医辨证属脾虚气弱型。症见大便干结如栗，临厕无力努挣，挣则汗出气短，面色白，神疲气怯，舌淡苔薄白，脉弱。

【脾肾阳虚型】

处方：肉苁蓉、牛膝各 15 克，葶苈子、白术各 18 克，当归、枳壳、火麻仁各 10 克，升麻 8 克。

用法：水煎，分 3 次服用，每日 1 剂。

功效主治：温阳通便。用于治疗功能性便秘，中医辨证属脾肾阳虚型。症见大便秘结，面色萎黄无华，时作眩晕，心悸，甚则小腹冷痛，小便清长，畏寒肢冷，舌质淡，苔白润，脉沉迟。

【阴虚肠燥型】

处方：熟地、山茱萸、生地各 15 克，山药、白术、葶苈子各 18 克，麦门冬、玄参、丹皮、茯苓各 10 克，泽泻 8 克。

用法：水煎，分 3 次服用，每日 1 剂。

功效主治：滋阴通便。用于治疗功能性便秘，中医辨证属阴虚肠燥型。症见大便干结，口干少津，神疲食少，舌红苔少，脉细数。

【Yiengh saejlaux cwk huj】

Danyw：Godavangz（dwk doeklaeng）5 gwz, makdoengjsoemj、gohoubuj、ngveihmakgingq gak 8 gwz, lwgrazbag、ngveihmakmaenj gak 16 gwz, cehgvefangz、cehdingzliz、gobegsaed gak 10 gwz.

Yunghfap：Aeu raemx cienq, faen 3 baez gwn, moix ngoenz fuk ndeu.

Goengyauq caeuq cujyau yw：Baiz huj daz cwk, yinh saej okhaex doeng, aeu daeuj yw goengnaengzsingq baenz haexgaz, ywdoj duenqbingh dwg yiengh saejlaux cwk huj. Binghyiengh dwg haexndongj, dungxraeng, naenx de cix in, hozhawq roxnaeuz conghbak haeu, ailinx henjsauj, meg raeuz youh saed.

【Yiengh saejlaux cwk heiq】

Danyw：Gomuzyangh、fwnzcenzdongz、makdoengjsoemj gak 10 gwz, gobegsaed、cehdingzliz gak 16 gwz, cinzyangh、maklangz、godavangz（dwk doeklaeng）gak 5 gwz.

Yunghfap：Aeu raemx cienq, faen 3 baez gwn, moix ngoenz fuk ndeu.

Goengyauq caeuq cujyau yw：Hawj heiq swnh daz cwk, gung doxroengz okhaex doeng, aeu daeuj yw goengnaengzsingq baenz haexgaz, ywdoj duenqbingh dwg yiengh saejlaux cwk heiq. Binghyiengh dwg okhaex mbouj soeng, siengj ok mbouj ndaej, caiqlij lajdungx raeng, dwnx heiq mbouj dingz, ailinx hau, meg gaeb ndongjsoh youh raez.

【Yiengh mamx haw heiq nyieg】

Danyw: Vangzgiz、godangjcaem gak 15 gwz, gobegsaed、lwgrazbag、cehdingzliz gak 20 gwz, godanghgveih、naengmakgam gak 10 gwz, goswngmaz、caizhuz gak 8 gwz, gamcauj 6 gwz.

Yunghfap: Aeu raemx cienq, faen 3 baez gwn, moix ngoenz fuk ndeu.

Goengyauq caeuq cujyau yw: Bouj heiq cangq mamx, yinh saej okhaex doeng, aeu daeuj yw goengnaengzsingq baenz haexgaz, ywdoj duenqbingh dwg yiengh mamx haw heiq nyieg. Binghyiengh dwg haexndongj lumj lwglid, okhaex mboujmiz rengz nod cengj, cengj couh okhanh heiqdinj, saeknaj hau, ndangnaiq heiqdinj, linx mong ailinx haumbang, meg nyieg.

【Yiengh mamx mak yiengz nyieg】

Danyw: Yuzcungzyungz、baihdoh gak 15 gwz, cehdingzliz、gobegsaed gak 18 gwz, godanghgveih、makdoengjhaemz、lwgrazbag gak 10 gwz, goswngmaz 8 gwz.

Yunghfap: Aeu raemx cienq, faen 3 baez gwn, moix ngoenz fuk ndeu.

Goengyauq caeuq cujyau yw: Hawj yiengz raeuj okhaex doeng, aeu daeuj yw goengnaengzsingq baenz haexgaz, ywdoj duenqbingh dwg mamx mak yiengz nyieg. Binghyiengh dwg haexgaz, saeknaj reuqhenj mbouj rongh, seiz mbouj seiz raen ranzbaenq, simvueng, caiqlij lajdungx caep in, nyouh saw raez, lau nit ga caep, saeklinx mong, ailinx hauyinh, meg naekcaem youh menh.

【Yiengh yaem haw saej sauj】

Danyw: Caemcij cug、cazladbya、goragndip gak 15 gwz, maenzbya、gobegsaed、cehdingzliz gak 18 gwz, megdoeng、caemhmbaemx、naengmauxdan、fuzlingz gak 10 gwz, gocagseq 8 gwz.

Yunghfap: Aeu raemx cienq, faen 3 baez gwn, moix ngoenz fuk ndeu.

Goengyauq caeuq cujyau yw: Bouj yaem okhaex doeng, aeu daeuj yw goengnaengzsingq baenz haexgaz, ywdoj duenqbingh dwg yiengh yaem haw saej sauj. Binghyiengh dwg haexndongj, hozhawq raemx noix, ndangnaiq gwn ndaej noix, linx hoengz ailinx noix, diuzmeg youh gaeb byaij ndaej youh vaiq youh mbouj miz rengz.

辽宁名医徐玉香怎样治慢性肾炎？

Liuzningz boux canghyw mizmingz Ciz Yiyangh baenzlawz yw makin menhnumq?

【肺脾气虚型】

处方：黄芪 25 克，炒白术、茯苓皮各 12 克，猪苓、泽泻、陈皮、桑白皮各 10 克，木香 9 克，益母草、鱼腥草各 15 克，甘草 5 克。

用法：水煎，分 3 次服用，每日 1 剂。

功效主治：益气健脾，理气活血。用于治疗慢性肾炎，中医辨证属肺脾气虚型。症见面浮肢肿，面色不华，气短乏力，食少腹胀，平素易感冒，舌质淡，舌体胖嫩，脉细弱。多见于慢性肾炎普通型。

【脾肾阳虚型】

处方：党参 20 克，白术、猪苓、茯苓、益母草各 15 克，泽泻、杜仲各 10 克，制附子（先煎）、桂枝各 9 克，甘草 5 克。

用法：水煎，分 3 次服用，每日 1 剂。

功效主治：温肾健脾，利水活血。用于治疗慢性肾炎，中医辨证属脾肾阳虚型。症见周身水肿或高度水肿，畏寒怕冷，腰膝酸软，神疲倦怠，食少便溏，舌淡暗体胖，边有齿痕，苔润多津，脉沉迟。多见于慢性肾炎肾病型和高血压型。

【气阴两虚型】

处方：黄芪、太子参各 18 克，山药、山萸肉、益母草、女贞子、丹皮、槐花、鱼腥草、茯苓各 12 克，泽泻、当归各 10 克，竹叶 9 克，甘草 5 克。

用法：水煎，分 3 次服用，每日 1 剂。

功效主治：益气养阴，清利活血。用于治疗慢性肾炎，中医辨证属气阴两虚型。症见水肿朝重于睑，暮重于足，面色不华而口唇红绛，四肢乏力，腰膝酸楚，口干苦，舌淡嫩红，脉细而无力或细数。多见于慢性肾炎普通型、肾病型和长期应用利水剂者。

【肝肾阴虚型】

处方：生地、磁石、山萸肉、白茅根、茯苓、益母草、鱼腥草、丹皮各 12 克，泽泻、知母、黄柏各 8 克，甘草 5 克，当归、野菊花各 10 克。

用法：水煎，分 3 次服用，每日 1 剂。

功效主治：滋补肝肾，清热活血。用于治疗慢性肾炎，中医辨证属肝肾阴虚型。症见患者面肢水肿或无水肿，心胸烦热，手足心热，咽干口燥，眩晕耳鸣，腰膝酸软，大便干，舌质红，少苔或薄黄苔，脉弦细或小数。多见于慢性肾炎高血压型和长期应用激素者。

【阴阳两虚型】

处方：党参 20 克，白术、茯苓、陈皮、杜仲、淫羊藿、砂仁、枸杞子、泽泻各 10 克，女贞子、益母草、鱼腥草各 12 克，甘草 5 克。

用法：水煎，分 3 次服用，每日 1 剂。

功效主治：补益阴阳，渗利活血。用于治疗慢性肾炎，中医辨证属阴阳两虚型。症见患者周身水肿，神疲气短，身倦乏力，足胫酸痛，面色微黄，形寒，手足心热，食欲不振，脘腹痞满，大便干，舌淡红，苔白，脉濡软或细弱。多见于慢性肾炎普通型和肾病型。

【Yiengh bwt mamx heiq nyieg】

Danyw：Vangzgiz 25 gwz, begsaed cauj、naengfuzlingz gak 12 gwz, raethaexmou、gocagseq、naengmakgam、gonengznuengx gak 10 gwz, gomuzyangh 9 gwz, samvengqlueg、caekvaeh gak 15 gwz, gamcauj 5 gwz.

Yunghfap：Aeu raemx cienq, faen 3 baez gwn, moix ngoenz fuk ndeu.

Goengyauq caeuq cujyau yw：Bouj heiq cangq mamx, leix heiq hawj lwed byaij. Aeu daeuj yw sinyenz menhnumq, ywdoj duenqbingh dwg bwt mamx heiq noix. Cungj bingh neix raen naj foeg dinfwngz foeg, saeknaj mbouj rongh, heiqgaed mbouj miz rengz, gwn noix dungxraeng, bingzciengz heih dwgliengz, saeklinx mong, diuzlinx bizoiq, meg saeq nyieg. Dingzlai raen youq doengh cungj bingh bujdungh sinyenz menhnumq.

【Yiengh mamx mak yiengz nyieg】

Danyw：Godangjcaem 20 gwz, gobegsaed、raethaexmou、fuzlingz、samvengqlueg gak 15 gwz, gocagseq、faexiethoux gak 10 gwz, ragvuhdouz cauj gvaq (sien cienq)、go'gviq gak 9 gwz, gamcauj 5 gwz.

Yunghfap：Aeu raemx cienq, faen 3 baez gwn, moix ngoenz fuk ndeu.

Goengyauq caeuq cujyau yw：Raeuj mak cangq mamx, leih raemx hawj lwed byaij. Aeu daeuj yw sinyenz menhnumq, ywdoj duenqbingh dwg mamx mak yiengz nyieg. Cungj bingh neix raen daengxndang foegfouz roxnaeuz foegfouz youqgaenj, lau nit, hwet ga naet, ndang baeg ndang naiq, gwn ndaej noix okhaex yungz, linx mong linx biz, henzlinx miz rizheuj, ailinx dumz myaiz youh lai, meg naekcaem youh menh. Dingzlai raen youq doengh cungj binghmak caeuq binghhezyazsang baenz binghsinyenz menhnumq.

【Yiengh heiq yaem cungj nyieg】

Danyw：Vangzgiz、caemdaiswjswnh gak 18 gwz, maenzbya、cazladbya、sam-vengqlueg、gonijcinh、naengmauxdan、va govaiz、caekvaeh、fuzlingz gak 12 gwz, gocagseq、godanghgveih gak 10 gwz, mbawndoek 9 gwz, gamcauj 5 gwz.

Yunghfap：Aeu raemx cienq, faen 3 baez gwn, moix ngoenz fuk ndeu.

Goengyauq caeuq cujyau yw：Bouj heiq ciengx yaem, swnhleih hawj lwed byaij. Aeu daeuj yw sinyenz menhnumq, ywdoj duenqbingh dwg yiengh heiq yaem cungj nyieg. Binghyiengh dwg gyanghaet foeg youq buengzda, gyanghaemh foeg youq song ga, saeknaj mbouj rongh naengbak hoengzndaem, seiqguengq mbouj miz rengz hwet ga naetnaiq, hozhawq bak haemz, linx hoengzmaeq, meg saeq youh mboujmiz rengz roxnaeuz diuzmeg youh gaeb byaij ndaej youh vaiq youh mbouj miz rengz. Dingzlai raen youq doengh cungj bingh bujdungh sinyenz menhnumq, yiengh mak mizbingh caeuq ciengzgeiz gwn raemxyw.

【Yiengh daep mak yaem nyieg】

Danyw：Goragndip、swzdiet、cazladbya、rag go'em、fuzlingz、samvengqlueg、caekvaeh、naengmauxdan gak 12 gwz, gocagseq、gocihmuj、faexvuengzlienz gak 8 gwz, gamcauj 5 gwz, godanghgveih、vagutcwx gak 10 gwz.

Yunghfap：Aeu raemx cienq, faen 3 baez gwn, moix ngoenz fuk ndeu.

Goengyauq caeuq cujyau yw：Bouj daep mak, siu huj hawj lwed byaij. Aeu daeuj yw sinyenz menhnumq, ywdoj duenqbingh dwg yiengh daep mak yaem nyieg. Binghyiengh dwg bouxbingh naj caeuq dinfwngz foegfouz roxnaeuz mbouj miz foegfouz, sim aek huj lai, angjfwngz gyangdin ndat, hozhawq hozhat, ranzbaenq rwz okrumz, hwet ga naet, haexgaz, linx hoengz, ailinx noix roxnaeuz ailinx mbanghenj, meg ndongjsoh youh saeq raez roxnaeuz meg saeq byaij ndaej youh vaiq. dingzlai raen youq cungj makin menhnumq hezyazsang caeuq boux ciengzgeiz yungh gizsu haenx.

【Yiengh yaem yiengz cungj nyieg】

Danyw: Godangjcaem 20 gwz, gobegsaed、fuzlingz、naengmakgam、faexiethoux、goyinzyangzhoz、gosahyinz、makgoujgij、gocagseq gak 10 gwz, gonijcinh、samvengqlueg、caekvaeh gak 12 gwz, gamcauj 5 gwz.

Yunghfap：Aeu raemx cienq, faen 3 baez gwn, moix ngoenz fuk ndeu.

Goengyauq caeuq cujyau yw：Bouj yaem ciengx yiengz, swnhleih hawj lwed byaij. Aeu daeuj yw sinyenz menhnumq, ywdoj duenqbingh dwg yiengh yaem yiengz cungj nyieg. Binghyiengh dwg bouxbingh daengxndang foegfouz, ndang naiq heiq dinj, ndang naiq mbouj miz rengz, ga daengz laj din naet in, saeknaj loq henj, ndang hanz, angjfwngz gyangdin ndat, mbouj siengj gwn doxgaiq, dungx raeng, haexgaz, diuzlinx hoengzoiq, ailinx hau, meg fouz youh unq roxnaeuz youh saeq youh nyieg. Dingzlai raen youq doengh cungj bingh bujdungh sinyenz menhnumq caeuq binghmak.

陕西名医王西周怎样治慢性肾盂肾炎？

Sanjsih boux canghyw mizmingz Vangz Sihcouh baenzlawz yw makin miz rizraiz menhnumq?

【肝肾阴虚型】

处方：马齿苋 18 克，丹皮、生地、山药、茯苓、半枝莲、连翘各 12 克，泽泻、山萸肉、知母、黄柏各 8 克，甘草 6 克。

用法：水煎，分 3 次服用，每日 1 剂。

功效主治：清热养阴，解毒通淋。用于治疗慢性肾盂肾炎，中医辨证属肝肾阴虚、湿热内蕴型。症见尿频，尿急，尿痛，尿道灼热，尿淋漓不尽，低热，手足心热，头晕耳鸣，腰膝酸软，甚至盗汗，梦遗，或者月经不调等，舌红少苔，脉沉细。

【肾阳不足型】

处方：丹皮、生地、山药、茯苓、半枝莲、马齿苋、白花蛇舌草各 12 克，泽泻、连翘、山萸肉各 8 克，桂枝、制附片（先煎）各 7 克，甘草 6 克。

用法：水煎，分 3 次服用，每日 1 剂。

功效主治：温补肾阳，利湿解毒。用于治疗慢性肾盂肾炎，中医辨证属肾阳不足、湿热留滞型。症见尿多，尿频，尿淋漓不尽，腰酸腿软，四肢欠温，面色苍白，舌淡，苔薄白，脉沉细。

【脾肾两虚型】

处方：黄芪 20 克，党参 15 克，白术、半枝莲、马齿苋、白花蛇舌草、枸杞子各 12

克，当归、巴戟天、淫羊藿、菟丝子、连翘各 10 克，桑螵蛸 9 克，升麻、柴胡、甘草各 6 克。

用法：水煎，分 3 次服用，每日 1 剂。

功效主治：温补脾肾，清热通淋。用于治疗慢性肾盂肾炎，中医辨证属脾肾两虚、湿热未尽型。症见尿急，尿后余沥不尽，腹胀食少，气短乏力，食少便溏，腰酸痛，舌质淡，苔薄白，脉沉细。

【气阴两虚型】

处方：党参 15 克，黄芪 20 克，白术、生地、熟地、茯苓、马齿苋各 12 克，地骨皮、连翘、厚朴各 10 克，天门冬、麦门冬、当归、柴胡、陈皮、黄柏、知母、赤芍、白芍各 8 克，莲子心 3 克，五味子、甘草各 5 克。

用法：水煎，分 3 次服用，每日 1 剂。

功效主治：养气养阴。用于治疗慢性肾盂肾炎，属气阴两虚、余热未尽型。症见急性期症状缓解后，余邪未尽，病程缠绵，反复发作，膀胱刺激症状不明显，唯觉腰酸胀痛，小便黄浊涩滞，尿意不尽，小腹微胀，伴有倦怠，少气懒言，或低热口干，舌红苔黄，脉虚细。

【Yiengh daep mak yaem nyieg】

Danyw：Byaekiemjsae 18 gwz, naengmauxdan、goragndip、maenzbya、fuzlingz、nomjsoemzsaeh、golenzgyauz gak 12 gwz, gocagseq、cazladbya、gocihmuj、faexvuengzlienz gak 8 gwz, gamcauj 6 gwz.

Yunghfap：Aeu raemx cienq, faen 3 baez gwn, moix ngoenz fuk ndeu.

Goengyauq caeuq cujyau yw：Siu huj ciengx yaem, gaij doeg dwk rin, aeu daeuj yw sinyiz sinyenz menhnumq, ywdoj duenq gij bingh dwg daep mak yaem haw、yiengh cumx huj cwkcomz. Binghyiengh dwg nyouhdeih, nyouhgaenj, oknyouh in, lohnyouh ndatremj, oknyouh mbouj liux, loq fatndat, angjfwngz gyangdin ndat, gyaeuj ngunh rwz okrumz, hwet ga naet, caiqlij ok hanhheu, ninz loq laeuh rae, roxnaeuz dawzsaeg mbouj yinz daengj, linx hoengz ailinx noix, meg caem youh saeq.

【Yiengh aemmak yiengz mbouj gaeuq】

Danyw：Naengmauxdan、goragndip、maenzbya、fuzlingz、nomjsoemzsaeh、byaekiemjsae、nyarinngoux gak 12 gwz, gocagseq、golenzgyauz、cazladbya gak 8 gwz, go'gviq、ragvuhdouz cauj gvaq（sien cienq）gak 7 gwz, gamcauj 6 gwz.

Yunghfap：Aeu raemx cienq, faen 3 baez gwn, moix ngoenz fuk ndeu.

Goengyauq caeuq cujyau yw：Raeuj bouj gij yiengz aenmak, leih cumx gaij doeg, aeu daeuj yw sinyiz sinyenz menhnumq, ywdoj duenq gij bingh dwg gij yeingzheiq aenmak mbouj gaeuq、cumx huj cwk gaz. Binghyiengh dwg nyouh lai, nyouhdeih, oknyouh mbouj liux, hwet naet ga unq, dinfwngz mbouj raeuj, saeknaj hauseg, linx mong, ailinx haumbang, meg caem youh saeq.

【Yiengh mamx mak cungj nyieg】

Danyw：Vangzgiz 20 gwz, godangjcaem 15 gwz, gobegsaed、nomjsoemzsaeh、 byaekiemjsae、nyarinngoux、makgoujgij gak 12 gwz, godanghgveih、gaeusaejgaeq、goyinzyangzhoz、gaeungva、golenzgyauz gak 10 gwz, gyaeq daekmax gwnz gonengznuengx 9 gwz, goswngmaz、caizhuz、gamcauj gak 6 gwz.

Yunghfap: Aeu raemx cienq, faen 3 baez gwn, moix ngoenz fuk ndeu.

Goengyauq caeuq cujyau yw: Raeuj bouj mamx mak, siu huj cawz rin, aeu daeuj yw sinyiz sinyenz menhnumq, ywdoj duenq gij bingh dwg mamx mak cungj haw、cumx huj caengz siu. Binghyiengh dwg nyouhgaenj, oknyouh ndik mbouj liux, dungxraeng gwn ndaej noix, heiqgaed mbouj miz rengz, gwn ndaej noix okhaex yungz, hwet naet hwet in, saeklinx mong, ailinx haumbang, meg caem youh saeq.

【Yiengh heiq yaem cungj nyieg】

Danyw: Godangjcaem 15 gwz, vangzgiz 20 gwz, gobegsaed、goragndip、caemcij cug、fuzlingz、byaekiemjsae gak 12 gwz, naenggaeujgij、golenzgyauz、gohoubuj gak 10 gwz, denhdungh、megdoeng、godanghgveih、caizhuz、naengmakgam、faexvuengzlienz、gocihmuj、gocizsoz、gobwzsoz gak 8 gwz, sim cehmbu 3 gwz, gaeucuenqiq、gamcauj gak 5 gwz.

Yunghfap: Aeu raemx cienq, faen 3 baez gwn, moix ngoenz fuk ndeu.

Goengyauq caeuq cujyau yw: Ciengx heiq ciengx yaem, aeu daeuj yw sinyiz sinyenz menhnumq, dwg cungj heiq yaem cungj haw、huj lw caengz siu. Binghyiengh dwg binghgip ndaej ndei di le, gij doeg lw caengz siu, binghgeiz ngaiz bae ngaiz dauq、fanjfuk baenzbingh, gij binghyiengh rongznyouh gikcoi mbouj cingcuj geijlai, dan raen hwet naiq hwet ciengqin, nyouh henjhoemz saekgaz, nyouh cungj ok mbouj liux, laj dungx loq ciengq, lij miz ndangnaiq, heiq noix gik gangj vah, roxnaeuz miz di ndat hozhawq, linx hoengz ailinx henj, meg haw youh saeq.

辽宁名医方策怎样治痛风性关节炎?

Liuzningz boux canghyw mizmingz Fangh Cwz baenzlawz yw dungfungh baenz hohndokin?

【湿热蕴结型】

处方:苍术、黄柏、萆薢、怀牛膝、当归、金银花各 12 克,通草 8 克,薏苡仁 20 克,山慈姑 10 克。

用法:水煎,分 3 次服用,每日 1 剂。

功效主治:清热利湿,活血散结,清热解毒。用于治疗痛风性关节炎,中医辨证属湿热蕴结型。症见小关节猝然红肿热痛,拒按,触之局部灼热,得凉则舒,伴发热口渴、心烦不安,尿黄,舌红,苔黄腻,脉滑数。

【瘀热阻滞型】

处方:桑枝、忍冬藤各 20 克,怀牛膝、丹皮各 10 克,生地、白芍、乳香、没药、红花各 12 克。

用法：水煎，分 3 次服用，每日 1 剂。

功效主治：清热散瘀，通络止痛。用于治疗痛风性关节炎，中医辨证属瘀热阻滞型。症见关节红肿刺痛，局部肿胀变形，屈伸不利，肤色紫暗，按之稍硬，病灶周围或有块状硬结，皮肤干燥，肤色暗黧，舌紫暗或有瘀斑，苔薄黄，脉细涩或沉弦。

【痰浊阻滞型】

处方：制半夏、陈皮、竹茹、枳壳、赤芍各 12 克，怀牛膝、丹参、红花、通草各 8 克。

用法：水煎，分 3 次服用，每日 1 剂。

功效主治：涤痰化浊，散瘀泄热。用于治疗痛风性关节炎，中医辨证属痰浊阻滞型。症见关节肿胀，甚则关节漫肿，局部酸麻疼痛，或见块硬结不红，伴有目眩，面浮足肿，胸脘痞闷，舌暗苔白腻，脉缓或弦滑。

【肝肾阴虚型】

处方：山药、山茱萸、熟地、苍术、黄柏各 12 克，丹皮、知母、怀牛膝各 10 克，茯苓、枸杞子、女贞子各 20 克。

用法：水煎，分 3 次服用，每日 1 剂。

功效主治：滋肝补肾。用于治疗痛风性关节炎，中医辨证属肝肾阴虚型。症见病久屡发，关节痛如被杖，局部关节变形，昼轻夜重，肌肤麻木，步履艰难，筋脉拘急，屈伸不利，头晕耳鸣，颧红口干，舌红少苔，脉弦细或细数。

【Yiengh cumx huj cwkcomz】

Danyw：Gocangsaed、 faexvuengzlienz、 maenzgep、 godauqrod、 godanghgveih、 vagimngaenz gak 12 gwz, golwnxreij 8 gwz, haeuxroeg 20 gwz, gimjlamz 10 gwz.

Yunghfap：Aeu raemx cienq, faen 3 baez gwn, moix ngoenz fuk ndeu.

Goengyauq caeuq cujyau yw：Siu huj leih cumx, hawj lwed byaij sanq cwk, siu huj gaij doeg, aeu daeuj yw dungfungh baenz hoh'in, ywdoj duenqbingh dwg yiengh cumx huj cwkcomz. Binghyiengh dwg hoh saeq fwt foeghoengz youh ndat youh in, mbouj hawj naenx, bungq dawz mbangj giz ndatremj, ndaej liengz couh soeng, lij miz fatndat hozhawq, simfanz mbouj dingh, nyouh henj, linx hoengz, ailinx henjna, meg byaij youh vaiq youh raeuz.

【Yiengh cwk lwed baenz huj】

Danyw：Nyenengnuengx、gaeuvagimngaenz gak 20 gwz, godauqrod、naengmauxdan gak 10 gwz, goragndip、gobwzsoz、iengyujyangh、iengmozyoz、gosiengz gak 12 gwz.

Yunghfap：Aeu raemx cienq, faen 3 baez gwn, moix ngoenz fuk ndeu.

Goengyauq caeuq cujyau yw：Siu huj sanq cwk, doeng meg dingz in, aeu daeuj yw dungfungh baenz hoh'in, ywdoj duenqbingh dwg yiengh cwk lwed baenz huj. Binghyiengh dwg hoh foeghoengz incoeg, mbangjgiz ciengq cungj bienqyiengh bae, iet goz mbouj fuengbienh, naengnoh saekaeujndaem, naenx de loq geng, seiq henz gizbingh roxnaeuz miz baenz gaiq ndongj, naeng sauj, saeknaeng henjndaem, linx aeujmong roxnaeuz miz banqaeuj, ailinx mbanghenj, meg saeq meg byaij mbouj swnh roxnaeuz meg caem ndongjsoh youh raez.

【Yiengh myaiz uq saekgaz】

Danyw：Buenqyaq cauj、naengmakgam、naengfaexcuk、makdoengjhaemz、gocizsoz gak 12 gwz, godauqrod、dancaem、gosiengz、golwnxreij gak 8 gwz.

Yunghfap：Aeu raemx cienq, faen 3 baez gwn, moix ngoenz fuk ndeu.

Goengyauq caeuq cujyau yw：Siu myaiz baiz doeg, sanq cwk baiz huj, aeu daeuj yw dungfungh baenz hoh'in, ywdoj duenqbingh dwg yiengh myaiz uq saekgaz. Raen gij binghyiengh dwg hoh foeg, caiqlij hoh menhmenh foeg hwnjdaeuj, mbangjgiz maz in, roxnaeuz raen "gaiq" ndongj mbouj hoengz, lij miz daraiz, naj foeg din foeg, dungxraeng, linx ndaem ailinx hauniu, meg byaij ndaej menh roxnaeuz meg ndongjsoh youh raez youh raeuz.

【Yiengh daep mak yaem nyieg】

Danyw：Maenzbya、cazladbya、caemcij cug、gocangsaed、faexvuengzlienz gak 12 gwz, naengmauxdan、gocihmuj、godauqrod gak 10 gwz, fuzlingz、makgoujgij、gonijcinh gak 20 gwz.

Yunghfap：Aeu raemx cienq, faen 3 baez gwn, moix ngoenz fuk ndeu.

Goengyauq caeuq cujyau yw：Yinh daep bouj mak, aeu daeuj yw dungfungh baenz hoh'in, ywdoj duenqbingh dwg yiengh daep mak yaem nyieg. Binghyiengh dwg bingh nanz youh ciengz bingh, hoh in lumj deng moeb, mbangjgiz hoh bienq yiengh, gyanghwnz lai in gvaq gyangngoenz, naengnoh mazmwnh, byaij roen cungj nanz, nyinz gyaengj, iet goz mbouj fuengbienh, gyaeuj ngunh rwz okrumz, gwnz gemjgaeu hoengz hozhawq, linx hoengz ailinx noix, meg ndongjsoh youh saeq raez roxnaeuz diuzmeg youh gaeb byaij ndaej youh vaiq youh mbouj miz rengz.

云南名医赵梅怎样治类风湿性关节炎?

Yinznanz boux canghyw mizmingz Cau Meiz baenzlawz yw fungcaep baenz hohndokin?

【湿热痹阻型】

处方：赤小豆、滑石、桑枝、鸡血藤各 15 克，连翘、防己、原蚕沙、栀子、黄芩、防风、知母、草薢各 10 克，生石膏 25 克。

用法：水煎，分 3 次服用，每日 1 剂。

功效主治：清热除湿，祛风通络。用于治疗类风湿性关节炎，中医辨证属湿热痹阻型。症见关节红肿热痛，屈伸不利，晨僵，肢体酸楚沉重，病势较急，或伴发热，口苦口渴，烦躁尿赤，有汗不解，食欲不振，舌质红，苔黄腻，脉弦数。

【痰瘀痹阻型】

处方：桃仁、红花、苍术、制南星、威灵仙、防己、川芎各 10 克，神曲、白芷、羌活各 12 克，黄柏、桂枝、龙胆草各 8 克。

用法：水煎，分 3 次服用，每日 1 剂。

功效主治：化痰祛瘀，搜风通络。用于治疗类风湿性关节炎，中医辨证属痰瘀痹阻型。症见痹证日久，关节肿大，甚至强直畸形，屈伸不利，疼痛时轻时重，或见肢体瘀斑，肌肤甲错，午后或夜间发热，舌质紫暗或有瘀斑、瘀点，苔白腻，脉细涩。

【肝肾阴虚型】

处方：鸡血藤、益母草各 20 克，白芍 18 克，生地 15 克，防风、乳香、没药、秦艽、威灵仙、独活、防己、续断、狗脊各 8 克。

用法：水煎，分 3 次服用，每日 1 剂。

功效主治：滋阴清热，补益肝肾。用于治疗类风湿性关节炎，中医辨证属肝肾阴虚型。症见久病痹痛，关节强直畸形，屈伸不利，或手足拘急，头晕耳鸣，心悸不宁，腰膝酸软，身体瘦削，舌质淡红，苔薄白，脉沉细。

【Yiengh cumx huj saekgaz】

Danyw：Duhhoengz、vazsizgvangq、nyenengnuengx、gaeulwed gak 15 gwz, golenzgyauz、maeqgaujvaiz、haexnonsei、vuengzgae、govangzginz、lwglazbyaj、gocihmuj、maenzgep gak 10 gwz, siggau ndip 25 gwz.

Yunghfap：Aeu raemx cienq, faen 3 baez gwn, moix ngoenz fuk ndeu.

Goengyauq caeuq cujyau yw：Dajguj cawx cumx, cawz fung doeng meg, aeu daeuj yw cungj gvanhcezyenz lumj deng fungcaep, ywdoj duenqbingh dwg yiengh cumx huj saekgaz. Raen gij binghyiengh dwg hoh foeg in ndat, iet goz mbouj fuengbienh, gyanghaet gyaengj, seiqguengq naet caem, bingh haemq gaenj, roxnaeuz lij fatndat, bakhaemz hozhawq, simnyap nyouh hoengz, miz hanh mbouj ok, mbouj siengj gwn doxgaiq, linx hoengz, ailinx henjna, meg ndongjsoh youh raez, byaij youh vaiq.

【Yiengh myaiz cwkgaz】

Danyw：Ngveihmakdauz、gosiengz、gocangsaed、gonoegnueg、raglingzsien、maeqgaujvaiz、ciengoeng gak 10 gwz, gosinzgiz、begcij、go'gyanghhoz gak 12 gwz, faexvuengzlienz、go'gviq、golungzdamj gak 8 gwz.

Yunghfap：Aeu raemx cienq, faen 3 baez gwn, moix ngoenz fuk ndeu.

Goengyauq caeuq cujyau yw：Siu myaiz cawz cwk, saeuj fung doeng meg, aeu daeuj yw cungj gvanhcezyenz lumj deng fungcaep, ywdoj duenqbingh dwg yiengh myaiz cwkgaz. Raen gij binghyiengh dwg binghmaz nanz lai, hoh foeg, caiqlij hoh gyaengj bienq yiengh, iet goz mbouj fuengbienh, seiz in lai seiz in noix, roxnaeuz seiq guengq banqaeuj, naeng nyap baenz gyaep, banringz gvaq roxnaeuz gyanghaemh fatndat, linx aeujndaem roxnaeuz miz banqaeuj, diemjcwk, ailinx hauniu, meg saeq meg byaij mbouj swnh.

【Yiengh daep mak yaem nyieg】

Danyw：Gaeulwed、ngaihmwnj gak 20 gwz, gobwzsoz 18 gwz, goragndip 15 gwz, lwglazbyaj、iengyujyangh、iengmozyoz、cinzgyauh、raglingzsien、duzhoz、maeqgaujvaiz、gociepndok、guthwetma gak 8 gwz.

Yunghfap: Aeu raemx cienq, faen 3 baez gwn, moix ngoenz fuk ndeu.

Goengyauq caeuq cujyau yw: Bouj yaem siu huj, bouj daep bouj mak, aeu daeuj yw cungj gvanhcezyenz lumj deng fungcaep, ywdoj duenqbingh dwg yiengh daep mak yaem nyieg. Binghyiengh dwg bingh nanz inmaz, hoh gyaengj bienq yiengh, iet goz mbouj fuengbienh, roxnaeuz din fwngz hwnjgeuq, gyaeuj ngunh rwz okrumz, simvueng mbouj dingh, hwet ga naet, noh byombyangh, saeklinx hoengzmong, ailinx haumbang, meg caem youh saeq.

江苏名医邵铭怎样治慢性乙型肝炎?

Gyanghsuh boux canghyw mizmingz Sau Mingz baenzlawz yw iethingz ganhyenz menhnumq?

【肝气郁结型】

处方: 炒麦芽、延胡索各 15 克,柴胡、青皮、陈皮、厚朴各 6 克,乌药、黄芩各 10 克,金钱草 25 克。

加减: 舌质红、胃纳欠佳者,加鸡内金、丹参各 10 克;舌有瘀斑者,加赤芍 15 克;夜寐欠佳者,加夜交藤、酸枣仁各 15 克;胁痛较甚者,原方延胡索再加 10 克,另加川楝子 4 克。

用法: 水煎,分 3 次服用,每日 1 剂。

功效主治: 疏肝理气。用于治疗慢性乙型肝炎,中医辨证属肝气郁结型。症见口苦胁胀,两胁隐痛,胸闷喜太息,苔薄白,脉弦或细弦。

【湿邪困脾型】

处方: 茵陈、丹参各 15 克,藿香、石菖蒲、鸡内金、泽泻、紫苏梗各 10 克,垂盆草 20 克,半夏 6 克,厚朴 8 克。

加减: 食纳欠佳者,加麦芽 15 克;腹胀较甚者,加枳壳、香附各 10 克;热重者,加栀子 10 克;寒重者,加砂仁 8 克。

用法: 水煎,分 3 次服用,每日 1 剂。

功效主治: 化湿醒脾。用于治疗慢性乙型肝炎,中医辨证属湿邪困脾型。症见脘腹闷胀不适,口黏欲呕,纳谷不香,食后胀甚,肢体困倦,大便不实,苔白腻,脉濡。

【瘀血内结型】

处方: 赤芍、白芍、丹参、白花蛇舌草、炙鳖甲、马鞭草、益母草各 15 克,当归、三棱各 10 克。

用法: 水煎,分 3 次服用,每日 1 剂。

功效主治: 活血化瘀。用于治疗慢性乙型肝炎,中医辨证属瘀血内结型。症见肝区刺痛,痛有定处,肋下瘕积,面色晦暗,可见蜘蛛痣,舌质暗红,或有紫斑,脉弦迟或涩。

【Yiengh heiqdaep cwkgiet】

Danyw：Ngazmeg cauj gvaq、goyenzhuzsoz gak 15 gwz，caizhuz、naengmakgam'oiq、naengmakgam、gohoubuj gak 6 gwz，fwnzcenzdongz、govangzginz gak 10 gwz，duhnamhfangz 25 gwz.

Gya gemj：Linx hoengz、boux aendungx mbouj ndei，gya naengdawgaeq、dancaem gak 10 gwz；boux linx miz banqaeuj，gya gocizsoz 15 gwz；boux haemh ninz mbouj ndei，gya maenzgya、ngveih caujcwx gak 15 gwz；boux rikdungx haemq in，aen dan gonq caiq gya goyenzhuzsoz 10 gwz，lingh gya makrenh 4 gwz.

Yunghfap：Aeu raemx cienq，faen 3 baez gwn，moix ngoenz fuk ndeu.

Goengyauq caeuq cujyau yw：Leix heiq hawj daep soeng，aeu daeuj yw iethingz ganhyenz menhnumq，ywdoj duenqbingh dwg yiengh heiqdaep cwkgiet. Binghyiengh dwg bakhaemz rikdungx ciengq，song mbiengj rikdungx inndumj，aekcaet gyaez danqheiq，ailinx haumbang，meg ndongjsoh youh raez roxnaeuz meg gaeb ndongjsoh youh raez.

【Yiengh cumx huj saekgaz】

Danyw：Go'ngaihndingj、dancaem gak 15 gwz，golailoj、goyiengzfuz、naengdawgaeq、gocagseq、gaenqsijsu gak 10 gwz，nyafaengzbengj 20 gwz，buenqyaq 6 gwz，gohoubuj 8 gwz.

Gya gemj：Boux aendungx mbouj ndei，gya ngazmienh 15 gwz；boux aendungx haemq raeng，gya makdoengjhaemz、rumcid gak 10 gwz；boux ndang hwngq lai，gya vuengzgae 10 gwz；boux ndang hanz lai，gya gosahyinz 8 gwz.

Yunghfap：Aeu raemx cienq，faen 3 baez gwn，moix ngoenz fuk ndeu.

Goengyauq caeuq cujyau yw：Vaq cumx singj mamx，aeu daeuj yw iethingz ganhyenz menhnumq，ywdoj duenqbingh dwg yiengh cumx huj saekgaz. Raen gij binghyiengh dwg dungx raeng mbouj cwxcaih，bak niu siengj rueg，gwn mbouj feih，gwn le dungx engq raeng，seiq guengq naiq，haex yungz，ailinx hauniu，meg fouz youh unq.

【Yiengh cwklwed saekgaz】

Danyw：Gocizsoz、gobwzsoz、dancaem、nyarinngoux、gyaepfw cauj gvaq、gobienmax、samvengqlueg gak 15 gwz，godanghgveih、ragsamlimq gak 10 gwz.

Yunghfap：Aeu raemx cienq，faen 3 baez gwn，moix ngoenz fuk ndeu.

Goengyauq caeuq cujyau yw：Siu cwk hawj lwed byaij，aeu daeuj yw iethingz ganhyenz menhnumq，ywdoj duenqbingh dwg yiengh cwklwed saekgaz. Raen gij binghyiengh dwg gvaengh daep in，in youq giz ndeu，rikdungx miz gaiq ndongj，saeknaj mongmwt，ndaej raen reirongzgyau，linx hoengzndaem，roxnaeuz miz banqaeuj，meg ndongjsoh youh raez byaij ndaej youh menh roxnaeuz byaij ndaej mbouj swnh.

广东名医杨钦河怎样治慢性乙型肝炎并转氨酶升高？

Guengjdoeng boux canghyw mizmingz Yangz Ginhhoz baenzlawz yw iethingz ganhyenz menhnumq caemhcaiq conjanhmeiz sang?

【湿热内蕴型】

处方：金银花、蒲公英、虎杖、白花蛇舌草、太子参各 15 克，叶下珠 25 克，茵陈 18 克，连翘、苦参各 10 克，白术 12 克，蚤休、陈皮、甘草各 6 克。

用法：水煎，分 3 次服用，每日 1 剂。

功效主治：清热利湿，凉血解毒。用于治疗慢性乙型肝炎并转氨酶升高，中医辨证属湿热内蕴型。症见神疲体倦，胁胀脘闷，食欲不振，口苦口干，尿黄便秘，舌红，苔黄腻，脉弦。

【肝肾阴虚型】

处方：沙参、山药、茵陈各 18 克，叶下珠 25 克，麦门冬、生地、枸杞子、女贞子、丹参各 15 克，苦参、虎杖各 10 克，蚤休、甘草各 6 克。

用法：水煎，分 3 次服用，每日 1 剂。

功效主治：滋补肝肾，养阴清热。用于治疗慢性乙型肝炎并转氨酶升高，中医辨证属肝肾阴虚型。症见胸胁隐痛，烦热口干，失眠多梦，腰膝酸软，四肢无力，舌红少苔，脉细数。

【肝郁脾虚型】

处方：山药、茵陈、太子参、女贞子、白花蛇舌草、茯苓各 15 克，黄芪、叶下珠各 25 克，白术 12 克，虎杖、黄柏各 10 克，三七 3 克，甘草 6 克。

用法：水煎，分 3 次服用，每日 1 剂。

功效主治：益气健脾，疏肝解毒。用于治疗慢性乙型肝炎并转氨酶升高，中医辨证属肝郁脾虚型。症见肝炎日久，病情迁延，神疲乏力，胸胁不适，食少便溏，舌淡苔薄，脉弦缓。

【Yiengh cumx huj cwkcomz】

Danyw：Vagimngaenz、golinxgaeq、godiengangh、nyarinngoux、caemdaiswjswnh gak 15 gwz, nya'gvanjdouj 25 gwz, go'ngaihndingj 18 gwz, golenzgyauz、caemhgumh gak 10 gwz, gobegsaed 12 gwz, caekdungxvaj、naengmakgam、gamcauj gak 6 gwz.

Yunghfap：Aeu raemx cienq, faen 3 baez gwn, moix ngoenz fuk ndeu.

Goengyauq caeuq cujyau yw：Siu huj leih cumx, liengz lwed gaij doeg, aeu daeuj yw iethingz ganhyenz menhnumq caemhcaiq conjanhmeiz sang, ywdoj duenqbingh dwg yiengh cumx huj cwkcomz. Binghyiengh dwg ndangnaiq ndangnaiq, rikdungx ciengq gwnzdungx raeng, mbouj siengj gwn doxgaiq, bakhaemz hozhawq, nyouh henj haexgaz, linx hoengz, ailinx henjna, meg ndongjsoh youh raez.

【Yiengh daep mak yaem nyieg】

Danyw：Sacaem、maenzbya、go'ngaihndingj gak 18 gwz, nya'gvanjdouj 25 gwz, megdoeng、goragndip、makgoujgij、go'nijcinh、dancaem gak 15 gwz, caemhgumh、godiengangh gak 10 gwz, caekdungxvaj、gamcauj gak 6 gwz.

Yunghfap：Aeu raemx cienq, faen 3 baez gwn, moix ngoenz fuk ndeu.

Goengyauq caeuq cujyau yw：Bouj daep mak, siu huj ciengx yaem, aeu daeuj yw iethingz ganhyenz menhnumq caemhcaiq conjanhmeiz sang, ywdoj duenqbingh dwg yiengh daep mak yaem nyieg. Binghyiengh dwg rikdungx inndumj, fanz hwngq hozhawq, ninz mbouj ndaek loq lai, hwet ga naet, seiq guengq mboujmiz rengz, linx hoengz ailinx noix, diuzmeg youh gaeb byaij ndaej youh vaiq youh mbouj miz rengz.

【Yiengh daep cwk mamx haw】

Danyw：Maenzbya、go'ngaihndingj、caemdaiswjswnh、go'nijcinh、nyarinngoux、fuzlingz gak 15 gwz, vangzgiz、nya'gvanjdouj gak 25 gwz, gobegsaed 12 gwz, godiengangh、faexvuengzlienz gak 10 gwz, dienzcaet 3 gwz, gamcauj 6 gwz.

Yunghfap：Aeu raemx cienq, faen 3 baez gwn, moix ngoenz fuk ndeu.

Goengyauq caeuq cujyau yw：Bouj heiq cangq mamx, soeng daep gaij doeg, aeu daeuj yw iethingz ganhyenz menhnumq caemhcaiq conjanhmeiz sang, ywdoj duenqbingh dwg yiengh daep cwk mamx haw. Binghyiengh dwg ganhyenz binghnanz, bingh ndaej nanz, ndang naiq mbouj miz rengz, rikdungx mbouj cwxcaih, gwn ndaej noix okhaex yungz, linx mong ailinx mbang, meg ndongjsoh youh raez byaij ndaej youh menh.

北京名医关幼波怎样治脂肪肝？
Bwzgingh boux canghyw mizmingz Gvanh Youboh baenzlawz yw daeplauz?

【痰湿阻络型】

处方：陈皮、清半夏、茯苓、竹茹、枳实、苍术、厚朴、泽泻、柴胡、萆薢、木香、明矾、草决明各 10 克，生山楂 15 克。

用法：水煎，分 3 次服用，每日 1 剂。

功效主治：理气化痰，祛湿泄浊。用于治疗肥胖性脂肪肝、肝炎后脂肪肝，中医辨证属痰湿阻络型。症见形体肥胖，面有油脂，喜食肥甘，胸胁隐痛，腹部胀满，困倦乏力，食少口黏，大便油滑或黏腻不爽，小便浊，舌苔白腻，脉弦滑。

【肝郁气滞型】

处方：柴胡、枳壳、香附、郁金、川楝子、延胡索、当归、牛膝、白术各 10 克，白芍 12 克，甘草 6 克，生山楂 15 克。

用法：水煎，分 3 次服用，每日 1 剂。

功效主治：疏肝健脾，理气活血。用于治疗肝炎后脂肪肝、酒精性脂肪肝，中医辨证属肝郁气滞型。症状：胸胁胀闷，抑郁不舒，或周身窜痛，倦怠乏力，腹胀食少，便秘，舌质暗红，舌苔薄白，脉弦。

【肝郁脾虚型】

处方：柴胡、郁金、当归、白术、茯苓、宣木瓜、香附、党参各 10 克，白芍、生山楂各 15 克，甘草、砂仁、薄荷（后下）各 6 克。

用法：水煎，分 3 次服用，每日 1 剂。

功效主治：疏肝理气，健脾益气。用于治疗肝炎后脂肪肝、肥胖性脂肪肝、酒精性脂肪肝，中医辨证属肝郁脾虚型。症见两胁胀痛，脘痞腹胀饭后为甚，大便溏薄或完谷不化，食少口淡，或恶心呕吐，女子月经不调，气短乏力，舌质淡或暗红，舌苔薄白，脉弦缓。

【肝肾阴虚型】

处方：北沙参 30 克，当归、生地、炒槟榔各 10 克，枸杞子、麦门冬、炒山楂、白芍各 15 克，川楝子、甘草各 6 克。

用法：水煎，分 3 次服用，每日 1 剂。

功效主治：滋补肝肾。用于治疗皮质醇增多性脂肪肝、糖尿病性脂肪肝，中医辨证属肝肾阴虚型。症见形体虚胖，肤粗毛丛，面色油光，腰酸腿软，身倦乏力，右胁隐痛，口干舌燥，手足心热，或低热盗汗，头晕耳鸣，失眠多梦，男子梦遗滑精，女子经少经闭，舌质红，苔少或无苔，或灰黑，脉弦细数。

【Yiengh myaiz cumx saekgaz】

Danyw：Naengmakgam、buenqyaq cawj begfanz、fuzlingz、naengfaexcuk、makdoengjsoemj、gocangsaed、gohoubuj、gocagseq、caizhuz、maenzgep、gomuzyangh、begfanz、cehyiengzmbeq gak 10 gwz, maksanhcah ndip 15 gwz.

Yunghfap：Aeu raemx cienq, faen 3 baez gwn, moix ngoenz fuk ndeu.

Goengyauq caeuq cujyau yw：Leix heiq siu myaiz, siu cumx cawz uq, aeu daeuj yw biz le daepbaenzlauz、ganhyenz gvaq le daepbaenzlauz, ywdoj duenqbingh dwg yiengh myaiz cumx saekgaz. Binghyiengh dwg ndang biz, naj youzywd, haengj gwn gij biz gij youzywd, rikdungx inndumj, dungxraeng, ndangnaiq mbouj mizrengz, gwn ndaej noix bakniu, haex raeuz roxnaeuz niu mbouj sangj, nyouh humz, ailinx hauniu, meg ndongjsoh youh raez youh raeuz.

【Yiengh heiqdaep cwkgiet】

Danyw：Caizhuz, makdoengjhaemz, rumcid, hinghenj, makrenh, goyenzhuzsoz, godanghgveih, baihdoh, gobegsaed gak 10 gwz, gobwzsoz 12 gwz, gamcauj 6 gwz, maksanhcah ndip 15 gwz.

Yunghfap：Aeu raemx cienq, faen 3 baez gwn, moix ngoenz fuk ndeu.

Goengyauq caeuq cujyau yw：Soeng daep cangq mamx, leix heiq hawj lwed byaij, aeu daeuj yw ganhyenz gvaq le daepbaenzlauz, gwn laeuj lai daepbaenzlauz, ywdoj duenqbingh dwg yiengh heiqdaep cwkgiet. Gij yiengh baenzbingh：Aek caeuq rikdungx ciengq, simnyap mbouj sangj, roxnaeuz daengxndang in, ndangnaiq mbouj miz rengz, dungxraeng gwn ndaej noix, haexgaz, linx hoengzndaem, ailinx haumbang, meg ndongjsoh youh raez.

【Yiengh daep cwk mamx haw】

Danyw: Caizhuz、hinghenj、godanghgveih、gobegsaed、fuzlingz、moeggva Senhcwngz、rumcid、godangjcaem gak 10 gwz, gobwzsoz、maksanhcah ndip gak 15 gwz, gamcauj、gosahyinz、gobozhoz (dwk doeklaeng) gak 6 gwz.

Yunghfap: Aeu raemx cienq, faen 3 baez gwn, moix ngoenz fuk ndeu.

Goengyauq caeuq cujyau yw: Leix heiq hawj daep soeng, cangq mamx bouj heiq, aeu daeuj yw ganhyenz gvaq le daepbaenzlauz, biz le daepbaenzlauz, gwn laeuj lai daepbaenzlauz, ywdoj duenqbingh dwg yiengh daep cwk mamx haw. Binghyiengh dwg song mbiengj rikdungx ciengqin, gwn gvaq le dungx engq raeng, okhaex yungz youh saw roxnaeuz baenz naed mbouj siuvaq, gwn ndaej noix bakcit, roxnaeuz simnywnx rueg, mehmbwk dawzsaeg mbouj cingqciengz, heiqgaed mbouj miz rengz, saeklinx mong roxnaeuz hoengzndaem, ailinx haumbang, meg ndongjsoh youh raez byaij ndaej youh menh.

【Yiengh daep mak yaem nyieg】

Danyw: Sacaem baihbaek 30 gwz, godanghgveih、goragndip、maklangz cauj gak 10 gwz, makgoujgij、megdoeng、maksanhcah cauj gvaq、gobwzsoz gak 15 gwz, makrenh、gamcauj gak 6 gwz.

Yunghfap: Aeu raemx cienq, faen 3 baez gwn, moix ngoenz fuk ndeu.

Goengyauq caeuq cujyau yw: Bouj daep mak, aeu daeuj yw bizcizcunz demlai baenz daep miz lauz, binghnyouhdiemz baenz daep miz lauz, ywdoj duenqbingh dwg yiengh daep mak yaem nyieg. Binghyiengh dwg ndang bizbyod, naeng co bwncomz, saeknaj youzyub, hwet naet ga unq, ndang naiq mbouj miz rengz, rikdungx baihgvaz inndumj, hozhawq linx sauj, angjfwngz gyangdin ndat, roxnaeuz miz di ndat ok hanhheu, gyaeuj ngunh rwz okrumz, ninz mbouj ndaek loq lai, bouxsai ninz loq laeuh rae, mehmbwk dawzsaeg noix gingsaek, linx hoengz, ailinx noix roxnaeuz mboujmiz ailinx, roxnaeuz ndaemmong, meg ndongjsoh saeq raez, byaij ndaej youh vaiq.

四川名医张涛怎样治白细胞减少症？

Swconh boux canghyw mizmingz Cangh Dauh baenzlawz yw bingh bwzsibauh gemjnoix?

【肝肾阴虚型】

处方：生牡蛎、生龟板、枸杞子、石韦各 20 克，生鳖甲、地骨皮、白芍、玄参各 15 克，知母、黄柏、女贞子、虎杖、苦参各 12 克。

用法：水煎，分 3 次服用，每日 1 剂。

功效主治：滋肝补肾。用于治疗白细胞减少症，中医辨证属肝肾阴虚型。常表现为头晕耳鸣，双目干涩，咽干口渴，腰膝酸软，心胸烦热，手足心热，夜寐盗汗，男子遗精，女子经少，舌边尖红，苔少而干，脉细数。

【脾肾阳虚型】

处方：地骨皮、炒白术、骨碎补、菟丝子各 15 克，枸杞子、黄芪、石韦各 20 克，制附子（先煎）10 克，肉桂、炙甘草各 6 克，茯苓 25 克，苦参、虎杖各 12 克。

用法：水煎，分 3 次服用，每日 1 剂。

功效主治：温脾补肾。用于治疗白细胞减少症，中医辨证属脾肾阳虚型。常表现为面色苍白，精神不振，畏寒肢冷，食少便溏，小便清长，阳痿不举，下肢水肿，舌淡体胖有齿痕，苔白滑，脉沉缓。

【Yiengh daep mak yaem nyieg】

Danyw：Gyapsae ndip、gyakgvi ndip、makgoujgij、fouxdinh gak 20 gwz, gyaepfw ndip、naenggaeujgij、gobwzsoz、caemhmbaemx gak 15 gwz, gocihmuj、faexvuengzlienz、go'nijcinh、godiengangh、caemhgumh gak 12 gwz.

Yunghfap：Aeu raemx cienq, faen 3 baez gwn, moix ngoenz fuk ndeu.

Goengyauq caeuq cujyau yw：Yinh daep bouj mak, aeu daeuj yw binghsibauhhau gemjnoix, ywdoj duenqbingh dwg yiengh daep mak yaem nyieg. Ciengz dwg gyaeuj ngunh rwz okrumz, song da saep, hozhawq, hwet ga naet, sim aek huj lai, angjfwngz gyangdin ndat, haemh ninz ok hanhheu, bouxsai laeuh rae, mehmbwk dawzsaeg noix, byailinx hoengz, ailinx noix hawq, diuzmeg youh gaeb byaij ndaej youh vaiq youh mbouj miz rengz.

【Yiengh mamx mak yiengz nyieg】

Danyw：Naenggaeujgij、begsaed cauj、gofwngzmaxlaeuz、gaeungva gak 15 gwz, makgoujgij、vangzgiz、fouxdinh gak 20 gwz, ragvuhdouz cauj gvaq（sien cienq）10 gwz, gogviq、gamcauj cauj gak 6 gwz, fuzlingz 25 gwz, caemhgumh、godiengangh gak 12 gwz.

Yunghfap：Aeu raemx cienq, faen 3 baez gwn, moix ngoenz fuk ndeu.

Goengyauq caeuq cujyau yw：Raeuj mamx bouj mak, aeu daeuj yw binghsibauhhau gemjnoix, ywdoj duenqbingh dwg mamx mak yiengz nyieg. Ciengz dwg saeknaj haumyoz, cingsaenz mbouj ndei, lau nit ga caep, gwn ndaej noix okhaex yungz, nyouh saw raez, diuz viz mbouj geng, song ga foegfouz, linx mong bizhung miz rizheuj, ailinx hauraeuz, meg youh caem byaij ndaej youh menh.

二、外科
Ngeih、Gohrogndang

辽宁名医史洪亮怎样治肩-手综合征？
Liuzningz boux canghyw mizmingz Sij Hungzlieng baenzlawz yw gij bingh-gyoebhab gwnzmbaq caeuq fwngz?

【痰热瘀滞型】

处方：丹参、桑枝各 20 克，桃仁、枳实、丹皮、胆南星、黄芩、竹茹、天麻、钩藤、菊花、生地、沙参、夜交藤各 10 克，酸枣仁、延胡索、瓜蒌各 15 克，大黄 5 克。

用法：水煎，分 3 次服用，每日 1 剂。

功效主治：清热化痰，消肿止痛，通腑泄热。用于治疗肩-手综合征，中医辨证属痰热瘀滞型。症见患肢肩部、手指关节疼痛，局部灼热红肿，痛不可触，手指伸直、屈伸受限，多伴有烦躁易怒，痰多而黏，腹胀便秘，舌苔黄腻，脉弦滑或弦涩。

【痰瘀阻络型】

处方：半夏、陈皮、茯苓、胆南星、竹茹、石菖蒲、郁金、桂枝、天麻、钩藤、僵蚕、羌活、威灵仙、延胡索各 10 克，鸡血藤、薏苡仁、白芍各 20 克，甘草 6 克。

用法：水煎，分 3 次服用，每日 1 剂。

功效主治：温阳化痰，活血通络。用于治疗肩-手综合征，中医辨证属痰瘀阻络型。症见患者手足肿胀、疼痛，局部皮肤不红，触之不热，手指屈伸不利，活动时疼痛加重，多伴有痰涎壅盛，肢体松懈，瘫软不温，喜温恶寒，面白唇暗，舌质暗，舌苔白腻，脉沉滑或沉缓。

【气虚血瘀型】

处方：黄芪、白芍、赤芍、桑寄生各 18 克，延胡索、枸杞子、夜交藤各 15 克，当归、川芎、桃仁、红花、地龙、杜仲、桂枝、续断各 10 克，甘草 6 克。

用法：水煎，分 3 次服用，每日 1 剂。

功效主治：益气养血，化瘀通络。用于治疗肩-手综合征，中医辨证属气虚血瘀型。症见患者关节疼痛，喜温恶风，局部皮肤肿胀，手指屈伸不利，活动时疼痛，伴有肢软无力，面色萎黄，舌质淡紫或有瘀斑，苔薄白，脉细涩或细弱。

【Yiengh myaiz huj saekgaz】

Danyw：Dancaem、nyenengnuengx gak 20 gwz、ngveihmakdauz、makdoengj-soemj、naengmauxdan、gonoegnueg aeu raemxmbei fat gvaq、govangzginz、naengfaex-cuk、denhmaz、gaeugvaqngaeu、vagut、goragndip、sacaem、maenzgya gak 10 gwz、ngveih caujcwx、goyenzhuzsoz、gvefangz gak 15 gwz、godavangz 5 gwz.

Yunghfap：Aeu raemx cienq，faen 3 baez gwn，moix ngoenz fuk ndeu.

Goengyauq caeuq cujyau yw：Siu huj siu myaiz，siu foeg dingz in，doeng dungxsaej baiz huj，aeu daeuj yw gij bingh gyoebhab mbaq caeuq fwngz，ywdoj duenqbingh dwg yiengh myaiz huj saekgaz. Binghyiengh dwg gwnzmbaq baih fwngz in、lwgfwngz hoh'in，mbangj giz ndat foeg，in dwk cungj mbouj bungq dawz，lwgfwngz mbouj ndaej iet soh，goz roengz，dingzlai lij miz simnyap heih fatheiq，myaiz lai youh niu，dungxraeng haexgaz，ailinx henjna，meg ndongjsoh youh raez youh raeuz roxnaeuz ndongjsoh youh raez，byaij youh mbouj swnh.

【Yiengh myaiz saekgaz meg】

Danyw：Buenqyaq、naengmakgam、fuzlingz、gonoegnueg aeu raemxmbei fat gvaq、naengfaexcuk、goyiengzfuz、hinghenj、go'gviq、denhmaz、gaeugvaqngaeu、nengznuengx daigeng、go'gyanghhoz、raglingzsien、goyenzhuzsoz gak 10 gwz，gaeulwed、haeuxroeg、gobwzsoz gak 20 gwz，gamcauj 6 gwz.

Yunghfap：Aeu raemx cienq，faen 3 baez gwn，moix ngoenz fuk ndeu.

Goengyauq caeuq cujyau yw：Raeuj yiengz siu myaiz，doeng meg hawj lwed byaij，aeu daeuj yw gij bingh gyoebhab mbaq caeuq fwngz，ywdoj duenqbingh dwg yiengh myaiz saekgaz meg. Binghyiengh dwg bouxbingh dinfwngz ciengq in，mbangjgiz naeng mbouj hoengz，mo mbouj raen ndat，lwgfwngz iet goz mbouj fuengbienh，baez doengh couh lai in，dingzlai miz myaiz lai，ndang naiq ga naet，nunqniek mbouj raeuj，haengj raeuj lau nit，naj hau naengbak aeuj，linx mong，ailinx hauniu，meg caem raeuz roxnaeuz caem youh menh.

【Yiengh heiq noix lwed saek】

Danyw：Vangzgiz、gobwzsoz、gocizsoz、gosiengz gak 18 gwz，goyenzhuzsoz、makgoujgij、maenzgya gak 15 gwz，godanghgveih、ciengoeng、ngveihmakdauz、gosiengz、ndwen、faexiethoux、go'gviq、gociepndok gak 10 gwz，gamcauj 6 gwz.

Yunghfap：Aeu raemx cienq，faen 3 baez gwn，moix ngoenz fuk ndeu.

Goengyauq caeuq cujyau yw：Bouj heiq ciengx lwed，siu cwk doeng meg，aeu daeuj yw gij bingh gyoebhab mbaq caeuq fwngz，ywdoj duenqbingh dwg yiengh heiq noix lwed saek. Binghyiengh dwg bouxbingh hoh'in，haengj raeuj lau rumz，mbangjgiz naeng ciengqin，lwgfwngz iet goz mbouj fuengbienh，baez doengh couh in，lijmiz ga unq mbouj mizrengz，saeknaj reuqhenj，saeklinx aeujmong roxnaeuz miz banqaeuj，ailinx haumbang，meg saeq meg byaij mbouj swnh roxnaeuz saeq nyieg.

湖南名医刘绍敏怎样治颈椎病？
Huznanz boux canghyw mizmingz Liuz Sauminj baenzlawz yw binghndokhoz?

【气滞血瘀型】
处方：桃仁、地龙、当归各 10 克，川芎、赤芍、威灵仙各 12 克，红花、没药、姜黄、香附、羌活各 8 克，甘草 6 克。

用法：水煎，分 3 次服用，每日 1 剂。

功效主治：行气通络，活血化瘀。用于治疗颈椎病，中医辨证属气滞血瘀型。症见患者颈肩背部刺痛，痛处固定，头胀痛，上肢麻木，活动不利，舌质暗或舌边尖有瘀斑，苔薄白，脉弦。

【痰湿阻络型】

处方：白术、天麻、威灵仙、川芎各 12 克，茯苓 18 克，泽泻 8 克，枳实、法半夏、石菖蒲各 10 克，陈皮、羌活、甘草各 6 克。

用法：水煎，分 3 次服用，每日 1 剂。

功效主治：健脾化痰，熄风定眩。用于治疗颈椎病，中医辨证属痰湿阻络型。症见颈肩疼痛，头晕目眩，头重如裹，食少痰多，四肢麻木，舌淡苔白腻，脉弦滑。

【风寒湿痹型】

处方：羌活、姜黄各 8 克，川芎、防风各 12 克，威灵仙、生姜、葛根、白芍各 15 克，桂枝、甘草各 6 克，细辛 3 克。

用法：水煎，分 3 次服用，每日 1 剂。

功效主治：温经散寒，祛湿通络。用于治疗颈椎病，中医辨证属风寒湿痹型。症见患者颈肩背疼痛或刺痛，颈部僵硬，转则不利，头昏沉重，恶风寒，上肢麻木或冷痛，舌淡苔薄白，脉弦紧。

【气虚血瘀型】

处方：黄芪 25 克，天麻、威灵仙各 15 克，白芍、丹参、葛根各 18 克，骨碎补、宣木瓜、红花、香附、羌活、全蝎各 8 克，川芎、桃仁各 12 克，甘草 6 克。

用法：水煎，分 3 次服用，每日 1 剂。

功效主治：益气活血，熄风通络。用于治疗颈椎病，中医辨证属气虚血瘀型。症见患者颈肩背部疼痛，上肢麻木，头痛眩晕，面色无华，神倦乏力，舌淡暗苔薄白，脉弦。

【肝肾亏虚型】

处方：熟地、山药、茯苓各 20 克，枸杞子、酸枣仁、天麻、杜仲各 15 克，山茱萸、女贞子、菟丝子、丹皮各 12 克，知母 9 克，甘草 6 克。

用法：水煎，分 3 次服用，每日 1 剂。

功效主治：养肝益肾，熄风定眩。用于治疗颈椎病，中医辨证属肝肾亏虚型。症见颈酸头痛，眩晕耳鸣，眠少多梦，上肢麻木，腰腿酸软，手足心热，舌红少苔，脉弦细数。

【Yiengh heiq cwk lwed saek】

Danyw：Ngveihmakdauz, ndwen, godanghgveih gak 10 gwz, ciengoeng, gocizsoz, raglingzsien gak 12 gwz, gosiengz, iengmozyoz, hinghenj, rumcid, go'gyanghhoz gak 8 gwz, gamcauj 6 gwz.

Yunghfap：Aeu raemx cienq, faen 3 baez gwn, moix ngoenz fuk ndeu.

Goengyauq caeuq cujyau yw：Doeng meg hawj heiq byaij, siu cwk hawj lwed byaij, aeu daeuj yw binghndokhoz, ywdoj duenqbingh dwg yiengh heiq cwk lwed saek. Bingh yiengh dwg bouxbingh hoz mbaq caeuq laenghwet incoeg, giz in dingh, gyaeuj ciengq in, fwngz maz, hozdung mbouj bienh, linx mong roxnaeuz henzlinx byailinx miz banqaeuj, ailinx haumbang, meg ndongjsoh youh raez.

【Yiengh myaiz cumx saekgaz】

Danyw: Gobegsaed、denhmaz、raglingzsien、ciengoeng gak 12 gwz, fuzlingz 18 gwz, gocagseq 8 gwz, makdoengjsoemj、sawzbuenqyaq、goyiengzfuz gak 10 gwz, naengmakgam、go'gyanghhoz、gamcauj gak 6 gwz.

Yunghfap: Aeu raemx cienq, faen 3 baez gwn, moix ngoenz fuk ndeu.

Goengyauq caeuq cujyau yw: Cangq mamx siu myaiz, dingz fung dingz ngunh, aeu daeuj yw binghndokhoz, ywdoj duenqbingh dwg yiengh myaiz cumx saekgaz. Binghyiengh dwg hoz caeuq mbaq in, gyaeujngunh daraiz, gyaeuj naekgywd, gwn ndaej noix myaiz lai, dinfwngz maz, linx mong ailinx hauniu, meg ndongjsoh youh raez youh raeuz.

【Yiengh funghanz saekgaz heiqlwed】

Danyw: Go'gyanghhoz、hinghenj gak 8 gwz, ciengoeng、lwglazbyaj gak 12 gwz, raglingzsien、hing、gogat、gobwzsoz gak 15 gwz, go'gviq、gamcauj gak 6 gwz, gosisinh 3 gwz.

Yunghfap: Aeu raemx cienq, faen 3 baez gwn, moix ngoenz fuk ndeu.

Goeng'yauq caeuq cujyau yw: Raeuj meg sanq hanz, cawz cumx doeng meg, aeu daeuj yw binghndokhoz, ywdoj duenqbingh dwg yiengh funghanz saekgaz heiqlwed. Bingh-yiengh dwg bouxbingh gwnz hoz gwnz mbaq caeuq baihlaeng in roxnaeuz incoeg, hoz gyaengj, ngeux gyaeuj mbouj bienh, gyaeujngunh swgswg, lau nit, fwngz maz roxnaeuz incaep, linx mong ailinx haumbang, meg ndongjsoh youh raez youh gaenj.

【Yiengh heiq noix lwed saek】

Danyw: Vangzgiz 25 gwz, denhmaz、raglingzsien gak 15 gwz, gobwzsoz、dancaem、gogat gak 18 gwz, gofwngzmaxlaeuz、moeggva Senhcwngz、gosiengz、rumcid、go'gyanghhoz、duzsipgimz gak 8 gwz, ciengoeng、ngveihmakdauz gak 12 gwz, gamcauj 6 gwz.

Yunghfap: Aeu raemx cienq, faen 3 baez gwn, moix ngoenz fuk ndeu.

Goengyauq caeuq cujyau yw: Bouj heiq hawj lwed byaij, dingz fung doeng meg, aeu daeuj yw binghndokhoz, ywdoj duenqbingh dwg yiengh heiq noix lwed saek. Binghyiengh dwg bouxbingh laeng hoz laeng mbaq in, fwngz maz, gyaeujin ranzbaenq, saeknaj mbouj rongh, ndang naiq mbouj miz rengz, linx mong ailinx haumbang, meg ndongjsoh youh raez.

【Yiengh daep mak hawsied】

Danyw: Caemcij cug、maenzbya、fuzlingz gak 20 gwz, makgoujgij、ngveih caujcwx、denhmaz、faexiethoux gak 15 gwz, cazladbya、go'nijcinh、gaeungva、naengmauxdan gak 12 gwz, gocihmuj 9 gwz, gamcauj 6 gwz.

Yunghfap: Aeu raemx cienq, faen 3 baez gwn, moix ngoenz fuk ndeu.

Goengyauq caeuq cujyau yw: Ciengx daep bouj mak, dingz fung dingz ngunh, aeu daeuj yw binghndokhoz, ywdoj duenq gij bingh dwg yiengh daep mak hawsied. Raen gij binghyiengh dwg hoz naet gyaeuj in, ranzbaenq rwz okrumz, ninz ndaej noix ninz loq lai, fwngz maz, hwet naet ga naiq, angjfwngz gyangdin ndat, linx hoengz ailinx noix, meg ndongjsoh saeq raez, byaij ndaej youh vaiq.

河南名医赵咏华怎样治血管炎?

Hoznanz boux canghyw mizmingz Cau Yungjvaz baenzlawz yw hezgvanjyenz?

【血热妄行型】

处方: 赤芍、丹皮、紫草、姜黄、香附各 9 克, 虎杖、生地、鸡血藤、茜草根、丹参、神曲各 15 克, 水牛角(先煎)、白茅根、土茯苓各 25 克, 甘草 5 克。

用法: 水煎, 分 3 次服用, 每日 1 剂。

功效主治: 凉血清热解毒, 散瘀化湿通络。用于治疗血管炎, 中医辨证属血热妄行型。症见皮疹较多, 颜色鲜红或紫红, 肿胀疼痛, 瘀斑, 全身症状明显, 伴有发热, 关节疼痛, 或食欲不振, 大便干, 尿黄, 舌红绛, 苔黄腻, 脉滑数。

【湿热火毒型】

处方: 苍术、茵陈各 12 克, 红藤、败酱草、白花蛇舌草、车前草各 20 克, 黄芩、黄柏、栀子各 9 克, 黄连 5 克, 白鲜皮 15 克, 甘草 6 克。

用法: 水煎, 分 3 次服用, 每日 1 剂。

功效主治: 清热解毒, 燥湿利尿, 活血通络。用于治疗血管炎, 中医辨证属湿热火毒型。症见下肢结节, 质硬压痛, 颜色暗红或黄褐, 或有水疱、斤疱疹, 伴有发热, 关节疼痛, 活动不利, 食欲不振, 尿黄, 舌质红, 苔黄腻, 脉滑数。

【气郁血瘀型】

处方: 柴胡、香附、川芎、川牛膝、炙地龙各 9 克, 虎杖、白术、赤小豆、丹参各 15 克, 土茯苓、生薏苡仁、忍冬藤各 20 克, 甘草 6 克, 枳壳 12 克。

用法: 水煎, 分 3 次服用, 每日 1 剂。

功效主治: 疏肝理气, 清热利湿, 活血通络。用于治疗血管炎, 中医辨证属气郁湿热、血瘀阻络型。症见四肢较多结节, 质硬, 边界不清, 颜色鲜红或暗红、紫红, 伴有低热、脘胁胀满, 关节肿胀疼痛, 舌质红, 苔薄腻, 脉弦数。

【Yiengh huj haeuj meglwed】

Danyw: Gocizsoz、naengmauxdan、gonywjaeuj、hinghenj、rumcid gak 9 gwz, godiengangh、goragndip、gaeulwed、rag hungzcen、dancaem、gosinzgiz gak 15 gwz, gaeuvaiz(sien cienq)、rag go'em、gaeulanghauh gak 25 gwz, gamcauj 5 gwz.

Yunghfap: Aeu raemx cienq, faen 3 baez gwn, moix ngoenz fuk ndeu.

Goengyauq caeuq cujyau yw: Liengz lwed siu huj gaij doeg, sanq cwk siu cumx doeng meg, aeu daeuj yw sailwed in, ywdoj duenqbingh dwg yiengh huj haeuj meglwed. Binghyiengh dwg baenz cimj haemq lai, saekhoengz roxnaeuz aeujhoengz, foeg in, banqaeuj, daengx ndang binghyiengh cingcuj, lij miz fatndat, hoh'in, roxnaeuz mbouj siengj gwn doxgaiq, haexgaz, nyouh henj, linx hoengz hoengzgeq, ailinx henjna, meg byaij youh vaiq youh raeuz.

【Yiengh cumx huj famh dawz】

Danyw: Gocangsaed、go'ngaihndingj gak 12 gwz, gaeuhoengz、haeunaeuh、nyarinngoux、gomaxdaez gak 20 gwz, govangzginz、faexvuengzlienz、vuengzgae gak 9 gwz, vuengzlienz 5 gwz, naengbwzsenh 15 gwz, gamcauj 6 gwz.

Yunghfap: Aeu raemx cienq, faen 3 baez gwn, moix ngoenz fuk ndeu.

Goengyauq caeuq cujyau yw: Siu huj gaij doeg, hawj cumx sauj leih baiz nyouh, doeng meg hawj lwed byaij, aeu daeuj yw sailwed in, ywdoj duenqbingh dwg yiengh cumx huj famh dawz. Binghyiengh dwg laj ga baenz gyak, gyak geng youh in, saekhoengzndaem roxnaeuz henjgeq, roxnaeuz miz makraemx, nengzndaemj, lij miz fatndat, hoh'in, hozdung mbouj bienh, mbouj siengj gwn doxgaiq, nyouh henj, linx hoengz, ailinx henjna, meg byaij youh vaiq youh raeuz.

【Yiengh heiq saek lwed cwk】

Danyw: Caizhuz、rumcid、ciengoeng、baihdoh Swconh、ndwen gangq gvaq gak 9 gwz, godiengangh、gobegsaed、duhhoengz、dancaem gak 15 gwz, gaeulanghauh、haeuxroeg ndip、gaeuvagimngaenz gak 20 gwz, gamcauj 6 gwz, makdoengjhaemz 12 gwz.

Yunghfap: Aeu raemx cienq, faen 3 baez gwn, moix ngoenz fuk ndeu.

Goengyauq caeuq cujyau yw: Leix heiq hawj daep soeng, siu huj leih cumx, doeng meg hawj lwed byaij, aeu daeuj yw sailwed in, ywdoj duenq gij bingh dwg yiengh heiq cwk cumx huj、lwed cwk saek meg. Binghyiengh dwg seiqguengq baenz gyak lai, haemq geng、bien'gyaiq mbouj cing, saek hoengz roxnaeuz hoengzndaem, hoengzaeuj, lij miz loq fatndat、laj dungx caeuq rikdungx raeng, hoh foeg in, linx hoengz, ailinx mbangniu, meg ndongjsoh youh raez, byaij youh vaiq.

安徽名医朱时祥怎样治红斑性肢痛病？

Anhveih boux canghyw mizmingz Cuh Sizsiengz baenzlawz yw song ga baenz mai?

【血热型】

处方：水牛角（先煎）30 克，生地 20 克，丹参、丹皮、牛膝、玄参、赤芍各 15 克，黄柏、地龙、乳香、没药各 10 克，甘草 6 克，蜈蚣 3 条。

用法：水煎，分 3 次服用，每日 1 剂。

功效主治：清热凉血，化瘀止痛。用于治疗红斑性肢痛病，中医辨证属血热型。症见肢端阵发性血管扩张，局部温度升高，肢体肿胀，发红，充血出汗，血管搏动明显，局部疼痛且在肢体下垂、行走、遇热时加重，遇冷则减轻，口渴，便秘，小便黄，舌质红绛，舌苔黄，脉洪数。

【湿热型】

处方：忍冬藤 30 克，萆薢、路路通、生地、薏苡仁、牛膝各 15 克，独活、知母、黄柏、苍术、秦艽、宣木瓜、赤芍各 10 克，甘草 6 克。

用法：水煎，分 3 次服用，每日 1 剂。

功效主治：清热利湿，化瘀通络。用于治疗红斑性肢痛病，中医辨证属湿热型。症见发病急缓不定，足部灼热疼痛、沉重微肿、酸胀麻木，胸闷，食欲不振，便溏，周身困倦乏力，舌质微红、肿大，舌苔黄白腻，脉滑数。

【血瘀型】

处方：忍冬藤 25 克，当归、郁金、生地、丹参、黄芪各 15 克，路路通、䗪虫（土鳖虫）、王不留行、桃仁、桑枝、秦艽各 10 克，甘草 6 克。

用法：水煎，分 3 次服用，每日 1 剂。

功效主治：行气活血，化瘀通络。用于治疗红斑性肢痛病，中医辨证属血瘀型。症见发病缓慢且病程较长，四肢红肿灼热、疼痛剧烈，神疲烦躁，舌质暗红，或有瘀斑，舌下青筋，脉沉细数涩。

注意事项：急性发作期要卧床休息，抬高患肢。避免双脚过暖，保持情绪稳定。穿着透气的鞋、袜。忌酒及辛辣的食品。

【Yiengh lwed huj】

Danyw：Gaeuvaiz（sien cienq）30 gwz, goragndip 20 gwz, dancaem、naengmauxdan、baihdoh、caemhmbaemx、gocizsoz gak 15 gwz, faexvuengzlienz、ndwen、iengyujyangh、iengmozyoz gak 10 gwz, gamcauj 6 gwz, sipndangj 3 duz.

Yunghfap：Aeu raemx cienq, faen 3 baez gwn, moix ngoenz fuk ndeu.

Goengyauq caeuq cujyau yw：Siu huj liengz lwed, siu cwk dingz in, aeu daeuj yw hwnj banqhoengz baenz gain, ywdoj duenqbingh dwg yiengh lwed huj. Binghyiengh dwg byaidin byaifwngz yaepseiz raen sailwed dokgvangq, mbangjgiz dohraeuj demsang, seiq guengq foeg, hoengz, cunglwed okhanh, raen sailwed diuq ndaej cingcuj, mbangjgiz youq seiz seiq guengq duenghroengz、byaij roen、bungz hwngq lai in, bungz nit couh noix in di, hozhawq, haexgaz, nyouh henj, linx hoengzmaeq, ailinx henj, meg youh hung byaij ndaej youh vaiq.

【Yiengh cumxhuj】

Danyw：Gaeuvagimngaenz 30 gwz, maenzgep、makraeu、goragndip、haeuxroeg、baihdoh gak 15 gwz, duzhoz、gocihmuj、faexvuengzlienz、gocangsaed、cinzgyauh、moeggva Senhcwngz、gocizsoz gak 10 gwz, gamcauj 6 gwz.

Yunghfap：Aeu raemx cienq, faen 3 baez gwn, moix ngoenz fuk ndeu.

Goengyauq caeuq cujyau yw：Siu huj leih cumx, siu cwk doeng meg, aeu daeuj yw hwnj banqhoengz baenz gain, ywdoj duenqbingh dwg yiengh cumxhuj. Raen gij binghyiengh dwg baenzbingh gaenj menh mbouj dingh, song din ndatremj in, naekcaem loq foeg, ciengq maz, aekcaet, mbouj siengj gwn doxgaiq, haex yungz, daengxndang ndangnaiq mbouj mizrengz, linx loq hoengz、foeghung, ailinx henjhau nwk, meg byaij youh vaiq youh raeuz.

【Yiengh lwed cwk】

Danyw：Gaeuvagimngaenz 25 gwz, godanghgveih、hinghenj、goragndip、dancaem、vangzgiz gak 15 gwz, makraeu、non (duzdaeuhlaux)、makfob、ngveihmakdauz、nyenengnuengx、cinzgyauh gak 10 gwz, gamcauj 6 gwz.

Yunghfap：Aeu raemx cienq, faen 3 baez gwn, moix ngoenz fuk ndeu.

Goengyauq caeuq cujyau yw：Hawj heiq byaij hawj lwed byaij, siu cwk doeng meg, aeu daeuj yw hwnj banqhoengz baenz gain, ywdoj duenqbingh dwg yiengh lwed cwk. Binghyiengh dwg baenzbingh menh caemhcaiq bingh ndaej nanz, seiqguengq foeghoengz ndatremj, haemq in, ndangnaiq simnyap, linx hoengzndaem, roxnaeuz miz banqaeuj, nyinz lajlinx heu, meg caem youh saeq byaij ndaej youh vaiq youh mbouj swnh.

Haeujsim saehhangh：Seiz bingh ndaej haenq, aeu ninz mbonq yietnaiq, gingz sang mbiengj gain. Gaej hawj song cik ga raeuj lai, baujciz simcingz onjdingh. Daenj haiz、mad aeu doeng heiq. Gaej gwn laeuj caeuq gijgwn manh.

河南名医王国强怎样治糖尿病足？
Hoznanz boux canghyw mizmingz Vangz Gozgyangz baenzlawz yw binghnyouhdiemz baenz dinnaeuh？

【气阴两虚型】

处方：黄芪30克，鸡血藤25克，白芍、麦门冬、生地、川芎各15克，当归12克，桂枝、红花、生姜各9克，大枣5枚。

用法：水煎，分3次服用，每日1剂。

功效主治：益气养阴，温通血脉。用于治疗糖尿病足，中医辨证属气阴两虚、脉络瘀阻型。症见患肢麻木、疼痛，状如针刺，夜间尤甚，痛有定处，或间歇跛行，舌质淡暗或瘀斑，苔白，脉细涩。

【湿热困脾型】

处方：茯苓20克，法半夏、黄连各9克，陈皮、竹茹各15克，枳实、丹皮、赤芍、地龙各12克。

用法：水煎，分3次服用，每日1剂。

功效主治：化湿清热，活血化瘀。用于治疗糖尿病足，中医辨证属湿热困脾、瘀血阻络型。症见足部灼热、红肿、疼痛，头身困重，形体肥胖，胸闷，肢倦，大便不爽，小便黄，舌红，苔黄腻，脉滑数。

【脾肾阳虚型】

处方：熟地 25 克，山药、黄精、枸杞子各 15 克，三七粉 3 克（冲服），地龙、山茱萸各 12 克，桂枝 9 克，制附子（先煎）、穿山甲各 6 克。

用法：水煎，分 3 次服用，每日 1 剂。

功效主治：温阳通脉，补脾益肾。用于治疗糖尿病足，中医辨证属脾肾阳虚、经脉不通型。症见足部发凉、麻木、疼痛，腰膝酸软，畏寒肢冷，健忘，耳鸣，大便稀，小便清，舌淡暗，脉沉细涩。

【Yiengh heiq yaem cungj nyieg】

Danyw：Vangzgiz 30 gwz, gaeulwed 25 gwz, gobwzsoz、megdoeng、goragndip、ciengoeng gak 15 gwz, godanghgveih 12 gwz, go'gviq、gosiengz、hing gak 9 gwz, makcaujhung 5 aen.

Yunghfap：Aeu raemx cienq, faen 3 baez gwn, moix ngoenz fuk ndeu.

Goengyauq caeuq cujyau yw：Bouj heiq ciengx yaem, raeuj meg hawj lwed byaij. Aeu daeuj yw ga baenz binghnyouhdiemz, ywdoj duenq gij bingh dwg heiq yaem cungj haw、yiengh meg deng saekgaz. Binghyiengh dwg ga'bingh maz、in, lumj cim camz nei, gyanghaemh engq in, in youq giz ndeu, roxnaeuz saek seiz din gvez dem, saeklinx mong roxnaeuz banqaeuj, ailinx hau, meg saeq meg byaij mbouj swnh.

【Yiengh mamx dungx cumxhuj】

Danyw：Fuzlingz 20 gwz, sawzbuenqyaq、vuengzlienz gak 9 gwz, naengmakgam、naengfaexcuk gak 15 gwz, makdoengjsoemj、naengmauxdan、gocizsoz、ndwen gak 12 gwz.

Yunghfap：Aeu raemx cienq, faen 3 baez gwn, moix ngoenz fuk ndeu.

Goengyauq caeuq cujyau yw：Vaq cumx siu huj, siu cwk hawj lwed byaij, aeu daeuj yw ga baenz binghnyouhdiemz, ywdoj duenq gij bingh dwg hujcumx gyaux mamx, cwklwed gaz meg. Binghyiengh dwg song din ndatremj、foeghoengz、in, gyaeujngunh ndangnaiq, ndang biz, aekcaet, dinfwngz naet, okhaex mbouj soeng, nyouh henj, linx hoengz, ailinx henjna, meg byaij youh vaiq youh raeuz.

【Yiengh mamx mak yiengz nyieg】

Danyw：Caemcij cug 25 gwz, maenzbya、ginghsw、makgoujgij gak 15 gwz, mbasamcaet 3 gwz (gyaux raemx gwn), ndwen、cazladbya gak 12 gwz, go'gviq 9 gwz, ragvuhdouz cauj gvaq (sien cienq), duzlinh gak 6 gwz.

Yunghfap：Aeu raemx cienq, faen 3 baez gwn, moix ngoenz fuk ndeu.

Goengyauq caeuq cujyau yw：Raeuj yiengz doeng meg, bouj mamx bouj mak, aeu daeuj yw ga binghnyouhdiemz, ywdoj duenq gij bingh dwg mamx mak baenz yiengz haw、gingmeg mbouj doeng. Binghyiengh dwg song din liengz、maz、in, hwet ga naet, lau nit ga caep, lumzlangh, rwzokrumz, okhaex yungz, nyouh saw, linx mong, meg caem youh saeq byaij ndaej youh mbouj swnh.

三、妇产科
Sam、Goh Mehmbwk Senglwg

浙江名医来齐怎样治子宫内膜异位症？

Cezgyangh boux canghyw mizmingz Laiz Ciz baenzlawz yw cungj bingh gij i ndaw rongzva nod vih?

【寒凝血瘀型】

处方：茴香、炮姜、乳香、没药各 5 克，乌药、蒲黄、五灵脂各 6 克，当归、川芎各 10 克。

用法：水煎，分 3 次服用，每日 1 剂。

功效主治：温经散寒，化瘀止痛。用于治疗子宫内膜异位症，中医辨证属寒凝血瘀型。症见经期或经期前后小腹冷痛，得热稍缓，经量少且不畅，色紫暗有块，伴面色苍白，四肢厥冷，舌淡，苔薄白或白腻，脉沉紧或沉细。

【热郁瘀阻型】

处方：丹皮、赤芍、炒白芍、金银花各 10 克，泽泻、制大黄、桃仁各 6 克，薏苡仁、忍冬藤、红藤、败酱草各 20 克。

用法：水煎，分 3 次服用，每日 1 剂。

功效主治：清热除湿，化瘀止痛。用于治疗子宫内膜异位症，中医辨证属热郁瘀阻型。症见月经先期量多，腹痛剧烈，色红有块，块下痛不减，伴经期延长，口干便秘，舌红，苔黄腻，脉弦滑数。

【气虚血瘀型】

处方：黄芪 30 克，炮姜 5 克，香附 12 克，炒白术、补骨脂、炒白芍、川芎、当归、阿胶珠（烊化）各 10 克。

用法：水煎，分 3 次服用，每日 1 剂。

功效主治：补肾化瘀，活血止痛。用于治疗子宫内膜异位症，中医辨证属气虚血瘀型。症见月经先后不定期，经期或经后小腹痛，腰骶坠痛，月经量时多时少，不孕，舌淡胖，舌质暗，苔薄，脉弦细。

【Yiengh funghanz cwk lwed】

Danyw：Byaekhom、hing nad gvaq、iengyujyangh、iengmozyoz gak 5 gwz, fwnzcenzdongz、cingjfouxnaemq、haexduzmbangq gak 6 gwz, godanghgveih、ciengoeng gak 10 gwz.

Yunghfap：Aeu raemx cienq, faen 3 baez gwn, moix ngoenz fuk ndeu.

Goengyauq caeuq cujyau yw：Raeuj meg sanq hanz, siu cwk dingz in, aeu daeuj yw gij bingh irug nod vih, ywdoj duenqbingh dwg yiengh funghanz cwk lwed. Binghyiengh dwg geiz dawzsaeg roxnaeuz geiz dawzsaeg gonqlaeng lajdungx caep in, ndaej ndat couh lai ndei di, liengh dawzsaeg mbouj lai mbouj soeng, saek aeujndaem baenz gaiq, lij miz saeknaj hauseg, seiqguengq caep, linx mong, ailinx haumbang roxnaeuz hau nwk, meg naek caiq gaenj roxnaeuz meg caem youh saeq.

【Yiengh huj cwk lwed gaz】

Danyw：Naengmauxdan、gocizsoz、bwzsoz cauj gvaq、vagimngaenz gak 10 gwz, gocagseq、davangz cauj gvaq、ngveihmakdauz gak 6 gwz, haeuxroeg、gaeuvagimngaenz、gaeuhoengz、haeunaeuh gak 20 gwz.

Yunghfap：Aeu raemx cienq, faen 3 baez gwn, moix ngoenz fuk ndeu.

Goengyauq caeuq cujyau yw：Siu huj cawx cumx, siu cwk dingz in, aeu daeuj yw gij bingh irug nod vih, ywdoj duenqbingh dwg yiengh huj cwk lwed gaz. Binghyiengh dwg geizgonq dawzsaeg liengh lai, dungxin get, saek hoengz baenz gaiq, baenz gaiq okdaeuj lij in, lij miz geiz dawzsaeg lai nanz, hozhawq haexgaz, linx hoengz, ailinx henjna, meg ndongjsoh youh raez youh raeuz, byaij youh vaiq.

【Yiengh heiq noix lwed saek】

Danyw：Vangzgiz 30 gwz, hing nad gvaq 5 gwz, rumcid 12 gwz, begsaed cauj、faenzcepraemx、bwzsoz cauj gvaq、ciengoeng、godanghgveih、cawohgyauh（cawj yungz）gak 10 gwz.

Yunghfap：Aeu raemx cienq, faen 3 baez gwn, moix ngoenz fuk ndeu.

Goengyauq caeuq cujyau yw：Bouj mak siu cwk, dingz in hawj lwed byaij, aeu daeuj yw gij bingh irug nod vih, ywdoj duenqbingh dwg yiengh heiq noix lwed saek. Binghyiengh dwg dawzsaeg gonq laeng mbouj dingh geiz, geiz dawzsaeg roxnaeuz dawzsaeg gvaq lajdungx in, hwet caeuq ndokbuenz duengh in, liengh dawzsaeg seiz lai seiz noix, maen, linx bizmong, linx mong, ailinx mbang, meg ndongjsoh youh saeq raez.

陕西名医董熔怎样治产后风湿？

Sanjsih boux canghyw mizmingz Dungj Yungz baenzlawz yw senglwg gvaq baenz fungcaep?

【气血亏虚型】

处方：黄芪 25 克，桂枝 8 克，生姜、防风、独活各 9 克，白芍 15 克，大枣 5 枚。

加减：寒邪偏甚者，加制附片（先煎）、肉桂各 9 克；气血虚弱者，加丹参 15 克，党参、当归各 10 克，鸡血藤 25 克。

用法：水煎，分 3 次服用，每日 1 剂。

功效主治：补益气血，祛风散寒。用于治疗产后风湿，中医辨证属气血亏虚型。症见身困无力，恶风怕冷，关节肌肉酸楚困痛，劳则加重，伴有面色无华、心慌、气短乏力等症，舌淡苔薄白，脉沉细弱。

【脾胃虚弱型】

处方：党参 15 克，茯苓、威灵仙各 12 克，黄芪 25 克，细辛 2 克，桂枝、当归、独活、制附子（先煎）、木香各 8 克，炙甘草 6 克。

加减：肢体水肿者，加苍术 15 克、防己 12 克；食后腹胀者，加大腹皮、炒神曲、炒麦芽、炒山楂各 12 克。

用法：水煎，分 3 次服用，每日 1 剂。

功效主治：补脾健胃，散寒除湿。用于治疗产后风湿，中医辨证属脾胃虚弱型。症见关节肌肉肿胀困痛，身困无力，四肢倦怠，纳食不香，或肢体水肿，食后腹胀，大便溏薄等症，多伴面色萎黄，舌淡体胖，苔白腻，脉沉细无力。

【肝肾亏损型】

处方：熟地、伸筋草各 15 克，独活、桑寄生、秦艽、杜仲、牛膝各 12 克，防风、川芎、当归各 10 克，细辛 2 克。

用法：水煎，分 3 次服用，每日 1 剂。

功效主治：补益肝肾，通痹止痛。用于治疗产后风湿，中医辨证属肝肾亏损型。症见关节肌肉疼痛，屈伸不利，腰膝酸软，消瘦无力，眩晕耳鸣，舌淡体胖，苔少，脉细弱。

【Yiengh heiq lwed sied nyieg】

Danyw：Vangzgiz 25 gwz, go'gviq 8 gwz, hing、lwglazbyaj、duzhoz gak 9 gwz, gobwzsoz 15 gwz, makcaujhung 5 aen.

Gya gemj：Boux doeghanz lai lai, gya ragvuhdouz cauj gvaq（sien cienq）、gogviq gak 9 gwz; boux heiq lwed noix, gya dancaem 15 gwz, godangjcaem、godanghgveih gak 10 gwz, gaeulwed 25 gwz.

Yunghfap：Aeu raemx cienq, faen 3 baez gwn, moix ngoenz fuk ndeu.

Goengyauq caeuq cujyau yw：Bouj heiq lwed, cawz fung sanq hanz, aeu daeuj yw canj gvaq baenz fungcaep, ywdoj duenqbingh dwg yiengh heiq lwed sied nyieg. Binghyiengh dwg ndang naiq mboujmiz rengz, lau rumz lau nit, hoh caeuq noh naet in, ndang baeg couh engq in, lij miz doengh cungj bingh saeknaj mbouj rongh、vueng、heiqgaed mbouj miz rengz daengj, linx mong ailinx haumbang, meg caem youh saeq youh nyieg.

【Yiengh mamx dungx haw nyieg】

Danyw：Godangjcaem 15 gwz, fuzlingz、raglingzsien gak 12 gwz, vangzgiz 25 gwz, gosisinh 2 gwz, go'gviq、godanghgveih、duzhoz、ragvuhdouz cauj gvaq（sien cienq）、gomuzyangh gak 8 gwz, gamcauj cauj 6 gwz.

Gya gemj：Boux seiqguengq foegfouz, gya gocangsaed 15 gwz、maeqgaujvaiz 12 gwz; boux gwn gvaq dungxraeng, gya naengmaklangz、gosinzgiz cauj gvaq、ngazmeg cauj gvaq、maksanhcah cauj gvaq gak 12 gwz.

Yunghfap：Aeu raemx cienq, faen 3 baez gwn, moix ngoenz fuk ndeu.

Goengyauq caeuq cujyau yw：Bouj mamx cangq dungx, sanq hanz cawz cumx, aeu daeuj yw canj gvaq baenz fungcaep, ywdoj duenqbingh dwg yiengh mamx dungx haw nyieg. Binghyiengh dwg hoh noh foeg in, ndang naiq mboujmiz rengz, seiq guengq ndang-naiq, gwn mbouj feih, roxnaeuz doengh cungj bingh seiq guengq foegfouz, gwn gvaq dungxraeng, okhaex yungz youh saw daengj, lij miz saeknaj reuqhenj, linx mong boux-biz, ailinx hauniu, meg caem youh saeq youh mboujmiz rengz.

【Yiengh daep mak hawsied】

Danyw：Caemcij cug、gutnyungq gak 15 gwz, duzhoz、gosiengz、cinzgyauh、faex-iethoux、baihdoh gak 12 gwz, lwglazbyaj、ciengoeng、godanghgveih gak 10 gwz, gos-isinh 2 gwz.

Yunghfap：Aeu raemx cienq, faen 3 baez gwn, moix ngoenz fuk ndeu.

Goengyauq caeuq cujyau yw：Bouj daep bouj mak, doeng maz dingz in, aeu daeuj yw canj gvaq baenz fungcaep, ywdoj duenqbingh dwg yiengh daep mak hawsied. Raen gij binghyiengh dwg hoh noh in, iet goz mbouj fuengbienh, hwet ga naet, ndang byom mboujmiz rengz, ranzbaenq rwz okrumz, linx mong bouxbiz, ailinx noix, meg saeq nyieg.

浙江名医朱庭舫怎样治输卵管阻塞？

Cezgyangh boux canghyw mizmingz Cuh Dingzfangz baenzlawz yw saigyaeq deng saek？

【肝郁气滞型】

处方：柴胡、枳实、桃仁、红花各 10 克，当归、制香附各 12 克，赤芍、王不留行、路路通各 15 克。

用法：水煎，分 3 次服用，每日 1 剂。

外用：粗盐 500 克，加花椒 50 克入锅炒热，装入布袋，经间期热敷小腹两侧。

功效主治：疏肝行气，活血化瘀。用于治疗输卵管阻塞，中医辨证属肝郁气滞型。症见月经后期经量时多时少、色紫夹块，经前乳胀，经行腹痛，经间期小腹两侧串痛，舌质偏暗，脉弦涩。

【邪毒内侵型】

处方：连翘、金银花、丹参各 16 克，紫花地丁、野菊花、茺蔚子、半枝莲各 12 克，蒲黄、五灵脂、甘草、三棱各 10 克，三七 6 克。

用法：水煎，分 3 次服用，每日 1 剂。

功效主治：清热解毒，化瘀消肿。用于治疗输卵管阻塞，中医辨证属邪毒内侵型。症见月经先期或闭经，经行量多或淋漓不断，带下色黄或腥臭，小腹疼痛，性交时加剧，舌质偏红，苔黄腻，脉细数。

【脾肾阳虚型】

处方：桂枝、茯苓、车前子、琥珀、海藻、昆布、淫羊藿、葫芦巴各 10 克，赤芍 15 克，水蛭、通草各 6 克，皂角刺 20 克。

用法：水煎，分3次服用，每日1剂。

外用：细辛、花椒、羌活各5克，研粉后加白酒调成糨糊状，制成圆饼，睡前洗肚脐，把药饼平放肚脐上，用艾条灸15分钟。

功效主治：温肾健脾，化瘀利水。用于治疗输卵管阻塞，中医辨证属脾肾阳虚型。症见体态丰腴，月经后期或闭经，经色淡红，经量偏少，带下有味而多，性欲淡漠，舌质胖，苔薄白，脉缓或滑。

【肝肾阴虚型】

处方：菟丝子、枸杞子、覆盆子、阿胶（烊化）、赤芍、夏枯草、王不留行各15克，生地、熟地、地骨皮、川楝子各12克，玄参10克，丹参20克。

用法：水煎，分3次服用，每日1剂。另吞服小金丹，每日3次，每次2丸。

功效主治：补脾益肾，滋养冲任。用于治疗输卵管阻塞，中医辨证属肝肾阴虚型。症见形体消瘦，骨蒸潮热或有盗汗，月经先期或闭经，量少色红，小腹疼痛，时缓时重，舌质偏红，脉细数。

【Yiengh heiqdaep cwkgiet】

Danyw：Caizhuz、makdoengjsoemj、ngveihmakdauz、gosiengz gak 10 gwz, godanghgveih、rumcid ciq gvaq gak 12 gwz、gocizsoz、makfob、makraeu gak 15 gwz.

Yunghfap：Aeu raemx cienq, faen 3 baez gwn, moix ngoenz fuk ndeu.

Baihrog yungh：Gyuco 500 gwz, gya oenceu 50 gwz cuengq ndaw rek cauj ndat, coux ndaw daehbaengz, seiz dawzsaeg cuengq song henz lajdungx ndat oep.

Goengyauq caeuq cujyau yw：Soeng daep hawj heiq byaij, siu cwk hawj lwed byaij, aeu daeuj yw saigyaeq deng saek, ywdoj duenqbingh dwg yiengh heiqdaep cwkgiet. Binghyiengh dwg geiz laeng dawzsaeg seiz lai seiz noix、saekaeuj lij cab miz baenz gaiq, dawzsaeg gonq rongzcij ciengq, dawzsaeg dungxin, geiz dawzsaeg song mbiengj lajdungx in, linx loq ndaem, meg ndongjsoh youh raez, byaij ndaej mbouj swnh.

【Yiengh doegyak famh ndang】

Danyw：Golenzgyauz、vagimngaenz、dancaem gak 16 gwz, va'mbungqmbaj、vagutcwx、cehngaihmwnj、nomjsoemzsaeh gak 12 gwz, cingjfouxnaemq、haexduz-mbangq、gamcauj、ragsamlimq gak 10 gwz, dienzcaet 6 gwz.

Yunghfap：Aeu raemx cienq, faen 3 baez gwn, moix ngoenz fuk ndeu.

Goengyauq caeuq cujyau yw：Siu huj gaij doeg, siu cwk siu foeg, aeu daeuj yw saigyaeq deng saek, ywdoj duenqbingh dwg yiengh doegyak famh ndang. Raen gij binghyiengh dwg duenh gonq seiz dawzsaeg roxnaeuz dingz dawzsaeg, seiz dawzsaeg liengh lai roxnaeuz dawzsaeg subsub mbouj dingz, begdaiq henj roxnaeuz haeusing, lajdungx in, seiz doxej engq in, saeklinx loq hoengz, ailinx henjna, diuzmeg youh gaeb byaij ndaej youh vaiq youh mbouj miz rengz.

【Yiengh mamx mak yiengz nyieg】

Danyw：Go'gviq、fuzlingz、cehgomaxdaez、hujboz、mezhaij、haijdai、goyinzyangzhoz、gohuzluzbah gak 10 gwz，gocizsoz 15 gwz，duzbing、golwnxreij gak 6 gwz，oenceugoeg 20 gwz.

Yunghfap：Aeu raemx cienq，faen 3 baez gwn，moix ngoenz fuk ndeu.

Baihrog yungh：Gosisinh、oenceu、go'gyanghhoz gak 5 gwz，nienj baenz mba le laeujhau gyaux baenz giengh，guh baenz bingjluenz，yaek ninz sien swiq saejndw，dawz bingjyw cuengq bingz gwnz saejndw，aeu saeungaih cit 15 faencung.

Goengyauq caeuq cujyau yw：Raeuj mak cangq mamx，siu cwk leih raemx，aeu daeuj yw saigyaeq deng saek，ywdoj duenqbingh dwg mamx mak yiengz nyieg. Binghyiengh dwg ndang bizbwd，geizlaeng dawzsaeg roxnaeuz dingz dawzsaeg，saek dawzsaeg hoengzmaeq，liengh loq noix，begdaiq lai youh haeu，mbouj yinx doxej，linx biz，ailinx haumbang，meg byaij ndaej menh roxnaeuz raeuz.

【Yiengh daep mak yaem nyieg】

Danyw：Gaeungva、makgoujgij、dumhsamndwen、ohgyauh（cawj yungz）、gocizsoz、nyayazgyae、makfob gak 15 gwz，goragndip、caemcij cug、naenggaeujgij、makrenh gak 12 gwz，caemhmbaemx 10 gwz，dancaem 20 gwz.

Yunghfap：Aeu raemx cienq，faen 3 baez gwn，moix ngoenz fuk ndeu. Lingh gwn siujginhdanh，moix ngoenz 3 baez，moix baez 2 naed.

Goengyauq caeuq cujyau yw：Bouj mamx bouj mak，ciengx megcung megyin，aeu daeuj yw saigyaeq deng saek，ywdoj duenqbingh dwg yiengh daep mak yaem nyieg. Binghyiengh dwg ndang byom，huj ok ndaw ndok roxnaeuz ok hanhheu，duenh gonq seiz dawzsaeg roxnaeuz dingz dawzsaeg，liengh mbouj lai saekhoengz，lajdungx in，seiz naek seiz mbaeu，saeklinx loq hoengz，diuzmeg youh gaeb byaij ndaej youh vaiq youh mbouj miz rengz.

陕西名医陈敏霞怎样治更年期综合征？

Sanjsih boux canghyw mizmingz Cinz Minjyaz baenzlawz yw gij binghgyoebhab gwnghnenzgiz ？

【阴血亏虚型】

处方：山药、茯苓、丹参各 15 克，地骨皮 12 克，熟地、山萸肉、丹皮、黄柏各 10 克，泽泻、巴戟天、淫羊藿各 6 克，甘草 3 克。

用法：水煎，分 3 次服用，每日 1 剂。

功效主治：滋阴降火，引火下行。用于治疗更年期综合征，中医辨证属阴血亏虚、虚火上炎型。患者以潮热、汗出、心慌等自主神经功能紊乱为主要表现，常有强烈的发热感，由下向上扩散，可突然消失，随之全身或头面汗出，并可伴有疲乏、注意力不集中、抑郁紧张、多疑、失眠、健忘、头晕、耳鸣等症状，舌质红，苔薄少，脉细数。

【痰湿郁结型】

处方：茯苓、枳实各 15 克，胆南星、郁金、石菖蒲、竹茹各 8 克，淫羊藿、巴戟天各6克，丹参20克，浮海石18克，陈皮、川芎各10克，甘草3克。

用法：水煎，分3次服用，每日1剂。

功效主治：化痰解郁。用于治疗更年期综合征，中医辨证属痰湿郁结型。患者以焦虑、多疑、精神抑郁为主要表现，常坐立不安，对躯体变化非常敏感，常认为自己重病在身，危在旦夕，伴潮热，汗出，肥胖，腹胀食少，头昏沉不适，舌质淡胖，苔白腻，脉弦滑。

【心肾阴虚型】

处方：白芍、酸枣仁、夜交藤各15克，黄芩、黄连、阿胶（烊化）、熟地、山萸肉、丹皮各10克，淫羊藿、巴戟天各6克，甘草3克，鸡子黄2个。

用法：水煎，分3次服用，每日1剂。

功效主治：滋阴补肾，养心清热。用于治疗更年期精神抑郁，中医辨证属心肾阴虚型。患者以焦虑、多疑、精神抑郁为主要表现，常坐立不安，对躯体变化非常敏感，伴潮热汗出，身体瘦弱，咽干，口唇紫暗，心悸腰酸，舌质红，苔薄少或微黄，脉弦细。

【Yiengh yaem lwed hawsied】

Danyw：Maenzbya、fuzlingz、dancaem gak 15 gwz, naenggaeujgij 12 gwz, caemcij cug、cazladbya、naengmauxdan、faexvuengzlienz gak 10 gwz, gocagseq、gaeusaejgaeq、goyinzyangzhoz gak 6 gwz, gamcauj 3 gwz.

Yunghfap：Aeu raemx cienq, faen 3 baez gwn, moix ngoenz fuk ndeu.

Goengyauq caeuq cujyau yw：Bouj yaem cuengq huj, roengz huj, aeu daeuj yw binghgyoebhab gwnghnenzgiz, ywdoj duenq gij bingh dwg yiengh yaem sied lwed haw、huj haw cung doxhwnj. Gij binghyiengh bouxbingh dwg najhoengz、hanhconh、vueng daengj gij sinzgingh goengnaengz gag guhcawj luenh, ciengz raen fatndat haenq, daj laj ndat daengz gwnz, fwt youh mbouj raen lo, riengzlaeng ndaej raen gij binghyiengh daengxndang roxnaeuz gwnzgyaeuj gwnznaj okhanh, lij buenx miz ndangnaiq, guh saeh mbouj ndaej haeujsim, nyapnyuk gaenjcieng, ngeiz lai, ninz mbouj ndaek, lumzlangh, gyaeujngunh, rwz okrumz daengj, linx hoengz, ailinx mbang noix, diuzmeg youh gaeb byaij ndaej youh vaiq youh mbouj miz rengz.

【Yiengh myaiz cumx cwkgiet】

Danyw：Fuzlingz、makdoengjsoemj gak 15 gwz, gonoegnueg aeu raemxmbei fat gvaq、hinghenj、goyiengzfuz、naengfaexcuk gak 8 gwz, goyinzyangzhoz、gaeusaejgaeq gak 6 gwz, dancaem 20 gwz, rinhojsanh 18 gwz, naengmakgam、ciengoeng gak 10 gwz, gamcauj 3 gwz.

Yunghfap：Aeu raemx cienq, faen 3 baez gwn, moix ngoenz fuk ndeu.

Goengyauq caeuq cujyau yw：Siu myaiz gaij simnyap, aeu daeuj yw binghgyoebhab gwnghnenzgiz, ywdoj duenqbingh dwg yiengh myaiz cumx cwkgiet. Gij binghyiengh bouxbingh cujyau dwg simgip youheiq、ngeiz lai、cingsaenz nyapnyuk, ciengz naengh mbouj onj, cungj linj aenndang bienqvaq, ciengz laihnaeuz bonjfaenh binghnaek lo, yaek dai lo, lij miz cumx huj, okhanh, biz, dungxraeng gwn ndaej noix, gyaeujngunh ndang mbouj soeng, saeklinx bizmong, ailinx hauniu, meg ndongjsoh youh raez.

【Yiengh sim mak yaem haw】

Danyw：Gobwzsoz、ngveih caujcwx、maenzgya gak 15 gwz, govangzginz、vuengzlienz、ohgyauh（cawj yungz）、caemcij cug、cazladbya、naengmauxdan gak 10 gwz, goyinzyangzhoz、gaeusaejgaeq gak 6 gwz, gamcauj 3 gwz, gyaeqhenj 2 aen.

Yunghfap：Aeu raemx cienq, faen 3 baez gwn, moix ngoenz fuk ndeu.

Goengyauq caeuq cujyau yw：Bouj yaem bouj mak, ciengx simsiu huj, aeu daeuj yw gwnghnenzgiz cingsaenz nyapnyuk, ywdoj duenqbingh dwg yiengh sim mak yaem haw. Gij binghyiengh bouxbingh cujyau dwg simgip youheiq, ngeiz lai, cingsaenz nyapnyuk, ciengz naengh mbouj onj, haemq linj aenndang miz bienqvaq, lij miz cumx huj okhanh, ndang byom, hozhawq, naengbak aeujndaem, simvueng hwet naiq, linx hoengz, ailinx mbangnoix roxnaeuz loq henj, meg ndongjsoh youh saeq raez.

山西名医周晋丽怎样治老年阴痒？

Sanhsih boux canghyw mizmingz Couh Cinli baenzlawz yw bouxlaux lajyaem humz？

【肝肾阴虚型】

处方：麦门冬、五味子、茯苓、丹皮、山萸肉、何首乌、鱼腥草、旱莲草各10克，熟地、山药各15克，泽泻、知母、黄柏各9克。

用法：水煎，分3次服用，每日1剂。

功效主治：滋肾阴，养肝血，佐以泻火。用于治疗老年阴痒，中医辨证属肝肾阴虚型。症见阴部痒痛，入夜加剧难忍，带下量少而色黄秽臭，甚或夹有血丝，阴中灼热疼痛，外阴干枯萎缩，伴有头晕耳鸣，目眩，心胸烦热，手足心热，腰膝酸软，舌红苔少，脉细数。

【阴血亏虚型】

处方：生地、白芍、丹皮、当归、川芎各12克，地骨皮、何首乌、柏子仁、白鲜皮、防风、苍耳子各10克。

用法：水煎，分3次服用，每日1剂。

功效主治：养血润燥。用于治疗老年阴痒，中医辨证属阴血亏虚型。症见阴部瘙痒，入夜痒痛加剧，带下甚少甚或无带，阴部干涩不润，甚或脱屑破裂，伴有头晕目眩，心悸怔忡，夜难入寐，寐则多梦，小便黄，大便秘结，舌质红，苔少或薄白，脉细数无力。

【Yiengh daep mak yaem nyieg】

Danyw：Megdoeng、gaeucuenqiq、fuzlingz、naengmauxdan、cazladbya、maenzgya、caekvaeh、gomijrek gak 10 gwz, caemcij cug、maenzbya gak 15 gwz, gocagseq、 gocihmuj、faexvuengzlienz gak 9 gwz.

Yunghfap：Aeu raemx cienq, faen 3 baez gwn, moix ngoenz fuk ndeu.

Goengyauq caeuq cujyau yw：Bouj yaem aenmak ciengx lwed aenbwt, caiq bouj baiz huj, aeu daeuj yw bouxlaux lajyaem humz, ywdoj duenqbingh dwg yiengh daep mak yaem nyieg. Binghyiengh dwg lajyaem humz, haeuj haemh cix humz ndaej nanz dingj, begdaiq liengh noix youh henj haeu, caiqlij cab miz seilwed, lajyaem ndatremj in, rogyaem reuqroz, lij miz gyaeuj ngunh rwz okrumz, daraiz, sim aek huj lai, angjfwngz gyangdin ndat, hwet ga naet, linx hoengz ailinx noix, diuzmeg youh gaeb byaij ndaej youh vaiq youh mbouj miz rengz.

【Yiengh yaem lwed hawsied】

Danyw：Goragndip、gobwzsoz、naengmauxdan、godanghgveih、ciengoeng gak 12 gwz, naenggaeujgij、maenzgya、cehbegbenj、naengbwzsenh、lwglazbyaj、cehcijdouxbox gak 10 gwz.

Yunghfap：Aeu raemx cienq, faen 3 baez gwn, moix ngoenz fuk ndeu.

Goengyauq caeuq cujyau yw：Ciengx lwed yinh sauj, aeu daeuj yw bouxlaux lajyaem humz, ywdoj duenqbingh dwg yiengh yaem lwed hawsied. Raen gij binghyiengh dwg lajyaem humz, haeuj haemh humz ndaej engq youqgaenj, begdaiq haemq noix roxnaeuz mbouj miz, lajyaem sauj cix mbouj yinh, naek lai caiqlij doek gyak sieng bae, lij miz gyaeujngunh daraiz, simvueng, daengz haemh nanz haeuj ninz, ninz lai loq lai, nyouh henj, haexgaz, linx hoengz, ailinx noix roxnaeuz mbanghau, diuzmeg youh gaeb byaij ndaej youh vaiq youh mbouj miz rengz.

浙江名医蒋宇怎样治子宫肌瘤？

Cezgyangh boux canghyw mizmingz Ciengj Yij baenzlawz yw rongzva baenz foeg?

【肝肾亏虚型】

处方：丹参、鳖甲、牡蛎各 18 克，山药 12 克，熟地、枸杞子、山茱萸、菟丝子各 15 克，当归、川牛膝、知母各 10 克，炙甘草 6 克。

用法：水煎，分 3 次服用，每日 1 剂。

功效主治：滋补肝肾，活血化瘀，软坚散结。用于治疗子宫肌瘤，中医辨证属肝肾亏虚型。症见面色晦暗，腰膝酸软，头昏乏力，心胸烦热，手足心热，腹部持续胀痛且经期加剧，月经量多，色淡清稀，经期延长，周期缩短，舌淡红，苔薄白，脉细弱。

【脾肾阳虚型】

处方：党参、黄芪各 15 克，茯苓、白术、白芍、香附、川牛膝、当归各 10 克，瓦楞子、皂角刺各 18 克，制附片、仙茅各 5 克，炙甘草 3 克。

用法：水煎，分 3 次服用，每日 1 剂。

功效主治：补火生土，温经化湿。用于治疗子宫肌瘤，中医辨证属脾肾阳虚型。症见面色苍白，神疲乏力，手足冷，腰膝酸软，口淡乏味，食少痞胀，小腹冷胀，经期小腹不温，胀痛加剧，经期延长，周期缩短，经量多，色淡红，白带清稀量少，小便清长，大便溏泻，舌质淡胖嫩有齿痕，苔白润，脉沉缓。

【肝气郁结型】

处方：夏枯草、生地、昆布各 15 克，柴胡、青皮、白芍、枳实、香附、炙甘草、川牛膝各 10 克，牡蛎 25 克，川芎 6 克。

用法：水煎，分 3 次服用，每日 1 剂。

功效主治：疏肝理气，活血化瘀，软坚散结。用于治疗子宫肌瘤，中医辨证属肝气郁结型。症见精神抑郁，头昏乏力，小腹胀闷，经期加重，乳房胀，经量多，色暗红，经期延长，周期缩短，伴腰酸胀，食欲不振，舌质暗红，苔薄白，脉弦细。

【Yiengh daep mak hawsied】

Danyw：Dancaem、gyaepfw、gyaepsae gak 18 gwz，maenzbya 12 gwz，caemcij cug、makgoujgij、cazladbya、gaeungva gak 15 gwz，godanghgveih、baihdoh Swconh、gocihmuj gak 10 gwz，gamcauj cauj 6 gwz.

Yunghfap：Aeu raemx cienq，faen 3 baez gwn，moix ngoenz fuk ndeu.

Goengyauq caeuq cujyau yw：Bouj daep mak，siu cwk hawj lwed byaij，siu foeg sanq cwk，aeu daeuj yw rongzva baenz foeg，ywdoj duenq gij bingh dwg yiengh daep mak hawsied. Raen gij binghyiengh dwg saeknaj mongmwt，hwet ga naet，gyaeujngunh mbouj miz rengz，sim aek huj lai，angjfwngz gyangdin ndat，aendungx laebdaeb ciengq in，geiz dawzsaeg engq nanz，dawzsaeg liengh noix，saek damh youh saw，geiz dawzsaeg lai nanz，couhgiz sukdinj，diuzlinx hoengzoiq，ailinx haumbang，meg saeq nyieg.

【Yiengh mamx mak yiengz nyieg】

Danyw：Godangjcaem、vangzgiz gak 15 gwz，fuzlingz、gobegsaed、gobwzsoz、rumcid、baihdoh Swconh、godanghgveih gak 10 gwz，gyaqgapbangx、oenceugoeg gak 18 gwz，ragvuhdouz cauj gvaq、hazsien gak 5 gwz，gamcauj cauj 3 gwz.

Yunghfap：Aeu raemx cienq，faen 3 baez gwn，moix ngoenz fuk ndeu.

Goengyauq caeuq cujyau yw：Bouj huj maj duj，raeuj meg vaq cumx，aeu daeuj yw rongzva baenz foeg，ywdoj duenqbingh dwg mamx mak yiengz nyieg. Binghyiengh dwg saeknaj hauseg，ndang naiq mbouj miz rengz，dinfwngz caep，hwet ga naet，bakcit gwn mbouj miz feih，gwn ndaej noix dungxraeng，lajdungx youh caep youh ciengq，geiz dawzsaeg lajdungx mbouj raeuj，ciengq in haenq lai，geiz dawzsaeg lai nanz，couhgiz sukdinj，dawzsaeg liengh noix，saekmaeq，begdaiq saw liengh mbouj lai，nyouh saw raez，okhaex met，saeklinx biz oiq damh，miz rizheuj，ailinx hauyinh，meg youh caem byaij ndaej youh menh.

【Yiengh heiqdaep cwkgiet】

Danyw：Nyayazgyae、goragndip、haijdai gak 15 gwz，caizhuz、naengmakgam'oiq、gobwzsoz、makdoengjsoemj、rumcid、gamcauj cauj、baihdoh Swconh gak 10 gwz， gyapsae 25 gwz, ciengoeng 6 gwz.

Yunghfap: Aeu raemx cienq, faen 3 baez gwn, moix ngoenz fuk ndeu.

Goengyauq caeuq cujyau yw: Leix heiq hawj daep soeng, siu cwk hawj lwed byaij, siu foeg sanq cwk, aeu daeuj yw rongzva baenz foeg, ywdoj duenqbingh dwg yiengh heiqdaep cwkgiet. Binghyiengh dwg cingsaenz nyapnyuk, gyaeujngunh mbouj miz rengz, lajdungx raeng, dawzsaeg bienq lai, rongzcij ciengq, dawzsaeg liengh noix, saekhoengzndaem, geiz dawzsaeg lai nanz, couhgiz sukdinj, lij miz hwet naet hwet ciengq, mbouj siengj gwn doxgaiq, linx hoengzndaem, ailinx haumbang, meg ndongjsoh youh saeq raez.

江苏名医黎健民怎样治产后恶露不绝？

Gyanghsuh boux canghyw mizmingz Liz Genminz baenzlawz yw lweddai raemxuq mbouj dingz?

【血瘀型】

处方：当归、赤芍、桃仁、茯苓各10克，川芎、炒蒲黄（包煎）各6克，炮姜、甘草各5克，益母草15克，山楂12克。

加减：气虚脾弱、小腹空坠、神疲无力者，加党参15克、黄芪20克、荆芥6克；兼肝郁气滞、胸胁胀痛、情绪忧郁急躁者，加柴胡5克，郁金、川楝子各10克，制香附9克；兼有寒湿、形寒肢冷、小腹有冷感、得热舒适者，加艾叶8克，肉桂（后下）、八角茴香、茴香各5克；脾胃失和、腹胀矢气、大便溏泄者，加木香9克、砂仁（后下）5克；兼湿热下注、恶露黏稠、有秽臭气者，加红藤、马齿苋各15克，败酱草、薏苡仁各20克，鱼腥草12克。

用法：水煎，分3次服用，每日1剂。

功效主治：理气活血，散结逐瘀。用于治疗产后恶露不绝，中医辨证属血瘀型。症见产妇产后恶露淋漓不爽、量少、色紫暗有血块，小腹疼痛拒按，舌紫暗或有瘀点，苔薄白，脉弦涩或沉而有力。

【气虚型】

处方：党参、黄芪各25克，陈皮5克，炙甘草、升麻、柴胡各6克，白术、当归、阿胶（另烊冲）各10克。

加减：脾运不佳、腹胀矢气、大便溏泄者，加木香9克、砂仁（后下）5克、炮姜3克；小腹冷痛、腰部酸楚者，加杜仲、鹿角胶（另炖烊冲）各10克，川断12克，艾叶炭6克；小腹作痛、恶露色紫黑、有小血块者，加五灵脂、炒蒲黄（包煎）各6克，益母草15克。

用法：水煎，分3次服用，每日1剂。

功效主治：补中益气，固冲摄血。用于治疗产后恶露不绝，中医辨证属气虚型。症见产妇产后恶露过期不止，量多或淋漓不断、色淡红、质稀薄、无臭味，小腹空坠，神倦懒言，面色苍白，舌淡，苔薄，脉缓弱。

【血热型】

处方：生地、熟地、白芍、山药、黄柏各10克，川断9克，黄芩、甘草各6克，地榆12克，旱莲草15克。

加减：兼气虚、伴有神疲无力、短气懒言者，加黄芪15克、太子参30克；兼肝郁化火、忿怒急躁、头痛口苦者，加钩藤15克、栀子10克、柴胡5克、苦丁茶12克；兼夹湿热，小便量少，神疲乏力，恶露黏稠、有明显秽臭气，舌苔腻者，加红藤、败酱草各20克，薏苡仁15克，苍术10克；兼有血瘀，小腹胀痛，恶露色紫红、有血块者，加马鞭草15克、五灵脂10克、益母草20克。

用法：水煎，分3次服用，每日1剂。

功效主治：养阴清热，凉血止血。用于治疗产后恶露不绝，中医辨证属血热型。症见产妇产后恶露过期不止，量较多，色鲜红或深红，质稠而臭，面色潮红，口燥咽干，舌红，苔薄黄，脉虚细而数。

【Yiengh lwed cwk】

Danyw：Godanghgveih、gocizsoz、ngveihmakdauz、fuzlingz gak 10 gwz, ciengoeng、mbava cingjfouxnaemq (suek daeuj cienq) gak 6 gwz, hing nad gvaq、gamcauj gak 5 gwz, samvengqlueg 15 gwz, maksanhcah 12 gwz.

Gya gemj：Boux heiq haw mamx nyieg、lajdungx hoengq duengh、ndangnaiq mboujmiz rengz, gya godangjcaem 15 gwz、vangzgiz 20 gwz、goheiqvaiz 6 gwz; boux giem miz daep saek heiq gaz、aek caeuq rikdungx ciengqin、simnyap simgaenj, gya caizhuz 5 gwz、hinghenj、makrenh gak 10 gwz、rumcid ciq gvaq 9 gwz; boux giem miz hanz cumx、ndang nit dinfwngz caep、lajdungx roxnyinh caep、ndaej hwngq lai cwxcaih, gya mbawngaih 8 gwz、gogviq (dwk doeklaeng)、batgak byaekhom、byaekhom gak 5 gwz; mamx dungx mbouj huz、dungxraeng okroet、boux okhaex yungz, gya gomuzyangh 9 gwz、gosahyinz (dwk doeklaeng) 5 gwz; giem cumx huj roengz laj、raemxuq niunwk、boux miz heiqhaeu, gya gaeuhoengz、byaekiemjsae gak 15 gwz, haeunaeuh、haeuxroeg gak 20 gwz, caekvaeh 12 gwz.

Yunghfap：Aeu raemx cienq, faen 3 baez gwn, moix ngoenz fuk ndeu.

Goengyauq caeuq cujyau yw：Leix heiq hawj lwed byaij, sanq cwk, aeu daeuj yw canj gvaq ok raemxuq mbouj dingz, ywdoj duenqbingh dwg yiengh lwed cwk. Binghyiengh dwg mehsenglwg canj gvaq raemxhaeu mbouj dingz ndang mbouj soeng、liengh mbouj lai、miz gaiq lwed aeujndaem, lajdungx in mbouj hawj naenx, linx aeujmong roxnaeuz miz diemjcwk, ailinx haumbang, meg ndongjsoh youh raez, byaij ndaej mbouj swnh roxnaeuz caem caiq miz rengz.

【Yiengh heiq noix】

Danyw：Godangjcaem、vangzgiz gak 25 gwz, naengmakgam 5 gwz, gamcauj cauj、goswngmaz、caizhuz gak 6 gwz, gobegsaed、godanghgveih、ohgyauh (lingh cawj yungz caiq cung) gak 10 gwz.

Gya gemj: Mamx daehyinh mbouj ndei、dungxraeng okroet、boux okhaex yungz, gya gomuzyangh 9 gwz、gosahyinz (dwk doeklaeng) 5 gwz、hing nad gvaq 3 gwz; boux lajdungx caep in、hwetin, gya faexiethoux、gyaugaeuloeg (lingh dumq yungz caiq cung) gak 10 gwz, goconhdon 12 gwz, daeuhmbawngaih 6 gwz; boux lajdungx in、raemxuq miz gaiq lwed saekaeujndaem, gya haexduzmbangq、mbava cingjfouxnaemq (suek daeuj cienq) gak 6 gwz, samvengqlueg 15 gwz.

Yunghfap: Aeu raemx cienq, faen 3 baez gwn, moix ngoenz fuk ndeu.

Goengyauq caeuq cujyau yw: Bouj gyang bouj heiq, hawj megcung maenh hawj lwed gaej laesaet, aeu daeuj yw canj gvaq ok raemxuq mbouj dingz, ywdoj duenqbingh dwg yiengh heiq noix. Raen gij binghyiengh dwg mehmbwk canj gvaq raemxuq mbouj dingz, liengh lai roxnaeuz dawzsaeg subsub mbouj dingz、saekmaeq、saw、mbouj miz heiqhaeu, lajdungx hoengq duengh, ndangnaiq gik gangj vah, saeknaj hauseg, linx mong、ailinx mbang, meg byaij ndaej menh youh nyieg.

【Yiengh lwed huj】

Danyw: Goragndip、caemcij cug、gobwzsoz、maenzbya、faexvuengzlienz gak 10 gwz, goconhdon 9 gwz, govangzginz、gamcauj gak 6 gwz, maxlienzan 12 gwz, gomij- rek 15 gwz.

Gya gemj: Boux giem miz heiq noix, lij miz ndangnaiq mboujmiz rengz、heiqdinj. gik gangj vah, gya vangzgiz 15 gwz、caemdaiswjswnh 30 gwz; boux giem miz daep cwk baenz huj、hozndat simgaenj、gyaeujin bakhaemz, gya gaeugvaqngaeu 15 gwz、vuengz- gae 10 gwz、caizhuz 5 gwz、cazndaeng 12 gwz; boux giem miz cumxhuj, oknyouh liengh mbouj lai, ndang naiq mbouj miz rengz, raemxuq niunwk、miz heiq haeungau, ailinx nwk, gya gaeuhoengz、haeunaeuh gak 20 gwz, haeuxroeg 15 gwz、gocangsaed 10 gwz; boux giem miz lwed cwk, lajdungx raeng in, raemxuq saek hoengzaeuj、miz baenz gaiq lwed, gya gobienmax 15 gwz、haexduzmbangq 10 gwz、samvengqlueg 20 gwz.

Yunghfap: Aeu raemx cienq, faen 3 baez gwn, moix ngoenz fuk ndeu.

Goengyauq caeuq cujyau yw: Siu huj ciengx yaem, liengz lwed dingz lwed, aeu daeuj yw canj gvaq ok raemxuq mbouj dingz, ywdoj duenqbingh dwg yiengh lwed huj. Binghyiengh dwg mehmbwk canj gvaq raemxuq mbouj dingz, liengh haemq lai, saek- hoengzsien roxnaeuz saekhoengzndaem, niu youh haeu, saeknaj hoengzsub, bak sauj hoz hawq, linx hoengz, ailinx mbanghenj, meg haw youh saeq byaij ndaej youh vaiq.

四、儿科
Seiq、Gohlwgnyez

上海名医王霞芳怎样治小儿厌食症?

Sanghaij boux canghyw mizmingz Vangz Yazfangh baenzlawz yw lwgnding mbwqgwn?

【营卫不和型】

处方:桂枝、炙甘草各 3 克,白芍、陈皮、连翘、瓜蒌仁、杏仁、半夏各 6 克,炒莱菔子 9 克,生姜 3 片,大枣 5 枚。

用法:水煎,分 3 次服用,每日 1 剂。

功效主治:调和营卫,运脾醒胃。用于治疗小儿厌食症,中医辨证属营卫不和型。症见食欲不振,自汗盗汗,面色苍白少华,汗出肢凉,易感外邪,睡时露睛,腹软便调,舌淡红,苔薄润,两脉濡软,指纹淡红。

【肝胃不和型】

处方:柴胡、赤芍、白芍、枳壳、香附、青皮、陈皮、佛手各 6 克,白术、山药、扁豆各 9 克,谷芽 15 克。

用法:水煎,分 3 次服用,每日 1 剂。

功效主治:疏肝理气,降逆和胃。用于治疗小儿厌食症,中医辨证属肝胃不和型。症见嗳气作恶,不思饮食,面色青黄或山根(指两目内眦间的部位)青筋显露,烦躁易怒,形体偏瘦,夜寐不宁,舌质偏红,苔多薄黄,脉弦,指纹青紫滞涩。

【湿热食滞型】

处方:藿香、炒神曲、炒莱菔子各 10 克,连翘、炒枳壳、厚朴各 6 克,胡黄连 3 克,竹茹、炙鸡内金各 8 克,生谷芽、生麦芽各 15 克。

用法:水煎,分 3 次服用,每日 1 剂。

功效主治:清热消食,运脾燥湿。用于治疗小儿厌食症,中医辨证属湿热食滞型。症见厌恶进食,脘腹胀满,口臭,汗多,烦躁不宁,大便臭秽或干结便秘,舌苔厚腻或黄腻,脉沉滑,或指纹紫红。

【脾胃气虚型】

处方:藿香、山楂、生白术各 10 克,胡黄连 3 克,太子参、煨三棱、煨莪术、佛手各 6 克,炒枳壳 9 克,生麦芽、生谷芽各 15 克。

用法:水煎,分 3 次服用,每日 1 剂。

功效主治:益气健脾,助运醒胃。用于治疗小儿厌食症,中医辨证属脾胃气虚型。症见不思进食,面色少华,精神萎靡,少气懒言,食少便多或大便夹不消化物,舌淡胖嫩,苔薄白润,脉濡细软,或指纹淡红、未过风关穴,山根常现青筋。

【胃阴不足型】

处方：党参9克，白术、扁豆、山药、猪苓、茯苓、山楂、神曲、石斛各10克，炮姜、炙甘草、补骨脂各3克。

用法：水煎，分3次服用，每日1剂。

功效主治：酸甘化阴，养胃生津。用于治疗小儿厌食症，中医辨证属胃阴不足型。症见不饥不纳，食少饮多，面色萎黄，形体偏瘦，皮肤失润，大便偏干，小便短黄，烦躁不宁，舌红无苔或花剥少津，脉细小数，或指纹色红未过风关穴。

【Yiengh hen hanh mbouj maenh】

Danyw：Go'gviq、gamcauj cauj gak 3 gwz，gobwzsoz、naengmakgam、golenzgyauz、cehgvefangz、ngveihmakgingq、buenqyaq gak 6 gwz，cehlauxbaeg cauj gvaq 9 gwz，hingndip 3 gep，makcaujhung 5 aen.

Yunghfap：Aeu raemx cienq，faen 3 baez gwn，moix ngoenz fuk ndeu.

Goengyauq caeuq cujyau yw：Diuz maenh yiengzheiq，cangq mamx sag gwn. Aeu daeuj yw lwgnyez mbouj gwn doxgaiq，ywdoj duenqbingh dwg yiengh hen hanh mbouj maenh. Raen gij binghyiengh dwg mbouj siengj gwn doxgaiq，gag okhanh ok hanhheu，saeknaj hau mbouj rongh，okhanh dinfwngz caep，heih lah dawz dwgliengz，seiz ninz hai da，dungx unq haex yinz，diuzlinx hoengzoiq，ailinx mbangnyinh，song meg cumx unq，rizfwngz hoengzmaeq.

【Yiengh daep dungx mbouj huz】

Danyw：Caizhuz、gocizsoz、gobwzsoz、makdoengjhaemz、rumcid、naengmakgam'oiq、naengmakgam、makfuzsouj gak 6 gwz，gobegsaed、maenzbya、duhndwi ak 9 gwz，ngazhaeux 15 gwz.

Yunghfap：Aeu raemx cienq，faen 3 baez gwn，moix ngoenz fuk ndeu.

Goengyauq caeuq cujyau yw：Leix heiq hawj daep soeng，diuzhuz ndaw dungx hawq heiq roengz. Aeu daeuj yw lwgnyez mbouj gwn doxgaiq，ywdoj duenqbingh dwg yiengh daep dungx mbouj huz. Binghyiengh raen dwnx heiq siengj rueg，mbouj siengj gwn doxgaiq，saeknaj henjheu roxnaeuz gwn giuzndaeng nyinzheu doed，simnyap heih fatheiq，ndang loq byom，haemh ninz mbouj onj，saeklinx loq hoengz，ailinx lai youh mbang youh henj，meg ndongjsoh youh raez，rizfwngz aeujheu mbouj rongh.

【Yiengh cumx huj dungxraeng】

Danyw：Golailoj、gosinzgiz cauj gvaq、cehlauxbaeg cauj gvaq gak 10 gwz，golenzgyauz、makdoengjhaemz cauj gvaq、gohoubuj gak 6 gwz，huzvuengzlienz 3 gwz，naengfaexcuk、naengdawgaeq gangq gvaq gak 8 gwz，ngazhaeux ndip、ngazmienh ndip gak 15 gwz.

Yunghfap：Aeu raemx cienq，faen 3 baez gwn，moix ngoenz fuk ndeu.

Goengyauq caeuq cujyau yw：Siu huj sag gwn，cangq mamx cawz cumx. Aeu daeuj yw lwgnyez mbouj gwn doxgaiq，ywdoj duenqbingh dwg yiengh cumx huj dungxraeng.

Binghyiengh raen mbouj siengj gwn doxgaiq, dungxraeng, conghbak haeu, hanh lai, simnyap mbouj dingh, haex haeungaengh roxnaeuz haexgaz haexndongj, ailinx nanwt roxnaeuz henjrwg, meg caem raeuz, roxnaeuz rizfwngz aeujhoengz.

【Yiengh mamx dungx heiq noix】

Danyw：Golailoj、maksanhcah、begsaed ndip gak 10 gwz, huzvuengzlienz 3 gwz, caemdaiswjswnh、ragsamlimq saz gvaq、ginghgunh saz gvaq、makfuzsouj gak 6 gwz, makdoengjhaemz cauj gvaq 9 gwz, ngazmienh ndip、ngazhaeux ndip gak 15 gwz.

Yunghfap：Aeu raemx cienq, faen 3 baez gwn, moix ngoenz fuk ndeu.

Goengyauq caeuq cujyau yw：Bouj heiq cangq mamx, bang daehyinh hawj dungx singj. Aeu daeuj yw lwgnyez mbouj gwn doxgaiq, ywdoj duenqbingh dwg yiengh mamx dungx heiq noix. Binghyiengh dwg mbouj siengj gwn, saeknaj mbouj rongh, duix, heiq noix gik gangj vah, gwn ndaej noix okhaex lai roxnaeuz ndaw haex cab miz doxgaiq caengz siuvaq, linx mong bizoiq, ailinx haumbang yinh, meg fouz youh unq youh saeq, roxnaeuz rizfwngz hoengzmaeq、caengz gvaq funghgvanhhez, giuzndaeng ciengz raen nyinzheu.

【Yiengh daep yaem mbouj gaeuq】

Danyw：Godangjcaem 9 gwz, gobegsaed、duhndwi、maenzbya、raethaexmou、fuzlingz、maksanhcah、gosinzgiz、davangzcauj gak 10 gwz, hing nad gvaq、gamcauj cauj、faenzcepraemx gak 3 gwz.

Yunghfap：Aeu raemx cienq, faen 3 baez gwn, moix ngoenz fuk ndeu.

Goengyauq caeuq cujyau yw：Soemj gan ndaej vaq yaem, ciengx dungx hwnj myaiz. Aeu daeuj yw lwgnyez mbouj gwn doxgaiq, ywdoj duenqbingh dwg yiengh daep yaem mbouj gaeuq. Binghyiengh dwg mbouj iek mbouj gwn, gwn ndaej noix ndoet ndaej lai, saeknaj reuqhenj, ndang loq byom, naeng mbouj yinh, haex loq ndongj, oknyouh noix youh henj, simnyap mbouj dingh, linx hoengz mbouj miz ailinx roxnaeuz raizva raemxmyaiz noix, meg saeq byaij ndaej youh vaiq, roxnaeuz luzfwngz saek hoengz caengz gvaq funghgvanhhez.

重庆名医阳练怎样治小儿咳嗽？

Cungzging boux canghyw mizmingz Yangz Len baenzlawz yw lwgnding baenzae？

【风热咳嗽型】

处方：生石膏 20 克，鱼腥草、金银花、海蛤粉、杏仁、前胡各 10 克，川贝母、橘红、木蝴蝶各 4 克。

用法：水煎 2 次，取汁约 200 毫升，分 3 次或 4 次服用，加少许白砂糖为引，每日 1 剂（适合于 5 岁小儿用量）。

功效主治：疏风清肺，化痰止咳。用于治疗小儿咳嗽，中医辨证属风热咳嗽型。症见发热，流涕，咳嗽，喉中痰鸣，咯吐黄痰，日重夜轻，小便黄赤，大便干燥，舌红苔厚腻，脉浮数，指纹红紫。

【风寒咳嗽型】

处方：紫苏叶 10 克，桔梗、甘草、橘红各 6 克，麻黄 3 克。

用法：水煎 2 次，取汁约 200 毫升，分 3 次或 4 次服用，加少许白砂糖为引，每日 1 剂（适合于 5 岁小儿用量）。

功效主治：疏风散寒，宣肺止咳。用于治疗小儿咳嗽，中医辨证属风寒咳嗽型。症见咳嗽频作，痰色白稀薄，恶寒无汗，发热头痛，鼻塞不通，喷嚏流清涕，喉痒声重，全身酸痛，小便清长，舌苔薄白，脉象浮紧，指纹色红。

【阴虚燥咳型】

处方：生地 15 克，北沙参、麦门冬各 10 克，五味子、茴香各 6 克。

用法：水煎 2 次取汁约 200 毫升，分 3 次或 4 次服用，加少许白砂糖为引，每日 1 剂（适合于 5 岁小儿用量）。

功效主治：清肺养阴，化痰止咳。用于治疗小儿咳嗽，中医辨证属阴虚燥咳型。症见咳嗽日久，干咳无痰，或痰少而黏，不易咯出，口渴咽干，喉痒声嘶哑，手足心热，午后低热，大便秘结，舌红少苔，脉象细数，指纹紫青。

【肺寒咳嗽型】

处方：款冬花、杏仁各 10 克，炙枇杷叶 15 克，紫菀、炒米壳各 6 克。

用法：水煎 2 次，取汁约 200 毫升，分 3 次或 4 次服，加少许白砂糖为引，每日 1 剂（适合于 5 岁小儿用量）。

功效主治：温肺散寒，化痰止咳。用于治疗小儿咳嗽，中医辨证属肺寒咳嗽型。症见秋冬天气寒冷或骤受风寒引起咳嗽，日久不愈，日轻夜重，咳嗽痰鸣，咳痰白稀，大便溏薄，食少神疲，舌淡，苔薄白，脉细缓，指纹暗淡。

【Yiengh fungh huj baenzae】

Danyw: Siggau ndip 20 gwz, caekvaeh、vagimngaenz、mba gyapbangx、ngveihmakgingq、cienhhu'o gak 10 gwz, goconhbeimuj、bugnaengbwn、gogoeg gak 4 gwz.

Yunghfap: Aeu raemx cienq 2 baez aeu raemx daihgaiq 200 hauzswngh, faen 3 baez roxnaeuz 4 baez gwn, gya dingznoix dangzdahau daeuj yinj, moix ngoenz fuk ndeu（gij yunghliengh hab lwgnyez 5 bi yungh）.

Goengyauq caeuq cujyau yw: Doeng fung hawj bwt seuq, siu myaiz dingz ae, aeu daeuj yw lwgnyez baenzae, ywdoj duenq gij bingh dwg yiengh fungh huj baenzae. Binghyiengh dwg fatndat, mugrih, baenzae, ndaw hoz myaiz yiengj, gyak myaizzhenj, gyangngoenz binghnaek gyanghaemh lai mbaeu, nyouh henjhoengz, haexsauj haexgaz, linx hoengz ailinx na nwk, meg fouz byaij ndaej youh vaiq, rizfwngz aeujhoengz.

【Yiengh funghanz baenzae】

Danyw: Mbasijsu 10 gwz, gizgwnj、gamcauj、bugnaengbwn gak 6 gwz, gomazvangz 3 gwz.

Yunghfap：Aeu raemx cienq 2 baez aeu raemx daihgaiq 200 hauzswngh，faen 3 baez roxnaeuz 4 baez gwn，gya dingznoix dangzdahau daeuj yinj，moix ngoenz fuk ndeu（gij yunghliengh hab lwgnyez 5 bi yungh）.

Goengyauq caeuq cujyau yw：Doeng fung sanq hanz，doengbwt dingz ae，aeu daeuj yw lwgnyez baenzae，ywdoj duenq gij bingh dwg yiengh funghanz baenzae. Gij bingh raen baenzae mbouj dingz，myaiz hau saw，lau nit mbouj miz hanh，fatndat gyaeujin，ndaengsaek，haetcwi rih mugsaw，conghhoz humz singco，daengxndang naetnaiq，nyouh saw raez，ailinx haumbang，meg fouz youh gaenj，rizfwngz hoengz.

【Yiengh yaem haw sauj baenzae】

Danyw：Goragndip 15 gwz，sacaem baihbaek、megdoeng gak 10 gwz，gaeucuenqiq、byaekhom gak 6 gwz.

Yunghfap：Aeu raemx cienq 2 baez aeu raemx daihgaiq 200 hauzswngh，faen 3 baez roxnaeuz 4 baez gwn，gya dingznoix dangzdahau daeuj yinj，moix ngoenz fuk ndeu（gij yunghliengh hab lwgnyez 5 bi yungh）.

Goengyauq caeuq cujyau yw：Hawj bwt seuq ciengx yaem，siu myaiz dingz ae，aeu daeuj yw lwgnyez baenzae，ywdoj duenq gij bingh dwg yiengh yaem haw sauj baenzae. Gij bingh raen baenzae nanz lo，ae hoengq mbouj miz myaiz，roxnaeuz myaiz noix youh niu，mbouj heih gyak ok，hozhawq，conghhoz humz singhep，angjfwngz gyangdin ndat，banringz gvaq loq fatndat，haexgaz，linx hoengz ailinx noix，diuzmeg youh gaeb byaij ndaej youh vaiq youh mbouj miz rengz，rizfwngz aeujheu.

【Yiengh bwt hanz baenzae】

Danyw：Va'gvanjdungh、ngveihmakgingq gak 10 gwz，mbawbizbaz cauj gvaq 15 gwz，govagut vaaeuj、haeuxreb cauj gvaq gak 6 gwz.

Yunghfap：Aeu raemx cienq 2 baez aeu raemx daihgaiq 200 hauzswngh，faen 3 baez roxnaeuz 4 baez gwn，gya dingznoix dangzdahau daeuj yinj，moix ngoenz fuk ndeu（gij yunghliengh hab lwgnyez 5 bi yungh）.

Goengyauq caeuq cujyau yw：Raeuj bwt sanq hanz，siu myaiz dingz ae，aeu daeuj yw lwgnyez baenzae，ywdoj duenq gij bingh dwg yiengh bwt hanz baenzae. Binghyiengh dwg cawzcou cawzdoeng bwn nit roxnaeuz fwt deng funghanz baenz baenzae，nanz cungj mbouj ndei，gyangngoenz mbaeu daengz haemh naek，baenzae miz sing myaiz yiengj，ae ok myaiz hau youh saw，okhaex yungz youh saw，gwn ndaej noix ndangnaiq，linx mong，ailinx haumbang，meg saeq youh menh，rizfwngz mong.

陕西名医李君玲怎样治儿童肥胖症？

Sanjsih boux canghyw mizmingz Lij Ginhlingz baenzlawz yw lwgnyez bingh-biz?

【痰浊内盛型】

处方：茯苓、党参各 12 克，陈皮、白术、苍术各 10 克，法半夏、厚朴各 8 克，甘草 6 克。

用法：水煎，分 3 次服用，每日 1 剂。

功效主治：理气化痰，燥湿除痞。用于治疗儿童肥胖症，中医辨证属痰浊内盛型。多因嗜食肥甘油腻之物，使本已虚弱的脾胃助湿生痰，湿痰中阻则形盛体胖，周身重着，乏力喜卧，胸闷脘痞，腹部膨隆，时咳，吐痰涎，口渴不欲饮，舌胖大，苔白腻，脉滑。

【脾虚湿阻型】

处方：党参、茯苓、薏苡仁、扁豆、山药、黄芪各 12 克，防己 8 克，白术 10 克，砂仁、桔梗各 6 克。

用法：水煎，分 3 次服用，每日 1 剂。

功效主治：补气健脾，利水渗湿。用于治疗儿童肥胖症，中医辨证属脾虚湿阻型。多因暴饮暴食，损伤脾胃，脾胃虚弱，不能运化水湿，脾主肌肉，水湿散漫，积存于肌肤导致患儿外形肥胖臃肿。症见身体疲乏困重，胸腹闷胀不适，面色萎黄，劳累后加重，饮食尚可，二便不爽，舌淡，舌边有齿痕，苔薄白，脉濡缓。

【胃热滞脾型】

处方：大黄、芒硝各 3 克，法半夏、甘草各 5 克，炒山楂、炒神曲、茯苓各 10 克，陈皮 6 克。

用法：水煎，分 3 次服用，每日 1 剂。

功效主治：调胃清火，助运消导。用于治疗儿童肥胖症，中医辨证属胃热滞脾型。素有胃热，或过食辛辣，热结胃中，善食易饥，脾胃运化水谷精微，过多即堆积身体，久之形成肥胖。表现为患者饭后脘腹胀满，面色红润或头重昏蒙，口干苦，有异味，胃脘部时有烧灼嘈杂感，进食后缓解，舌红，苔黄腻，脉弦数。

【Yiengh myaizuq lai lai】

Danyw：Fuzlingz、godangjcaem gak 12 gwz，naengmakgam、gobegsaed、gocangsaed gak 10 gwz，sawzbuenqyaq、gohoubuj gak 8 gwz，gamcauj 6 gwz.

Yunghfap：Aeu raemx cienq，faen 3 baez gwn，moix ngoenz fuk ndeu.

Goengyauq caeuq cujyau yw：Leix heiq siu myaiz，hawj cumx sauj cawzsaek，aeu daeuj yw lwgnyez ndangbiz，ywdoj duenq gij bingh dwg yiengh myaizuq lai lai. dingzlai dwg aenvih ngah gwn gij doxgaiq biz laiyouz lai，hawj aendungx aenmamx gaenq haw dauq daeuj bang cumx baenz myaiz，myaiz cumx saek gyang dungx couh baenz ndangbiz,

daengxndang naetnaiq, ndagnnaiq haengj ninz, aekcaet dungxraeng, aendungx bingz-
bod, seiz mbouj seiz ae, biq myaiz, hozhawq mbouj siengj gwn raemx, diuzlinx biz-
bung, ailinx hauniu, meg raeuz.

【Yiengh mamx haw cumx gaz】

Danyw：Godangjcaem、fuzlingz、haeuxroeg、duhndwi、maenzbya、vangzgiz gak
12 gwz, maeqgaujvaiz 8 gwz, gobegsaed 10 gwz, gosahyinz、gizgwnj gak 6 gwz.

Yunghfap：Aeu raemx cienq, faen 3 baez gwn, moix ngoenz fuk ndeu.

Goengyauq caeuq cujyau yw：Bouj heiq cangq mamx, leih raemx cimq cumx, aeu
daeuj yw lwgnyez ndangbiz, ywdoj duenq gij bingh dwg yiengh mamx haw cumx gaz.
Dingzlai dwg aenvih gwj gwn gwj ndoet gvaqbouh, sieng daengz mamx dungx, mamx
dungx hawnyieg, mbouj ndaej daeh vaq gij raemx gij cumx, mamx guenj naengnoh, gij
raemx gij cumx sanq ok, rom youq naengnoh baenz lwgbaenzbingh yiengh bizbod baubwt.
Binghyiengh dwg ndangnaiq naekgywd, aekciengq dungxraeng mbouj cwxcaih, saeknaj
reuqhenj, baeg le engq naek, gwnndoet lij baenz, haexnyouh mbouj soeng, linx mong,
henzlinx miz rizheuj, ailinx haumbang, meg fouz youh unq byaij ndaej youh menh.

【Yiengh dungx huj cwk mamx】

Danyw：Godavangz、mangzsiuh gak 3 gwz, sawzbuenqyaq、gamcauj gak 5 gwz,
maksanhcah cauj gvaq、gosinzgiz cauj gvaq、fuzlingz gak 10 gwz, naengmakgam 6 gwz.

Yunghfap：Aeu raemx cienq, faen 3 baez gwn, moix ngoenz fuk ndeu.

Goengyauq caeuq cujyau yw：Diuz dungx siu huj, bang daehyinh hawj doeng, aeu
daeuj yw lwgnyez ndangbiz, ywdoj duenq gij bingh dwg yiengh dungx huj cwk mamx.
sojlaiz miz dungx huj, roxnaeuz ciengz gwn gij doxgaiq manh lai, huj cwk ndaw dungx,
gwn ndaej lai dungx heih iek, mamx dungx daeh vaq huqndei raemx haeux, dong youq
ndaw ndang lai lai, nanz le couh baenz binghndangbiz. Yiengh de dwg bouxbingh gwn
gvaq le dungxraeng, saeknaj hoengzbubbub roxnaeuz gyaeujngunh dwddwd, hozhawq
bak haemz, miz heiqhaeu, ndaw dungx miz seiz raen ndatremj miz singcauz, gwn gvaq
le lai ndei di, linx hoengz, ailinx henjna, meg ndongjsoh youh raez, byaij youh vaiq.

安徽名医朱时祥怎样治水痘？
Anhveih boux canghyw mizmingz Cuh Sizsiengz baenzlawz yw makraemx?

【风热挟湿型】

处方：滑石粉（包）15 克，车前子（包）、金银花各 10 克，牛蒡子、连翘各 8 克，
竹叶、桔梗各 6 克，薄荷、甘草各 5 克，蝉蜕 3 克。

用法：水煎，分 3 次服用，每日 1 剂。

功效主治：疏风清热化湿。用于治疗水痘，中医辨证属风热挟湿型。症见病情较轻
发热不适，咳嗽流涕，皮疹稀少，颜色红润，疱液清亮，状如露珠，小便微黄，舌苔
白，脉浮数。

【热毒炽盛型】

处方：生石膏（先煎）、滑石粉（包）各 15 克，板蓝根 8 克，丹皮 6 克，甘草、知母各 5 克，蝉蜕 3 克。

加减：高热者，加黄连 3 克、赤芍 9 克；眼结膜受累者，加木贼草 10 克。

用法：水煎，分 3 次服用，每日 1 剂。

功效主治：清热解毒。用于治疗水痘，中医辨证属热毒炽盛型。症见病情较重，高热口渴或烦躁不安，痘大且密，疹色稍暗，疱液混浊，口、咽、眼出疱疹，舌苔黄厚干，脉洪数。

注意事项：隔离患者至结痂为止，以防传染他人。患者要禁食辛辣、鱼虾及刺激性食物。切勿抓破疱疹，化脓时不要沐浴。切忌使用含肾上腺皮质激素类软膏。

【Yiengh fung huj cab cumx】

Danyw：Mba vazsizgvangq（suek）15 gwz, cehgomaxdaez（suek）、vagimngaenz gak 10 gwz, faet、golenzgyauz gak 8 gwz, mbawndoek、gizgwnj gak 6 gwz, gobozhoz、gamcauj gak 5 gwz, bokbid 3 gwz.

Yunghfap：Aeu raemx cienq, faen 3 baez gwn, moix ngoenz fuk ndeu.

Goengyauq caeuq cujyau yw：Doeng fung siu huj vaq cumx, aeu daeuj yw okmak, ywdoj duenq gij bingh dwg yiengh fung huj cab cumx. Binghyiengh dwg bingh haemq mbaeu fatndat mbouj cwxcaih, baenzae mug rih, cimj noix, saeknaj hoengzbubbub, raemxmak ronghrik, lumj raemxraiz, oknyouh loq henj, ailinx hau, meg fouz byaij ndaej youh vaiq.

【Yiengh doeghuj haenq】

Danyw：Siggau ndip（sien cienq）、mba vazsizgvangq（suek）gak 15 gwz, gohungh 8 gwz, naengmauxdan 6 gwz, gamcauj、gocihmuj gak 5 gwz, bokbid 3 gwz.

Gya gemj：Boux fatndat sang lai, gya vuengzlienz 3 gwz、gocizsoz 9 gwz；boux nangq daengz ndaw gozmoz, gya godaebdoengz 10 gwz.

Yunghfap：Aeu raemx cienq, faen 3 baez gwn, moix ngoenz fuk ndeu.

Goengyauq caeuq cujyau yw：Siu huj gaij doeg, aeu daeuj yw okmak, ywdoj duenq gij bingh dwg yiengh doeghuj haenq. Binghyiengh dwg bingh haemq naek, ndat lai hozhawq roxnaeuz simnyap mbouj onj, mak lai youh deih, saek cimj loq ndaem, raemxmak hoemz, bak、conghhoz、da ok nengzndaemj, ailinx henj na sauj, meg youh hung byaij ndaej youh vaiq.

Haeujsim saehhangh：Aeu gek bouxbingh daengz baenz gyak, fuengz lah dawz bouxwnq. bouxbingh geih gwn gij doxgaiq manh、bya gungq caeuq gijgwn gikcoi. Gaej vax mboengq nengzndaemj, baenz nong le gaej swiqcaemx, geih yungh gij ywyenjgauh gizsu gikcoi naengnoh hamz miz sinsangsen.

五、皮肤科
Haj、Gohnaengnoh

安徽名医朱时祥怎样治神经性皮炎？

Anhveih boux canghyw mizmingz Cuh Sizsiengz baenzlawz yw sinzgingh baenz naenghumz?

【风热挟湿型】

处方：当归、苦参、苍术、白芍、胡麻仁、栀子、牛蒡子、荆芥、防风各 10 克，通草、甘草各 5 克。

加减：情绪波动者，加珍珠母、代赭石、生牡蛎各 30 克（均先煎），夜交藤 20 克，五味子 5 克；奇痒者，加乌梢蛇、僵蚕各 10 克。

用法：水煎，分 3 次服用，每日 1 剂。

功效主治：清热利湿。用于治疗神经性皮炎，中医辨证属风热挟湿型。临床表现为局部有成片肥厚丘疹，伴有皮肤潮红、糜烂、湿润、血痂，舌苔薄黄或黄腻，脉濡数。

【血虚风燥型】

处方：何首乌 20 克，生地 15 克，白鲜皮、川芎、白芍、当归、防风各 10 克，蝉蜕、独活、柴胡、荆芥、甘草各 6 克，大枣 5 枚。

用法：水煎，分 3 次服用，每日 1 剂。

功效主治：养血润燥。用于治疗神经性皮炎，中医辨证属血虚风燥型。临床表现为病程较久，皮肤局部干燥、肥厚、脱屑，状如牛皮，舌苔薄，脉濡细。

注意事项：治疗期间忌食辛辣及酒、鱼、虾、蟹等发物，避免挠抓、摩擦及热水烫洗。忌饮浓茶、咖啡，保持良好心态。

【Yiengh fung huj cab cumx】

Danyw：Godanghgveih、 caemhgumh、 gocangsaed、 gobwzsoz、 ceh ndaijyamaz、 vuengzgae、 faet、 goheiqvaiz、 lwglazbyaj gak 10 gwz、 golwnxreij、 gamcauj gak 5 gwz.

Gya gemj：Boux cingzsi hwnjroengz mbouj dingh, gya gyapbangx caw、 rinhoengz、 gyaepsae ndip gak 30 gwz （ cungj sien cienq）, maenzgya 20 gwz, gaeucuenqiq 5 gwz; boux haemq humz, gya ngwzndaem、 nengznuengx daigeng gak 10 gwz.

Yunghfap：Aeu raemx cienq, faen 3 baez gwn, moix ngoenz fuk ndeu.

Goengyauq caeuq cujyau yw：Siu huj leih cumx, aeu daeuj yw sinzginghsing bizyenz, ywdoj duenq gij bingh dwg yiengh fung huj cab cumx. Ywbingh raen daengz mbangj giz miz baenz benq raet bizna, lij miz naeng hoengzbubbub、 naeuh、 cumx、 gyaklwed, ailinx mbanghenj roxnaeuz henjnwk, meg fouz youh unq byaij ndaej youh vaiq.

【Yiengh lwed noix fung sauj】

Danyw：Maenzgya 20 gwz, goragndip 15 gwz, naengbwzsenh、ciengoeng、gobwz- soz、godanghgveih、lwglazbyaj gak 10 gwz, bokbid、duzhoz、caizhuz、goheiqvaiz、 gamcauj gak 6 gwz, makcaujhung 5 aen.

Yunghfap：Aeu raemx cienq, faen 3 baez gwn, moix ngoenz fuk ndeu.

Goengyauq caeuq cujyau yw：Ciengx lwed yinh sauj, aeu daeuj yw sinzginghsing biz- yenz, ywdoj duenqbingh dwg yiengh lwed noix fung sauj. Ywbingh raen daengz bingh- geiz haemq nanz, mbangjgiz sauj、bizna、begsienj, yiengh lumj naengvaiz, ailinx mbang, meg fouz youh unq youh saeq.

Haeujsim saehhangh：Ywbingh geizgan geih gwn doenghgij huq manh、laeuj、baeu bya gungq daengj, gaej vax、ngad caeuq aeu raemxndat swiq. Geih gwn cazgwd、gah- feih, baujciz simcingz ndei.

安徽名医朱时祥怎样治白色糠疹?
Anhveih boux canghyw mizmingz Cuh Sizsiengz baenzlawz yw naeng baenz raethau?

【风热型】
处方：金银花、生地各 15 克，牛蒡子、连翘、当归、荆芥、丹皮各 10 克，蝉蜕 6 克。

用法：水煎，分 3 次服用，每日 1 剂。

功效主治：疏风清热。用于治疗白色糠疹，中医辨证属风热型。症见皮损色淡红，上覆鳞屑，轻度瘙痒，舌淡红，苔薄黄，脉滑数。

【脾失健运型】
处方：白术、茯苓、党参、木香各 10 克，使君子、槟榔、法半夏各 8 克，陈皮、炙甘草各 6 克，砂仁 4 克。

用法：水煎，分 3 次服用，每日 1 剂。

功效主治：健脾和胃，祛湿除虫。用于治疗白色糠疹，中医辨证属脾失健运型。症见面部有淡白斑，挠之起白屑，食欲不振，胃脘不适，舌淡红，苔薄白，脉濡。

【yiengh funghuj】

Danyw：Vagimngaenz、goragndip gak 15 gwz, faet、golenzgyauz、godanghgveih、 goheiqvaiz、naengmauxdan gak 10 gwz, bokbid 6 gwz.

Yunghfap：Aeu raemx cienq, faen 3 baez gwn, moix ngoenz fuk ndeu.

Goengyauq caeuq cujyau yw：Doeng fung siu huj, aeu daeuj yw cimjraemz saekhau, ywdoj duenq gij bingh dwg yiengh funghuj. Binghyiengh dwg naeng sieng saekmaeq, baihgwnz miz caengz begsienj ndeu, miz di humz, diuzlinx hoengzoiq, ailinx mbangh- enj, meg byaij youh vaiq youh raeuz.

【Yiengh mamx mbouj cangq】

Danyw：Gobegsaed、fuzlingz、godangjcaem、gomuzyangh gak 10 gwz, gaeu-cijginh、maklangz、sawzbuenqyaq gak 8 gwz, naengmakgam、gamcauj cauj gak 6 gwz, gosahyinz 4 gwz.

Yunghfap：Aeu raemx cienq, faen 3 baez gwn, moix ngoenz fuk ndeu.

Goengyauq caeuq cujyau yw: Cangq mamx diuzhuz ndaw dungx, cawz cumx cawz non, aeu daeuj yw cimjraemz saekhau, ywdoj duenqbingh dwg yiengh mamx mbouj can-gq. Binghyiengh dwg gwnznaj miz banqhau mong, vax de ok begsienj, mbouj siengj gwn doxgaiq, aendungx mbouj cwxcaih, diuzlinx hoengzoiq, ailinx haumbang, meg fouz youh unq.

安徽名医朱时祥怎样治风疹？
Anhveih boux canghyw mizmingz Cuh Sizsiengz baenzlawz yw cimjrumz?

【邪郁肺卫型】

处方：牛蒡子、金银花各10克，桔梗、连翘各8克，竹叶、甘草、薄荷（后下）各5克，蝉蜕3克。

用法：水煎，分3次服用，每日1剂。

功效主治：疏风清热。用于治疗风疹，中医辨证属邪郁肺卫型。临床表现为恶风发热，咳嗽流涕，目赤，打喷嚏，胃纳不佳，皮疹颜色浅红、分布均匀、稀疏细小、有瘙痒感，耳后、枕部淋巴结肿大，舌苔薄黄，脉浮数。

【邪热炽盛型】

处方：生地15克，丹皮、紫草、赤芍、金银花、牛蒡子、桑叶各10克，竹叶、薄荷（后下）、连翘各6克，蝉蜕3克。

加减：口渴严重者，加鲜芦根15克、天花粉10克；食欲不振者，加麦芽、神曲各10克；胸闷腹胀者，加枳壳10克；大便秘结者，加大黄（后下）5克。

用法：水煎，分3次服用，每日1剂。

功效主治：凉血解毒。用于治疗风疹，中医辨证属邪热炽盛型。临床表现为高热口渴，心烦不宁，神倦懒动，小便赤黄，皮疹颜色鲜红或暗紫成片、瘙痒、皮疹消退迟缓，食欲不振，大便秘结，舌质红，舌苔黄或黄腻，脉洪数。

【cungj bingh doeg cwk ndaw bwt】

Danyw：Faet、vagimngaenz gak 10 gwz, gizgwnj、golenzgyauz gak 8 gwz, mbawndoek、gamcauj、gobozhoz (dwk doeklaeng) gak 5 gwz, bokbid 3 gwz.

Yunghfap：Aeu raemx cienq, faen 3 baez gwn, moix ngoenz fuk ndeu.

Goengyauq caeuq cujyau yw: Doeng fung siu huj, aeu daeuj yw cimjrumz, ywdoj duenq gij bingh dwg cungj bingh doeg cwk ndaw bwt. Ywbingh raen daengz dwg lau rumz fatndat, baenzae mug rih, da hoengz, haetcwi, gwn doxgaiq mbouj ndei, cimj hoengzmong、faenbouh yinz、youh cax youh saeq、raen humz、laeng rwz、laeng gyaeuj boqfoeghung, ailinx mbanghenj, meg fouz byaij ndaej youh vaiq.

【Yiengh doeg huj haenq lai】

Danyw：Goragndip 15 gwz, naengmauxdan、gonywjaeuj、gocizsoz、vagimngaenz、faet、mbawnengznuengx gak 10 gwz, mbawndoek、gobozhoz（dwk doeklaeng）、golenzgyauz gak 6 gwz, bokbid 3 gwz.

Gya gemj：Boux hozhawq youqgaenj, gya ganjgo'ngoz ndip 15 gwz、mba rag gvefangz 10 gwz; boux mbouj siengj gwn doxgaiq, gya ngazmienh、gosinzgiz gak 10 gwz; aekcaet bouxdungxraeng, gya makdoengjhaemz 10 gwz; Boux haexgaz, gya godavangz（dwk doeklaeng）5 gwz.

Yunghfap：Aeu raemx cienq, faen 3 baez gwn, moix ngoenz fuk ndeu.

Goengyauq caeuq cujyau yw：Liengz lwed gaij doeg, aeu daeuj yw cimjrumz, ywdoj duenq gij bingh dwg yiengh doeg huj haenq lai. Ywbingh raen daengz dwg ndat lai hozhawq, simfanz mbouj dingh, ndangnaiq mbouj siengj doengh, oknyouh henjhoengz, gij raet baenzbenq saek hoengz roxnaeuz aeujndaem、humz、gij raet siu ndaej menh, mbouj siengj gwn doxgaiq、haexgaz、linx hoengz, ailinx henj roxnaeuz henjnwk, meg youh hung byaij ndaej youh vaiq.

安徽名医朱时祥怎样治丹毒？
Anhveih boux canghyw mizmingz Cuh Sizsiengz baenzlawz yw naeng baenz banqhoengz?

【胎火余毒型】

处方：绿豆衣 15 克，生地、金银花各 10 克，玄参、丹皮、赤芍、连翘各 6 克，天花粉、甘草各 4 克。

用法：水煎，分 3 次服用，每日 1 剂。

功效主治：凉血清热，泻火解毒。用于治疗丹毒，中医辨证属胎火余毒型。儿童多见，症见皮肤红赤，触之灼热烫手，烦躁不安，舌红或红绛，脉数。

【风热火炽型】

处方：生石膏 30 克，丹皮、生地、玄参、知母、黄连、人中黄、连翘各 10 克，桑叶、牛蒡子各 9 克。

用法：水煎，分 3 次服用，每日 1 剂。

功效主治：散风清热解毒。用于治疗丹毒，中医辨证属风热火炽型。症见常发于头面、颈部等处，红肿灼痛，伴口渴喜饮，便秘尿黄，舌质红，苔薄黄，脉滑数。

【湿热内蕴型】

处方：薏苡仁、金银花、黄柏各 15 克，蒲公英、紫花地丁、丹皮各 12 克，当归、牛膝、苍术各 10 克。

用法：水煎，分 3 次服用，每日 1 剂。

功效主治：清热利湿解毒。用于治疗丹毒，中医辨证属湿热内蕴型。症见发于下肢，皮损红肿，痛如火燎，皮紧光亮，可见水疱，淋巴结肿大，口渴少饮，食欲不振，便秘或溏，臭秽，小便黄，舌红，苔黄腻，脉滑数。

【cungj bingh rug huj lw doeg】

Danyw：Naengduhheu 15 gwz, goragndip、vagimngaenz gak 10 gwz, caemhmbaemx、naengmauxdan、gocizsoz、golenzgyauz gak 6 gwz, mba rag gvefangz、gamcauj gak 4 gwz.

Yunghfap：Aeu raemx cienq, faen 3 baez gwn, moix ngoenz fuk ndeu.

Goengyauq caeuq cujyau yw：Liengz lwed siu huj, baiz huj gaij doeg, aeu daeuj yw baenz mai naenghumz, ywdoj duenq gij bingh dwg cungj bingh rug huj lw doeg. Lwgnyez raen lai, binghyiengh raen naeng hoengz, lumh cix ndat fwngz, simnyap mbouj onj, linx hoengz roxnaeuz hoengzndaem, meg byaij vaiq.

【Yiengh fung huj feiz cik】

Danyw：Siggau ndip 30 gwz, naengmauxdan、goragndip、caemhmbaemx、gocihmuj、vuengzlienz、yinzcunghvangz、golenzgyauz gak 10 gwz, mbawnengznuengx、faet gak 9 gwz.

Yunghfap：Aeu raemx cienq, faen 3 baez gwn, moix ngoenz fuk ndeu.

Goengyauq caeuq cujyau yw：Sanq fung siu huj gaij doeg, aeu daeuj yw baenz mai naenghumz, ywdoj duenq gij bingh dwg yiengh fung huj feiz cik. Binghyiengh dwg ciengz youq gwnz naj、gwnz hoz daengj giz baenz bingh, foeg hoengz youh in, lij miz hoz hawq siengj gwn raemx, haexgaz nyouh henj, linx hoengz, ailinx mbanghenj, meg byaij youh vaiq youh raeuz.

【Yiengh cumx huj cwkcomz】

Danyw：Haeuxroeg、vagimngaenz、faexvuengzlienz gak 15 gwz, golinxgaeq、va'mbungqmbaj、naengmauxdan gak 12 gwz, godanghgveih、baihdoh、gocangsaed gak 10 gwz.

Yunghfap：Aeu raemx cienq, faen 3 baez gwn, moix ngoenz fuk ndeu.

Goengyauq caeuq cujyau yw：Siu huj leih cumx gaij doeg, aeu daeuj yw baenz mai naenghumz, ywdoj duenqbingh dwg yiengh cumx huj cwkcomz. Binghyiengh dwg bingh youq laj ga, naeng sieng foeg hoengz, in lumj deng feiz coemh nei, naeng gaenj youh rongh, ndaej raen makraemx, boqfoeghung, hozhawqndoet noix, mbouj siengj gwn doxgaiq, haexgaz roxnaeuz yungz, haeungaengh, nyouh henj, linx hoengz, ailinx henjna, meg byaij youh vaiq youh raeuz.

山东名医刘佳彬怎样治慢性湿疹？

Sanhdungh boux canghyw mizmingz Liuz Gyahbinh baenzlawz yw naeng noh humz menhnumq?

【肝胆湿热型】

处方：龙胆草、黄芩、栀子、泽泻、车前子各10克，生地、白鲜皮各15克，地肤子12克，通草6克。

用法：每剂水煎2次，早晚分服，第三次煎液摊凉，用小毛巾蘸药液湿敷丘疹、水疱处。

功效主治：清热利湿止痒。用于治疗慢性湿疹，中医辨证属肝胆湿热型。症见皮损局限性潮红或暗红肥厚，大小不等，瘙痒难忍，伴口苦口干，烦躁易怒，小便黄，舌质红，苔黄腻，脉弦滑。

【脾虚湿盛型】

处方：苍术、白术、厚朴、陈皮、藿香、佩兰、地肤子各10克，茯苓、炒麦芽各15克，薏苡仁、白鲜皮各20克。

用法：每剂水煎2次，早晚分服，第三次煎液摊凉，用小毛巾蘸药液湿敷丘疹、水疱处。

功效主治：健脾燥湿止痒。用于治疗慢性湿疹，中医辨证属脾虚湿盛型。症见皮损为淡色或微红色的局限性大小片，覆以或多或少的鳞屑，对称或不对称，瘙痒时作，可见抓痕、结痂，较甚者可有糜烂、渗出，缠绵难愈，伴面色少华，食少乏力，脘腹胀满，便溏，舌质淡，苔白腻，脉沉细。

【伤阴耗血型】

处方：桃仁8克，白蒺藜、生地、熟地、何首乌、玄参、麦门冬、百合各12克，白芍、当归、丹参各10克。

用法：每剂水煎2次，早晚分服，第三次煎液摊凉，用小毛巾蘸药液湿敷丘疹、水疱处。

功效主治：滋阴养血止痒。用于治疗慢性湿疹，中医辨证属伤阴耗血型。症见患处皮肤肥厚粗糙，干燥脱屑皲裂，皮损为淡红色斑块，大小不等，瘙痒甚，舌质淡红，少津，苔薄，脉沉细。

【湿瘀互结型】

处方：萆薢、黄柏、防己、丹皮、泽泻、当归、泽兰、桃仁、红花各10克，白鲜皮、蛇床子、茯苓、丹参各15克。

用法：每剂水煎2次，早晚分服，第三次煎液摊凉，用小毛巾蘸药液湿敷丘疹、水疱处。

功效主治：利湿化瘀止痒。用于治疗慢性湿疹，中医辨证属湿瘀互结型。症见皮损主要见于小腿下部伸内侧，常呈大片而具局限性或弥漫性，潮湿或干燥，在其上部可见鲜明的静脉曲张，小腿皮色紫红或紫黑，肿胀瘙痒，上覆痂屑，伴下肢沉重，舌质暗，苔白腻，脉沉。

【Yiengh mbei daep cumx huj】

Danyw：Golungzdamj、govangzginz、vuengzgae、gocagseq、cehgomaxdaez gak 10 gwz，goragndip、naengbwzsenh gak 15 gwz，gosauqbaet 12 gwz，golwnxreij 6 gwz.

Yunghfap：Moix fuk aeu raemx cienq 2 baez，haet haemh faen gwn，cienq baez daihsam cuengq liengz aeu sujbaq saeq caemj raemxyw oep giz baenz raet、makraemx.

Goengyauq caeuq cujyau yw：Siu huj leih cumx dingz humz，aeu daeuj yw naenghumz naenglot menhnumq，ywdoj duenq gij bingh dwg yiengh mbei daep cumx huj. Binghyiengh dwg giz sieng mbangj giz hoengzbubbub roxnaeuz hoengzndaem bizna，hung iq mbouj doengz，humz nanz dingj，lij miz bakhaemz hozhawq，simnyap heih fatheiq，nyouh henj，linx hoengz，ailinx henjna，meg ndongjsoh youh raez youh raeuz.

【Yiengh mamx haw cumx lai】

Danyw：Gocangsaed、gobegsaed、gohoubuj、naengmakgam、golailoj、gobeilanz、gosauqbaet gak 10 gwz，fuzlingz、ngazmeg cauj gvaq gak 15 gwz，haeuxroeg、naengbwzsenh gak 20 gwz.

Yunghfap：Moix fuk aeu raemx cienq 2 baez，haet haemh faen gwn，cienq baez daihsam cuengq liengz aeu sujbaq saeq caemj raemxyw oep giz baenz raet、makraemx.

Goengyauq caeuq cujyau yw：Cangq mamx hawj cumx sauj dingz humz，aeu daeuj yw naenghumz naenglot menhnumq，ywdoj duenqbingh dwg yiengh mamx haw cumx lai. Binghyiengh dwg naeng sieng dwg goemq dawz caengz begsienj lai roxnaeuz noix，song mbiengj doxdaengh roxnaeuz mbouj doxdaengh，seiz mbouj seiz humz，ndaej raen rizvax、baenzgyak，boux binghnaek ndaej raen naeuh、ok raemx，humz nanz youh nanz yw，lij miz saeknaj mbouj rongh，gwn ndaej noix mbouj miz rengz dungxraeng，haex yungz，saeklinx mong，ailinx hauniu，meg caem youh saeq.

【Yiengh yaem sieng lwed sied】

Danyw：Ngveihmakdauz 8 gwz，vanbahciengq、goragndip、caemcij cug、maenzgya、caemhmbaemx、megdoeng、beghab gak 12 gwz，gobwzsoz、godanghgveih、dancaem gak 10 gwz.

Yunghfap：Moix fuk aeu raemx cienq 2 baez，haet haemh faen gwn，cienq baez daihsam cuengq liengz aeu sujbaq saeq caemj raemxyw oep giz baenz raet、makraemx.

Goengyauq caeuq cujyau yw：Bouj yaem ciengx lwed dingz humz，aeu daeuj yw naenghumz naenglot menhnumq，ywdoj duenq gij bingh dwg yiengh yaem sieng lwed sied. Binghyiengh dwg naeng giz bingh bizna cocat，sauj begsienj dek，giz naengsieng dwg baenz gaiq banq hoengzmaeq，hung iq mbouj doengz，haemq humz，saeklinx hoengzmong，raemxmyaiz noix，ailinx mbang，meg caem youh saeq.

【Yiengh cumx cwk doxcomz】

Danyw：Maenzgep、faexvuengzlienz、maeqgaujvaiz、naengmauxdan、gocagseq、 godanghgveih、caeglamz、ngveihmakdauz、gosiengz gak 10 gwz，naengbwzsenh、go-faxndaeng、fuzlingz、dancaem gak 15 gwz.

Yunghfap：Moix fuk aeu raemx cienq 2 baez，haet haemh faen gwn，cienq baez daihsam cuengq liengz aeu sujbaq saeq caemj raemxyw oep giz baenz raet、makraemx.

Goengyauq caeuq cujyau yw：Leih cumx siu cwkdingz humz，aeu daeuj yw naeng-humz naenglot menhnumq，ywdoj duenq gij bingh dwg yiengh cumx cwk doxcomz. Bingh-yiengh dwg giz naengsieng cujyau raen youq mbiengj baihndaw laj ga，ciengz baenz benq roxnaeuz mbangj giz roxnaeuz sanqrim gwnz ndang，cumx roxnaeuz sauj，youq gwnz de ndaej raen meghung ngutngeuq haemq cingcuj，naeng lajga saek hoengzaeuj roxnaeuz ae-ujndaem，foeg humz，gwnz de miz caengz gyak ndeu，lij miz laj ndang naekcaem，linx mong，ailinx hauniu，meg caem.

江苏名医许建平怎样治慢性荨麻疹？
Gyanghsuh boux canghyw mizmingz Hij Genbingz baenzlawz yw sinzmazcimj menhnumq?

【风寒袭表型】
处方：白芍 12 克，荆芥、防风、桂枝、生姜、甘草各 10 克，蝉蜕 5 克，大枣 5 枚。

用法：水煎，分 3 次服用，每日 1 剂。

功效主治：疏风散寒，调和营卫。用于治疗慢性荨麻疹，中医辨证属风寒袭表型。症见风团色白，遇冷或风吹而发，得温则减或退，冬季多发或加重，伴形寒肢冷，口不渴，舌淡苔白，脉浮紧。

【风热互结型】
处方：荆芥、防风、僵蚕各 5 克，川芎、苦参、甘草、藿香、黄芩各 10 克，蝉蜕、厚朴、陈皮各 6 克，茯苓 12 克。

用法：水煎，分 3 次服用，每日 1 剂。

功效主治：疏风解表，清热解毒。用于治疗慢性荨麻疹，中医辨证属风热互结型。症见风团色红，遇热则发或加重，得冷则减或退，起退迅速，游走不定，按之有热感，舌红苔黄，脉浮数。

【脾肾不足型】
处方：山药 15 克，徐长卿、炒扁豆、白蒺藜、甘草各 10 克，党参、茯苓、白术各 12 克，陈皮、砂仁各 6 克。

用法：水煎，分 3 次服用，每日 1 剂。

功效主治：祛风止痒，健脾补肾。用于治疗慢性荨麻疹，中医辨证属脾肾不足型。症见素为过敏体质，风团反复发作，以夜间为甚，伴形体消瘦，畏寒肢冷，神疲食少，大便溏泄，舌淡苔白，脉细缓。

【气血两虚型】
处方：生地 20 克，黄芪 15 克，白术、甘草、防风各 10 克，党参、茯苓、当归、白芍、徐长卿各 12 克，蝉蜕 5 克。

用法：水煎，分 3 次服用，每日 1 剂。

功效主治：祛风养血，益气固表。用于治疗慢性荨麻疹，中医辨证属气血两虚型。症见发疹不息，疹色淡或如肤色，缠绵数月乃至数年，精神疲惫，面色少华，夜寐不安，舌淡苔薄，脉细弱。

【Yiengh funghanz famh rogndang】

Danyw：Gobwzsoz 12 gwz, goheiqvaiz, lwglazbyaj, go'gviq, hing, gamcauj gak 10 gwz, bokbid 5 gwz, makcaujhung 5 aen.

Yunghfap：Aeu raemx cienq, faen 3 baez gwn, moix ngoenz fuk ndeu.

Goengyauq caeuq cujyau yw：Doeng fung sanq hanz, diuz maenh yiengzheiq, aeu daeuj yw cimjrumz menhnumq baenz benq, ywdoj duenq gij bingh dwg yiengh funghanz famh rogndang. Binghyiengh dwg cimjrumz saekhau, bungz nit roxnaeuz rumz ci baenz bingh, raeuj couh gemj mbaeu roxnaeuz siu deuz, cawzdoeng baenzbingh lai roxnaeuz bingh lai naek, lij miz ndang nit dinfwngz caep, hoz mbouj hawq, linx mong ailinx hau, meg fouz youh gaenj.

【Yiengh fung huj doxcomz】

Danyw：Goheiqvaiz, lwglazbyaj, nengznuengx daigeng gak 5 gwz, ciengoeng, caemhgumh, gamcauj, golailoj, govangzginz gak 10 gwz, bokbid, gohoubuj, naengmakgam gak 6 gwz, fuzlingz 12 gwz.

Yunghfap：Aeu raemx cienq, faen 3 baez gwn, moix ngoenz fuk ndeu.

Goengyauq caeuq cujyau yw：Doeng fung gaij baihrog, siu huj gaij doeg, aeu daeuj yw cimjrumz menhnumq baenz benq, ywdoj duenq gij bingh dwg yiengh fung huj doxcomz. Binghyiengh dwg cimjrumz saekhoengz, bungz hwngq couh baenzbingh roxnaeuz bingh lai naek, nit couh bingh lai mbaeu roxnaeuz bingh ndei, baenz bingh caeuq bingh ndei haemq vaiq, humz daengz gizlawz cungj mbouj dingh, naenx de miz di ndat, linx hoengz ailinx henj, meg fouz byaij ndaej youh vaiq.

【Yiengh mamx mak mbouj gaeuq】

Danyw：Maenzbya 15 gwz, baklaghomj, duhndwi cauj gvaq, vanbahciengq, gamcauj gak 10 gwz, godangjcaem, fuzlingz, gobegsaed gak 12 gwz, naengmakgam, gosahyinz gak 6 gwz.

Yunghfap：Aeu raemx cienq, faen 3 baez gwn, moix ngoenz fuk ndeu.

Goengyauq caeuq cujyau yw：Cawz fung dingz humz, cangq mamx bouj mak, aeu daeuj yw cimjrumz menhnumq baenz benq, ywdoj duenqbingh dwg yiengh mamx mak mbouj gaeuq. Binghyiengh sojlaiz dwg cungj ndang gominj lai, cimjrumz fanjfuk baenzbingh, gyanghaemh engq humz, lij miz ndang byom, lau nit ga caep, ndangnaiq gwn ndaej noix, okhaex yungz, linx mong ailinx hau, meg saeq youh menh.

【Yiengh heiq lwed cungj nyieg】

Danyw：Goragndip 20 gwz, vangzgiz 15 gwz, gobegsaed, gamcauj, lwglazbyaj gak 10 gwz, godangjcaem、fuzlingz、godanghgveih、gobwzsoz、baklaghomj gak 12 gwz, bokbid 5 gwz.

Yunghfap: Aeu raemx cienq, faen 3 baez gwn, moix ngoenz fuk ndeu.

Goengyauq caeuq cujyau yw: Cawz fung ciengx lwed, bouj heiq hawj rogndang maenh, aeu daeuj yw cimjrumz menhnumq baenz benq, ywdoj duenqbingh dwg yiengh heiq lwed cungj nyieg. Binghyiengh dwg baenz raet mbouj dingz, saek raet mong roxnaeuz saek lumj naengnoh, humz bae humz dauq geij ndwen caemhcaiq geij bi, ndangnaiq, saeknaj mbouj rongh, haemh ninz mbouj onj, linx mong ailinx mbang, meg saeq nyieg.

江苏名医许建平怎样治脱发？
Gyanghsuh boux canghyw mizmingz Hij Genbingz baenzlawz yw byoemgyae-uj loenq?

【血虚风燥型】
处方：胡麻仁、石菖蒲、天花粉、川芎、枸杞子、生甘草、苦参各 10 克，当归、白芍各 12 克，何首乌、生地各 15 克。

用法：水煎，分 3 次服用，每日 1 剂。

功效主治：祛风润燥，养血生发。用于治疗脱发，中医辨证属血虚风燥型。症见头发稀疏脱落，发质枯槁，细软无力，头皮干燥，白屑，伴面色苍白，头晕乏力，舌淡苔白，脉细。

【肾阴亏虚型】
处方：生地 18 克，何首乌 15 克，黄精、女贞子各 12 克，桑椹 10 克，山萸肉、丹皮、泽泻、菟丝子、沙苑子、甘草各 9 克。

用法：水煎，分 3 次服用，每日 1 剂。

功效主治：补肾填精，养阴生发。用于治疗脱发，中医辨证属肾阴亏虚型。症见平素头发焦黄或兼花白，头发成片脱落，反复不愈，伴面色萎黄，眩晕耳鸣，腰膝酸软，舌红少苔，脉细数。

【肝气郁结型】
处方：柴胡、郁金、川芎、炙甘草各 10 克，当归、赤芍、枸杞子各 12 克，炙黄芪、丹参各 15 克，何首乌、生地各 18 克。

用法：水煎，分 3 次服用，每日 1 剂。

功效主治：行气活血，养发生发。用于治疗脱发，中医辨证属肝气郁结型。症见头皮突然出现圆形或椭圆形数目不等、大小不一的斑片状脱发区，局部无炎症现象，平滑光亮，伴心情抑郁难解，胁下胀满，或心情急躁易怒，面红目赤，舌质红，苔薄白，脉弦数。

【湿热上蒸型】
处方：薏苡仁、生扁豆、萆薢、芡实、黄芩各 10 克，枳壳 6 克，白术、茯苓各 12 克，山药 15 克，何首乌、生地各 18 克。

用法：水煎，分 3 次服用，每日 1 剂。

功效主治：健脾燥湿，和中生发。用于治疗脱发，中医辨证属湿热上蒸型。症见头部脱发从前额两侧开始，渐向头顶部延伸，或仅侵犯顶部，头皮脂溢如涂油脂，头发油腻，鳞屑黏腻，头皮痒如虫行，伴胸脘痞闷，小便黄短，苔白腻，脉濡数。

【Yiengh lwed noix fung sauj】

Danyw：Ceh ndaijyamaz、goyiengzfuz、mba rag gvefangz、ciengoeng、makgoujgij、gamcauj ndip、caemhgumh gak 10 gwz, godanghgveih、gobwzsoz gak 12 gwz, maenzgya、goragndip gak 15 gwz.

Yunghfap：Aeu raemx cienq, faen 3 baez gwn, moix ngoenz fuk ndeu.

Goengyauq caeuq cujyau yw：Cawz fung yinh sauj, ciengx lwed hawj byoem maj, aeu daeuj yw byoemgyaeuj loenq, ywdoj duenqbingh dwg yiengh lwed noix fung sauj. Binghyiengh dwg byoem cax youh loenq, byoem roz, saequnq mboujmiz rengz, naenggyaeuj sauj, miz begsienj, lij miz saeknaj hauseg, gyaeujngunh mbouj miz rengz linx mong ailinx hau, meg saeq.

【Yiengh mak yaem sied nyieg】

Danyw：Goragndip 18 gwz, maenzgya 15 gwz, ginghsw、gonijcinh gak 12 gwz, maknengznuengx 10 gwz, cazladbya、naengmauxdan、gocagseq、gaeungva、ceh vazvangzgiz、gamcauj gak 9 gwz.

Yunghfap：Aeu raemx cienq, faen 3 baez gwn, moix ngoenz fuk ndeu.

Goengyauq caeuq cujyau yw：Bouj mak bouj rae, ciengx yaem hawj byoem maj, aeu daeuj yw byoemgyaeuj loenq, ywdoj duenqbingh dwg yiengh mak yaem sied nyieg. Binghyiengh dwg bingzciengz byoem henj roxnaeuz giem raizva, byoemgyaeuj doek baenz nyumq, fanjfuk yw mbouj ndei, lij miz saeknaj reuqhenj, ranzbaenq rwz okrumz, hwet ga naet, linx hoengz ailinx noix, diuzmeg youh gaeb byaij ndaej youh vaiq youh mbouj miz rengz.

【Yiengh heiqdaep cwkgiet】

Danyw：Caizhuz、hinghenj、ciengoeng、gamcauj cauj gak 10 gwz, godanghgveih、gocizsoz、makgoujgij gak 12 gwz, vangzgiz cauj gvaq、dancaem gak 15 gwz, maenzgya、goragndip gak 18 gwz.

Yunghfap：Aeu raemx cienq, faen 3 baez gwn, moix ngoenz fuk ndeu.

Goengyauq caeuq cujyau yw：Hawj heiq byaij hawj lwed byaij, ciengx byoem hawj byoem maj, aeu daeuj yw byoemgyaeuj loenq, ywdoj duenqbingh dwg yiengh heiqdaep cwkgiet. Binghyiengh dwg gwnz naenggyaeuj fwt raen giz byoemgyaeuj loenq gvaengh luenz roxnaeuz yienghbomj diemjsoq mbouj doengz、gaiq banq hung iq mbouj doengz, mbangjgiz mbouj miz gij yiengh bingh yenzcwng, wenj rongh, lij miz simnyap cuengq mbouj roengz, laj rikdungx raen dungxraeng, roxnaeuz simgaenj heih fatheiq, naj hoengz da hoengz, linx hoengz, ailinx haumbang, meg ndongjsoh youh raez, byaij youh vaiq.

【Yiengh cumx huj goeg doxhwnj】

Danyw：Haeuxroeg、duhndwi ndip、maenzgep、cehmbu gyaeujgaeq、govangzginz gak 10 gwz, makdoengjhaemz 6 gwz, gobegsaed、fuzlingz gak 12 gwz, maenzbya 15 gwz, maenzgya、goragndip gak 18 gwz.

Yunghfap：Aeu raemx cienq, faen 3 baez gwn, moix ngoenz fuk ndeu.

Goengyauq caeuq cujyau yw：Cangq mamx hawj cumx sauj, hawj gyang doxhuz hawj byoem maj, aeu daeuj yw byoemgyaeuj loenq, ywdoj duenqbingh dwg yiengh cumx huj goeg doxhwnj. Binghyiengh dwg gwnz gyaeuj byoemgyaeuj loenq daj song mbiengj najbyak hwnj, menh nod coh dingjgyaeuj, roxnaeuz dan famh dawz dingjgyaeuj, naenggyaeuj lumj cat youz nei, byoemgyaeuj youzyub, begsienj niunwk, naenggyaeuj humz lumj miz non raih nei, lij miz dungxraeng, nyouh henj noix, ailinx hauniu, meg fouz youh unq byaij ndaej youh vaiq.

黑龙江名医宋立群怎样治皲裂疮?

Hwzlungzgyangh boux canghyw mizmingz Sung Lizginz baenzlawz yw baezveuqceg ?

【血虚热瘀型】

处方：生地、制何首乌、川芎、地肤子、蛇床子、荆芥、防风、白鲜皮、刺蒺藜、当归、砂仁、水牛角、紫草、栀子、白芍、麦门冬、天门冬、熟地各 8 克，黄芪 20 克，丹皮 12 克。

用法：水煎，分 3 次服用，每日 1 剂。

外洗方：苦参、百部、白头翁、当归各 20 克，黄连、黄芩、黄柏、地肤子、制何首乌、防风、露蜂房、蛇蜕、蛇床子、蝉蜕各 15 克，土茯苓 40 克，仙鹤草 30 克，花椒 10 克。

用法：水煎后待温度适宜时外洗患部，每日 1 次，每剂药可连续用 3 日。

功效主治：养血疏风，凉血清热。用于治疗皲裂疮，中医辨证属血虚风燥、邪热瘀滞型。症见手足皲裂，皮肤干燥，角化粗糙，以两足为重，疼痛，破裂处溢血，全身瘙痒，腰以下汗出不适，大便难，舌尖红，苔腻，脉沉数。

【气血瘀滞型】

处方：生地、赤芍、川芎、制何首乌、紫草、大青叶、地肤子、蛇床子、荆芥、防风、刺蒺藜、白鲜皮、全蝎、玄参、当归、砂仁各 10 克，黄芪 25 克。

用法：水煎，分 3 次服用，每日 1 剂。

外洗方：苦参、露蜂房、地肤子、蛇床子、川椒、鹤虱、百部、枯矾、黄柏、黄芩、当归、制何首乌、黄连、鬼箭羽各 15 克，土茯苓 40 克。

用法：水煎后待温度适宜时外洗患部，每日 1 次，每剂药可连续用 3 日。

功效主治：养血祛风润燥，活血化瘀。用于治疗皲裂疮，中医辨证属血虚风燥、气血瘀滞型。症见手足皮肤干燥，增厚粗糙，有多处长短不一、深浅不均的裂隙，触之疼痛，双手不能握拳，握之痛甚，裂口溢血，手足发热，瘙痒，咽干口燥，无汗，舌暗红，苔白，脉沉。

【Yiengh lwed noix huj cwk】

Danyw：Goragndip、maenzgya cauj gvaq、ciengoeng、gosauqbaet、gofaxndaeng、goheiqvaiz、lwglazbyaj、naengbwzsenh、vanbahciengq、godanghgveih、gosahyinz、gaeuvaiz、gonywjaeuj、vuengzgae、gobwzsoz、megdoeng、denhdungh、caemcij cug gak 8 gwz, vangzgiz 20 gwz, naengmauxdan12 gwz.

Yunghfap：Aeu raemx cienq, faen 3 baez gwn, moix ngoenz fuk ndeu.

Dan swiq baihrog：Caemhgumh、maenzraeulaux、gobwzdouzvungh、godanghgveih gak 20 gwz, vuengzlienz、govangzginz、faexvuengzlienz、gosauqbaet、maenzgya cauj gvaq、lwglazbyaj、rongzdinz、naenggyamqngwz、gofaxndaeng、bokbid gak 15 gwz, gaeulanghauh 40 gwz, nyacaijmaj 30 gwz, oenceu 10 gwz.

Yunghfap：Aeu raemx cienq le caj dohraeuj habngamj le swiq gizbingh baihrog, moix ngoenz baez ndeu, moix fuk yw ndaej laebdaeb yungh 3 ngoenz.

Goengyauq caeuq cujyau yw：Ciengx lwed doeng fung, liengz lwed siu huj, aeu daeuj yw baezsieng, ywdoj duenq gij bingh dwg yiengh lwed haw fung sauj、doeg huj cwk gaz. Binghyiengh dwg dinfwngz dek, naeng sauj, baenz gyak cocat, song ga ceiq youqgaenj, in, giz dek ok lwed, daengxndang humz, baihlaj hwet ok hanh mbouj cwxcaih, okhaex nanz, byailinx hoengz, ailinx nwk, meg caem byaij youh vaiq.

【Yiengh heiq lwed saekcwk】

Danyw：Goragndip、gocizsoz、ciengoeng、maenzgya cauj gvaq、gonywjaeuj、godaihcing、gosauqbaet、gofaxndaeng、goheiqvaiz、lwglazbyaj、vanbahciengq、naengbwzsenh、duzsipgimz、caemhmbaemx、godanghgveih、gosahyinz gak 10 gwz, vangzgiz 25 gwz.

Yunghfap：Aeu raemx cienq, faen 3 baez gwn, moix ngoenz fuk ndeu.

Dan swiq baihrog：Caemhgumh、rongzdinz、gosauqbaet、gofaxndaeng、vaceu、gohaeuheiq、maenzraeulaux、gietnaed begfanz、faexvuengzlienz、govangzginz、godanghgveih、maenzgya cauj gvaq、vuengzlienz、goseiqlimq gak 15 gwz, gaeulanghauh 40 gwz.

Yunghfap：Aeu raemx cienq le caj dohraeuj habngamj le swiq gizbingh baihrog, moix ngoenz baez ndeu, moix fuk yw ndaej laebdaeb yungh 3 ngoenz.

Goengyauq caeuq cujyau yw：Ciengx lwed cawz fung yinh sauj, siu cwk hawj lwed byaij, aeu daeuj yw baezsieng, ywdoj duenq gij bingh dwg lwed haw fung sauj、yiengh heiq lwed saekcwk. Binghyiengh dwg din fwngz naeng sauj, bienq na cocat, miz lai giz gehdek raez dinj mbouj doengz、laeg feuh mbouj yinz, bungq dawz cix in, song fwngz mbouj ndaej gaemz baenz gaemzgienz, gaem couh haemq in, bakdek ok lwed, din fwngz fatndat, humz, hozhawq hozhat, mbouj miz hanh, linx hoengzndaem, ailinx hau, meg caem.

四川名医李永琼怎样治面部黄褐斑？
Swconh boux canghyw mizmingz Lij Yungjgingz baenzlawz yw najraizhenj?

【肝郁气滞型】

处方：柴胡、白芍、白术、茯苓、当归、薄荷各10克，生姜3片，木蝴蝶、红花、香附、三七各8克，升麻、白芷、甘草各5克。

用法：水煎，分3次服用，每日1剂。

功效主治：疏肝解郁，调理气血。用于治疗面部黄褐斑，中医辨证属肝郁气滞型。症见除面部表现外，多数兼有胁痛，叹气，月经不调，舌质淡红，脉弦。

【气滞血瘀型】

处方：桃仁、红花、当归、川芎、生地、白芍各10克，三七、木蝴蝶、香附、柴胡各8克，白芷、升麻各5克。

用法：水煎，分3次服用，每日1剂。

功效主治：疏肝理气，化瘀通络。用于治疗面部黄褐斑，中医辨证属气滞血瘀型。症见面部黄褐色较深，还兼以胸胁刺痛，痛经，月经血块多，舌质紫色或夹瘀点，脉弦涩。

【气虚血瘀型】

处方：黄芪12克，赤芍、川芎、地龙、当归尾各10克，桃仁、红花、木蝴蝶、三七、大枣、丝瓜络各8克，白芷、升麻各5克。

用法：水煎，分3次服用，每日1剂。

功效主治：补气活血通络。用于治疗面部黄褐斑，中医辨证属气虚血瘀型。症见除面部症状外，还兼以气短乏力，食欲不振，月经不调、量多有血块，舌质淡胖有瘀点，脉涩或沉涩无力。

【气血两虚型】

处方：党参、鸡血藤各15克，白术、黄芪、当归、茯苓、远志、酸枣仁、龙眼肉、大枣各12克，升麻、白芷、甘草各6克。

用法：水煎，分3次服用，每日1剂。

功效主治：补益气血。用于治疗面部黄褐斑，中医辨证属气血两虚型。症见面部黄褐斑较淡，兼以神疲乏力，饮食减少，舌质淡红，苔薄白，脉弱无力。

【肝肾阴虚型】

处方：茯苓、丹皮、酸枣仁、山药、熟地各12克，五味子、女贞子各10克，泽泻9克，白芷、升麻、木蝴蝶各6克。

用法：水煎，分3次服用，每日1剂。

功效主治：补益肝肾。用于治疗面部黄褐斑，中医辨证属肝肾阴虚型。症见除面部表现外，还兼以头晕耳鸣，腰膝酸软，失眠多梦，舌质红，苔薄黄，脉细。

【Yiengh heiqdaep cwkgiet】

Danyw：Caizhuz、gobwzsoz、gobegsaed、fuzlingz、godanghgveih、gobozhoz gak 10 gwz，hingndip 3 gep，gogoeg、gosiengz、rumcid、dienzcaet gak 8 gwz，goswngmaz、begcij、gamcauj gak 5 gwz.

Yunghfap：Aeu raemx cienq，faen 3 baez gwn，moix ngoenz fuk ndeu.

Goengyauq caeuq cujyau yw：Soeng daep gaij mbwq，diuz heiq lwed，aeu daeuj yw gwnz naj miz banq henj，ywdoj duenqbingh dwg yiengh heiqdaep cwkgiet. Binghyiengh dwg cawz gwnz naj le，dingzlai giem miz rikdungx in，danqheiq，dawzsaeg mbouj yinz，saeklinx hoengzmong，meg ndongjsoh youh raez.

【Yiengh heiq cwk lwed saek】

Danyw：Ngveihmakdauz、gosiengz、godanghgveih、ciengoeng、goragndip、gobwzsoz gak 10 gwz，dienzcaet、gogoeg、rumcid、caizhuz gak 8 gwz，begcij、goswngmaz gak 5 gwz.

Yunghfap：Aeu raemx cienq，faen 3 baez gwn，moix ngoenz fuk ndeu.

Goengyauq caeuq cujyau yw：Leix heiq hawj daep soeng，siu cwk doeng meg，aeu daeuj yw gwnz naj miz banq henj，ywdoj duenqbingh dwg yiengh heiq cwk lwed saek. Binghyiengh dwg gwnz naj saekhenjgeq haemq ndaem，lij miz aek caeuq rikdungx incoeg，dawzsaeg in，dawzsaeg gij lwed baenz gaiq lai，linx aeuj roxnaeuz cab miz diemjcwk，meg ndongjsoh youh raez，byaij ndaej mbouj swnh.

【Yiengh heiq noix lwed saek】

Danyw：Vangzgiz 12 gwz，gocizsoz、ciengoeng、ndwen、rieng godanghgveih gak 10 gwz，ngveihmakdauz、gosiengz、gogoeg、dienzcaet、makcauj、gva'nyaq gak 8 gwz，begcij、goswngmaz gak 5 gwz.

Yunghfap：Aeu raemx cienq，faen 3 baez gwn，moix ngoenz fuk ndeu.

Goengyauq caeuq cujyau yw：Bouj heiq doeng meg hawj lwed byaij，aeu daeuj yw gwnz naj miz banq henj，ywdoj duenqbingh dwg yiengh heiq noix lwed saek. Binghyiengh dwg cawz gij binghyiengh gwnz naj le，lij giem miz heiqgaed mbouj miz rengz，mbouj siengj gwn doxgaiq，dawzsaeg mbouj yinz，liengh lai miz doengh gaiq lwed，saeklinx bizmong miz diemjcwk，meg byaij mbouj swnh roxnaeuz meg byaij mbouj swnh youh mboujmiz rengz.

【Yiengh heiq lwed cungj nyieg】

Danyw：Godangjcaem、gaeulwed gak 15 gwz，gobegsaed、vangzgiz、godanghgveih、fuzlingz、golaeng'aeuj、ngveih caujcwx、nohmaknganx、makcauj gak 12 gwz，goswngmaz、begcij、gamcauj gak 6 gwz.

Yunghfap：Aeu raemx cienq，faen 3 baez gwn，moix ngoenz fuk ndeu.

Goengyauq caeuq cujyau yw：Bouj heiq lwed，aeu daeuj yw gwnz naj miz banq henj，ywdoj duenqbingh dwg yiengh heiq lwed cungj nyieg. Binghyiengh dwg gwnz naj miz banq henj loq damh，giem miz ndang naiq mbouj miz rengz，gwn doxgaiq gemjnoix， saeklinx hoengzmong, ailinx haumbang, meg unq mbouj miz rengz.

【Yiengh daep mak yaem nyieg】

Danyw：Fuzlingz、naengmauxdan、ngveih caujcwx、maenzbya、caemcij cug gak 12 gwz, gaeucuenqiq、go'nijcinh gak 10 gwz, gocagseq 9 gwz, begcij、goswngmaz、gogoeg gak 6 gwz.

Yunghfap：Aeu raemx cienq, faen 3 baez gwn, moix ngoenz fuk ndeu.

Goengyauq caeuq cujyau yw：Bouj daep bouj mak, aeu daeuj yw gwnz naj miz banq henj, ywdoj duenqbingh dwg yiengh daep mak yaem nyieg. Binghyiengh dwg cawz gwnz naj le, lij giem miz gyaeuj ngunh rwz okrumz, hwet ga naet, ninz mbouj ndaek loq lai, linx hoengz, ailinx mbanghenj, meg saeq.

安徽名医刘斌怎样治阴囊湿疹？
Anhveih boux canghyw mizmingz Liuz Binh baenzlawz yw raem humz?

【湿热下注型】

处方：龙胆草 8 克，白鲜皮、苦参、生地、黄芩、没药各 10 克，丹皮 9 克，赤芍、地肤子、乳香、蛇床子各 5 克，栀子、泽泻、生甘草各 6 克。

用法：水煎，分 3 次服用，每日 1 剂。

功效主治：清热除湿。用于治疗阴囊湿疹，中医辨证属湿热下注型。症见阴囊起粟米大小的丘疱疹和小水疱，皮肤有灼热感，搔抓后渗液较多，糜烂结疤，常常浸湿内裤，舌质红，苔黄，脉弦滑。

【阴亏血燥型】

处方：熟地 18 克，白鲜皮 15 克，当归、白芍、川芎、玄参、皂角刺、荆芥、防风、白蒺藜、桑白皮各 10 克，瞿麦 5 克，甘草 6 克。

用法：水煎，分 3 次服用，每日 1 剂。

功效主治：滋阴养血润燥。用于治疗阴囊湿疹，中医辨证属阴亏血燥型。症见阴囊皮肤褶皱变粗变深，搔破后渗出血水，夜间瘙痒剧烈，舌红，少苔，脉细滑。

【Yiengh cumx huj roengz laj】

Danyw：Golungzdamj 8 gwz, naengbwzsenh、caemhgumh、goragndip、govangzginz、iengmozyoz gak 10 gwz, naengmauxdan 9 gwz, gocizsoz、gosauqbaet、iengyujyangh、gofaxndaeng gak 5 gwz, vuengzgae、gocagseq、gamcauj ndip gak 6 gwz.

Yunghfap：Aeu raemx cienq, faen 3 baez gwn, moix ngoenz fuk ndeu.

Goengyauq caeuq cujyau yw：Siu huj cawz cumx, aeu daeuj yw rongzraem humz, ywdoj duenqbingh dwg yiengh cumx huj roengzlaj. Binghyiengh dwg rongzraem baenz doengh naed nengzndaemj hung lumj haeuxfiengj caeuq makraemx iq, naeng roxnyinh miz di ndatremj, vax le nyamq raemx haemq lai, naeuh baenz gyak, ciengzciengz vaqdinj cungj dumz, linx hoengz, ailinx henj, meg ndongjsoh youh raez youh raeuz.

【Yiengh yaem sied lwed sauj】

Danyw：Caemcij cug 18 gwz, naengbwzsenh 15 gwz, godanghgveih、gobwzsoz、ciengoeng、caemhmbaemx、oenceugoeg、goheiqvaiz、lwglazbyaj、vanbahciengq、gonengznuengx gak 10 gwz, gogizmwz 5 gwz, gamcauj 6 gwz.

Yunghfap：Aeu raemx cienq, faen 3 baez gwn, moix ngoenz fuk ndeu.

Goengyauq caeuq cujyau yw：Bouj yaem ciengx lwed yinh sauj, aeu daeuj yw rongzraem humz, ywdoj duenqbingh dwg yiengh yaem sied lwed sauj. Binghyiengh dwg naengraem nyaeuq bienq co bienq ndaem, vax sieng le ok raemxlwed, gyanghaemh haemq humz, linx hoengz, ailinx noix, meg saeq youh raeuz.

辽宁名医王翠霞怎样治外阴白斑?
Liuzningz boux canghyw mizmingz Vangz Cuiyaz baenzlawz yw ced raizhau?

【肝肾阴虚型】

处方：丹参、红花、益母草各 24 克，苦参、何首乌各 40 克，补骨脂 16 克，旱莲草、白鲜皮、熟地、黄柏、知母、女贞子、蛇床子各 20 克。

用法：以上药加水煎煮，每剂煎 1 次，煎出 600～800 毫升药液，先熏蒸患处 10 分钟，待药液微热时用药液反复冲洗患处，最后将患处全部浸入药液中泡洗 20 分钟。

功效主治：调补肝肾，滋阴降火。用于治疗外阴白斑，中医辨证属肝肾阴虚型。症见阴部干涩，痒痛，外阴皮肤呈灰白色、萎缩、破溃，伴有心胸烦热，手足心热，头晕目眩，时有烘热汗出，腰酸膝软，舌红少苔，脉弦细而数。

【肝经湿热型】

处方：苦参、莪术、白鲜皮、何首乌、蛇床子、三棱各 40 克，甘草、补骨脂各 24 克，射干、茵陈各 16 克，红花 32 克，大黄、黄柏、白头翁各 20 克。

用法：以上药加水煎煮，每剂煎 1 次，煎出 600～800 毫升药液，先熏蒸患处 10 分钟，待药液微热时用药液反复冲洗患处，最后将患处全部浸入药液中泡洗 20 分钟。

功效主治：泻肝清热，除湿止痒。用于治疗外阴白斑，中医辨证属肝经湿热型。症见阴部增厚、粗糙、瘙痒疼痛，带下量多、色黄、质稠、臭秽，口苦咽干，心烦不宁，舌红，苔黄腻，脉弦滑数。

【Yiengh daep mak yaem nyieg】

Danyw：Dancaem、gosiengz、ngaihmwnj gak 24 gwz, caemhgumh、maenzgya gak 40 gwz, faenzcepraemx 16 gwz, gomijrek、naengbwzsenh、caemcij cug、faexvuengzlienz、gocihmuj、gonijcinh、gofaxndaeng gak 20 gwz.

Yunghfap：Gij yw gwnz neix aeu raemx cienq, moix fuk cienq baez ndeu, cienq ok 600～800 hauzswng raemxyw, sien oen swiq gizbingh 10 faencung, caj raemxywloq ndat seiz aeu raemxyw fanjfuk soz swiq gizbingh, doeklaeng dawz gizbingh cungj cimq haeuj ndaw raemxyw bae cimq swiq 20 faencung.

Goengyauq caeuq cujyau yw: Diuz bouj daep mak, ciengx yaem roengz huj, aeu daeuj yw lajyaem baenz banqhau, ywdoj duenqbingh dwg yiengh daep mak yaem nyieg. Binghyiengh dwg lajyaem sauj, humz, naeng rog lajyaem baenz saekhaumong, reuq, siengnaeuh, lij miz sim aek huj lai, angjfwngz gyangdin ndat, gyaeujngunh daraiz, miz seiz hwngq daengz hanh ok, hwetnaet gaunq, linx hoengz ailinx noix, meg ndongjsoh saeq raez, byaij ndaej youh vaiq.

【Yiengh megdaep cumx huj】

Danyw: Caemhgumh、ginghgunh、naengbwzsenh、maenzgya、gofaxndaeng、ragsamlimq gak 40 gwz, gamcauj、faenzcepraemx gak 24 gwz, goriengbyaleix、go'ngaihndingj gak 16 gwz, gosiengz 32 gwz, godavangz、faexvuengzlienz、gobwzdouzvungh gak 20 gwz.

Yunghfap: Gij yw gwnz neix aeu raemx cienq, moix fuk cienq baez ndeu, cienq ok 600～800 hauzswng raemxyw, sien oen swiq gizbingh 10 faencung, caj raemxyw loq ndat seiz aeu raemxyw fanjfuk soz swiq gizbingh, doeklaeng dawz gizbingh cungj cimq haeuj ndaw raemxyw bae cimq swiq 20 faencung.

Goengyauq caeuq cujyau yw: Baiz daep huj, cawz cumxdingz humz, aeu daeuj yw lajyaem baenz banqhau, ywdoj duenqbingh dwg yiengh megdaep cumx huj. Binghyiengh dwg lajyaem bienq na、cocat, humz in, begdaiq liengh lai、henj、niu、haeungaengh, bakhaemz hozhawq, simfanz mbouj dingh, linx hoengz, ailinx henjna, meg ndongjsoh youh raez youh raeuz, byaij youh vaiq.

六、眼耳鼻喉科
Roek、Goh Da Rwz Ndaeng Hoz

浙江名医陈国立怎样治早期白内障？

Cezgyangh boux canghyw mizmingz Cinz Gozliz baenzlawz yw seizcaeux damueg？

【肝肾两亏型】

处方：熟地 18 克，枸杞子、菊花、桑椹、茯苓、山药、菟丝子各 12 克，山茱萸、丹皮、当归、枳实各 10 克，泽泻 8 克，黄精 20 克。

用法：水煎，分 3 次服用，每日 1 剂。

功效主治：补益肝肾，益精明目。用于辅助治疗早期白内障，中医辨证属肝肾两亏型。症见患眼视物昏蒙，眼前黑花似飞蚊，眼内干涩，头晕耳鸣，腰膝酸软，舌红，苔薄白，脉细。

【肝经郁热型】

处方：黄芩、柴胡、车前子、泽泻、龙胆草各 8 克，生地、石决明各 15 克，菊花、枸杞子、草决明、当归各 12 克，通草 6 克。

用法：水煎，分 3 次服用，每日 1 剂。

功效主治：疏肝清热，解郁明目。用于辅助治疗早期白内障，中医辨证属肝经郁热型。症见精神抑郁，头痛目胀，晶珠混浊，视物模糊，口苦咽干，舌红，苔薄黄，脉弦数。

【脾虚气弱型】

处方：黄芪 25 克，党参、黄精各 15 克，当归、白术、升麻、陈皮、菊花、浙贝母各 10 克，熟地、枸杞子各 12 克，甘草 5 克。

用法：水煎，分 3 次服用，每日 1 剂。

功效主治：健脾益气，升阳明目。用于辅助治疗早期白内障，中医辨证属脾虚气弱型。症见患眼视物模糊，神疲体乏，面色无华，食欲不振，舌淡，苔白，脉弱。

【脾胃湿热型】

处方：苍术、黄芩、砂仁、陈皮、昆布、海藻、浙贝母各 10 克，党参、薏苡仁、山药各 15 克，茯苓 12 克，通草 6 克。

用法：水煎，分 3 次服用，每日 1 剂。

功效主治：健脾去湿，清热散结。用于辅助治疗早期白内障，中医辨证属脾胃湿热型。症见患眼视物昏蒙，晶珠混浊，目涩，心郁，口臭，大便不畅，舌胖，苔白腻，脉滑数。

【Yiengh daep mak cungj sied】

Danyw: Caemcij cug 18 gwz, makgoujgij、vagut、maknengznuengx、fuzlingz、maenzbya、gaeungva gak 12 gwz, cazladbya、naengmauxdan、godanghgveih、makdoengjsoemj gak 10 gwz, gocagseq 8 gwz, ginghsw 20 gwz.

Yunghfap: Aeu raemx cienq, faen 3 baez gwn, moix ngoenz fuk ndeu.

Goengyauq caeuq cujyau yw: Bouj daep bouj mak, bouj rae hawj da rongh. Aeu daeuj bang yw geizcaeux damueg, ywdoj duenqbingh dwg yiengh daep mak cungj sied. Binghyiengh dwg cehda baenzbingh yawj doxgaiq myox, naj da raiz ndaem lumj duzyungz mbin, ndaw da saep sauj, gyaeuj ngunh rwz okrumz, hwet ga naet, linx hoengz, ailinx haumbang, meg saeq.

【Yiengh megdaep cwk huj】

Danyw: Govangzginz、caizhuz、cehgomaxdaez、gocagseq、golungzdamj gak 8 gwz, goragndip、gyapbangx bauyiz gak 15 gwz, vagut、makgoujgij、cehyiengzmbeq、godanghgveih gak 12 gwz, golwnxreij 6 gwz.

Yunghfap: Aeu raemx cienq, faen 3 baez gwn, moix ngoenz fuk ndeu.

Goengyauq caeuq cujyau yw: Soeng daep siu huj, gaij mbwq hawj da rongh. Aeu daeuj bang yw geizcaeux damueg, ywdoj duenqbingh dwg yiengh megdaep cwk huj. Binghyiengh dwg cingsaenz nyapnyuk, gyaeujin da ciengq, cehda hoemz, da'myox, bakhaemz hozhawq, linx hoengz, ailinx mbanghenj, meg ndongjsoh youh raez, byaij youh vaiq.

【Yiengh mamx haw heiq nyieg】

Danyw: Vangzgiz 25 gwz, godangjcaem、ginghsw gak 15 gwz, godanghgveih、gobegsaed、goswngmaz、naengmakgam、vagut、gobeimuj Cezgyangh gak 10 gwz, caemcij cug、makgaeujgij gak 12 gwz, gamcauj 5 gwz.

Yunghfap: Aeu raemx cienq, faen 3 baez gwn, moix ngoenz fuk ndeu.

Goengyauq caeuq cujyau yw: Cangq mamx bouj heiq, hawj yiengz swnghawj da rongh. Aeu daeuj bang yw geizcaeux damueg, ywdoj duenqbingh dwg yiengh mamx haw heiq nyieg. Binghyiengh dwg biengj da baenzbingh da'myox, ndangnaiq mbouj mizrengz, saeknaj mbouj rongh, mbouj siengj gwn doxgaiq, linx mong, ailinx hau, meg nyieg.

【Yiengh mamx dungx cumx huj】

Danyw: Gocangsaed、govangzginz、gosahyinz、naengmakgam、haijdai、mezhaij、gobeimuj Cezgyangh gak 10 gwz, godangjcaem、haeuxroeg、maenzbya gak 15 gwz, fuzlingz 12 gwz, golwnxreij 6 gwz.

Yunghfap: Aeu raemx cienq, faen 3 baez gwn, moix ngoenz fuk ndeu.

Goengyauq caeuq cujyau yw: Cangq mamx cawz cumx, siu huj sanq cwk. Aeu daeuj bang yw geizcaeux damueg, ywdoj duenqbingh dwg yiengh mamx dungx cumx huj. Binghyiengh dwg cehda baenzbingh yawj doxgaiq myox, cehda hoemz, dasaep, simnyap, conghbak haeu, okhaex mbouj cwxcaih, linxbiz, ailinx hauniu, meg byaij youh vaiq youh raeuz.

浙江名医曹岐新怎样治干眼症？

Cezgyangh boux canghyw mizmingz Cau Gizsinh baenzlawz yw dasauj damyox?

【脾肺湿热型】

处方：桑白皮、玄参、麦门冬、黄芩、旋覆花、菊花、地骨皮、茯苓、泽泻、芜蔚子各 10 克，决明子 15 克，桔梗 6 克，蝉蜕 5 克。

用法：水煎，分 3 次服用，每日 1 剂。

功效主治：除湿清热，养肺润燥。用于治疗干眼症，中医辨证属脾肺湿热型。症见睑垂目涩，睑内红赤、粗糙混浊，白睛污浊不清，舌苔黄腻，脉滑。

【肺阴不足型】

处方：生地 15 克，麦门冬、玄参、浙贝母、丹皮、菊花、白芍、谷精草、芜蔚草各 10 克，薄荷 6 克，蝉蜕、甘草各 5 克。

用法：水煎，分 3 次服用，每日 1 剂。

功效主治：养阴清肺。用于治疗干眼症，中医辨证属肺阴不足型。症见患眼干涩不爽，泪少，久视易疲劳，甚则视物不清，白睛如常或少许赤脉，黑睛可有细点星翳，病势迁延难愈，全身伴有干咳少痰，咽干便秘，苔薄少津，脉细无力。

【肝肾阴虚型】

处方：熟地 15 克，枸杞子、菊花、山茱萸、山药、茯苓、丹皮、当归、白芍、泽泻各 10 克。

用法：水煎，分 3 次服用，每日 1 剂。

功效主治：补益肝肾，滋阴养血。用于治疗干眼症，中医辨证属肝肾阴虚型。症见患眼干涩畏光，双眼频眨，视物不清，白睛隐隐淡红，久视则诸症加重。全身可兼见口干少津，腰膝酸软，头昏耳鸣，夜寐多梦，舌红苔薄，脉细。

【Yiengh mamx bwt cumx huj】

Danyw：Gonengznuengx、caemhmbaemx、megdoeng、govangzginz、gutvaniuj、vagut、naenggaeujgij、fuzlingz、gocagseq、cehngaihmwnj gak 10 gwz, ceh gombejndip 15 gwz, gizgwnj 6 gwz, bokbid 5 gwz.

Yunghfap：Aeu raemx cienq, faen 3 baez gwn, moix ngoenz fuk ndeu.

Goengyauq caeuq cujyau yw：Cawz cumx siu huj, ciengx bwt yinh sauj, aeu daeuj yw binghdasauj, ywdoj duenqbingh dwg yiengh mamx bwt cumx huj. Binghyiengh dwg buengzda duengh da saep, ndaw da hoengz, da nyap da myox, dahau hoemz, ailinx henjna, meg raeuz.

【Yiengh bwt yaem mbouj gaeuq】

Danyw：Goragndip 15 gwz, megdoeng、caemhmbaemx、gobeimuj Cezgyangh、 naengmauxdan、vagut、gobwzsoz、gohaeuxaw、ngaihmwnj gak 10 gwz, gobozhoz 6 gwz, bokbid、gamcauj gak 5 gwz.

Yunghfap：Aeu raemx cienq, faen 3 baez gwn, moix ngoenz fuk ndeu.

Goengyauq caeuq cujyau yw：Ciengx yaem cing bwt, aeu daeuj yw binghdasauj, ywdoj duenqbingh dwg yiengh bwt yaem mbouj gaeuq. Binghyiengh dwg da sauj mbouj cwxcaih, raemxda noix, yawj nanz da heih naet, caiqlij yawj doxgaiq myox, dahau cingqciengz roxnaeuz miz dingz meghoengz, lwgbaed ndaej raen doengh diemj mueg saeq-set, bingh nanz le nanz yw ndaej ndei, lij buenx miz ae hoengq myaiz noix, hozhawq haexgaz, ailinx mbang raemxmyaiz noix, meg saeq youh mboujmiz rengz.

【Yiengh daep mak yaem nyieg】

Danyw：Caemcij cug 15 gwz, makgoujgij、vagut、cazladbya、maenzbya、fuzlingz、naengmauxdan、godanghgveih、gobwzsoz、gocagseq gak 10 gwz.

Yunghfap：Aeu raemx cienq, faen 3 baez gwn, moix ngoenz fuk ndeu.

Goengyauq caeuq cujyau yw：Bouj daep bouj mak, ciengx yaem ciengx lwed, aeu daeuj yw binghdasauj, ywdoj duenqbingh dwg yiengh daep mak yaem nyieg. Binghyiengh dwg da sap lau raen rongh, song da yaep bae yaep dauq, yawj doxgaiq myox, da hau loq hoengzmaeq, yawj nanz le gak cungj binghyiengh cungj lai naek. daengx ndang lij raen hozhawq raemx noix, hwet ga naet, gyaeujnguih rwz okrumz, haemh ninz loq lai, linx hoengz ailinx mbang, meg saeq.

北京名医张守康怎样治视神经萎缩？

Bwzgingh boux canghyw mizmingz Cangh Soujgangh baenzlawz yw sisinzgingh reuqsuk？

【肝肾不足型】

处方：枸杞子、菊花、丹皮、茯苓各10克，生地、熟地、山药各15克，山茱萸12克，泽泻8克。

用法：水煎，分3次服用，每日1剂。

功效主治：补益肝肾，开窍明目。用于治疗视神经萎缩，中医辨证属肝肾不足型。症见视力渐降，甚至失明，头昏耳鸣，腰膝酸软，失眠多梦，舌红少苔，脉细无力。

【脾气虚型】

处方：黄芪25克，白术、当归、柴胡各12克，党参15克，陈皮、升麻各8克。

用法：水煎，分3次服用，每日1剂。

功效主治：补脾益气，温阳开窍。用于治疗视神经萎缩，中医辨证属脾气虚型。症见视物不清，面白形寒，少气乏力，食少便溏，舌淡苔白，脉沉迟无力。

【气血亏虚型】

处方：党参15克，白术、当归、白芍、熟地、茯苓、远志各12克，五味子、陈皮各8克，肉桂、炙甘草、生姜各5克，大枣6枚。

用法：水煎，分 3 次服用，每日 1 剂。

功效主治：益气养血。用于治疗视神经萎缩，中医辨证属气血亏虚型。症见视物昏暗，面色无华，头晕心悸，少气懒言，失眠健忘，舌淡，脉细无力。

【肾虚肝郁型】

处方：当归、白芍、茯苓、白术、丹参、赤芍、柴胡、枸杞子、栀子各 10 克，磁石（打碎先煎）18 克，熟地、山药各 12 克，神曲、升麻、五味子各 8 克，甘草 6 克。

用法：水煎，分 3 次服用，每日 1 剂。

功效主治：疏肝补肾。用于治疗视神经萎缩，中医辨证属肾虚肝郁型。症见视力渐降，头晕耳鸣，腰膝酸软，情志抑郁，胸闷不舒，舌红少苔，脉弦细。

【Yiengh daep mak mbouj gaeuq】

Danyw：Makgoujgij、vagut、naengmauxdan、fuzlingz gak 10 gwz, goragndip、caemcij cug、maenzbya gak 15 gwz, cazladbya 12 gwz, gocagseq 8 gwz.

Yunghfap：Aeu raemx cienq, faen 3 baez gwn, moix ngoenz fuk ndeu.

Goengyauq caeuq cujyau yw：Bouj daep bouj mak, hai congh hawj da rongh, aeu daeuj yw sisinzgingh reuqsuk, ywdoj duenqbingh dwg yiengh daep mak mbouj gaeuq. Binghyiengh dwg siliz menhmenh doekdaemq, caiqlij damengz bae, gyaeujngunh rwz okrumz, hwet ga naet, ninz mbouj ndaek loq lai, linx hoengz ailinx noix, meg saeq youh mboujmiz rengz.

【Yiengh heiqmamx nyieg】

Danyw：Vangzgiz 25 gwz, gobegsaed、godanghgveih、caizhuz gak 12 gwz, godangj. caem 15 gwz, naengmakgam、goswngmaz gak 8 gwz.

Yunghfap：Aeu raemx cienq, faen 3 baez gwn, moix ngoenz fuk ndeu.

Goengyauq caeuq cujyau yw：Cangq mamx bouj heiq, raeuj yiengz hai congh, aeu daeuj yw sisinzgingh reuqsuk, ywdoj duenqbingh dwg yiengh heiqmamx nyieg. Binghyiengh dwg yawj doxgaiq myox, naj hau ndang hanz, heiq noix mbouj miz rengz, gwn ndaej noix okhaex yungz, linx mong ailinx hau, meg naekcaem youh menh mboujmiz rengz.

【Yiengh heiq lwed sied nyieg】

Danyw：Godangjcaem 15 gwz, gobegsaed、godanghgveih、gobwzsoz、caemcij cug、fuzlingz、golaeng'aeuj gak 12 gwz, gaeucuenqiq、naengmakgam gak 8 gwz, gogviq、gamcauj cauj、hing gak 5 gwz, makcauj 6 naed.

Yunghfap：Aeu raemx cienq, faen 3 baez gwn, moix ngoenz fuk ndeu.

Goengyauq caeuq cujyau yw：Bouj heiq ciengx lwed, aeu daeuj yw sisinzgingh reuqsuk, ywdoj duenqbingh dwg yiengh heiq lwed sied nyieg. Binghyiengh dwg yawj doxgaiq myox, saeknaj mbouj rongh, gyaeujngunh simvueng, heiq noix gik gangj vah, ninz mbouj ndaek, lumzlangh, linx mong, meg saeq youh mboujmiz rengz.

【Yiengh mamx nyieg daep cwk】

Danyw：Godanghgveih、gobwzsoz、fuzlingz、gobegsaed、dancaem、gocizsoz、caizhuz、 makgoujgij、vuengzgae gak 10 gwz, swzdiet（dub soiq sien cienq）18 gwz, caemcij cug、maenzbya gak 12 gwz, gosinzgiz、goswngmaz、gaeucuenqiq gak 8 gwz, gamcauj 6 gwz.

Yunghfap: Aeu raemx cienq, faen 3 baez gwn, moix ngoenz fuk ndeu.

Goengyauq caeuq cujyau yw: Soeng daep bouj mak, aeu daeuj yw sisinzgingh reuqsuk, ywdoj duenqbingh dwg yiengh mamx nyieg daep cwk. Binghyiengh dwg siliz menhmenh doekdaemq, gyaeuj ngunh rwz okrumz, hwet ga naet, simnyap, aekcaet mbouj cwxcaih, linx hoengz ailinx noix, meg ndongjsoh youh saeq raez.

湖南名医秦裕辉怎样治眼睛黄斑变性？
Huznanz boux canghyw mizmingz Cinz Yiveih baenzlawz yw lwgda banqhenj baenz gyak？

【脾气亏虚型】

处方：太子参、茯苓、白术、法半夏、陈皮、桔梗、升麻各 10 克，黄芪、薏苡仁各 15 克，甘草 5 克。

用法：水煎，分 3 次服用，每日 1 剂。

功效主治：健脾益气，利湿化浊。用于治疗年龄相关性眼睛黄斑变性，中医辨证属脾气亏虚型。症见视物模糊，或视物变形，眼底可见黄斑部及其周围有较多的玻璃膜疣，中心凹反射消失，可伴有神疲乏力，面黄消瘦，舌淡，苔薄或白腻，脉细或弱。

【肝肾不足型】

处方：女贞子、楮实子、菟丝子各 15 克，旱莲草、山茱萸、山药、枸杞子、车前子各 10 克，甘草 5 克。

用法：水煎，分 3 次服用，每日 1 剂。

功效主治：补益肝肾，益精明目。用于治疗年龄相关性眼睛黄斑变性，中医辨证属肝肾不足型。症见视物模糊，眼底可见干性或湿性黄斑变性之改变，伴头晕目眩，腰膝酸软，耳鸣或耳聋，双目干涩，舌质淡红，少苔，脉细数。

【气阴两虚型】

处方：党参、黄芪、女贞子、金樱子、车前子各 15 克，白术、旱莲草、山茱萸、山药、丹皮、茯苓、菊花各 10 克。

用法：水煎，分 3 次服用，每日 1 剂。

功效主治：健脾益气，滋肾明目。用于治疗年龄相关性眼睛黄斑变性，中医辨证属气阴两虚型。症见病变迁延日久，视力明显下降，双眼干涩不适。眼底可见黄斑区形成盘状疤痕或萎缩性改变，伴腰酸乏力，咽干口燥，少气懒言，夜尿多，舌红，少苔，脉细数。

【Yiengh heiqmamx siednyieg】

Danyw: Caemdaiswjswnh、fuzlingz、gobegsaed、sawzbuenqyaq、naengmakgam、gizgwnj、goswngmaz gak 10 gwz, vangzgiz、haeuxroeg gak 15 gwz, gamcauj 5 gwz.

Yunghfap: Aeu raemx cienq, faen 3 baez gwn, moix ngoenz fuk ndeu.

Goengyauq caeuq cujyau yw: Cangq mamx bouj heiq, leih cumx baiz doeg, aeu daeuj yw caeuq nienzlingz doxgven baenz lwgda banqhenj baenzbingh, ywdoj duenqbingh dwg yiengh heiqmamx siednyieg. Binghyiengh dwg da'myox, roxnaeuz yawj doxgaiq bienq yiengh, ndaw lwgda ndaej raen giz banqhenj caeuq seiq henz miz haujlai gyaki lumj gingq nei, gij fanjse mboep cungqgyang mbouj raen lo, ndaej buenx miz ndang naiq mbouj miz rengz, najhenj ndang byom, linx mong, ailinx mbang roxnaeuz hau nwk, meg saeq roxnaeuz nyieg.

【Yiengh daep mak mbouj gaeuq】

Danyw: Go'nijcinh、goceijsa、gaeungva gak 15 gwz, gomijrek、cazladbya、maenzbya、makgoujgij、cehgomaxdaez gak 10 gwz, gamcauj 5 gwz.

Yunghfap: Aeu raemx cienq, faen 3 baez gwn, moix ngoenz fuk ndeu.

Goengyauq caeuq cujyau yw: Bouj daep bouj mak, bouj rae hawj da rongh, aeu daeuj yw caeuq nienzlingz doxgven baenz lwgda banqhenj baenzbingh, ywdoj duenqbingh dwg yiengh daep mak mbouj gaeuq. Binghyiengh dwg da'myox, ndaw da ndaej raen gij banqhenj bienq sauj roxnaeuz bienq cumx, lij miz gyaeujngunh daraiz, hwet ga naet, rwz okrumz roxnaeuz rwznuk, song da saep, saeklinx hoengzmong, ailinx noix, diuzmeg youh gaeb byaij ndaej youh vaiq youh mbouj miz rengz.

【Yiengh heiq yaem cungj nyieg】

Danyw: Godangjcaem、vangzgiz、go'nijcinh、makvengj、cehgomaxdaez gak 15 gwz, gobegsaed、gomijrek、cazladbya、maenzbya、naengmauxdan、fuzlingz、vagut gak 10 gwz.

Yunghfap: Aeu raemx cienq, faen 3 baez gwn, moix ngoenz fuk ndeu.

Goengyauq caeuq cujyau yw: Cangq mamx bouj heiq, bouj mak hawj da rongh, aeu daeuj yw caeuq nienzlingz doxgven baenz lwgda banqhenj baenzbingh, ywdoj duenqbingh dwg yiengh heiq yaem cungj nyieg. Binghyiengh dwg bingh nanz lai, da bienq myox, song da saep mbouj cwxcaih. Ndaw da ndaej raen gij biuj lumj buenz youq ndaw gvaengz banqhenj roxnaeuz bienq suk reuq, lij miz hwet naiq mbouj miz rengz hozhawq hozhat, heiq noix gik gangj vah, gyanghhaemh nyouh lai, linx hoengz, ailinx noix, diuzmeg youh gaeb byaij ndaej youh vaiq youh mbouj miz rengz.

浙江名医赵燕平怎样治神经性耳鸣?

Cezgyangh boux canghyw mizmingz Cau Yenbingz baenzlawz yw sinzginghsing rwz okrumz?

【风热侵袭型】

处方: 金银花、牛蒡子、蝉蜕、荆芥、柴胡、当归、赤芍各 10 克, 葛根、丹参、板蓝根各 20 克, 石菖蒲、连翘各 12 克。

用法：水煎，分3次服用，每日1剂。

加减：耳胀闷感者，加路路通20克、丝瓜络10克；头痛者，加蔓荆子、白蒺藜、羌活各10克；鼻塞流涕者，加白芷15克、苍耳子10克。

功效主治：清热疏风，宣肺通窍。用于治疗神经性耳鸣，中医辨证属风热侵袭型。症见外感后突发耳鸣，或耳有闭塞感，兼鼻塞流涕、头痛等，舌质红，苔薄白，脉浮数。听力一般正常，单侧或双侧耳鸣，电测听多为传导性耳鸣，TCD（经颅多普勒）检查多为血管痉挛。

【肝火上炎型】

处方：赤芍、白芍、石菖蒲、川芎各12克，当归、夏枯草、泽泻、丹皮、香附、柴胡各10克，钩藤、丹参、葛根各20克。

用法：水煎，分3次服用，每日1剂。

功效主治：清热泻肝，开郁通窍。用于治疗神经性耳鸣，中医辨证属肝火上炎型。多因郁怒而突然耳鸣，听力下降，耳鸣如风、如雷、如潮声，兼头痛，神烦易怒，口苦咽干，夜寐不宁，便结，胸肋胀满，舌红苔黄，脉弦数。鼓膜检查为正常或轻度充血，电测听多为感音神经性耳聋，TCD（经颅多普勒）检查为血管痉挛，鼓膜标志清，活动良好，此型临床上较多见。

【痰火郁结型】

处方：半夏、茯苓、柴胡、蝉蜕、橘红、当归、僵蚕各10克，石菖蒲、赤芍、白芍各12克，丹参、葛根各20克。

用法：水煎，分3次服用，每日1剂。

功效主治：清热化痰，开郁通窍。用于治疗神经性耳鸣，中医辨证属痰火郁结型。症见耳鸣声音多宏而粗，耳内胀闷，兼有头晕目眩，胸脘满闷，痰多，舌红苔厚腻，脉滑数。电测听示混合性耳聋，鼓膜混浊，严重者可见光锥消失，鼓膜标志不清。

【气滞血瘀型】

处方：桃仁、红花、蝉蜕、香附、柴胡各10克，三棱、当归、石菖蒲、赤芍、白芍各12克，葛根、丹参各20克。

用法：水煎，分3次服用，每日1剂。

加减：耳闭者，加丝瓜络10克、路路通15克；腰膝酸软者，加杜仲、巴戟天各12克，菟丝子10克；头晕者，加天麻、菊花各10克。

功效主治：活血化瘀，通络开窍。用于治疗神经性耳鸣，中医辨证属气滞血瘀型。此型最为多见，耳鸣如蝉，舌质暗红或有瘀点，脉细涩。鼓膜正常或萎缩，电测听示感音性耳聋。

【肾元亏损型】

处方：灵磁石30克，丹参、葛根各20克，当归、山茱萸、五味子、泽泻、蝉蜕各10克，石菖蒲、山药、川芎各12克。

用法：水煎，分3次服用，每日1剂。

加减：畏寒肢冷者，加仙茅10克、益智仁15克；口干舌燥者，加旱莲草15克，女贞子、枸杞子各10克。

功效主治：补肾填精，充养耳窍。用于治疗神经性耳鸣，中医辨证属肾元亏损型。此型多见于中老年人，耳鸣绵绵，听力减退，耳鸣细而长，失眠，腰膝酸软，头晕眼花，或见心胸烦热，手足心热，舌红少苔，脉细弱或细数。电测听示感音性耳聋，鼓膜混浊、钙化。

【气血亏损型】

处方：丹参、葛根各 20 克，党参、生地各 15 克，升麻 6 克，当归、太子参、川芎各 12 克，炒赤芍、炒白芍、茯苓、柴胡、炒白术各 9 克。

用法：水煎，分 3 次服用，每日 1 剂。

功效主治：益气养血，通利耳窍。用于治疗神经性耳鸣，中医辨证属气血亏损型。症见耳鸣时轻时重，疲劳时加剧，兼有神疲乏力，心悸气短，面黄无华，舌淡红，苔白，脉细弱。TCD（经颅多普勒）检查多为供血不足。

【Yiengh fung huj famh haeujn dang】

Danyw：Vagimngaenz、faet、bokbid、goheiqvaiz、caizhuz、godanghgveih、gocizsoz gak 10 gwz，gogat、dancaem、gohungh gak 20 gwz，goyiengzfuz、golenzgyauz gak 12 gwz.

Yunghfap：Aeu raemx cienq，faen 3 baez gwn，moix ngoenz fuk ndeu.

Gya gemj：Boux raen rwz ciengq，gya makraeu 20 gwz、gva'nyaq 10 gwz；boux gyaeujin，gya faenxman、vanbahciengq、go'gyanghhoz gak 10 gwz；bouxndaengsaek mug rih，gya begcij 15 gwz、cehcijdouxbox 10 gwz.

Goengyauq caeuq cujyau yw：Siu huj doeng fung，doeng bwt doeng congh，aeu daeuj yw sinzgingh baenz rwz okrumz，ywdoj duenqbingh dwg yiengh fung huj famh haeuj ndang. Binghyiengh dwg baihrog lah dwgliengz le fwt baenz rwz okrumz，roxnaeuz rwz lumj deng saek nei，lijmiz ndaeng saek mug rih，gyaeujin daengj，linx hoengz，ailinx haumbang，meg fouz byaij ndaej youh vaiq. Dingqlig itbuen cingqciengz，rwz okrumz mbiengj ndeu roxnaeuz song mbiengj，aeu dienh daeuj damqdingq dingzlai dwg cungj daujsoengq rwz okrumz，TCD（ginglluzdohbujlwz）genjcaz dingzlai dwg sailwed henjgeuq.

【yiengh daephuj swng hwnj gwnz】

Danyw：Gocizsoz、gobwzsoz、goyiengzfuz、ciengoeng gak 12 gwz，godanghgveih、nyayazgyae、gocagseq、naengmauxdan、rumcid、caizhuz gak 10 gwz，gaeugvaqngaeu、dancaem、gogat gak 20 gwz.

Yunghfap：Aeu raemx cienq，faen 3 baez gwn，moix ngoenz fuk ndeu.

Goengyauq caeuq cujyau yw：Baiz hujdaep，hai cwk doeng congh，aeu daeuj yw sinzgingh baenz rwz okrumz，ywdoj duenq gij bingh dwg yiengh daephuj swng hwnj gwnz. Dingzlai dwg nyapnyuk lai fwt rwz okrumz，dingq mbouj nyi，rwz okrumz lumj singrumz、singbyaj、singraemxlangh，giem gyaeujin，simnyap heih fatheiq，bakhaemz hozhawq，haemh ninz mbouj onj，haexgaz，rikdungx ciengq，linx hoengz ailinx henj， meg ndongjsoh youh raez, byaij youh vaiq. Genjcaz gujmoz dwg cingqciengz roxnaeuz loq miz di cung lwed, dienh daqmdingq lai dwg cungj sinzgingh dingqyinh baenz rwznuk, TCD (gingluzdohbujlwz) genjcaz dwg sailwed henjgeuq, gujmoz byauhci cingcuj, hozdung ndei, cungj binghyiengh neix seiz ywbingh raen ndaej lai.

【Yiengh hujmyaiz cwkgiet】

Danyw: Buenqyaq、fuzlingz、caizhuz、bokbid、bugnaengbwn、godanghgveih、nengznuengx daigeng gak 10 gwz, goyiengzfuz、gocizsoz、gobwzsoz gak 12 gwz, dancaem、gogat gak 20 gwz.

Yunghfap: Aeu raemx cienq, faen 3 baez gwn, moix ngoenz fuk ndeu.

Goengyauq caeuq cujyau yw: Siu huj siu myaiz, hai cwk doeng congh, aeu daeuj yw sinzgingh baenz rwz okrumz, ywdoj duenq gij bingh dwg yiengh hujmyaiz cwkgiet. Binghyiengh dwg rwz okrumz sing gok youh co, ndaw rwz ciengq, giem miz gyaeujngunh daraiz, aek caet dungx raeng, myaiz lai, linx hoengz ailinx na nwk, meg byaij youh vaiq youh raeuz. Dienhdamq dwg dinghsi doxgyaux baenz rwznuk, gujmoz hoemz, bouxbinghnaek ndaej raen daengz gvanghcuih mbouj raen lo, byauhci mbouj cing.

【Yiengh heiq cwk lwed saek】

Danyw: Ngveihmakdauz、gosiengz、bokbid、rumcid、caizhuz gak 10 gwz, ragsamlimq、godanghgveih、goyiengzfuz、gocizsoz、gobwzsoz gak 12 gwz, gogat、dancaem gak 20 gwz.

Yunghfap: Aeu raemx cienq, faen 3 baez gwn, moix ngoenz fuk ndeu.

Gya gemj: Bouxrwzsaek, gya gva'nyaq 10 gwz、makraeu 15 gwz; boux hwet ga naet, gya faexiethoux、gaeusaejgaeq gak 12 gwz, gaeungva 10 gwz; boux gyaeujngunh, gya denhmaz、vagut gak 10 gwz.

Goengyauq caeuq cujyau yw: Siu cwk hawj lwed byaij, doeng meg hai congh, aeu daeuj yw sinzginh baenz rwz okrumz, ywdoj duenqbingh dwg yiengh heiq cwk lwed saek. Cungj neix raen ceiq lai, rwz okrumz lumj duzbid heuh, linx hoengzndaem roxnaeuz miz diemjcwk, meg saeq meg byaij mbouj swnh. Gujmoz cingqciengz roxnaeuz reuq, dienh damq dwg dinghsi ganjyinh rwznuk.

【Yiengh yienzheiq aenmak sied】

Danyw: Swzdietlix 30 gwz, dancaem、gogat gak 20 gwz, godanghgveih、cazladbya、gaeucuenqiq、gocagseq、bokbid gak 10 gwz, goyiengzfuz、maenzbya、ciengoeng gak 12 gwz.

Yunghfap: Aeu raemx cienq, faen 3 baez gwn, moix ngoenz fuk ndeu.

Gya gemj: Boux lau nit ga caep, gya hazsien 10 gwz、cehhing 15 gwz; boux hozhawq linx sauj, gya gomijrek 15 gwz, go'nijcinh、makgoujgij gak 10 gwz.

Goengyauq caeuq cujyau yw: Bouj mak bouj rae, ciengx conghrwz, aeu daeuj yw sinzgingh baenz rwz okrumz, ywdoj duenq gij bingh dwg yiengh yienzheiq aenmak sied. Cungj bingh neix bouxlaux deng lai, rwz okrumz mbouj dingz, menhmenh mbouj dingqnyi, rwz okrumz saeq raez, ninz mbouj ndaek, hwet ga naet, gyaeujngunh daraiz, rox-naeuz raen sim aek huj lai, angjfwngz gyangdin ndat, linx hoengz ailinx noix, meg saeq nyieg roxnaeuz diuzmeg youh gaeb byaij ndaej youh vaiq youh mbouj miz rengz. Dienh damq dwg dinghsi ganjyinh rwznuk, gujmoz hoemz, bienqbaenz gaiq.

【Yiengh heiq lwed sied】

Danyw: Dancaem、gogat gak 20 gwz, godangjcaem、goragndip gak 15 gwz, go-swngmaz 6 gwz, godanghgveih、caemdaiswjswnh、ciengoeng gak 12 gwz, cizsoz cauj gvaq, bwzsoz cauj gvaq, fuzlingz、caizhuz、begsaed cauj gak 9 gwz.

Yunghfap: Aeu raemx cienq, faen 3 baez gwn, moix ngoenz fuk ndeu.

Goengyauq caeuq cujyau yw: Bouj heiq ciengx lwed, doeng leih conghrwz, aeu daeuj yw sinzgingh baenz rwz okrumz, ywdoj duenq gij bingh dwg yiengh heiq lwed sied. Binghyiengh dwg rwz okrumz seiz in lai seiz in noix, seiz baeg lai in, giem ndang naiq mbouj miz rengz, simvueng heiqdinj, najhenj mbouj rongh, diuzlinx hoengzoiq, ailinx hau, meg saeq nyieg. TCD (gingluzdohbujlwz) genjcaz dingzlai dwg hawj lwed mbouj gaeuq.

河南名医赵永志怎样治慢性分泌性中耳炎?

Hoznanz boux canghyw mizmingz Cau Yungjci baenzlawz yw rwzuiq menhnumq?

【风热滞窍型】

处方：金银花 20 克，牛蒡子 15 克，川芎、连翘各 12 克，柴胡、桔梗、薄荷、淡竹叶、荆芥、淡豆豉、芦根、香附各 10 克。

用法：水煎，分 3 次服用，每日 1 剂。

功效主治：散邪疏风，行气通窍。用于治疗慢性分泌性中耳炎，中医辨证属风热滞窍型。患者多为感冒后起病，感觉耳内有明显的胀闷或者伴有微痛，有明显的耳鸣和听力减退的情况，鼓膜明显内陷，并且色红、肿胀，或者可以见到液平面，多伴有发热、恶风、鼻塞、流涕，舌红，苔黄，脉数。

【寒邪遏肺型】

处方：麻黄 8 克，杏仁、苍耳子、辛夷、白芷、薄荷、荆芥、防风各 10 克，甘草 3 克。

用法：水煎，分 3 次服用，每日 1 剂。

功效主治：散寒宣肺通窍。用于治疗慢性分泌性中耳炎，中医辨证属寒邪遏肺型。症见耳内有明显的闷胀感，听力明显下降，全身恶寒，伴有轻度发热，鼻塞、流清涕，舌质淡红，苔薄白，脉象浮数。

【气血瘀络型】

处方：黄芪 30 克，当归、全蝎、地龙各 12 克，川芎、桃仁、红花各 10 克，黄精、葛根、丝瓜络、路路通各 15 克。

用法：水煎，分 3 次服用，每日 1 剂。

功效主治：通络活血，开窍聪耳。用于治疗慢性分泌性中耳炎，中医辨证属气血瘀络型。症见耳内有明显的闭塞感，听力明显下降，耳鸣感逐渐增强，久治不愈。鼓膜明显内陷，或有明显增厚，伴有钙质明显沉着，并且粘连萎缩明显，舌暗红，脉涩。

【Yiengh fung huj cwk ndaw congh】

Danyw：Vagimngaenz 20 gwz，faet 15 gwz，ciengoeng、golenzgyauz gak 12 gwz，caizhuz、gizgwnj、gobozhoz、gogaekboux、goheiqvaiz、daeuhseih cit、ganjgo'ngoz、rumcid gak 10 gwz.

Yunghfap：Aeu raemx cienq，faen 3 baez gwn，moix ngoenz fuk ndeu.

Goengyauq caeuq cujyau yw：Sanq doeg doeng fung，hawj heiq byaij doeng congh，aeu daeuj yw haexrwz lai baenz cungh'wjyenz menhnumq，ywdoj duenq gij bingh dwg yiengh fung huj cwk ndaw congh. Bouxbingh dingzlai dwg dwgliengz le baenzbingh，roxnyinh ndaw rwz ciengq lai roxnaeuz lij loq miz di in，miz gij cingzgvang rwz okrumz cingcuj caeuq menhmenh mbouj dingqnyi，gujmoz raen mboep haeuj ndaw bae cingcuj，caemhcaiq saek hoengz、foegciengq，roxnaeuz ndaej raen daengz mienh miz raemx，dingzlai lij miz fatndat、lau rumz、ndaengsaek、mugrih、linx hoengz，ailinx henj，meg byaij vaiq.

【Yiengh doeghanz famh bwt】

Danyw：Gomazvangz 8 gwz，ngveihmakgingq、cehcijdouxbox、goyilanzaeuj、begcij、gobozhoz、goheiqvaiz、lwglazbyaj gak 10 gwz，gamcauj 3 gwz.

Yunghfap：Aeu raemx cienq，faen 3 baez gwn，moix ngoenz fuk ndeu.

Goengyauq caeuq cujyau yw：Sanq hanz、doengbwt、doeng congh，aeu daeuj yw haexrwz lai baenz cungh'wjyenz menhnumq，ywdoj duenq gij bingh dwg yiengh doeghanz famh bwt. Binghyiengh dwg ndaw rwz roxnyinh haemq ciengq，dingq mbouj nyi vunz gangj vah，daengxndang lau nit，lij loq miz di fatndat，ndaengsaek、rih mugsaw，saeklinx hoengzmong，ailinx haumbang，meg youh fouz byaij ndaej youh vaiq.

【Yiengh heiq lwed cwk meg】

Danyw：Vangzgiz 30 gwz，godanghgveih、duzsipgimz、ndwen gak 12 gwz，ciengoeng、ngveihmakdauz、gosiengz gak 10 gwz，ginghsw、gogat、gva'nyaq、makraeu gak 15 gwz.

Yunghfap：Aeu raemx cienq，faen 3 baez gwn，moix ngoenz fuk ndeu.

Goengyauq caeuq cujyau yw：Doeng meg hawj lwed byaij，hai congh hawj rwz raeh，aeu daeuj yw haexrwz lai baenz cungh'wjyenz menhnumq，ywdoj duenq gij bingh dwg yiengh heiq lwed cwk meg. Binghyiengh dwg ndaw rwz roxnyinh haemq saek，dingq mbouj nyi vunz gangj vah，raen rwz okrumz lai haenq，yw haemq nanz cungj mbouj ndei. Gujmoz raen mboep haeuj ndaw bae cingcuj，roxnaeuz raen demna cingcuj，lij miz gij gaiq caem roengz cingcuj，lij nem reuq cingcuj，linx hoengzndaem，meg byaij mbouj swnh.

山东名医李祥农怎样治失音症?

Sanhdungh boux canghyw mizmingz Lij Siengznungz baenzlawz yw hozhep hozsauj?

【痰热型】

处方：桑白皮、前胡各 12 克，桔梗、知母、浙贝母、栀子、黄芩、蝉蜕各 10 克，木蝴蝶、甘草各 5 克。

用法：水煎，分 3 次服用，每日 1 剂。

功效主治：清热化痰，泄肺利窍。用于治疗失音症，中医辨证属痰热型。症见声音重浊不畅，咳痰稠黄，喉干或痛，舌苔黄腻，脉象濡数。

【肺阴亏虚型】

处方：沙参 15 克，生地 20 克，麦门冬、知母、阿胶（烊化）、杏仁、桑白皮各 10 克，蜂蜜 30 毫升。

用法：水煎，分 3 次服用，每日 1 剂。饮药液时加入蜂蜜，每次 10 毫升。

功效主治：滋补肺阴。用于治疗失音症，中医辨证属肺阴亏虚型。症见逐渐音哑，喉燥咽干，或兼咳嗽气短，舌质红少津，脉细数。

【肺肾阴虚型】

处方：百合、生地、熟地、玄参各 15 克，川贝母、桔梗、麦门冬、白芍、当归各 10 克，甘草 6 克。

用法：水煎，分 3 次服用，每日 1 剂。

功效主治：滋阴补肾。用于治疗失音症，中医辨证属肺肾阴虚型。症见声音嘶哑，日久不愈，兼见干咳无痰，骨蒸潮热，盗汗，手足心热，腰膝酸软，舌光红，脉细数。

【Yiengh hujmyaiz】

Danyw：Gonengznuengx、cienhhuo gak 12 gwz, gizgwnj、gocihmuj、gobeimuj Cezgyangh、vuengzgae、govangzginz、bokbid gak 10 gwz, gogoeg、gamcauj gak 5 gwz.

Yunghfap：Aeu raemx cienq, faen 3 baez gwn, moix ngoenz fuk ndeu.

Goengyauq caeuq cujyau yw：Siu huj siu myaiz, doeng bwt leih congh, aeu daeuj yw bingh gangj mbouj ok sing, ywdoj duenq gij bingh dwg yiengh hujmyaiz. Bingh-yiengh dwg sing duemh mbouj soeng, ae ok myaiz henjniu, hozhawq roxnaeuz in, ailinx henjna, meg youh fouz youh unq byaij ndaej youh vaiq.

【Yiengh gij yaem ndaw bwt haw sied】

Danyw：Sacaem 15 gwz, goragndip 20 gwz, megdoeng、gocihmuj、ohgyauh (cawj yungz)、ngveihmakgingq、gonengznuengx gak 10 gwz, dangzrwi 30 hauzswng.

Yunghfap：Aeu raemx cienq, faen 3 baez gwn, moix ngoenz fuk ndeu. Gwn raemx-yw seiz dwk dangzrwi, moix baez 10 hauzswng.

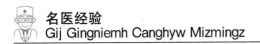

Goengyauq caeuq cujyau yw: Bouj bwt yaem, aeu daeuj yw bingh gangj mbouj ok sing, ywdoj duenq gij bingh dwg yiengh gij yaem ndaw bwt haw sied. Binghyiengh dwg cugciemh hoz hep, hoz sauj hozhawq, roxnaeuz giem baenzae heiqdinj, linx hoengzraemx myaiz noix, diuzmeg youh gaeb byaij ndaej youh vaiq youh mbouj miz rengz.

【Yiengh gij yaem bwt mak haw】

Danyw: Beghab、goragndip、caemcij cug、caemhmbaemx gak 15 gwz, goconhbei- muj、gizgwnj、megdoeng、gobwzsoz、godanghgveih gak 10 gwz, gamcauj 6 gwz.

Yunghfap: Aeu raemx cienq, faen 3 baez gwn, moix ngoenz fuk ndeu.

Goengyauq caeuq cujyau yw: Bouj yaem bouj mak, aeu daeuj yw bingh gangj mbouj ok sing, ywdoj duenq gij bingh dwg yiengh gij yaem bwt mak haw. Binghyiengh dwg sing hep, nanz cungj mbouj ndei, lij raen ae hoengq mbouj miz myaiz, huj ok ndaw ndok, ok hanhheu, angjfwngz gyangdin ndat, hwet ga naet, linx wenj hoengz, diuz- meg youh gaeb byaij ndaej youh vaiq youh mbouj miz rengz.

七、口腔科
Caet、Gohconghbak

浙江名医董汉良怎样治口臭？
Cezgyangh boux canghyw mizmingz Dungj Hanliengz baenzlawz yw conghbak haeu?

【胃浊上泛型】

处方：炒山楂 30 克，厚朴花、姜半夏、枳实、藿香、佩兰各 10 克，黄连、肉豆蔻、甘草各 5 克。

用法：水煎，分 3 次服用，每日 1 剂。

功效主治：祛浊除湿。用于治疗口臭，中医辨证属胃浊上泛型。症见自觉口臭，口对掌喷气时，口臭明显，时有嗳腐，面色灰黄，时时欲食，尤其喜食霉腐之物（如腐乳之类），大便多而不畅，便溏而不化，舌淡，苔白腻，脉濡缓。

【肝郁脾虚型】

处方：枳实、炒党参、炒白术、木香、白芍各 10 克，黄连、甘草各 5 克，炒扁豆、山药各 15 克，炒山楂 25 克。

用法：水煎，分 3 次服用，每日 1 剂。

功效主治：疏肝解郁健脾。用于治疗口臭，中医辨证属肝郁脾虚型。症见口气酸臭，嗳腐吞酸，时时叹息，食欲不振，喜食酸甜之物（如话梅之类），面色无华，四肢酸软，大便不化，便前常有腹痛、矢气之象，舌淡，苔白薄，脉弦滑。

【肺胃热盛型】

处方：黄连、甘草各 5 克，枳实、石斛各 10 克，生石膏 30 克，淡竹叶、白茅根、山楂、芦根各 15 克。

用法：水煎，分 3 次服用，每日 1 剂。

功效主治：清肺胃热。用于治疗口臭，中医辨证属肺胃热盛型。症见口喷秽臭之气，不能近人，觉自己与旁人均有明显臭气，口干喜冷饮，时时潮热，大便不畅，似有里急之感，食欲旺而大便多，尿黄而赤，舌红，苔黄腻，脉弦滑。

【Yiengh heiqhoemz ndaw dungx cung doxhwnj】

Danyw：Maksanhcah cauj gvaq 30 gwz，va gohoubuj、buenqyaq cawj hing、makdoengjsoemj、golailoj、gobeilanz gak 10 gwz，vuengzlienz、yuzdougou、gamcauj gak 5 gwz.

Yunghfap：Aeu raemx cienq，faen 3 baez gwn，moix ngoenz fuk ndeu.

Goengyauq caeuq cujyau yw：Cawz hoemz cawz cumx，aeu daeuj yw conghbak haeu, ywdoj duenq gij bingh dwg yingh heiqhoemz ndaw dungx cung doxhwnj. Binghyiengh dwg gag raen conghbak haeu, bak coh angjfwngz byoq heiq seiz, raen conghbak haemq haeu, miz seiz dwnx heiqhaeu, saeknaj henjmong, seizseiz siengj gwn, daegbied haengj gwn gij iep gij soemj (lumj fuyij), okhaex lai youh mbouj cwxcaih, haex yungz youh mbouj siuvaq, linx mong, ailinx hauniu, meg fouz youh unq byaij ndaej youh menh.

【Yiengh daep cwk mamx haw】

Danyw: Makdoengjsoemj、godangjcaem cauj、begsaed cauj、gomuzyangh、gobwzsoz gak 10 gwz, vuengzlienz、gamcauj gak 5 gwz, duhndwi cauj gvaq、maenzbya gak 15 gwz, maksanhcah cauj gvaq 25 gwz.

Yunghfap: Aeu raemx cienq, faen 3 baez gwn, moix ngoenz fuk ndeu.

Goengyauq caeuq cujyau yw: Soeng daep gaij mbwq cangq mamx, aeu daeuj yw conghbak haeu, ywdoj duenqbingh dwg yiengh daep cwk mamx haw. Binghyiengh dwg heiq ndaw bak haeusoemj, dwnx heiqhaeu dwnx soemj, seizseiz danqheiq, mbouj siengj gwn doxgaiq, haengj gwn gij soemjvan (lumj makvamoiz), saeknaj mbouj rongh, seiq guengq naiqnuek, haex mbouj siuvaq, yaek okhaex ciengz raen dungxin、okroet, linx mong, ailinx haumbang, meg ndongjsoh youh raez youh raeuz.

【Yiengh bwt dungx huj haenq】

Danyw: Vuengzlienz、gamcauj gak 5 gwz, makdoengjsoemj、davangzcauj gak 10 gwz, siggau ndip 30 gwz, gogaekboux、rag go'em、maksanhcah、ganjgo'ngoz gak 15 gwz.

Yunghfap: Aeu raemx cienq, faen 3 baez gwn, moix ngoenz fuk ndeu.

Goengyauq caeuq cujyau yw: Siu gij huj ndaw bwt ndaw dungx, aeu daeuj yw conghbak haeu, ywdoj duenq gij bingh dwg yiengh bwt dungx huj haenq. Binghyiengh dwg ndaw bak ciengz ok gij heiq haeungau, mbouj ndaej gyawj vunz, raen bonjfaenh caeuq vunz henz ndang cungj miz heiqhaeu, hozhawq haengj ndoet gij caep, seizseiz cumxhuj, okhaex mbouj cwxcaih, lumj naeuz miz haex youh nanz ok, gwn ndaej lai okhaex hix lai, nyouh henj youh hoengz, linx hoengz, ailinx henjna, meg ndongjsoh youh raez youh raeuz.

八、男性科
Bet、Gohbouxsai

广东名医吴维颖怎样治慢性前列腺炎？

Guengjdoeng boux canghyw mizmingz Vuz Veizyingj baenzlawz yw cenzlezsenyenz menhnumq?

【湿热内蕴型】

处方：茯苓、白芍、红藤各 15 克，白花蛇舌草 12 克，当归、栀子、苦参、连翘各 10 克，甘草 8 克。

加减：湿重者，加泽泻 10 克、通草 6 克、滑石 18 克；血精者，加三七 7 克、仙鹤草 15 克、琥珀 6 克（另冲）。

用法：水煎，分 3 次服用，每日 1 剂。

功效主治：清热利湿，通淋解毒。用于治疗慢性前列腺炎，中医辨证属湿热内蕴型。症见不同程度的尿频、尿急、尿痛，排尿时尿道有灼热感，尿黄混浊，尿末或大便前尿道有乳白色分泌物溢出，或伴血精、射精痛，舌红，苔黄腻，脉滑数。

【气滞血瘀型】

处方：当归、川芎、蒲黄、五灵脂、延胡索、生地、赤芍各 12 克，桂枝、茴香各 8 克，红藤 15 克。

加减：刺痛明显者，加水蛭 6 克，延胡索加大用量；前列腺结节明显者，加三棱、莪术各 12 克，浙贝母 15 克，生牡蛎 25 克，以增强软坚化瘀之力。

用法：水煎，分 3 次服用，每日 1 剂。

功效主治：疏肝理气，化瘀止痛。用于治疗慢性前列腺炎，中医辨证属气滞血瘀型。症见小腹、会阴、睾丸、精索、尿道等处不时出现胀痛或刺痛，每次持续数秒至数小时不等，遇情志不畅出现或加重。小便涩痛，舌质暗或有瘀点，舌下静脉迂曲，颜色变深，苔薄白，脉沉涩或弦紧。

【脾虚气陷型】

处方：炙黄芪、党参各 20 克，白术 15 克，炙甘草、陈皮、桔梗、防风各 8 克，柴胡、当归、羌活、升麻各 10 克，枳实 12 克。

用法：水煎，分 3 次服用，每日 1 剂。

功效主治：健脾益气，升清举陷。用于治疗慢性前列腺炎，中医辨证属脾虚气陷型。症见尿终末滴白，尿意不尽，尿后余沥，劳累后加重，会阴部隐痛、有下坠感，食少便溏，阴囊常潮湿，小便清长或频数，神疲乏力，面色无华，舌淡胖有齿痕，苔薄白或薄腻，脉细弱。

【Yiengh cumx huj cwkcomz】

Danyw：Fuzlingz、gobwzsoz、gaeuhoengz gak 15 gwz，nyarinngoux 12 gwz，go-danghgveih、vuengzgae、caemhgumh、golenzgyauz gak 10 gwz，gamcauj 8 gwz.

Gya gemj：Boux ndang cumx lai，gya gocagseq 10 gwz、golwnxreij 6 gwz、vaz-sizgvangq 18 gwz；boux rae miz lwed，gya dienzcaet 7 gwz、nyacaijmaj 15 gwz、hujboz 6 gwz（lingh cung）.

Yunghfap：Aeu raemx cienq，faen 3 baez gwn，moix ngoenz fuk ndeu.

Goengyauq caeuq cujyau yw：Siu huj leih cumx，cawz rin gaij doeg，aeu daeuj yw cenzlezsenyenz menhnumq，ywdoj duenqbingh dwg yiengh cumx huj cwkcomz. Bingh-yiengh dwg mbouj doengz cingzdoh nyouhdeih、nyouhgaenj，oknyouh in，seiz oknyouh raen lohnyouh ndatremj，nyouh henj hoemz，oknyouh daengz laeng roxnaeuz okhaex gonq lohnyouh miz doxgaiq saekhaujcij okdaeuj，roxnaeuz oknyouh miz lwed、set rae in，linx hoengz，ailinx henjna，meg byaij youh vaiq youh raeuz.

【Yiengh heiq cwk lwed saek】

Danyw：Godanghgveih、ciengoeng、cingjfouxnaemq、haexduzmbangq、goyenzhuzsoz、goragndip、gocizsoz gak 12 gwz，go'gviq、byaekhom gak 8 gwz，gaeuhoengz 15 gwz.

Gya gemj：Boux in haenq，gya duzbing 6 gwz，goyenzhuzsoz lai gya yunghliengh；boux cenzlezsen baenz duq cingcuj haenx，gya ragsamlimq、ginghgunh gak 12 gwz，go-beimuj Cezgyangh 15 gwz，gyapsae ndip 25 gwz，lai demgiengz gij rengz siu foeg siu cwk.

Yunghfap：Aeu raemx cienq，faen 3 baez gwn，moix ngoenz fuk ndeu.

Goengyauq caeuq cujyau yw：Leix heiq hawj daep soeng，siu cwk dingz in，aeu daeuj yw cenzlezsenyenz menhnumq，ywdoj duenqbingh dwg yiengh heiq cwk lwed saek. Binghyiengh dwg lajdungx、lajyaem、raem、sairae，lohnyouh daengj giz seiz mbouj seiz raen ciengqin roxnaeuz incoeg，moix baez laebdaeb in geij miuj daengz geij aen cungdaeuz mbouj doengz，bungz daengz simcingz mbouj soeng cix in roxnaeuz lai in. Oknyouh saep in，linx mong roxnaeuz miz diemjcwk，meghung laj linx goz bae goz dauq，saek bienq ndaem，ailinx haumbang，meg caem meg byaij mbouj swnh roxnaeuz meg ndongjsoh youh raez youh gaenj.

【Yiengh mamx haw heiq roengz】

Danyw：Vangzgiz cauj gvaq、godangjcaem gak 20 gwz，gobegsaed 15 gwz，gam-cauj cauj、naengmakgam、gizgwnj、lwglazbyaj gak 8 gwz，caizhuz、godanghgveih、go'gyanghhoz、goswngmaz gak 10 gwz，makdoengjsoemj 12 gwz.

Yunghfap：Aeu raemx cienq，faen 3 baez gwn，moix ngoenz fuk ndeu.

Goengyauq caeuq cujyau yw：Cangq mamx bouj heiq，sup soengq huqndei swng heiq，aeu daeuj yw cenzlezsenyenz menhnumq，ywdoj duenq gij bingh dwg yiengh mamx haw heiq roengz. Binghyiengh dwg oknyouh satlaeng ndik nyouhhau，nyouh cungj ok mbouj liux，oknyouh satlaeng ndiksubsub，baeg le engq naek，lajyaem inndumj， roxnyinh miz di duengh, gwn ndaej noix okhaex yungz, rongzraem cungj dwg cumxyinh, nyouh saw raez roxnaeuz oknyouh lai, ndang naiq mbouj miz rengz, saeknaj mbouj rongh, linx bizmong miz rizheuj, ailinx haumbang roxnaeuz mbang nwk, meg saeq nyieg.

湖南名医蒋庆华怎样治前列腺增生？
Huznanz boux canghyw mizmingz Ciengj Gingvaz baenzlawz yw cenzlezsen maj biz？

【脾虚气陷型】
处方：黄芪、薏苡仁各 20 克，茯苓 15 克，党参、白术、莲子、益母草、当归各 12 克、柴胡、枳壳、青皮、陈皮、延胡索、车前子（包）各 10 克，泽泻、川楝子各 8 克，通草 4 克，升麻 6 克。

用法：水煎，分 3 次服用，每日 1 剂。

功效主治：补中益气，升清降浊。用于治疗前列腺增生，中医辨证属脾虚气陷型。症见时欲小便，排尿无力，量少不爽，尿后余沥，或夜间遗尿，尿失禁，劳则症状加重，小腹坠胀，便溏，肛门下坠，会阴胀痛，体倦乏力，气短懒言，食欲不振，语声低微，善太息，舌质淡，苔薄白，脉细弱。

【肺热壅滞型】
处方：金银花、滑石、石韦各 15 克，桑白皮、黄芩、栀子、前胡、连翘、葶苈子、沙参、浮萍各 12 克，竹茹 10 克，射干、泽泻、桔梗、法半夏、杏仁各 9 克，浙贝母 6 克。

用法：水煎，分 3 次服用，每日 1 剂。

功效主治：开泄肺气，清热利水。用于治疗前列腺增生，中医辨证属肺热壅滞型。症见小便不畅或点滴不通，咽干、口渴欲饮，呼吸急促，咳嗽气喘，恶寒发热，气短，胸中烦闷，或有水肿，小腹坠胀，阴茎作痛，舌质红，苔薄黄，脉浮数或滑数。

【Yiengh mamx haw heiq roengz】

Danyw：Vangzgiz、haeuxroeg gak 20 gwz，fuzlingz 15 gwz，godangjcaem、gobegsaed、cehmbu、samvengqlueg、godanghgveih gak 12 gwz，caizhuz、makdoengjhaemz、naengmakgam'oiq、naengmakgam、goyenzhuzsoz、cehgomaxdaez（suek）gak 10 gwz，gocagseq、makrenh gak 8 gwz，golwnxreij 4 gwz，goswngmaz 6 gwz.

Yunghfap：Aeu raemx cienq，faen 3 baez gwn，moix ngoenz fuk ndeu.

Goengyauq caeuq cujyau yw：Bouj gyang bouj heiq，sup soengq huqndei cuengq uq，aeu daeuj yw cenzlezsen demmaj，ywdoj duenq gij bingh dwg yiengh mamx haw heiq roengz. Binghyiengh dwg seiz yaek oknyouh，oknyouh mboujmiz rengz，liengh mbouj lai mbouj soeng，oknyouh satlaeng ndiksubsub，roxnaeuz gyanghaemh nyouh dwk mbonq，bingh nyouh yaet，baeg le bingh lai naek，laj dungx duenghciengq，haex yungz，congh haex duengh, lajyaem ciengq in, ndangnaiq mbouj miz rengz heiq dinj gik gangj vah, mbouj siengj gwn doxgaiq, gangj vah mbouj miz rengz, haengj danqheiq, saeklinx mong, ailinx haumbang, meg saeq nyieg.

【Yiengh bwthuj cwk saek】

Danyw：Vagimngaenz、vazsizgvangq、fouxdinh gak 15 gwz, gonengznuengx, govangzginz、vuengzgae、cienhhu'o、golenzgyauz、cehdingzliz、sacaem、biuz gak 12 gwz, naengfaexcuk 10 gwz, goriengbyaleix、gocagseq、gizgwnj、sawzbuenqyaq、ngveihmakgingq gak 9 gwz, gobeimuj Cezgyangh 6 gwz.

Yunghfap：Aeu raemx cienq, faen 3 baez gwn, moix ngoenz fuk ndeu.

Goengyauq caeuq cujyau yw：Baiz heiqbwt, siu huj leih raemx, aeu daeuj yw cenzlezsen demmaj, ywdoj duenq gij bingh dwg yiengh bwthuj cwk saek. Binghyiengh dwg oknyouh mbouj soeng roxnaeuz baenz ndik baenz diemj, hozhawq, hozhawq siengj gwn raemx, diemheiq gaenj, baenzae ae'ngab, lau nit fatndat, heiqdinj, ndaw sim simnyap, roxnaeuz miz foegfouz, laj dungx duenghciengq, ceuq in, linx hoengz, ailinx mbanghenj, meg fouz byaij ndaej youh vaiq roxnaeuz meg raeuz byaij ndaej youh vaiq.

天津名医尚学臣怎样治遗精症?
Denhcinh boux canghyw mizmingz Sang Yozcinz baenzlawz yw laeuh rae?

【阴虚火旺型】

处方：生地、黄精、知母、黄柏、女贞子、泽泻各 10 克, 龟板、煅龙骨、煅牡蛎各 20 克, 麦门冬、天门冬、玄参、山茱萸各 9 克。

用法：水煎, 分 3 次服用, 每日 1 剂。

功效主治：滋阴降火, 收涩固精。用于治疗遗精症, 中医辨证属阴虚火旺型。症见夜寐不实, 多梦遗精, 阳兴易举, 心中烦热, 头晕耳鸣, 面红升火, 口干苦, 舌质红, 苔黄, 脉细数。

【湿热下注型】

处方：草薢、土茯苓、车前子各 15 克, 黄柏、泽泻、茯苓、丹参各 12 克, 莲子心、石菖蒲、瞿麦、萹蓄各 10 克, 甘草梢 8 克。

用法：水煎, 分 3 次服用, 每日 1 剂。

功效主治：清热利湿。用于治疗遗精症, 中医辨证属湿热下注型。症见有梦遗精频作, 尿后有精液外流, 小便短黄而浑, 或热涩不爽, 口苦烦渴, 舌红, 苔黄腻, 脉滑数。

【心脾两虚型】

处方：党参、黄芪、白术、茯神各 12 克, 当归、龙眼肉、远志、酸枣仁各 10 克, 芡实、山药各 15 克, 煅龙骨、煅牡蛎各 20 克, 金樱子 25 克, 木香 6 克。

用法：水煎, 分 3 次服用, 每日 1 剂。

功效主治：益气健脾, 养心固精。用于治疗遗精症, 中医辨证属心脾两虚型。症见遗精遇思虑或劳累过度而作，头晕失眠，心悸健忘，面黄神疲，食少便溏，舌质淡，苔薄白，脉细弱。

【肾虚不固型】

处方：熟地、菟丝子、枸杞子、补骨脂各 12 克，山茱萸、杜仲、益智仁各 10 克，莲须、诃子各 9 克，制附片、肉桂各 6 克，芡实、山药各 15 克，煅龙骨、煅牡蛎各 20 克。

用法：水煎，分 3 次服用，每日 1 剂。

功效主治：温肾摄精。用于治疗遗精症，中医辨证属肾虚不固型。症见遗精频作，甚则滑精，腰酸膝软，头晕目眩，耳鸣，健忘，心烦失眠，阳痿早泄，精冷，畏寒肢冷，面色苍白，舌淡，苔白滑，脉沉细。

【Yiengh yaem haw huj haenq】

Danyw：Goragndip、ginghsw、gocihmuj、faexvuengzlienz、go'nijcinh、gocagseq gak 10 gwz，gyakgvi、vaqsig coemh gvaq、gyaepsae caemh gvaq gak 20 gwz，megdoeng、denhdungh、caemhmbaemx、cazladbya gak 9 gwz.

Yunghfap：Aeu raemx cienq，faen 3 baez gwn，moix ngoenz fuk ndeu.

Goengyauq caeuq cujyau yw：Bouj yaem cuengq huj，sou saep maenh rae，aeu daeuj yw bingh laeuhrae，ywdoj duenqbingh dwg yiengh yaem haw huj haenq. Binghyiengh dwg haemh ninz mbouj ndei，ninz loq lai laeuh rae，yiengz haenq ceuq heih ndongj，ndaw sim fanzhwngq，gyaeuj ngunh rwz okrumz，naj hoengz huj swng，hozhawq bak haemz，linx hoengz，ailinx henj，diuzmeg youh gaeb byaij ndaej youh vaiq youh mbouj miz rengz.

【Yiengh cumx huj roengz laj】

Danyw：Maenzgep、gaeulanghauh、cehgomaxdaez gak 15 gwz，faexvuengzlienz、gocagseq、fuzlingz、dancaem gak 12 gwz，sim cehmbu、goyiengzfuz、gogizmwz、gobenjcuz gak 10 gwz，byai rag gamcauj 8 gwz.

Yunghfap：Aeu raemx cienq，faen 3 baez gwn，moix ngoenz fuk ndeu.

Goengyauq caeuq cujyau yw：Siu huj leih cumx，aeu daeuj yw bingh laeuh rae，ywdoj duenqbingh dwg yiengh cumx huj roengzlaj. Binghyiengh dwg ninz loq laeuh rae lai，ok nyouh le miz rae lae ok，oknyouh henj caiq hoemz，roxnaeuz ndat saep mbouj soeng，bakhaemz simfanz hozhawq，linx hoengz，ailinx henjna，meg byaij youh vaiq youh raeuz.

【Yiengh sim mamx cungj haw】

Danyw：Godangjcaem、vangzgiz、gobegsaed、raetcoengz maenzgex gak 12 gwz，godanghgveih、nohmaknganx、golaeng'aeuj、ngveih caujcwx gak 10 gwz，cehmbu gyaeujgaeq、maenzbya gak 15 gwz，vaqsig coemh gvaq、gyaepsae caemh gvaq gak 20 gwz，makvengj 25 gwz，gomuzyangh 6 gwz.

Yunghfap：Aeu raemx cienq，faen 3 baez gwn，moix ngoenz fuk ndeu.

Goengyauq caeuq cujyau yw: Bouj heiq cangq mamx, ciengx sim hawj rae maenh, aeu daeuj yw bingh laeuhrae, ywdoj duenqbingh dwg yiengh sim mamx cungj haw. Binghyiengh dwg ngeix lai roxnaeuz baeg lai couh laeuh rae lai, gyaeujngunh ninz mbouj ndaek, simvueng lumzlangh, najhenj ndangnaiq, gwn ndaej noix okhaex yungz, saeklinx mong, ailinx haumbang, meg saeq nyieg.

【yiengh makhawq mbouj maenh】

Danyw: Caemcij cug、gaeungva、makgoujgij、faenzcepraemx gak 12 gwz, cazladbya、faexiethoux、cehhing gak 10 gwz, simvaboux va'mbu、maknamj Sihcang gak 9 gwz, ragvuhdouz cauj gvaq、gogviq gak 6 gwz, cehmbu gyaeujgaeq、maenzbya gak 15 gwz, vaqsig coemh gvaq、gyaepsae caemh gvaq gak 20 gwz.

Yunghfap: Aeu raemx cienq, faen 3 baez gwn, moix ngoenz fuk ndeu.

Goengyauq caeuq cujyau yw: Raeuj mak yo rae, aeu daeuj yw bingh laeuh rae, ywdoj duenq gij bingh dwg yiengh makhawq mbouj maenh. Binghyiengh dwg haengj laeuh rae lai, caiqlij rae gag laeuh, hwetnaet ga'unq, gyaeujngunh daraiz, rwz okrumz, lumzlangh, simfanz ninz mbouj ndaek, vizyoq ok rae vaiq, rae caep, lau nit ga caep, saeknaj hauseg, linx mong, ailinx hauraeuz, meg caem youh saeq.

河南名医窦乃建怎样治药物所致阳痿？
Hoznanz boux canghyw mizmingz Dou Naijgen baenzlawz yw gwn yw deng vizyoq?

【命门火衰型】

处方：淫羊藿15克，鹿茸5克，菟丝子、肉苁蓉、杜仲、巴戟天各10克，制附子、龙眼肉、仙茅、韭菜子、蛇床子各8克，熟地、当归、枸杞子各12克。

用法：水煎，分3次服用，每日1剂。

功效主治：温补下元。用于治疗药物所致阳痿，中医辨证属命门火衰型。症见阳事不举，头晕耳鸣，面色苍白，精神萎靡，腰膝酸软，畏寒肢冷，舌淡苔白，脉沉细。

【心脾受损型】

处方：党参、黄芪、龙眼肉、炙甘草各15克，白术10克，当归、茯苓、酸枣仁各12克，远志6克。

用法：水煎，分3次服用，每日1剂。

功效主治：补益心脾。用于治疗药物所致阳痿，中医辨证属心脾受损型。症见阳事不举，精神不振，夜寐不安，胃纳不佳，面色不华，舌质淡，苔薄腻，脉细。

【恐惧伤肾型】

处方：熟地、山茱萸、党参、枸杞子各15克，当归、升麻、柴胡各9克，杜仲、酸枣仁各12克，远志6克。

用法：水煎，分3次服用，每日1剂。

功效主治：益肾宁神。用于治疗药物所致阳痿，中医辨证属恐惧伤肾型。症见阳痿不振，举而不刚，胆怯多疑，心悸易惊，寐不安宁，舌质淡青，苔薄腻，脉弦细。

【湿热下注型】

处方：龙胆草、黄芩、栀子、柴胡、当归、生地各 10 克，车前子（另包）15 克，泽泻 8 克，通草 6 克。

用法：水煎，分 3 次服用，每日 1 剂。

功效主治：清化湿热。用于治疗药物所致阳痿，中医辨证属湿热下注型。症见阴茎萎软，阴囊潮湿、臊臭，下肢酸困，小便黄赤，舌质红，苔黄腻，脉濡数。

【Yiengh heiqyiengz mbouj vuengh】

Danyw：Goyinzyangzhoz 15 gwz, gaeumaxloeg 5 gwz, gaeungva、yuzcungzyungz、faexiethoux、gaeusaejgaeq gak 10 gwz, ragvuhdouz cauj gvaq、nohmaknganx、hazsien、cehcoenggep、gofaxndaeng gak 8 gwz, caemcij cug、godanghgveih、makgoujgij gak 12 gwz.

Yunghfap：Aeu raemx cienq, faen 3 baez gwn, moix ngoenz fuk ndeu.

Goengyauq caeuq cujyau yw：Raeuj bouj duenhlaj dungxsaej, aeu daeuj yw gwn yw deng vizyoq, ywdoj duenq gij bingh dwg yiengh heiqyiengz mbouj vuengh. Binghyiengh dwg seiz doxej viz mbouj geng, gyaeuj ngunh rwz okrumz, saeknaj hauseg, duix, hwet ga naet, lau nit ga caep, linx mong, ailinx hau, meg caem youh saeq.

【Yiengh sim mamx deng sieng】

Danyw：Godangjcaem、vangzgiz、nohmaknganx、gamcauj cauj gak 15 gwz, gobegsaed 10 gwz, godanghgveih、fuzlingz、ngveih caujcwx gak 12 gwz, golaeng'aeuj 6 gwz.

Yunghfap：Aeu raemx cienq, faen 3 baez gwn, moix ngoenz fuk ndeu.

Goengyauq caeuq cujyau yw：Bouj sim bouj mamx, aeu daeuj yw gwn yw deng vizyoq, ywdoj duenq gij bingh dwg yiengh sim mamx deng sieng. Binghyiengh dwg seiz doxej viz mbouj geng, cingsaenz mbouj ndei, haemh ninz mbouj onj, gwn doxgaiq mbouj ndei, saeknaj mbouj rongh, saeklinx mong, ailinx mbangniu, meg saeq.

【Yiengh linj lai sieng mak】

Danyw：Caemcij cug、cazladbya、godangjcaem、makgoujgij gak 15 gwz, godanghgveih、goswngmaz、caizhuz gak 9 gwz, faexiethoux、ngveih caujcwx gak 12 gwz, golaeng'aeuj 6 gwz.

Yunghfap：Aeu raemx cienq, faen 3 baez gwn, moix ngoenz fuk ndeu.

Goengyauq caeuq cujyau yw：Bouj mak dingh saenz, aeu daeuj yw gwn yw deng vizyoq, ywdoj duenq gij bingh dwg yiengh linj lai sieng mak. Binghyiengh dwg vizyoq mbouj dingj, dingj cix mbouj geng, youh lau youh ngeiz, simvueng heih linj, haemh ninz mbouj onj, saeklinx mongheu, ailinx mbangniu, meg ndongjsoh youh saeq raez.

【Yiengh cumx huj roengz laj】

Danyw：Golungzdamj、govangzginz、vuengzgae、caizhuz、godanghgveih、goragndip gak 10 gwz, cehgomaxdaez (lingh suek) 15 gwz, gocagseq 8 gwz, golwnxreij 6 gwz.

Yunghfap：Aeu raemx cienq, faen 3 baez gwn, moix ngoenz fuk ndeu.

Goengyauq caeuq cujyau yw：Siu huj cawx cumx, aeu daeuj yw gwn yw deng vizyoq, ywdoj duenqbingh dwg yiengh cumx huj roengz laj. Binghyiengh dwg ceuq reuqunq, rongzraem cumx、haeusing, song ga naet, nyouh henjhoengz, linx hoengz, ailinx henjna, meg fouz youh unq byaij ndaej youh vaiq.

江苏名医罗辉怎样治男性不育症?
Gyanghsuh boux canghyw mizmingz Loz Veih baenzlawz yw bouxsai maen?

【肾阳虚弱型】

处方：制附子 10 克（先煎），杜仲、菟丝子、山药各 12 克，当归、枸杞子、山茱萸各 9 克，熟地 20 克，肉桂、鹿角胶（烊化）各 6 克。

用法：水煎，分 3 次服用，每日 1 剂。

功效主治：补肾助阳。用于治疗男性不育症，中医辨证属肾阳虚弱型。症见婚久不育，精子活力低下，畏寒肢冷，精神不振，或性欲低下，小便清长，舌淡，舌边有齿痕，苔白，脉迟细。

【肾阴亏虚型】

处方：熟地 20 克，山茱萸、菟丝子、山药各 12 克，怀牛膝 9 克，龟板胶（烊化）、鹿角胶（烊化）各 6 克。

用法：水煎，分 3 次服用，每日 1 剂。

功效主治：滋肾养阴。用于治疗男性不育症，中医辨证属肾阴亏虚型。症见婚久不育，精子活力低下，头晕耳鸣，失眠多梦，心胸烦热，手足心热，腰膝酸软，舌红少苔，脉细数。

【肾精不足型】

处方：熟地、当归、白芍、白术、茯苓、杜仲、山药、党参各 12 克，炙甘草 6 克，菟丝子、枸杞子、巴戟天、山茱萸、胡桃仁、鹿角霜各 9 克，川椒 3 克。

用法：水煎，分 3 次服用，每日 1 剂。

功效主治：补肾填精。用于治疗男性不育症，中医辨证属肾精不足型。症见婚久不育，精子活力低下，精神疲惫，面色无华，眩晕健忘，腰酸腿软，舌质淡红，苔薄，脉沉细。

【气血两虚型】

处方：黄芪、党参、白芍各 15 克，白术、陈皮、当归、熟地、炙甘草各 10 克，茯苓 6 克，肉桂、五味子各 3 克，远志 5 克。

用法：水煎，分 3 次服用，每日 1 剂。

功效主治：益气养血。用于治疗男性不育症，中医辨证属气血两虚型。症见婚久不育，精子活力低下，形体虚弱，面色萎黄，头晕目眩，少气懒言，舌质淡红，脉细弱。

【湿热下注型】

处方：萆薢 12 克，黄柏、车前子、茯苓、白术、石菖蒲、丹参各 9 克，莲子心 6 克。

用法：水煎，分 3 次服用，每日 1 剂。

功效主治：清利湿热。用于治疗男性不育症，中医辨证属湿热下注型。症见婚久不育，精子活力低下，口苦咽干，小便黄赤，尿末余沥白浊，会阴及腰部坠胀，舌苔黄腻，脉弦数。

【气滞血瘀型】

处方：当归、川芎、蒲黄各 9 克，赤芍、延胡索、没药、五灵脂各 6 克，茴香、肉桂、干姜各 3 克。

用法：水煎，分 3 次服用，每日 1 剂。

功效主治：理气活血。用于治疗男性不育症，中医辨证属气滞血瘀型。症见婚久不育，精子活力低下，胸胁胀满，食欲不振，小腹隐痛不适，或射精痛，舌质暗或有瘀点、瘀斑，脉沉弦或脉涩。

【Yiengh yiengzmak hawnyieg】

Danyw：Ragvuhdouz cauj gvaq 10 gwz（sien cienq），faexiethoux、gaeungva、maenzbya gak 12 gwz, godanghgveih、makgoujgij、cazladbya gak 9 gwz, caemcij cug 20 gwz, gogviq、gyaugaeuloeg（cawj yungz）gak 6 gwz.

Yunghfap：Aeu raemx cienq, faen 3 baez gwn, moix ngoenz fuk ndeu.

Goengyauq caeuq cujyau yw：Bouj mak bouj yiengz, aeu daeuj yw bouxsai maen, ywdoj duenq gij bingh dwg yiengh yiengzmak hawnyieg. Binghyiengh dwg aeu yah nanz le mbouj miz lwg, rae mbouj miz rengz, lau nit ga caep, cingsaenz mbouj ndei, roxnaeuz mbwq doxej, nyouh saw raez, linx mong, henz linx miz rizheuj, ailinx hau, meg byaij ndaej menh youh saeq youh mbouj miz rengz.

【Yiengh mak yaem sied nyieg】

Danyw：Caemcij cug 20 gwz, cazladbya、gaeungva、maenzbya gak 12 gwz, godauqrod 9 gwz, gyaugyakgvi（cawj yungz）、gyaugaeuloeg（cawj yungz）gak 6 gwz.

Yunghfap：Aeu raemx cienq, faen 3 baez gwn, moix ngoenz fuk ndeu.

Goengyauq caeuq cujyau yw：Bouj mak ciengx yaem, aeu daeuj yw bouxsai maen, ywdoj duenqbingh dwg yiengh mak yaem sied nyieg. Binghyiengh dwg aeu yah nanz le mbouj miz lwg, rae mbouj miz rengz, gyaeuj ngunh rwz okrumz, ninz mbouj ndaek loq lai, sim aek huj lai, angjfwngz gyangdin ndat, hwet ga naet, linx hoengz ailinx noix, diuzmeg youh gaeb byaij ndaej youh vaiq youh mbouj miz rengz.

【Rae mbouj gaeuq】

Danyw：Caemcij cug、godanghgveih、gobwzsoz、gobegsaed、fuzlingz、faexiethoux、maenzbya、godangjcaem gak 12 gwz, gamcauj cauj 6 gwz, gaeungva、makgoujgij、gaeusaejgaeq、cazladbya、ngveihhaekdouz、nyaqndok gaeuloeg gak 9 gwz, vaceu 3 gwz.

Yunghfap: Aeu raemx cienq, faen 3 baez gwn, moix ngoenz fuk ndeu.

Goengyauq caeuq cujyau yw: Bouj mak bouj rae, aeu daeuj yw bouxsai maen, ywdoj duenq gij bingh dwg rae mbouj gaeuq. Binghyiengh dwg aeu yah nanz le mbouj miz lwg, rae mbouj miz rengz, ndangnaiq, saeknaj mbouj rongh, ranzbaenq lumzlangh, hwet naet ga unq, saeklinx hoengzmong, ailinx mbang, meg caem youh saeq.

【Yiengh heiq lwed cungj nyieg】

Danyw: Vangzgiz、godangjcaem、gobwzsoz gak 15 gwz, gobegsaed、naeng-makgam、godanghgveih、caemcij cug、gamcauj cauj gak 10 gwz, fuzlingz 6 gwz, gogviq、gaeucuenqiq gak 3 gwz, golaeng'aeuj 5 gwz.

Yunghfap: Aeu raemx cienq, faen 3 baez gwn, moix ngoenz fuk ndeu.

Goengyauq caeuq cujyau yw: Bouj heiq ciengx lwed, aeu daeuj yw bouxsai maen, ywdoj duenqbingh dwg yiengh heiq lwed cungj nyieg. Binghyiengh dwg aeu yah nanz le mbouj miz lwg, rae mbouj miz rengz, ndangyiengh hawnyieg, saeknaj reuqhenj, gyaeuj ngunh daraiz, heiq noix gik gangj vah, saeklinx hoengzmong, meg saeq nyieg.

【Yiengh cumx huj roengzlaj】

Danyw: Maenzgep 12 gwz, faexvuengzlienz、cehgomaxdaez、fuzlingz、gobegsaed、goyiengzfuz、dancaem gak 9 gwz, sim cehmbu 6 gwz.

Yunghfap: Aeu raemx cienq, faen 3 baez gwn, moix ngoenz fuk ndeu.

Goengyauq caeuq cujyau yw: Cing huj leih cumx, aeu daeuj yw bouxsai maen, ywdoj duenqbingh dwg yiengh cumx huj roengzlaj. Binghyiengh dwg aeu yah nanz le mbouj miz lwg, rae mbouj miz rengz, bakhaemz hozhawq, nyouh henjhoengz, ok-nyouh doeklaeng nyouhhau, ndaw conghhaex daengz rongzraem caeuq gwnz hwet duengq ciengq, ailinx henjna, meg ndongjsoh youh raez, byaij youh vaiq.

【Yiengh heiq cwk lwed saek】

Danyw: Godanghgveih、ciengoeng、cingjfouxnaemq gak 9 gwz, gocizsoz、goyenzhuz-soz、iengmozyoz、haexduzmbangq gak 6 gwz, byaekhom、gogviq、hinggep hawq gak 3 gwz.

Yunghfap: Aeu raemx cienq, faen 3 baez gwn, moix ngoenz fuk ndeu.

Goengyauq caeuq cujyau yw: Leix heiq hawj lwed byaij, aeu daeuj yw bouxsai maen, ywdoj duenqbingh dwg yiengh heiq cwk lwed saek. Binghyiengh dwg aeu yah nanz le mbouj miz lwg, rae mbouj miz rengz, rikdungx ciengq, mbouj siengj gwn doxgaiq, lajdungx inndumj, roxnaeuz set rae in, linx mong roxnaeuz miz diemjcwk、banqaeuj, meg caem ndongjsoh youh raez roxnaeuz byaij mbouj swnh.

安徽名医朱时祥怎样治龟头包皮炎？

Anhveih boux canghyw mizmingz Cuh Sizsiengz baenzlawz yw gyaeujviz baenz bizyenz?

【阴虚热毒型】

处方：红藤 20 克，生地 15 克，车前子（包煎）、苦参、薏苡仁、丹皮、茯苓、山药、山茱萸、知母、黄柏各 10 克，泽泻 8 克。

用法：水煎，分 3 次服用，每日 1 剂。另用马齿苋、芒硝、千里光各 30 克，水煎外洗或湿敷患处。

功效主治：滋阴清热，利湿消肿。用于治疗龟头包皮炎，中医辨证属阴虚热毒型。症见龟头肿痛，颜色暗红，溃烂经久不愈，心胸烦热，手足心热，潮热盗汗，口干少苔，或苔黄少津，舌质红，脉弦细数。

【肝经湿热型】

处方：蒲公英、车前子（包煎）各 20 克，黄芩、黄柏、生地、栀子各 10 克，泽泻、龙胆草、柴胡、通草各 6 克，甘草 5 克。

用法：水煎，分 3 次服用，每日 1 剂。另用马齿苋、芒硝、千里光各 30 克，水煎外洗或湿敷患处。

功效主治：清热利湿，解毒消肿。用于治疗龟头包皮炎，中医辨证属肝经湿热型。症见龟头包皮红肿、灼痛，或糜烂渗流黄水，有腥臭味，口苦心烦，小便黄赤，大便秘结，舌红苔黄腻，脉弦数。

【Yiengh yaem haw hujdoeg】

Danyw：Gaeuhoengz 20 gwz, goragndip 15 gwz, cehgomaxdaez（suek daeuj cienq）、caemhgumh、haeuxroeg、naengmauxdan、fuzlingz、maenzbya、cazladbya、gocihmuj、faexvuengzlienz gak 10 gwz, gocagseq 8 gwz.

Yunghfap：Aeu raemx cienq, faen 3 baez gwn, moix ngoenz fuk ndeu. Lingh aeu byaekiemjsae、mangzsiuh、govahenj gak 30 gwz, aeu raemx cienq swiq baihrog roxnaeuz oep gizbingh.

Goengyauq caeuq cujyau yw：Bouj yaem siu huj, leih cumx siu foeg, aeu daeuj yw naeng gyaeujviz in, ywdoj duenq gij bingh dwg yiengh yaem haw hujdoeg. Binghyiengh dwg gyaeujviz foegin, saekhoengzndaem, siengnaeuh nanz mbouj ndei, sim aek huj lai, angjfwngz gyangdin ndat, cumx hwngq ok hanhheu, hozhawq ailinx noix, roxnaeuz ailinx henj myaiz noix, linx hoengz, meg ndongjsoh saeq raez, byaij ndaej youh vaiq.

【Yiengh megdaep cumx huj】

Danyw：Golinxgaeq、cehgomaxdaez（suek daeuj cienq）gak 20 gwz, govangzginz、faexvuengzlienz、goragndip、vuengzgae gak 10 gwz, gocagseq、golungzdamj、caizhuz、golwnxreij gak 6 gwz, gamcauj 5 gwz.

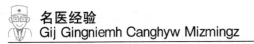
Yunghfap: Aeu raemx cienq, faen 3 baez gwn, moix ngoenz fuk ndeu. Lingh aeu byaekiemjsae, mangzsiuh, govahenj gak 30 gwz, aeu raemx cienqswiq baihrog roxnaeuz oep gizbingh.

Goengyauq caeuq cujyau yw: Siu huj leih cumx, gaij doeg siu foeg, aeu daeuj yw naeng gyaeujviz in, ywdoj duenqbingh dwg yiengh megdaep cumx huj. Binghyiengh dwg naeng gyaeujviz foeghoengz, inmanh, roxnaeuz naeuhyungz ok raemxhenj, miz heiqhaeusing, bakhaemz simfanz, nyouh henjhoengz, haexgaz, linx hoengz, ailinx henjna, meg ndongjsoh youh raez, byaij youh vaiq.

中医治病疗效精粹
Gij Ywbingh Yaugoj Ceiq
Ndei Ywdoj Ywbingh

一、内科
It、Gohndawndang

中医治心律失常用哪四法？
Ywdoj yw simdiuq saetciengz yungh 4 cungj fuengfap lawz?

心律失常是临床上常见的病症之一，属于中医学心悸、胸痹等范畴。中医根据患者具体症状分别采用以下四法辨证治疗，有较好的疗效，现介绍如下。

【益气养阴法】

心律失常的患者大多病程较长，除感心悸外，还常见气短口渴、体倦汗多、心烦失眠、脉来虚弱不齐等气阴不足证候。针对脏腑虚弱、功能失调情况，采用益气养阴、调和阴阳的治法，以达到心安脉复的目的。益气养阴法不仅可促进调整心肌功能，同时也利于改善患者的全身状况。

常用生脉饮加味：党参、麦门冬、太子参、玉竹、百合、莲子肉各 10 克，五味子 8 克。

此法对于热病或久病引起的心律失常尤为适用。

【理气活血法】

部分心律失常的患者除心悸外，还常伴有心前区阵发性不适、胸闷不舒、脉细涩或脉结代，辨证为气滞血瘀、气郁不畅、心阳被遏，故采用理气活血法以达到心安脉复的目的。

常用越鞠丸合血府逐瘀汤加减：香附、川芎、薤白、枳壳、当归、桃仁、赤芍、川牛膝、郁金、丹参各 10 克，苏木 6 克。

若患者体虚明显，采用"攻补兼施"或"通补并用"则针对性更强。此法对于冠心病所引起的心律失常效果更佳。

【辛香温通法】

因寒邪侵袭，阻遏胸阳，血脉不通，可引起心动悸，脉结代，患者还可出现畏寒肢冷、面色苍白、胸闷气短等症，采用辛香温通法，取其芳香开窍、散寒化浊，以达到寒祛脉通，舒展胸阳，改善心肌和传导系统功能的目的。

常用瓜蒌薤白酒汤合苏合香丸加减：瓜蒌 12 克，薤白 10 克，桂枝、石菖蒲、乳香各 8 克，檀香（后下）2 克，沉香（冲）1 克。

此法适用于治疗心动过缓、房颤、Ⅰ度及Ⅱ度房室传导阻滞等病症。

【养心安神法】

心主血脉而藏神，若阴血亏损，心失所养，藏神失职则神不安而志不宁，发为心悸，故养心安神也是治疗心律失常的方法之一。

常用归脾汤合炙甘草汤加减：党参、黄芪各 15 克，当归、仙鹤草、茯神、酸枣仁、白芍、远志、桑椹各 10 克。

此法适用于治疗心房颤动、心肌炎引起的心律失常等病症。

以上方剂用法：每日 1 剂，水煎，分 3 次服用。

Simdiuq saetciengz dwg cungj bingh ciengz raen seiz ywbingh, dwg haeuj aen gvaengh ywdojyoz simvueng、aekmwnh daengj. Ywdoj ciuq gij binghyiengh bouxbingh faen aeu seiq cungj duenqbingh fuengfap baihlaj daeuj yw, miz haemq ndei yaugoj, seizneix gaisau youq lajneix.

【Fap bouj heiq ciengx yaem】

Bouxbingh simdiuq saetciengz dingzlai bingh ndaej nanz, cawz raen simvueng le, lij ciengz raen gij binghyiengh heiq yaem mbouj gaeuq hozhawq, ndangnaiq hanh lai, simfanz ninz mbouj ndaek, meg daeuj hawnyieg mbouj caezcingj daengj. Doiq gij cingzgvang dungxsaej hawnyieg, goengnaengz saetdiuz, aeu gij fuengfap bouj heiq ciengx yaem, diuzhuz yaem yiengz, daeuj hawj sim dingh meg dauq bingzdingh. Fap bouj heiq ciengx yaem mboujdan ndaej coicaenh caeuq diuzcingj goengnaengz nohsim, hix ndaej gaij ndei daengx aenndang bouxbingh.

Ciengz aeu danyw swnghmwzyinj gya yw：Godangjcaem、megdoeng、caemdaiswjswnh、yicuz、beghab、cehmbu gak 10 gwz, gaeucuenqiq 8 gwz.

Cungj fuengfap neix yw binghhuj roxnaeuz bingh nanz baenz simdiuq saetciengz daegbied habyungh.

【Fap leix heiq hawj lwed byaij】

Miz dingz simdiuq saetciengz bouxbingh cawz simvueng caixvaih, lij miz gvaengh gih baihnaj aensim yaep raen mbouj cwxcaih, aekcaet mbouj cwxcaih, meg saeq meg byaij mbouj swnh roxnaeuz meg byaij byaij youh dingz, yawj bingh duenq dingh dwg heiq saek lwed cwk、heiq cwk mbouj soeng、heiqyiengz aensim deng hanh, couh aeu cungj fuengfap leix heiq hawj lwed byaij, doeng meg daeuj hawj sim dingh meg dauq bingzdingh.

Ciengz aeu ywwyienz yezgizvanz gap raemxyw hezfuj siucwkdangh gya gemj：Rumcid、ciengoeng、gogiux、makdoengjhaemz、godanghgveih、ngveihmakdauz、gocizsoz、baihdoh Swconh、hinghenj、dancaem gak 10 gwz, gosoqmoeg 6 gwz.

Danghnaeuz bouxbingh ndangnyieg lai, yungh "dwk bouj caez guh" roxnaeuz "doeng bouj caez guh" couh engq ndei. Cungj fap neix doiq gvanhsinhbing baenz simdiuq saetciengz yaugoj engq ndei.

【Fap manh rang raeuj doeng】

Aenvih doeghanz famh dawz, saekgaz gij yiengzheiq ndaw aek, meg mbouj doeng, ndaej baenz simlinj, meg byaij byaij youh dingz, bouxbingh lij ndaej raen gij binghyiengh lau nit ga caep、saeknaj hauseg、aekcaet heiq dinj daengj, aeu fap manh rang raeuj doeng, aeu rangfwt daeuj hai congh、sanq hanz baiz doeg, ndaej doeng meg cawz hanz, soeng cuengq heiqyiengz ndaw aek，gaij ndei gij goengnaengz nohsim caeuq cenzdauj hidungj.

Ciengz aeu ywlaeuj gvefangz gogiux gap ywyienz suhhozyanghvanz gya gemj：Gvefangz 12 gwz, gogiux 10 gwz, go'gviq, goyiengzfuz, iengyujyangh gak 8 gwz, gofaexrang（dwk doeklaeng）2 gwz, cinzyangh（cung）1 gwz.

Cungj ywfap neix hab aeu daeuj yw gij bingh simdiuq menh、sim saenq、Ⅰ doh caeuq Ⅱ doh aensim cenzdauj saekgaz daengj.

【Fap ciengx sim onj saenz】

Simdaeu guenj meg yo saenz, danghnaeuz yaem lwed cungj sied, aensim ciengx mbouj ndei, yo saenz mbouj ndei, saenz couh mbouj dingh saenzheiq mbouj dingh, couh baenz simvueng, yienghneix ciengx sim onj saenz hix dwg cungj fuengfap yw simdiuq saetciengz ndawde cungj ndeu.

Ciengz aeu raemxyw gveihbizdangh gap raemxyw gamcauj cauj gvaq gya gemj：Godangjcaem、vangzgiz gak 15 gwz, godanghgveih, nyacaijmaj, raetcoengz maenzgex、ngveih caujcwx, gobwzsoz, golaeng'aeuj, maknengznuengx gak 10 gwz.

Cungj ywfap neix hab aeu daeuj yw gij bingh sim saenq、sinhgihyenz baenz simdiuq saetciengz daengj.

Gij yunghfap baihgwnz danyw：Moix ngoenz fuk ndeu, aeu raemx cienq, faen 3 baez gwn.

如何用中药治老年冠心病?

Baenzlawz aeu Ywdoj yw gij binghhgvanhsinhbing bouxlaux?

应用自拟中药方治疗老年冠心病心绞痛，疗效满意，现介绍如下。

【临床资料】

治疗患者 120 例，其中男性 86 例，女性 34 例；年龄 65～86 岁，平均 76 岁；病程 3～25 年，平均 10.2 年；92 例合并高血压，70 例合并Ⅱ型糖尿病，34 例有急性心肌梗死史。

【治疗方法】

入选病例均为常规服用硝酸盐类、抗凝血药物，但由于其他疾病或使用后引起不良反应等各种原因，无法使用 β 受体阻断剂和（或）钙拮抗剂，心绞痛症状控制不理想或无效的患者。

处方：菟丝子、枸杞子、黄芪各 30 克，淫羊藿、瓜蒌各 15 克，党参、郁金各 9 克，水蛭粉（冲服）、全蝎粉（冲服）、蜈蚣粉（冲服）各 3 克。

用法：每日 1 剂，水煎，分 3 次服用。连服 4 周。

【治疗效果】

疗效判定标准：

显效：症状消失或基本消失，心绞痛发作次数减少 80% 以上，不用硝酸甘油或用量减少 80％以上，静息心电图恢复正常。

有效：心绞痛程度减轻，持续时间短，心绞痛发作次数及硝酸甘油用量减少 50％～80％，静息心电图缺血性 ST 段下降，或主要导联倒置、T 波变浅达 50％，或 T 波由平坦转为直立。

无效：症状未减轻，心绞痛发作次数及硝酸甘油用量未减少，未达到有效的程度，静息心电图较治疗前无明显变化。

疗效：本方对心绞痛总有效率为 93.3％（112 例），其中显效率 45.0％（54 例），有效率 48.3％（58 例），无效率 6.7％（8 例）。每天心绞痛发作次数、硝酸甘油用量均有减少，呈明显的进行性下降趋势。对心电图总有效率为 80.8％（97 例），其中显效率 34.2％（41 例），有效率 46.7％（56 例），无效率 19.2％（23 例）。治疗前后其心率、血压均无显著性差异，检测血常规、尿常规、肝功能、肾功能、血脂情况，未发现明显改变。7 例患者有不同程度的上腹部不适或轻微恶心、食少，加用保护胃黏膜药物及改为饭后服用后，症状缓解或消失。

【体会】

冠心病心绞痛属于中医学胸痹、心痛范畴。中医认为，冠心病的基本病机为本虚标实，以气虚为本，血瘀为标，气虚血瘀是冠心病的主要病理特征，而肾虚是老年冠心病心绞痛最基本的病机。中医治疗老年冠心病心绞痛的"三大基础治则"应是补肾、益气、通络。菟丝子味辛甘性平，为平补之药，以补肾气，其功补肾养肝，温脾助胃，但补而不峻，温而不燥，故入肾经，虚可以补，实可以利，寒可以温，热可以凉，湿可以燥，燥可以润；枸杞子味甘性平，滋补肾肝，以为滋肾阴之用；淫羊藿补肾阳；党参、黄芪补气，瓜蒌、郁金化痰，党参、黄芪味甘性微温，瓜蒌味甘性寒，郁金味辛苦性寒，寒热相制，勿使生弊，宜于久服；以虫类搜剔之品，水蛭、全蝎、蜈蚣研粉冲服，通络止痛。本方药凡 10 味，以补肾为主，用量重，而益气、通络、化痰诸法俱备，补攻并施，寒热相制，从本而治，而收标本兼治之功。本研究结果显示，中药在减轻心绞痛发作程度，减少心绞痛发作次数及硝酸甘油用量方面，作用非常显著，对心电图改善明显，同时不影响患者心率、血压，无明显副作用，老年患者治疗顺应性好，具有较高的临床应用价值。

Aeu aen dan gag dingh daeuj yw bouxlaux gvanhsinhbing baenz sim'in, yw bingh yaugoj haemq ndei, seizneix gaisau youq lajneix.

【Gij swhliu duenqbingh ywbingh】

Yw bouxbingh 120 boux, ndawde bouxsai 86 boux, mehmbwk 34 boux; nienzlingz 65～86 bi, bingzyaenz 76 bi; ywbingh seizgan 3～25 bi, bingzyaenz 10.2 bi ; 92 laeh gap miz hezyazsang, 70 laeh gap miz Ⅱ hingz binghnyouhdiemz, 34 laeh miz nohsim noix lwed vaih dai gvaq.

【Ywbingh fuengfap】

Gij binghlaeh senj daeuj neix cungj dwg gwn gij yw bingzciengz cungj yenzsonhyenz、dingj lwed gwd, hoeng aenvih miz gij bingh wnq roxnaeuz gwn le fanjyingj mbouj ndei daengj gak cungj yienzaen, mbouj ndaej yungh gij raemxyw β soudij saekduenh (roxnaeuz) raemxyw gaigezgangci, binghyiengh sim'in hanhhaed mbouj ndei geijlai roxnaeuz bouxbingh mbouj miz yaugoj.

Danyw: Gaeungva、makgoujgij、vangzgiz gak 30 gwz, goyinzyangzhoz、gvefangz gak 15 gwz, godangjcaem、hinghenj gak 9 gwz, mbaduzbing (gyaux raemx gwn)、mbaduzsipgimz (gyaux raemx gwn)、mbasipndangj (gyaux raemx gwn) gak 3 gwz.

Yunghfap: Moix ngoenz fuk ndeu, aeu raemx cienq, faen 3 baez gwn. Lienz gwn 4 aen singhgiz.

【Ywbingh yaugoj】

Gij byauhcunj duenqdingh ywbingh yaugoj:

Yaugoj yienhda: Binghyiengh mbouj raen lo roxnaeuz gihbwnj mbouj raen, sim'in in baezsoq gemjnoix 80% doxhwnj, mbouj yungh siuhsonhganhyouz roxnaeuz yunghliengh gemjnoix 80% doxhwnj, dinghsik sinhdenduz dauqfuk cingqciengz.

miz yaugoj: Sim'in gemj mbaeu, in ndaej seizgan dinj lo, sim'in baezsoq caeuq siuhsonhganhyouz yunghliengh gemjnoix 50%～80%, noix lwed duenh ST dinghsik sinhdenduz doekdaemq, roxnaeuz cujyau daujlenz daujcuengq、T boh bienq feuh daengz 50%, roxnaeuz T boh youz bingz bienq daengjsoh.

Mbouj miz yaugoj: Binghyiengh caengz gemjmbaeu, sim'in baezsoq caeuq siuhsonhganhyouz yunghliengh caengz gemjnoix, caengz miz yaugoj, dinghsik sinhdenduz caeuq ywbingh gonq mbouj miz maz bienqvaq.

Ywbingh yaugoj: Aen dan neix 93.3% (112 laeh) doiq sim'in miz yaugoj, ndawde yaugoj yienhda 45.0% (54 laeh), miz yaugoj 48.3% (58 laeh), mbouj miz yaugoj 6.7% (8 laeh). Moix ngoenz sim'in baezsoq、siuhsonhganhyouz yunghliengh cungj miz gemjnoix, doekdaemq seiqdaeuz cingcuj. 80.8% (97 laeh) doiq sinhdenduz miz yaugoj, ndawde 34.2% (41 laeh) yaugoj yienhda, 46.7% (56 laeh) miz yaugoj, 19.2% (23 laeh) mbouj miz yaugoj. Ywbingh gonqlaeng simlwd、hezyaz mbouj ca geijlai, cazyawj gij cingzgvang hezcangzgveih、nyouhcangzgveih、goengnaengz daep、goengnaengzmak、lauzlwed, caengz raen bienqvaq cingcuj. 7 laeh bouxbingh miz mbouj doengz cingzdoh gwnz dungx mbouj cwxcaih roxnaeuz miz di simnywnx、gwn ndaej noix, gya gwn gij yw henhoh i nem aendungx caeuq gaij gwn ngaiz gvaq caiq gwn le, binghcingz lai ndei roxnaeuz mbouj raen lo.

【Roxnyinh】

Gvanhsinhbing baenz sim'in dwg aen gvaengh ywdojyoz aekmwnh、sim'in. Ywdoj nyinhnaeuz, gij baenzbingh gihlij gvanhsinhbing dwg goek haw yiengh saed, dwg heiq haw guh goek, cwk lwed dwg yiengh, heiq haw cwk lwed dwg gij binghleix dwzcwngh cujyau gvanhsinhbing, mak haw dwg gij baenzbingh yienzaen ceiq gihbwnj bouxlaux gvanhsinhbing baenz sim'in. Ywdoj yw bouxlaux gvanhsinhbing baenz sim'in " sam aen gihcuj ywbingh yenzcwz " wnggai dwg bouj mak、bouj heiq、doeng meg. Gaeungva feih manh gam singq bingz, dwg gij yw bingz bouj, aeu daeuj bouj gij heiq aenmak, gij go-engnaengz de dwg bouj mak ciengx daep, raeuj mamx bang dungx, hoeng bouj cix mbouj gaenj, raeuj cix mbouj sauj, ndaej haeuj megmak, haw ndaej bouj, saed ndaej leih, hanz ndaej raeuj, hwngq ndaej liengz, cumx ndaej sauj, sauj ndaej yinh; makgouj gij feihgam singq bingz, bouj mak bouj daep, aeu daeuj bouj gij yaem aenmak; go-yinzyangzhoz bouj gij yiengz aenmak; godangjcaem、vangzgiz bouj heiq, gvefangz、hinghenj siu myaiz, godangjcaem、vangzgiz feihgam singq loq raeuj, gvefangz feihgam singqhanz , hinghenj feih manh haemz singq hanz, hanz hwngq ndaej dox hanhhaed, mbouji miz maz ngaih, hab gwn nanz di; ra gij doxgaiq nonnengz, duzbing、duz-sipgimz, sipndangj nienj baenz mba gyaux raemx gwn, doeng meg dingz in. Aen dan neix 10 cungj yw, aeu bouj mak guhcawj, yunghliengh lai di, bouj heiq、doeng meg、siu myaiz gak cungj banhfap cungj miz, youh bouj youh gung, hanz hwngq dox hanhhaed, daj goek bae yw, cix ndaej yw goek youh yw yiengh. Aen yenzgiu neix ndaej rox, ywdoj doiq gemj mbaeu sim'in dauq fat, gemjnoix sim'in baezsoq caeuq siuhsonhganhyouz yunghliengh fuengmienh, cozyung haemq ndei, doiq sinhdenduz gaijndei haemq ndei, lij mbouj yingjyangj simlwd、hezyaz bouxbingh, mbouj miz maz cozyung mbouj ndei, hab yw doengh baenzbingh bouxlaux, miz haemq ndei duenqbingh ywbingh yingyung gyaciz.

为什么中药降脂汤治高脂血症疗效好？

Vih maz raemxyw gemj lauz Ywdoj yw gij bingh ndaw lwed lauz lai yaugoj ndei?

高脂血症是指血清总胆固醇、甘油三酯和低密度脂蛋白浓度过高，高密度脂蛋白脂质浓度过低的全身脂质代谢异常疾病。它是影响心、脑、肾和视网膜等重要器官，甚至造成其功能衰竭的慢性病、常见病。

目前西药治疗该症效果好，但副作用大，而用中药降脂汤治疗高脂血症，取得了很好的效果，现介绍如下。

【临床资料】

随机选择门诊或住院患者45例，其中男性25例，女性20例；年龄30～72岁，平均年龄54.8岁；合并高血压病15例，糖尿病3例，冠心病5例。

【诊断标准】

胆固醇（TCH）≥5.7毫摩尔/升和（或）甘油三酯（TG）≥2.0毫摩尔/升，有一项符合标准者即可入选。排除肾病综合征、胰腺炎及口服药物等继发性高脂血症。

【治疗方法】

所有病例均要求饮食及生活习惯如前，并给予中药降脂汤治疗。

处方：山楂30克，何首乌、黄精、葛根、丹参、菊花各15克，甘草5克。

用法：每日1剂，水煎，分3次服用。以8周为1个疗程，疗程结束后复查血脂、肝功能及观察治疗期间不适症状。

【治疗效果】

疗效：显效 12 例，有效 27 例，无效 6 例，总有效率为 86.7％。

不良反应：观察期间无不良反应发生。

【体会】

随着人们生活水平和饮食习惯的变化，高脂血症患者逐年增加。高脂血症是心脑血管疾病的危险因素之一，因此，使血脂维持在正常范围，能预防和降低心脑血管疾病的发病率和病死率。

滋肾化痰、活血祛瘀、健脾消食已成为中医临床治疗该症的主要原则。中药降脂已被人们广泛认识，而且效果很好。该方中何首乌能养血益肝，固精益肾；丹参可活血化瘀，疏泄肝胆，调和脾胃，补养气血；山楂可"化饮食，消肉积"；黄精补脾润肺，益气养阴；葛根升阳，菊花清肝，甘草和中。诸药合用，固精益肾，利湿降浊，活血化瘀，养血清肝，故而功效显著。临床上发现，中药降脂汤对治疗一些西药降脂效果不佳的病例，尤为适宜，而且用药期间无明显不良反应，服用方便，价格低廉，是一种适宜广泛使用的降脂方剂，值得进一步开发研究。

Cungj bingh ndaw lwed lauz lai dwg gangj cungj bingh gij lauz daengxndang baizcuengq daegbied mbouj doengz, de dwg gij danjgucunz、ganhyouzsancij、danbwz lauz maeddoh daemq ndaw hezcingh noengz lai, gij lauz ndaw danbwzlauz maeddoh sang mbouj noengz. De dwg doengh aen gigvanh youqgaenj yingjyangj sim、uk、mak caeuq sivangjmoz daengj, caiqlij cauhbaenz goengnaengz haw baenz bingh menhnumq、bingh ciengzraen.

Seizneix aeu sihyih daeuj yw cungj bingh neix yaugoj ndei, hoeng gij cozyung mbouj ndei lai lai, hoeng ywdoj raemxyw gemjlauz yw gij bingh ndaw lwed lauz lai, cozyung haemq ndei, seizneix gaisau youq lajneix.

【Gij swhliu duenqbingh ywbingh】

Seizbienh genj boux youq mwnzcinj yawj bingh roxnaeuz bouxbingh youq ndaw yihyen 45 boux, ndawde bouxsai 25 boux, mehmbwk 20 boux; nienzlingz 30～72 bi, bingzyaenz nienzlingz 54.8 bi; lij miz binghhezyazsang 15 boux, binghnyouhdiemz 3 boux, gvanhsinhbing 5 boux.

【Duenqdingh byauhcunj】

Danjgucunz（TCH）≥5.7 hauzmoh'wj/swng caeuq（roxnaeuz）ganhyouzsanhcij（TG）≥2.0 hauzmoh'wj/swng, miz hangh ndeu hab byauhcunj couh senj haeujdaeuj. Gaenq rox mbouj dwg gijbingh gyoebhab aenmak、yizsenyenz caeuq gwn yw daengj laebdaeb baenz gij bingh ndaw lwed lauz lai.

【Ywbingh fuengfap】

Sojmiz binghlaeh cungj aeu gyoengqde gaej gaij gwnndoet caeuq sibgvenq, aeu ywdoj raemxyw gemjlauz daeuj yw.

Danyw：Maksanhcah 30 gwz, maenzgya、ginghsw、gogat、dancaem、vagut gak 15 gwz, gamcauj 5 gwz.

Yunghfap：Moix ngoenz fuk ndeu, aeu raemx cienq, faen 3 baez gwn. Aeu 8 aen singhgiz guh aen liuzcwngz ndeu, liuzcwngz sat le dauqcaz lauzlwed、goengnaengz daep caeuq haeujsim yawj gij binghyiengh seiz ywbingh.

【Ywbingh yaugoj】

Ywbingh yaugoj：Yaugoj yienhda 12 boux, miz yaugoj 27 boux, mbouj miz yaugoj 6 boux, miz yaugoj 86.7%.

Gij fanjying mbouj ndei：Yawj bingh geizgan mbouj miz gij fanjying mbouj ndei ok-daeuj.

【Roxnyinh】

Seizneix gyoengqvunz gwndaenj suijbingz caeuq sibgvenq gwnndoet cungj bienq lo, bouxbingh baenz hezcijsang baez bi demgya. Gij bingh hezcij sang dwg aen yinhsu yung-yiemj gij bingh sailwed sim uk, yienghneix, hawj lauzlwed youq aen fanveiz cingqciengz, ndaej fuengz caeuq gyangqdaemq gij bingh sailwed sim uk baenzbingh caeuq dai bae.

Bouj mak siu myaiz、siu cwk hawj lwed byaij, cangq mamx sag gwn gaenq baenz gij cujyau yenzcwz ywdoj yw cungj bingh neix. Vunzlai gaenq nyinhrox ywdoj ndaej gemj lauz, caemhcaiq yaugoj haemq ndei. Ndaw dan neix maenzgya ndaej ciengx lwed bouj daep, hawj rae maenh bouj mak；dancaem ndaej siu cwk hawj lwed byaij, hawj daep mbei ndaej doeng heiqgih, diuzhuz mamx dungx, boujciengx heiq lwed；maksanhcah ndaej "sag gwn, siu cwk"；ginghsw bouj mamx yinh bwt, bouj heiq ciengx yaem；gogat hawj yiengz swng, vagut cing daep, gamcauj hawj gyang doxhuz. Gij yw gwnz neix caez yungh, hawj rae maenh bouj mak, leih cumx cuengq uq, siu cwk hawj lwed byaij, ciengx lwed cing daep, yienghneix yaugoj haemq ndei. Seiz ywbingh ndaej raen, ywdoj raemxyw gemjlauz doiq yw doengh bouxbingh sihyih gemj lauz yaugoj mbouj ndei haenx, ceiq habngamj, caemhcaiq seiz gwn yw mbouj miz gij fanjying mbouj ndei geijlai, gwn yw fuengbienh, gyaq youh cienh, dwg danyw gemj lauz hab lai yungh ndeu, hab caiq guh gaihfaz yenzgiu.

怎样用中药加减巧治慢性咳喘？
Baenzlawz aeu ywdoj gya gemj daeuj yw ndei gij bingh ae'ngab?

临床运用中药治疗慢性咳喘，疗效颇佳，现介绍如下。

【治疗方法】

处方：党参、茯苓、白芍各 15 克，柴胡、厚朴、紫苏叶、杏仁、紫菀、款冬花、僵蚕各 8 克，黄芩、半夏、蝉蜕、炙甘草各 5 克。

加减：恶寒重、发热轻、无汗而喘者，去柴胡、黄芩，加麻黄、桂枝各 6 克；发热重、恶寒轻、口渴咽痛者，去半夏、厚朴，加金银花 12 克，连翘、前胡、瓜蒌各 8 克；

发热恶风、干咳少痰、口燥咽干者，去柴胡、黄芩、半夏、厚朴，加桑叶、枇杷叶各 10 克，栀子、瓜蒌各 8 克；咳嗽痰多、吐痰清稀者，去柴胡、黄芩，加苍术、陈皮各 8 克；发热口渴、咳痰黄稠、吐痰不利者，去半夏、厚朴，加丹参 10 克，桑白皮、瓜蒌各 8 克；气喘甚者，加紫苏子、莱菔子、白芥子各 8 克；气虚乏力者，去紫苏叶、柴胡、黄芩，加党参 15 克，白术、陈皮各 8 克；久病体虚、呼多吸少者，去紫苏叶、柴胡、黄芩，加五味子、肉桂各 10 克；口唇青紫、舌质紫暗者，加丹参 10 克，桃仁、红花各 8 克；咽痒、伴有声音嘶哑者，加钩藤、木蝴蝶各 8 克；饮食积滞者，加山楂、神曲各 10 克，鸡内金 8 克；二便不利者，轻者加车前子、莱菔子各 10 克，重者加泽泻 10 克，大黄 5 克。

用法：每日 1 剂，水煎，分 3 次服用。

功效：表里双解，扶正祛邪，降气平喘，止咳化痰。

主治：表里同病，反复咳喘证。以咳嗽咽痒，早晚温度改变，或冷或热，阵发性咳嗽加剧为特征。亦常伴有恶寒发热，口干口苦，咳吐白色泡沫痰，或咳痰不利，胸闷气喘，舌质淡白，舌苔薄黄，脉象弦滑等症。

【典型病例】

患者，男，67 岁。患慢性支气管炎 8 年，近因感冒 2 天，咳嗽气紧，胸部烦闷，咽痒即咳，咳痰不利，神疲乏力，食欲减退，口唇青紫，舌质紫暗，舌苔薄白，脉象弦涩。此乃久病体虚，痰瘀阻络。治宜扶正祛邪，表里双解，活血化瘀，止咳化痰。

处方：党参、茯苓、丹参、白芍各 15 克，柴胡、厚朴、紫苏叶、杏仁、紫菀、款冬花、僵蚕各 8 克，桃仁 6 克，黄芩、半夏、蝉蜕、炙甘草各 5 克。每日 1 剂，水煎，分 3 次服用。服上方 3 剂病情大有好转，自觉心累气紧，时有咽痒咳嗽，神疲乏力，口唇青紫，舌质紫暗，舌苔薄白，脉象弦涩。效不更方，原方再加丹参 15 克，加葶苈子 10 克、枳实 8 克。再服 3 剂，病情稳定而停药。

【体会】

以上病例为慢性支气管炎感冒复发，因病久体虚，痰瘀阻络，故一诊加桃仁、丹参活血化瘀，二诊加枳实、葶苈子降气化痰，丹参活血化瘀，三药同用有强心作用。

Seiz ywbingh aeu ywdoj yw ae'ngab menhnumq, yaugoj haemq ndei, seizneix gaisau youq lajneix.

【Ywbingh fuengfap】

Danyw：Godangjcaem、fuzlingz、gobwzsoz gak 15 gwz, caizhuz、gohoubuj、mbasijsu、ngveihmakgingq、govagut vaaeuj、va'gvanjdungh、nengznuengx daigeng gak 8 gwz, govangzginz、buenqyaq、bokbid、gamcauj cauj gak 5 gwz.

Gya gemj：Boux lau nit lai、fatndat noix、mbouj miz hanh cix ae'ngab, dawz caizhuz、govangzginz deuz, gya gomazvangz、go'gviq gak 6 gwz; boux fatndat lai、lau nit noix、hozhawq hozin, dawz buenqyaq、gohoubuj deuz, gya vagimngaenz 12 gwz, golenzgyauz、cienhhu'o、gvefangz gak 8 gwz; boux fatndat lau rumz、ae hoengq myaiz noix, bak sauj hoz hawq, dawz caizhuz、govangzginz、buenqyaq、gohoubuj deuz, gya mbawnengznuengx、mbawbizbaz gak 10 gwz, vuengzgae、gvefangz gak 8 gwz; boux baenzae myaiz lai、biq myaiz saw, dawz caizhuz、govangzginz deuz, gya gocangsaed、naengmakgam gak 8 gwz; boux fatndat hozhawq, ae ok myaiz henjniu, ae myaiz mbouj swnh, dawz buenqyaq, gohoubuj deuz, gya dancaem 10 gwz, gonengznuengx, gvefangz gak 8 gwz; boux ajngaeb youqgaenj, gya cehsijsu, cehlauxbaeg, cehbyaekgat gak 8 gwz; boux heiq noix mbouj miz rengz, dawz mbasijsu、caizhuz、govangzginz deuz, gya godangjcaem 15 gwz, gobegsaed、naengmakgam gak 8 gwz; boux bingh nanz ndang nyieg、ok heiq lai sup heiq noix, dawz mbasijsu、caizhuz、govangzginz deuz, gya gaeucuenqiq、go'gviq gak 10 gwz; boux naengbak aeujheu、linx aeujndaem, gya dancaem 10 gwz、ngveihmakdauz、gosiengz gak 8 gwz; boux hoz humz、lij miz singhep, gya gaeugvaqngaeu、gogoeg gak 8 gwz; boux gwn doxgaiq dungxraeng, gya maksanhcah、gosinzgiz gak 10 gwz, naengdawgaeq 8 gwz; boux okhaex oknyouh mbouj bienh, binghmbaeu gya cehgomaxdaez、cehlauxbaeg gak 10 gwz, binghnaek gya gocagseq 10 gwz, godavangz 5 gwz.

Yunghfap: Moix ngoenz fuk ndeu, aeu raemx cienq, faen 3 baez gwn.

Gunghyau: Ndaw rog cungj yw, rex cingq cawz doeg, gyangq heiq dingz ae, dingz ae siu myaiz.

Cujyau yw: Gij bingh ndaw rog caemh bingh, fanjfuk ae'ngab. Miz gij dwzcwngh de dwg baenzae hoz humz, haet haemh dohraeuj mbouj doengz, roxnaeuz nit roxnaeuz hwngq, fwt baenzae haenq. Hix ciengz miz lau nit fatndat, hozhawq bakhaemz, ae rueg myaiz fubfauz saekhau, roxnaeuz gij bingh ae ok myaiz mbouj bienh, aekcaet ajngaeb, saeklinx monghau, ailinx mbanghenj, meg ndongjsoh youh raez youh raeuz daengj.

【Binghlaeh denjhingz】

Bouxbingh, bouxsai, 67 bi. Baenzbingh hozgyawjsaeq in menhnumq 8 bi, mboengq neix dwgliengz 2 ngoenz, baenzae heiq gaenj, aek caet, hoz humz couh ae, ae ok myaiz mbouj cwxcaih, ndang naiq mbouj miz rengz, mbouj siengj gwn doxgaiq, naengbak aeujheu, linx aeujndaem, ailinx haumbang, meg ndongjsoh youh raez, byaij ndaej mbouj swnh. Neix dwg bingh nanz ndang naiq, myaiz cwk gaz meg, ywbingh hab rex cingq cawz doeg, ndaw rog cungj yw, siu cwk hawj lwed byaij, dingz aesiu myaiz.

Danyw: Godangjcaem、fuzlingz、dancaem、gobwzsoz gak 15 gwz, caizhuz、gohoubuj、mbasijsu、ngveihmakgingq、govagut vaaeuj、va'gvanjdungh、nengznuengx daigeng gak 8 gwz, ngveihmakdauz 6 gwz, govangzginz、buenqyaq、bokbid、gamcauj cauj gak 5 gwz. Moix ngoenz fuk ndeu, aeu raemx cienq, faen 3 baez gwn. Gwn aen dan gwnz neix 3 fuk le bingh ndei lai lo, gag raen baeg heiq gaenj, miz seiz hoz humz baenzae, ndang naiq mbouj miz rengz, naengbak aeujheu, linx aeujndaem, ailinx haumbang, meg ndongjsoh youh raez, byaij ndaej mbouj swnh. Miz yaugoj couh mbouj vuenh danyw, aen dan gonq caiq gya dancaem 15 gwz, gya cehdingzliz 10 gwz、makdoengjsoemj 8 gwz. caiq gwn 3 fuk le, bingh ndei dingh le cij dingz yw.

【Roxnyinh】

Gij binghlaeh gwnz neix dwg hozgyawjsaeq in menhnumq dwgliengz dauq bingh, aenvih bingh nanz ndang nyieg、myaiz cwk gaz meg、yienghneix baez daih'it daeuj yawj bingh gya ngveihmakdauz、dancaem siu cwk hawj lwed byaij、baez daihngeih daeuj yawj bingh gya makdoengjsoemj、cehdingzliz gyangq heiq siu myaiz、dancaem siu cwk hawj lwed byaij, sam cungj yw caez yunghhawj sim maenh.

中医怎样分型治流行性感冒？
Ywdoj baenzlawz faen loih daeuj yw gij bingh dwgliengz liuzhingz？

流行性感冒属中医时行感冒范畴，特点是多在气候反常的情况下暴发流行，起病急骤，传染迅速，症状严重，甚至导致死亡，须积极治疗。一般来说，时行感冒病情较普通感冒重，首发症状常见发热、寒战、咽干疼痛、咳嗽、周身关节酸痛。在治疗方面，中医辨证分型施治具有一定优势。

【外感风热型】

症状：发热，体温 39～40 ℃，寒战，头痛，肩背及腰酸困疼痛，咽干肿痛，咳嗽，咳吐黄痰，舌红苔黄，脉浮滑而数。可用辛凉解表法。

处方：金银花 12 克，连翘、板蓝根、黄芩、大青叶各 10 克，荆芥、防风、牛蒡子、浙贝母、陈皮各 8 克，甘草 6 克。水煎，每 4 小时服 1 次，每次约 150 毫升，服 1～1.5 日发热可退，其他症状逐渐缓解。

患者退烧之后咳嗽严重，夜不能寐，白细胞计数升高，舌红苔黄，脉弦滑者，可服下列中药：金银花 15 克，黄芩、玄参、紫菀、百部各 12 克，浙贝母、陈皮、桔梗各 10 克，甘草、蝉蜕各 6 克。水煎，分 3 次服用，每日 1 剂。

如果服中药汤剂不便，可服银翘解毒丸、感冒清热冲剂、双黄连口服液或养阴清肺丸。

【胃肠型】

症状：主要表现为腹中胀气，饮食不香，大便溏稀，甚者有恶心呕吐，舌质微红苔腻，脉濡滑。可用芳香化浊、理气解表、清热之法。

处方：薏苡仁 30 克，金银花、茯苓各 12 克，苍术、白术、厚朴、藿香、佩兰、白芷各 10 克，紫苏叶、陈皮、法半夏、木香各 8 克，甘草 6 克。水煎，分 3 次服用，每日 1 剂。

中成药可服用藿香正气软胶囊，每次 2～4 粒，每日 2 次。

【下焦湿热型】

症状：少部分患者有小便不利，尿频而尿不畅，检查尿中有少量白细胞，全身不适，骨节酸痛无力，舌质微红，苔白滑，脉滑。类似西医的泌尿系统感染症状。治疗以清利下焦湿热为主，应用八正散加减。

处方：薏苡仁 30 克，茯苓、泽泻、车前子（包煎）、滑石、金银花各 12 克，萹蓄、瞿麦、萆薢各 10 克，黄柏 8 克。水煎，分 3 次服用，每日 1 剂。

如服中药汤剂不便，可服尿感宁冲剂，每次 1 袋，每日 3 次。

Cungj bingh dwgliengz liuzhingz dwg haeuj aen gvaengh ywdoj dwgliengz, daegdiemj dwg youq mbwn fwt bienq seiz fwtfat lah hwnjdaeuj, bingh ndaej gaenj, lah ndaej vaiq, bingh ndaej naek, caiqlij rox dai vunz dem, aeu cizgiz yw. Itbuen daeuj gangj, fwt baenz dwgliengz lai naek gvaq itbuen dwgliengz, cungj binghyiengh haidaeuz ciengz dwg fatndat, ndangsaenz, hozhawq hozin, baenzae, daengxndang hoh in. Yw bingh seiz, ywdoj duenqbingh faen loih daeuj yw miz itdingh youhsi.

【Yiengh funghuj baihrog lah deng dwgliengz】

Gij yiengh baenzbingh: Fatndat, 39～40℃, ndangsaenz, gyaeujin, gwnz mbaq laeng hwet hwet naiq hwet in, hozhawq foegin, baenzae, ae ok myaizhenj, linx hoengz ailinx henj, meg fouz youh raeuz youh byaij ndaej vaiq. Ndaej aeu gij yw manh liengz daeuj yw baihrog.

Danyw: Vagimngaenz 12 gwz, golenzgyauz、gohungh、govangzginz、godaihcing gak 10 gwz, goheiqvaiz、lwglazbyaj、faet、gobeimuj Cezgyangh、naengmakgam gak 8 gwz, gamcauj 6 gwz. Aeu raemx cienq, moix 4 aen cungdaeuz gwn baez ndeu, moix baez daihgaiq 150 hauzswngh, gwn 1～1.5 ngoenz fatndat ndaej doiq, gij binghyiengh wnq cugciemh ndei dauq.

Bouxbingh doiq ndat le baenzae youqgaenj, haemh ninz mbouj ndaek, sibauhhau geiqsoq dem lai, linx hoengz ailinx henj, meg ndongjsoh youh raez raeuz, ndaej gwn gij ywdoj lajneix: Vagimngaenz 15 gwz, govangzginz、caemhmbaemx、govagut vaaeuj、maenzraeulaux gak 12 gwz, gobeimuj Cezgyangh、naengmakgam、gizgwnj gak 10 gwz, gamcauj、bokbid gak 6 gwz. Aeu raemx cienq, faen 3 baez gwn, moix ngoenz fuk ndeu.

Danghnaeuz gwn raemxyw ywdoj mbouj bienh, ndaej gwn ywyienz yinzgyau gaijdoegvanz、mbayw cungraemx dwgliengz siu huj、raemxywgwn songvuengzlienz roxnaeuz ywyienz ciengx yaem cing bwt.

【Yiengh dungxsaej】

Gij yiengh baenzbingh: Cujyau dwg dungxraeng miz heiq, gwn mbouj van, okhaex yungz, boux youqgaenj simnywnx rueg, linx loq hoengz ailinx nwk, meg raeuz. Ndaej aeu gij fuengfap rangfwt baiz doeg、leix heiq yw rog, siu huj.

Danyw: Haeuxroeg 30 gwz, vagimngaenz、fuzlingz gak 12 gwz, gocangsaed、gobegsaed、gohoubuj、golailoj、gobeilanz、begcij gak 10 gwz, mbasijsu、naengmakgam、sawzbuenqyaq、gomuzyangh gak 8 gwz, gamcauj 6 gwz. Aeu raemx cienq, faen 3 baez gwn, moix ngoenz fuk ndeu.

Gwn ywdoj ndaej gwn hozyangh cwnggih yenjgyauhnangz, moix baez 2～4 naed, moix ngoenz 2 baez.

【Yiengh lajdungx cumxhuj】

Gij yiengh baenzbingh: Miz dingznoix bouxbingh oknyouh mbouj bienh, nyouhdeih caiqlij nyouh mbouj soeng, caz ndaw nyouh miz dingznoix sibauhhau, daengxndang mbouj cwxcaih, hohndok naet in mboujmiz rengz, linx loq hoengz, ailinx hauraeuz, meg raeuz. Lumj sihyih gangj daengz gij binghyiengh lohnyouh deng lah. Yw bingh aeu swnhleih cumx huj lajdungx guhcawj, gwn yw bazcwngsanj gyagemj.

Danyw: Haeuxroeg 30 gwz, fuzlingz、gocagseq、cehgomaxdaez（suek daeuj cienq）、vazsizgvangq、vagimngaenz gak 12 gwz, gobenjcuz、gogizmwz、maenzgep gak 10 gwz, faexvuengzlienz 8 gwz. Aeu raemx cienq, faen 3 baez gwn, moix ngoenz fuk ndeu.

Danghnaeuz gwn raemxyw mbouj fuengbienh, ndaej gwn mbayw niuganjningz, moix baez daeh ndeu, moix ngoenz 3 baez.

怎样用止嗽散加减治外感咳嗽？

Baenzlawz aeu mbayw dingzae gya gemj yw gij bingh baihrog lah dawz baenzae?

外感咳嗽多见于呼吸道感染后，支气管炎、支气管肺炎初期，儿童及成人均易发病，一年四季都可发生，尤以春季、秋季多发。在临床上运用清代程钟龄《医学心悟》所载的止嗽散加减治疗外感咳嗽，取得了满意疗效，现介绍如下。

【临床资料】

268 例患者，其中儿童 156 例，男性 88 例，女性 68 例；成人 112 例，男性 62 例，女性 50 例。年龄 1～12 岁、40～50 岁发病率较高。

诊断依据如下：

症状：频咳，无热或低热，鼻塞，流涕，流泪，食欲减退，白天较轻，夜晚较重。体格检查：扁桃体和咽部充血，两肺呼吸音粗，或有干性啰音。

血常规：白细胞计数正常或偏高，少数偏低。

胸片或胸透：大部分为肺纹理增粗，或有肺门阴影增大。

【治疗方法】

处方：百部 15 克，紫菀、白前、陈皮、金银花、杏仁、款冬花各 10 克，荆芥 9 克，桔梗、连翘各 8 克，浙贝母 5 克。

加减：头痛鼻塞恶寒者，加紫苏叶 10 克，防风 8 克，桂枝、生姜各 6 克，以散寒止咳；头痛、微恶寒、发热、口苦、咽痛、痰黄、舌质红、脉浮数者，加桑叶 10 克，板蓝根、山豆根、黄芩、栀子、丹皮各 8 克；肺火咳嗽、干咳少痰者，去荆芥、陈皮，加桑白皮、全瓜蒌、枇杷叶各 10 克，以清肺润肺、化痰止咳；湿痰中阻、咳嗽痰多、口淡、食少、胸闷泛恶、舌苔白腻、脉浮滑者，加茯苓 12 克，半夏、紫苏子各 10 克，以祛痰止咳。

用法：每日 1 剂，水煎，分 3 次服用。儿童可根据不同年龄酌减剂量，服用方法为少量多次给药，每次 5 毫升，每日 5～8 次。

【治疗效果】

1～3 日治愈 143 例，4～6 日治愈 106 例，7～9 日治愈 19 例，总治愈率为 100%。

【体会】

止嗽散主治风邪犯肺，咳嗽咳痰不爽，咽痒，或微恶寒发热，舌苔薄白，脉浮缓。

具有止咳化痰、宣肺疏表的功效。方中桔梗、白前开宣肺气，祛除痰涎；紫菀、款冬花、百部温润止咳；荆芥疏风解表，风寒风热均可应用；浙贝母、陈皮润肺止咳，化痰，开郁散结；杏仁治疗外感风寒咳嗽喘满，痰多最宜；金银花、连翘有清热解毒、疏散风热作用。本方温润平和，散寒而不助热，疏寒而不伤正，故为一般感冒咳嗽的有效方剂。

Baihrog lah dwgliengz baenzae dingzlai raen youq codaeuz loh diemheiq deng lah、hozgyawhsaeq in、hozgyawhsaeq baenz binghfeiyenz、lwgnyez caeuq vunzhung cungj heih baenzbingh、daengxbi cungj ndaej baenzbingh、cawzcin、cawzcou lai baenzbingh. Youq seiz ywbingh aeu dingzaesanj ndaw bonj saw 《Sim Rox Yihyoz》 Ciuh Cinghdai Cwngz Cunghlingz geiq haenx gyagemj daeuj yw baihrog lah dwgliengz baenzae, ndaej daengz haemq ndei yaugoj, seizneix gaisau youq lajneix.

【Gij swhliu duenqbingh ywbingh】

268 laeh bouxbingh, ndawde lwgnyez 156 boux, bouxsai 88 boux, mehmbwk 68 boux；vunzhung 112 boux, bouxsai 62 boux, mehmbwk 50 boux. Nienzlingz 1~12 bi、40~50 bi baenzbingh lai.

Duenqbingh baengzgawq dwg lajneix：

Gij yiengh baenzbingh：Ae lai, mbouj ndat roxnaeuz miz di ndat, ndaengsaek, mugrih, lae raemxda, mbouj siengj gwn doxgaiq, gyangngoenz loq mbaeu, gyanghaemh loq naek. Genjcaz ndangdaej：Benjdauzdij caeuq conghhoz cung lwed, song mbiengj bwt sing diemheiq co, roxnaeuz miz sing yiengj hozhez.

Gij cingzgvang lwed：Soq sibauhhau cingqciengz roxnaeuz loq sang, miz dingznoix loq daemq.

Aek bwzben roxnaeuz aek guh dousi：Dingzlai dwg raizloh bwt dem co, roxnaeuz ngaeuz conghbwt demhung.

【Ywbingh fuengfap】

Danyw：Maenzraeulaux 15 gwz, govagut vaaeuj、gaeubagrag、naengmakgam、vagimngaenz、ngveihmakgingq、va'gvanjdungh gak 10 gwz, goheiqvaiz 9 gwz, gizgwnj、golenzgyauz gak 8 gwz, gobeimuj Cezgyangh 5 gwz.

Gya gemj：Boux gyaeujin ndaengsaek lau nit, gya mbasijsu 10 gwz, lwglazbyaj 8 gwz, go'gviq、hing gak 6 gwz, daeuj sanq hanz dingz ae；boux gyaeuj miz di in lau nit fatndat、bakhaemz、hoz in、myaiz henj、linx hoengz、meg fouz byaij ndaej youh vaiq, gya mbawnengznuengx 10 gwz, gohungh、lagdujbyaj、govangzginz、vuengzgae、naengmauxdan gak 8 gwz；boux bwthuj baenzae、ae hoengq myaiz noix, dawz goheiqvaiz、naengmakgam deuz, gya gonengznuengx、daengxgo gvefangz、mbawbizbaz gak 10 gwz, hawj bwt seuq yinh bwt、siu myaiz dingz ae；boux myaiz cumx saek gyang dungx、baenzae myaiz lai、bakcit、gwn ndaej noix、aekcaet siengj rueg、ailinx hauniu、meg fouz youh raeuz, gya fuzlingz 12 gwz, buenqyaq、cehsijsu gak 10 gwz, daeuj cawz myaiz dingz ae.

Yunghfap：Moix ngoenz fuk ndeu, aeu raemx cienq, faen 3 baez gwn. Lwgnyez ndaej ciuq nienzlingz mbouj doengz daeuj aenq bingh gemj yw, gwn yw fuengfap dwg dingznoix lai baez gueng yw, moix baez 5 hauzswngh, moix ngoenz 5~8 baez.

【Ywbingh yaugoj】

1~3 ngoenz yw ndaej ndei 143 boux, 4~6 ngoenz yw ndaej ndei 106 boux, 7~9 ngoenz yw ndaej ndei 19 boux, 100% cungj yw ndaej ndei.

【Roxnyinh】

Gij ywmba dingzae cujyau yw doegfung famh bet, baenzae ae ok myaiz mbouj soeng, hoz humz, roxnaeuz loq lau nit fatndat, ailinx haumbang, meg fouz byaij ndaej youh menh. Miz gij goengnaengz ndaej dingz ae siu myaiz、doeng bwt soeng baihrog. Ndaw dan gizgwnj、gaeubagrag ndaej hai doeng heiqbwt, cawz myaiz; govagut vaaeuj、va'gvanjdungh、maenzraeulaux ndaej raeuj yinh dingz ae; goheiqvaiz doeng fung gaij baihrog, funghanz funghuj cungj ndaej yungh; gobeimuj Cezgyangh、naengmakgam yinh bwt dingz ae, siu myaiz, hai cwk sanq cwk; ngveihmakgingq yw baihrog lah dwgliengz funghanz baenzae ae'ngab lai, myaiz lai ceiq ngamj; vagimngaenz、golenzgyauz miz gij cozyung siu huj gaij doeg、sanq funghuj. Aen dan neix raeuj yinh bingzhuz, sanq hanz youh mbouj bang huj, baiz hanz youh mbouj sieng cingq, yienghneix dwg cungj yw miz yaugoj yw itbuen dwgliengz baenzae.

怎样用中药治痰湿型咳嗽？
Baenzlawz aeu Ywdoj yw baenzae myaiz lai?

【临床资料】

治疗患者53例，其中男性29例，女性24例；年龄最小者5岁，最大者73岁；病程最短者2年3个月，最长者38年。

诊断标准：咳嗽痰多，痰白而稀或呈泡沫状，胸脘闷胀或胃纳呆滞，神疲乏力，大便时溏，苔白腻，脉濡滑；一年内发病3次，每次发病持续3个月以上，或每次发病持续2个月以上，连续2年以上发病。肺部听诊时可闻及干湿性啰音。胸部X线片显示两肺纹理增粗、紊乱，或呈网状、斑点状阴影。

【治疗方法】

处方：茯苓20克，半夏、紫菀、款冬花各13克，五味子、僵蚕各12克，细辛、干姜各3克。儿童患者据年龄体质酌情减量。

用法：每日1剂，水煎，分3次服用。1周为1个疗程。

注意事项：忌食肥甘生冷、刺激性食物及烟酒，避风寒，慎起居，预防感冒。

【治疗效果】

疗效判定标准：经4个疗程治疗后评价疗效。

治愈：咳嗽、咳痰等症状及体征消失，经X线片复查，肺部未见异常改变者。

好转：咳嗽明显减轻，痰量明显减少，X线片复查仍有肺纹理增粗者。

有效：咳嗽、咳痰较治疗前有所减轻但不显著，X线片复查肺纹理仍增粗、紊乱者。

无效：症状、体征及X线片复查与治疗前相比无明显改变或加重者。

疗效：治愈11例，占20.8%；好转19例，占35.8%；有效18例，占34.0%；无效5例，占9.4%。总有效率为90.6%。

【典型病例】

患者，男，33岁。反复发作性咳嗽、吐白泡沫痰3年多，加剧2个月。患者2年前患咳嗽、咳痰，间断性治疗约3个月方止。第2年同期又患此病，又经近4个月治疗而缓解。今又复发，经打针、口服西药，症状无明显减轻。

刻诊：咳嗽，吐白色泡沫稀痰，胸闷，口淡不渴，身体消瘦，腹胀食少，大便溏，小便清利，舌质淡，苔薄白，脉濡滑。

听诊：两肺底部闻及湿性啰音。

X线胸片示：两肺纹理增粗、紊乱。

拟诊：中医为痰湿型咳嗽，西医为慢性支气管炎。

治法：健脾祛湿，温肺化痰。

处方：茯苓20克，半夏15克，款冬花13克，紫菀、五味子、僵蚕各12克，干姜、细辛各3克。服用8剂而愈，继续服用3个疗程巩固，随访无复发。

【Gij swhliu duenqbingh ywbingh】

Yw bouxbingh 53 boux, ndawde bouxsai 29 boux, mehmbwk 24 boux; nienzlingz boux ceiq oiq 5 bi, boux ceiq hung 73 bi; ywbingh seizgan boux ceiq vaiq 2 bi lingz 3 ndwen, boux ceiq nanz 38 bi.

Duenqbingh byauhcunj: Baenzae myaiz lai, myaiz hau youh saw roxnaeuz baenz yiengh fubfauz, najaek gwnzdungx raeng roxnaeuz mbouj sag gwn, ndang naiq mbouj miz rengz, mizseiz haex yungz, ailinx hauniu, meg raeuz; youq ndaw bi ndeu baenzbingh 3 baez, moix baez baenzbingh lienzdaemh 3 ndwen doxhwnj, roxnaeuz moix baez baenzbingh laebdaeb 2 ndwen doxhwnj, laebdaeb 2 bi doxhwnj baenzbingh. Dingq cinj seiz ndaw bwt ndaej dingqnyi sing hozhez sing sauj sing cumx. Gwnz aek guh X gvangh ingjsiengq yawjraen song mbiengj bwt raizloh dem co、luenh, roxnaeuz baenz cungj raemhngaeuz baenz muengx、miz diemjbanq.

【Ywbingh fuengfap】

Danyw: Fuzlingz 20 gwz, buenqyaq、govagut vaaeuj、va'gvanjdungh gak 13 gwz, gaeucuenqiq、nengznuengxhau daigeng gak 12 gwz, gosisinh、hinggep hawq gak 3 gwz. Lwgnyez bouxbingh ndaej aenq nienzlingz caeuq aenndang cingzgvang daeuj gemj liengh.

Yunghfap: Moix ngoenz fuk ndeu, aeu raemx cienq, faen 3 baez gwn. Aen singhgiz guh aen liuzcwngz ndeu.

Haeujsim saehhangh: Gaej gwn gij doxgaiq biz lai caep lai、rox gikcoi caeuq cit ien gwn laeuj, baex funghanz, gwndaenj aeu siujsim, fuengz dwgliengz.

【Ywbingh yaugoj】

Gij byauhcunj duenqdingh ywbingh yaugoj: Ginggvaq 4 aen liuzcwngz yw le bingz ywbingh yaugoj.

Yw ndaej ndei: Gij binghyiengh baenzae、ae ok myaiz daengj mbouj raen lo, bwz X gvangh ben dauqcaz, caengz raen aenbwt miz maz bienqvaq.

Miz di ndei: Baenzae noix lai lo, myaiz caemh noix lai lo, ingj X gvangh ben dauqcaz ndaw bwt lij miz di raizloh dem co.

Miz yaugoj: Boux baenzae、ae ok myaiz beij ywbingh gonq lai ndei di hoeng mbouj suenq lai, ingj X gvangh ben dauqcaz raizloh bwt lij co luenh.

Mbouj miz yaugoj: Boux binghyiengh、aenndang caeuq ingj X gvangh ben dauqcaz caeuq ywbingh gonq mbouj miz maz gaijbienq roxnaeuz lij bienq naek.

Ywbingh yaugoj: Yw ndaej ndei 11 boux, ciemq 20.8%; miz di ndei 19 boux, ciemq 35.8%; miz yaugoj 18 boux, ciemq 34.0%; mbouj miz yaugoj 5 boux, ciemq 9.4%. Miz yaugoj 90.6%.

【Binghlaeh denjhingz】

Bouxbingh, bouxsai, 33 bi. fanjfuk baenzbingh baenzae、ae myaiz fubfauzhau 3 bi lai, 2 ndwen neix bingh lai naek. bouxbingh 22 bi gonq baenzae、ae ok myaiz, dingzdingz duenhduenh yw daihgaiq 3 ndwen cij dingz. Bi daihngeih doengzseiz youh baenz cungj bingh neix, yw bae ca mbouj lai 4 ndwen cij ndei di. Seizneix youh dauq baenzbingh, dajcim、gwn ywsihyoz, bingh cungj caengz ndei geijlai.

Seiz yawjbingh raen: Baenzae, biq myaiz fubfauz saw youh hau, aekcaet, bakcit hoz mbouj hawq, ndang byom, dungxraeng gwn ndaej noix, okhaex yungz, oknyouh swnhleih, saeklinx mong, ailinx haumbang, meg raeuz.

Rwz dingq duenqbingh: Lajdaej song mbiengj bwt miz singyiengj cumx.

X gvangh bwzben raen ndaw aek dwg: Raizloh song mbiengj bwt dem co、luenh.

Yaek duenq: Ywdoj dwg myaiz cumx baenzae, sihyih dwg hozgyawj saeq in menhnumq.

Ywfap: Cangq mamx cawz cumx, raeuj bwt siu myaiz.

Danyw: Fuzlingz 20 gwz, buenqyaq 15 gwz, va'gvanjdungh 13 gwz, govagut vaaeuj、gaeucuenqiq、nengznuengxhau daigeng gak 12 gwz, hinggep hawq、gosisinh gak 3 gwz. Gwn 8 fuk yw le couh ndei lo, laebdaeb gwn 3 aen liuzcwngz daeuj gungjgu, camgvaq caiq mbouj dauq bingh lo.

怎样用中药治顽固性头痛？

Baenzlawz aeu ywdoj yw baenz bi lienzdaemh gyaeujin?

顽固性头痛是神经内科常见病证，包括血管性头痛和紧张性头痛。血管性头痛又称偏头痛，紧张性头痛又称肌源性头痛，两者在临床症状上大致相似，病机上互相影响，病程迁延，反复发作。近年来采用中药治疗该病 86 例，取得满意疗效，现介绍如下。

【临床资料】

86 例患者均为门诊或住院病人，其中男性 38 例，女性 48 例；年龄最大者 76 岁，最小者 24 岁，平均年龄 45 岁；病程最短 6 个月，最长 35 年。

诊断标准：病程在半年以上，至少有过 5 次发作；头痛发作持续 4～72 小时（未经治疗或治疗无效）；头部一侧或两侧有搏动性或压迫性、紧箍性疼痛；神经系统检查、脑电图、颅脑 CT 扫描未见异常，排除高血压病、癫痫等其他病变引起的头痛，经颅超声血流图（TCD）检查提示血管紧度增强，血流速度增快，无其他异常现象。

【治疗方法】

处方：葛根 20 克，熟地、川芎、丹参各 15 克，天麻、当归、白芍、僵蚕、蔓荆子各 10 克，甘草 5 克。

加减：项背头痛者，加羌活 10 克；前额头痛者，加白芷 10 克；两侧偏头痛者，加柴胡 8 克；枕部头痛者，加细辛 3 克；头顶痛者，加藁本 10 克；刺痛、舌有瘀斑者，加桃仁、红花各 8 克，熟地、白芍改用生地、赤芍；面红目赤者，加钩藤、石决明各 10 克；气虚乏力者，加黄芪、党参各 12 克；腰酸者，加山萸肉、补骨脂各 10 克；痰多、舌淡胖者，加白附子、石菖蒲各 10 克。

用法：每日 1 剂，水煎，分 3 次服用。15 日为 1 个疗程。

【治疗效果】

显效（头痛及伴随症状基本消失，3 个月内无复发者）46 例，占 53.5%；有效（头痛发作次数减少，疼痛程度减轻，持续时间缩短者）34 例，占 39.5%；无效（头痛及伴随症状经 1 个疗程治疗无明显改善者）6 例，占 7.0%。总有效率为 93.0%。

【体会】

中医对头痛的认识分外感、内伤两类，顽固性头痛多与内伤有关。气血逆乱，脉络闭阻，清窍不利，则导致头痛。本方以四物汤为主体，取其补血活血，通络止痛之意。方内的主药为川芎、葛根、天麻三味。其中，川芎为治诸类头痛要药。现代药理认为，川芎能扩张血管，增加脑血流量，改善心脑血管舒缩功能，有较强的镇痛、镇静作用；葛根其气轻扬升散，与养血活血药合用能升举清气，可治外感、内伤头痛，其所含葛根酮有扩张血管，改善心脑血液循环的作用，对头部、颈项疼痛有良效；天麻历来被认为是治头痛、头晕的主药，所含天麻甘元有镇静、镇痛、抗惊厥作用，能明显降低脑血管阻力，缓解血管紧张、痉挛状况。方中蔓荆子助葛根祛风止痛，丹参助川芎活血通络，僵蚕助天麻解痉止痛。本方经临床长期观察，未见明显毒副反应，通过临证加减变通运用，可适用内伤之各种证型头痛。

Binghnyangq gyaeujin dwg cungj bingh ciengzraen sinzgingh gohndawndang, bau daengz sailwed mizbingh baenz gyaeujin caeuq gaenjcieng lai baenz gyaeujin. sailwed mizbingh baenz gyaeujin youh heuh mbiengj gyaeuj in, gaenjcieng lai baenz gyaeujin youh heuh goeknaengnoh baenz gyaeujin, gij binghyiengh song cungj bingh neix ca mbouj lai doxlumj, baenzbingh yienzaen doxcaeuq yingjyangj, bingh nanz, fanjfuk baenzbingh. Geij bi neix daeuj aeu ywdoj yw cungj bingh neix 86 boux, ywbingh yaugoj haemq ndei, seizneix gaisau youq lajneix.

【Gij swhliu duenqbingh ywbingh】

86 laeh bouxbingh cungj dwg youq mwnzcinj roxnaeuz bouxbingh youq ndaw yihyen, ndawde bouxsai 38 boux, mehmbwk 48 boux; boux ceiq geq 76 bi, boux ceiq oiq 24 bi, bingzyaenz 45 bi; ywbingh seizgan ceiq vaiq 6 ndwen, ceiq nanz 35 bi.

Duenqbingh byauhcunj: Bingh ndaej buenq bi doxhwnj, ceiq noix dauqfuk baenzbingh 5 baez; dauq baenz gyaeujin laebdaeb 4~72 diemjcung (caengz yw roxnaeuz yw mbouj miz yaugoj); mbiengj gyaeuj roxnaeuz song mbiengj miz meg diuq in roxnaeuz naenx in、 haed in; sinzgingh hidungj guh genjcaz、 uk guh naujdenduz、 ndaw uk ciuq CT cungj caengz raen maz bingh, gaenq rox mbouj dwg binghhezyazsang、 fatbagmou daengj gij bingh'wnq baenz gyaeujin, ndaw uk guh lwed lae cingzgvang genjcaz (TCD) rox dwg sailwed miz di gaenj, lwed lae vaiq, mbouj miz gij binghyiengh wnq.

【Ywbingh fuengfap】

Danyw: Gogat 20 gwz, caemcij cug、 ciengoeng、 dancaem gak 15 gwz, denhmaz、 godanghgveih、 gobwzsoz、 nengznuengx daigeng、 faenxman gak 10 gwz, gamcauj 5 gwz.

Gya gemj: Boux hoziu laenghwet gyaeuj raen in, gya go'gyanghhoz 10 gwz; boux najbyak gyaeujin, gya begcij 10 gwz; boux song mbiengj gyaeujin, gya caizhuz 8 gwz; boux laenggyaeuj in, gya gosisinh 3 gwz; boux dingjgyaeuj in, gya gogaujbwnj 10 gwz; incoeg、 boux linx miz banqaeuj, gya ngveihmakdauz、 gosiengz gak 8 gwz, caemcij cug、 gobwzsoz gaij yungh goragndip、 gocizsoz; boux naj hoengz da hoengz, gya gaeugvaq- ngaeu、 gyapbangx bauyiz gak 10 gwz; boux heiq noix mbouj miz rengz, gya vangzgiz、 godangjcaem gak 12 gwz; boux hwetnaiq, gya cazladbya、 faenzcepraemx gak 10 gwz; boux myaiz lai、 linx bizmong, gya biekcwx、 goyiengzfuz gak 10 gwz.

Yunghfap: Moix ngoenz fuk ndeu, aeu raemx cienq, faen 3 baez gwn. 15 ngoenz guh aen liuzcwngz ndeu.

【Ywbingh yaugoj】

Yaugoj yienhda (gyaeujin caeuq gij binghyiengh nangq miz haenx gihbwnj mbouj raen, ndaw 3 ndwen mbouj caiq miz saek boux dauq baenzbingh) 46 boux, ciemq 53.5%; miz yaugoj (gyaeujin in baezsoq gemjnoix, in gemj mbaeu, laebdaeb in mbouj nanz) 34 boux, ciemq 39.5%; mbouj miz yaugoj (gyaeujin caeuq gij binghyiengh nangq miz haenx yw aen liuzcwng ndeu le mbouj miz maz ndei) 6 boux, ciemq 7.0%. Miz ya- ugoj 93.0%.

【Roxnyinh】

Ywdoj yawj gyaeujin faenbaenz baihrog lah dwgliengz、 baihndaw sieng song cungj, binghnyangq gyaeujin lai caeuq baihndaw sieng mizgven. Hwet lwed gyauxluenh, meg deng saekgaz, conghheuj mbouj cwxcaih, couh baenz gyaeujin. Aen dan neix aeu raemxyw swvuzdangh guhcawj, aeu gij eiq bouj lwed hawj lwed byaij, doeng meg dingz in de. Ndaw dan gij yw cujyau dwg ciengoeng、gogat、denhmaz sam yiengh. Ndawde ciengoeng dwg gij yw yw gyaeujin ndawde cungj ceiq youqgaenj. Gij yozlij ciuhneix nyinhnaeuz, ciengoeng ndaej haigvangq sailwed, hawj ndaw uk lwed lae lai, gaijndei gij goengnaengz sukcuengq sim uk, dingz in、hawj simdingh cozyung haemq haenq; gij heiq gogat fein- gutngut, caeuq gij yw ciengx lwed hawj lwed doeng ndaej doengzcaez swng heiqseuq, ndaej yw baihrog lah dwgliengz、baihndaw sieng baenz gyaeujin, ndawde hamz miz gij doengzgogat ndaej hawj sailwed haigvangq, hawj gij lwed ndaw sim uk doxlae, doiq gwnz gyaeuj、hoziu in miz yaugoj ndei; denhmaz sojlaiz nyinhnaeuz dwg cungj yw cujyau yw gyaeujin、gyaeujngunh, ndawde hamz gij denhmazganh miz gij cozyung hawj sim- dingh、dingz in、dingj linj, ndaej haemq ndei doekdaemq sailwed ndaw uk saekgaz, gaij ndei sailwed gaenj lai、hwnjgeuq daengj. Ndaw dan faenxman ndaej bang gogat cawz fung dingz in, dancaem bang ciengoeng doeng meg hawj lwed byaij, nengznuengx daigeng bang denhmaz gaij hwnjgeuq dingz in. Aen dan neix ciengzgeiz duenqbingh yw- bingh ndaej rox, caengz raen miz maz doeg caeuq gij cozyung mbouj ndei, doenggvaq yawj binghcingz daeuj gyagemj roengz yw, ndaej yw gak cungj baihndaw sieng baenz gyaeujin.

为什么古方"地黄饮子"擅治老年脑病？
Vih maz aen danyw ciuhlaux "raemxyw gocaemcij" ndaej yw gij bingh, aen'uk bouxlaux？

"地黄饮子"原出于金代刘完素《宣明论方》，为治疗肾虚名方。临床上运用"地黄饮子"加减治疗脑出血后遗症、脑血栓形成、脑梗死、脑萎缩、老年性痴呆、脑动脉硬化等老年脑病，疗效卓著，现举例介绍如下。

【脑出血后遗症】

患者，女，68岁。患者平素过于劳累，头晕目眩，腰膝酸软，半月前因脑出血遗留言语障碍、偏瘫，求治中医。症见头晕目眩，手足心热，渴不多饮，服辛温香燥之品则口苦口渴，胃中烧灼，精神萎靡，身体消瘦，言语謇涩，右侧肢体瘫痪，活动困难，卧床不起，颧赤唇红，舌光红无苔，脉细数无力。此属肝肾阴虚，脑失所养。治宜滋养肝肾，补脑利窍。

药方用地黄饮子加减：山药、葛根各30克，当归、丹参各15克，生地、茯苓、麦门冬、白芍、桑枝各12克，山萸肉、丹皮、泽泻、肉苁蓉、巴戟天各10克，石菖蒲、远志、五味子、薄荷（后下）各6克。每日1剂，水煎，分3次服用。服20剂，言语恢复正常，右上肢可以抬举，下肢可以屈伸、站直。原方去石菖蒲、远志，加杜仲、续断、钩藤、怀牛膝，续服20剂，右侧肢体活动功能稳定好转，能下床行走。上方加减再服30剂，病告痊愈，可以上街买菜和操持家务。

【脑萎缩】

患者，男，66岁。患者因渐起眩晕健忘，语言不利，神志呆钝，间发突然昏倒，不省人事，四肢厥冷，肢体震颤，走路不稳 3 个多月，经上级医院 CT 检查确诊为脑萎缩、脑梗死，治疗无效而来求治于中医。症见精神萎靡，表情淡漠，呆钝少言，语言謇涩，步履蹒跚，食欲不振，夜尿频多，小便失禁，舌胖质淡苔少，脉沉细无力。此属肾气亏虚，髓海不足。治当补肾填精，滋养温补。

药方用地黄饮子加减：山药 30 克，党参、当归、丹参、葛根各 15 克，熟地、茯苓、山萸肉、麦门冬、巴戟天、肉苁蓉、赤芍各 12 克，杜仲、锁阳、益智仁、郁金各 10 克，五味子、乌药、石菖蒲、远志、薄荷（后下）各 6 克。每日 1 剂，水煎，分 3 次服用。服 10 剂后，在服原方的基础上，另用鹿角胶、龟板胶各 10 克烊化，冲鸡蛋 1 个，每日服 1 次。守方治疗 1 个月，精神、食欲渐佳，小便失禁治愈，昏厥亦未发作。上方加减治疗 3 个多月，诸症改善，生活能自理。

【老年性痴呆】

患者，女，74 岁。患者近半年来进行性认知能力减退，不同程度意识障碍，不但远事近事遗忘，而且严重失忆，连自己的子女、亲戚朋友都不认识，表情痴呆，反应迟钝，答非所问，喃喃自语，语音欠清晰，怠惰嗜卧，食少乏力，动作迟缓，步履蹒跚，二便失禁，颜面虚浮，舌质淡，舌边紫，苔薄白，脉沉细无力。诊断为老年性痴呆，证属髓海空虚，痰瘀阻窍。治当滋阴补阳，祛痰开窍，佐以化瘀通络。

药方用地黄饮子加减：山药、葛根各 30 克，党参、当归、丹参各 15 克，熟地、茯苓、麦门冬、巴戟天、肉苁蓉、赤芍各 12 克，山萸肉、杜仲、益智仁、桃仁、法半夏、陈皮各 10 克，五味子、石菖蒲、远志、红花各 6 克。每日 1 剂，水煎，分 3 次服用。连服 14 剂，健忘、失忆好转，可以回忆许多往事，认识子女亲友。先后服药 50 多剂，治疗 2 个多月，病情显著好转，精神、饮食、语言均恢复正常，大小便失禁治愈，生活能够自理。

Aen dan "raemxyw caemcij" daj bonj saw 《Senhmingz Gangj Danyw》 ciuh Ginhdai Liuz Vanzsu sij haenx ra okdaeuj, dwg aendan mizmingz yw makhaw. Seiz ywbingh aeu "raemxyw caemcij" gyagemj daeuj yw binghlw uk oklwed, lwed ndaw uk saekgaz, lwed ndaw uk saekgaz dai vunz, uk reuq, bouxlaux ngawz, meghung ndaw uk bienq ndongj daengj doenghgij bingh'uk bouxlaux, yaugoj haemq ndei, seizneix aeu laeh gaisau youq lajneix.

【Binghlw uk oklwed】

Bouxbingh, mehmbwk, 68 bi. Bouxbingh ngoenznaengz baeg lai, gyaeujngunh daraiz, hwet ga naet, buenq ndwen gonq uk ok lwed baenz gangj mbouj baenz vah、mbiengj ndang gyad, daeuj ra ywdoj yw. Binghyiengh dwg gyaeujngunh daraiz, angjfwngz gyangdin ndat, hoz hawq mbouj gwn raemx lai, gwn gij doxgaiq manh raeuj rang couh bakhaemz hozhawq, ndaw dungx ndatremj, duix, ndang byom, gangj vah gazdwddwd, dinfwngz mbiengj baihgvaz gyad, doengh mbouj ndaej, ninz gwnz congz, naj hoengz naeng hoengz, linx wenj hoengz mbouj miz ailinx, diuzmeg youh gaeb byaij ndaej youh vaiq youh mbouj miz rengz. Neix dwg daep mak yaem haw, aen'uk ciengx mbouj ndei. Ywbingh hab ciengx daep ciengx mak, bouj uk leih congh.

Danyw aeu raemxyw divangz gya gemj: Maenzbya、gogat gak 30 gwz, godangh-gveih、dancaem gak 15 gwz, goragndip、fuzlingz、megdoeng、gobwzsoz、nyeneng-nuengx gak 12 gwz, cazladbya、naengmauxdan、gocagseq、yuzcungzyungz、gaeusae-jgaeq gak 10 gwz, goyiengzfuz、golaeng'aeuj、gaeucuenqiq、gobozhoz（dwk doeklae-ng）gak 6 gwz. Moix ngoenz fuk ndeu, aeu raemx cienq, faen 3 baez gwn. Gwn 20 fuk, gangj vah dauq ndaej cingqciengz, fwngzgvaz ndaej yaengx doxhwnj, song ga ndaej iet goz、ndwn soh. Aen dan gonq dawz goyiengzfuz、golaeng'aeuj deuz, gya faexiethoux、gociepndok、gaeugvaqngaeu、godauqrod, laebdaeb gwn 20 fuk, dinfwngz mbiengjgvaz hozdung ndaej miz di ndei, ndaej roengz mbonq byaij lo. Aendan baihgwnz gyagemj caiq gwn 30 fuk le, bouxbingh naeuz bingh ndei lo, ndaej bae gai cawx byaek caeuq guh hong-ranz lo.

【Ukreuq】

Bouxbingh、bouxsai, 66 bi. Bouxbingh aenvih raen miz di ranzbaenq lumzlangh, gangj vah mbouj bienh, ngawz, fwt ngunh laemx, maez, seiq guengq caep, seiq guengq saenz, byaij loh mbouj onj 3 ndwen lai, yihyen baihgwnz guh CT genjcaz dingh dwg ukreuq、lwed ndaw uk saekgaz dai vunz, yw mbouj miz yaugoj daeuj ra ywdoj yw. Bingh-yiengh dwg duix、najsaep, vunz ngawh gangj vah noix, gangj vah mbouj baenz coenz, byaij loh saemxsax, mbouj siengj gwn doxgaiq, gyanghaemh nyouh lai nyouh deih, ny-ouhyaet, linx biz saekmong ailinx noix, meg caem youh saeq mboujmiz rengz. Neix dwg heiqmak sied, ngviz mbouj gaeuq. Ywbingh hab bouj mak bouj rae, ciengx ndang bouj ndang.

Danyw aeu raemxyw divangz gya gemj: Maenzbya 30 gwz, godangjcaem、godangh-gveih、dancaem、gogat gak 15 gwz, caemcij cug、fuzlingz、cazladbya、megdoeng、gaeusaejgaeq、yuzcungzyungz、gocizsoz gak 12 gwz, faexiethoux、gosojyangz、ceh-hing、hinghenj gak 10 gwz, gaeucuenqiq、fwnzcenzdongz、goyiengzfuz、golaeng'aeuj、gobozhoz（dwk doeklaeng）gak 6 gwz. Moix ngoenz fuk ndeu, aeu raemx cienq, faen 3 baez gwn. Gwn 10 fuk le, aeu aen dan yienzbonj le, lingh aeu gyaugaeuloeg、gyau-gyakgvi gak 10 gwz cawj yungz, gyaux aen gyaeq ndeu, moix ngoenz gwn 1 baez. Dingh aen dan neix yw 1 ndwen, cingsaenz loq ndei、siengj gwn doxgaiq, nyouhyaet yw ndaej ndei, mbouj caiq raen maez gvaq. Aendan baihgwnz gyagemj yw 3 ndwen lai, gak cungj binghyiengh gaijndei, gwndaenj ndaej gag dajleix.

【Bouxlaux ngawz】

Bouxbingh、mehmbwk, 74 bi. Bouxbingh gaenh buenq bi daeuj geiq doxgaiq nyinh vunz loq ca, mbouj rox saeh geijlai, seizgonq seizneix cungj lumz liux, caiqlij lumz saeh youqgaenj、lwg bonjfaenh、cincik baengzyoux cungj mbouj rox, ngawz, ngawh, cam maz han mbouj doengz, gag nam bedbed, gangj vah mbouj cingcuj, mbouj siengj doengh caenh siengj ninz, gwn ndaej noix mbouj miz rengz, hengzdoengh menhnumq, byaij loh saemxsax, raix nyouh rad haex, naj fouz, saeklinx mong, henzlinx aeuj, ai-linx haumbang, meg caem youh saeq mboujmiz rengz. Duenqdingh dwg bouxlaux ngawz, Gij bingh dwg ukngviz hoengq, myaiz cwk gak congh. Ywbingh aeu ciengx yaem bouj yiengz, siu myaiz hai congh, lij bang siu cwk doeng meg.

Danyw aeu raemxyw divangz gya gemj: Maenzbya、gogat gak 30 gwz, godangj-caem、godanghgveih、dancaem gak 15 gwz, caemcij cug、fuzlingz、megdoeng、gaeu-saejgaeq、yuzcungzyungz、gocizsoz gak 12 gwz, cazladbya、faexiethoux、cehhing、ngveihmakdauz、sawzbuenqyaq、naengmakgam gak 10 gwz, gaeucuenqiq、goyiengz-fuz、golaeng'aeuj、gosiengz gak 6 gwz. Moix ngoenz fuk ndeu, aeu raemx cienq, faen 3 baez gwn. Lienz gwn 14 fuk le, lumzlangh、geiq mbouj ndaej doxgaiq miz di ndei, ndaej dauq ngeix haujlai saeh, nyinhrox lwglan cincik. Gonqlaeng gwn yw 50 lai fuk, yw 2 ndwen lai, bingh lai ndei haujlai, cingsaenz、gwnndoet、gangjvah ndaej dauqfuk cingqciengz, haex rad nyouhyaet yw ndaej ndei, ngoenznaengz ndaej gag dajleix.

为什么中药治老年性记忆障碍症疗效好？
Vih maz ywdoj yw bouxlaux lumzlangh yaugoj ndei?

近年来，以温肾益精、补气养血为治则，运用中药治疗 26 例老年性记忆障碍症患者，取得了较好的疗效，现介绍如下。

【临床资料】

26 例老年性记忆障碍症患者均系门诊及住院患者，除按症状学标准诊断为老年性记忆障碍症外，脑 CT、核磁共振检查均提示为不同程度的广泛性脑皮质萎缩，个别患者同时可见单发或多发腔性梗死病灶。其中男性 20 例，女性 6 例；年龄 60～65 岁 10 例，66～75 岁 12 例，75 岁以上 4 例。

【治疗方法】

治则：温肾填精生髓，补气养血强智。

处方：薏苡仁 30 克，龟板 20 克，枸杞子、党参、茯神各 15 克，石菖蒲、远志、益智仁各 12 克，白术、鹿角胶、何首乌、肉苁蓉各 10 克。

用法：每天 1 剂，水煎，早晚分服，1 个月为 1 个疗程。

【治疗效果】

治疗 30 天后，患者精神状况好转，情绪稳定，记忆力明显增强，生活自理能力和与人交往均较治疗前有不同程度的改善，总有效率为 90%。

患者，女，70 岁。其女儿代诉，患者记忆力明显减退已一年多。开始出现时有精神呆钝，情绪不稳，记忆力明显减退，继而表情淡漠，沉默少言。近月来健忘严重，反应迟钝，时有头晕，自己放的东西随手就忘，亲朋好友甚至连自己的孩子都叫不出名字，外出不知归，辨不清方向，生活基本不能自理，不知进食，对刚发生的事不能正确回答，四肢活动正常，神疲乏力，面色萎黄无光泽，平时畏寒怕冷，冬天手脚冰冷，便秘，失眠多梦，舌质淡，苔薄白，脉沉缓无力。经脑 CT 检查为脑萎缩和多发性腔性梗死。

中医诊断：老年性记忆障碍症，证属老年肾虚伴气血两虚。精血亏虚，不能充养髓海，髓海空虚，脑失所养，神无所主以致老年性记忆障碍。治以温肾填精生髓，补气养血强智。原方加巴戟天 10 克，每日 1 剂，水煎，早晚分服，连服 15 剂。药后复诊，情绪稳定，记忆力明显好转，亲朋好友和孩子的名字基本能叫准，饮食、二便亦趋正常，面色红润，唯睡眠多梦，上方加珍珠母 30 克、夜交藤 15 克，继服 20 剂，隔日煎服 1 剂，作为善后调理。随访 1 年病情稳定。

需注意的是阴虚火旺、痰湿内盛以及内有实热者，均忌用本方。

Geij bi neix daeuj, ywbingh dwg raeuj mak bouj rae、bouj heiq ciengx lwed, aeu ywdoj yw 26 laeh bouxbingh bouxlaux lumzlangh, miz haemq ndei yaugoj, seizneix gaisau youq lajneix.

【Gij swhliu duenqbingh ywbingh】

26 laeh bouxbingh bouxlaux lumzlangh cungj dwg bouxbingh mwnzcinj caeuq youq ndaw yihyen youq, cawz ciuq gij byauhcunj binghyienghyoz daeuj duenq dwg cungj bingh bouxlaux lumzlangh le, uk CT、haed swz caemh saenq genjcaz cungj daezsi dwg cingzdoh mbouj doengz naeng'uk reuq lai, saek bouxbingh ndaej doengzseiz raen giz ndeu roxnaeuz lai giz baenz sailwed ndawuk dai. Ndawde bouxsai 20 boux, mehmbwk 6 boux; nienzlingz 60～65 bi 10 boux, 66～75 bi 12 boux, 75 bi doxhwnj 4 boux.

【Ywbingh fuengfap】

Yenzcwz ywbingh：Raeuj mak denz rae maj ngviz, bouj heiq ciengx lwed hawj uk singj.

Danyw：Haeuxroeg 30 gwz, gyakgvi 20 gwz, makgoujgij、godangjcaem、raetcoengz maenzgex gak 15 gwz, goyiengzfuz、golaeng'aeuj、cehhing gak 12 gwz, gobegsaed、gyaugaeuloeg、maenzgya、yuzcungzyungz gak 10 gwz.

Yunghfap：Moix ngoenz fuk ndeu, aeu raemx cienq, haet haemh faen gwn, ndwen ndeu guh aen liuzcwngz ndeu.

【Ywbingh yaugoj】

Yw 30 ngoenz le, bouxbingh cingsaenz miz di ndei, cingzsi onjdingh, lai geiq ndaej doxgaiq, caeuq yw bingh gonq doxbeij lai rox ndaej gag dajleix caeuq lai rox caeuq vunz dajgangj, 90% miz yaugoj.

Bouxbingh, mehmbwk, 70 bi. dahlwg de gangj, bouxbingh geiq mbouj ndaej doxgaiq geijlai gaenq bi lai. Haidaeuz dwg miz seiz ngawz, cingzsi mbouj onj, lumz saeh lai gvaq gaxgonq, caiqlij najsaep, baknaek mbouj siengj gangj vah. Ndwen neix daeuj lumzlangh youqgaenj, ngawh, miz seiz gyaeujngunh, gij doxgaiq gag cuengq de baez cuengq couh lumz, caencik baengzyoux daiq lwg bonjfaenh heuh coh maz cungj lumz, okdou mbouj rox dauq, mbouj rox fuengyiengq, gwndaenj gihbwnj mbouj rox gag dajleix, mbouj rox gwn doxgaiq, gij saeh ngamq gvaq cungj mbouj rox dwg maz, dinfwngz ndaej cingqciengz doenghdanh, ndang naiq mbouj miz rengz, saeknaj reuqhenj mbouj rongh, bingzseiz lau nit, cawzdoeng dinfwngz caep, haexgaz, ninz mbouj ndaek loq lai, saeklinx mong, ailinx haumbang, meg caem youh menh mboujmiz rengz. Guh aen'uk CT genjcaz dwg ukreuq caeuq lai giz baenzbingh dai bae.

Ywdoj duenqdingh：Cungj bingh bouxlaux lumzlangh, gij bingh dwg bouxlaux mak caeuq heiqlwed cungj haw. Rae lwed hawsied, mbouj ndaej ciengx daengz ngviz, ukngviz hoengq, aen'uk ciengx mbouj ndei, cingsaen mbouj miz bouxcawj baenz bouxlaux geiq mbouj ndaej doxgaiq. Ywbingh aeu raeuj mak denz rae maj ngviz, bouj heiq ciengx lwed hawj uk singj. Aen dan gaxgonq gya gaeusaejgaeq 10 gwz, moix ngoenz fuk ndeu, aeu raemx cienq, haet haemh faen gwn, lienz gwn 15 fuk. Gwn yw gvaq le dauq daeuj genjcaz, cingzsi onjdingh, geiq doxgaiq caen miz di ndei, caencik baengzyoux caeuq coh lwgnyez gihbwnj heuh cinj, gwnndoet、 haex nyouh hix cingqciengz, saeknaj hoengzsub, dan ninz lij ninzloq lai, aendan baihgwnz gya gyapbangx caw 30 gwz、maenzgya 15 gwz, laebdaeb gwn 20 fuk, gek ngoenz cienq fuk ndeu gwn, dangguh bingh gvaq le diuzleix. Dauq cunz bi ndeu binghcingz onjdingh.

Aeu haeujsim dwg yaem haw huj vuengh、doengh boux ndaw ndang myaiz cumx lai caeuq ndaw ndang miz saedhuj, cungj gaej yungh aen dan neix.

中医如何辨证治小中风？
Baenzlawz duenq yw ciudaeuz siuj cungfungh？

小中风也称中风先兆，若不及时治疗可演变为中风。运用中医辨证治疗，收效良好，现介绍如下。
【临床表现】
本病特点是突然发病，发病时间短，可自行缓解，但易于复发。
主要表现：突发眩晕，甚则昏倒，旋而即醒；一侧面部或肢体麻木、无力，嘴角流涎，尤以一侧手指麻木多见；突然出现暂时性说话困难或含糊不清；暂时性视物模糊或失明；没有明显原因的嗜睡，整天昏昏沉沉；健忘，智力显著减退；突发难以忍受的头痛或脖子僵硬，形式与往常不同，常伴有高血压或高血脂。
【辨证治疗】
（1）肝阳上亢型：以眩晕为主，伴耳鸣、头痛且胀，或自觉颈项板样僵硬，面色潮红，性情急躁易怒，怒时晕痛加重，心烦失眠，多梦，口干或苦，舌质偏红，苔黄，脉弦数。
处方：生龙骨、生牡蛎、石决明（先煎）各30克，白芍20克，天麻（先煎）、钩藤（后下）、天门冬、麦门冬、川牛膝、桑寄生、黄芩、夜交藤各12克，菊花10克。
加减：小便频数、尿色深黄、大便秘结者为肝胆热盛，加龙胆草12克、大黄（后下）5克。
按：此型多见于中年人，为体质壮实者。

（2）肝肾阴亏型：眩晕而神疲健忘，耳鸣如蝉，甚则突然昏仆，昏不知人，短时即醒，双目干涩，视物昏花，甚则出现一过性眼盲，失眠多梦，腰膝酸软，手足心热，口干，舌红少苔或无苔，脉沉细弦。

处方：白芍、龟板各 20 克，天门冬 15 克，怀牛膝、杜仲、桑寄生、茯苓各 12 克，枸杞子、菊花、熟地、山萸肉、泽泻、山药各 10 克，砂仁（后下）、甘草各 6 克。

加减：手足心烦热者，加知母、黄柏各 10 克。

按：此型多见于老年人。本证在急性期过后，平素可以杞菊地黄丸填补肾精，以预防其复发。

（3）风痰阻络型：头晕目眩，或头重如裹，甚则神志迷蒙，一侧肢体发麻或沉重无力，或突然昏仆，少时而醒，平素嗜酒食甘，体肥，少气懒言，嗜卧欲寐，口中黏腻不爽，胸膈满闷，恶心，舌苔厚腻，脉弦滑。

处方：天麻 15 克，半夏、白术、陈皮、茯苓、白芍、石菖蒲、竹茹、郁金、僵蚕各 10 克，甘草 6 克。

加减：兼头目胀痛、苔黄腻、脉滑数者，加胆南星、黄芩各 10 克；体胖痰湿黏滞者，加白芥子、皂角各 6 克。

按：此型多见于形体肥胖，痰多湿重的患者。嘱患者少食肥甘厚味之品，进行合理的体育锻炼。

（4）气虚血瘀型：眩晕动则加剧，或突然昏不知人，旋时即醒，或一过性肢麻，气短乏力，心悸神疲，卧睡时口角流涎，手指麻木，肢体疼痛，夜间尤甚，诸症遇劳加剧，舌紫暗，脉沉细涩。

处方：黄芪 30 克，当归、石菖蒲各 15 克，地龙 12 克，川芎、赤芍、郁金各 10 克，全蝎、甘草各 6 克，水蛭（研粉冲服）2 克。

加减：脉弦者，去黄芪，加怀牛膝 15 克，龟板（先煎）、白芍各 20 克。

按：本型多见于体质较差的老年患者。

以上方剂用法：每日 1 剂，水煎，分 3 次服用。

【体会】

本病好转后，又常复发，因此平时应注意调理：饮食宜清淡而富有营养；情志宜寡欲，不要过于激动、兴奋；慎避风寒以防感冒，也不可劳累，以免复发；积极合理地进行体育锻炼，控制体重。

Siuj cungfungh hix heuh ciudaeuz cungfungh, danghnaeuz mbouj gibseiz yw ndaej bienqbaenz mauhfung. Aeu ywdoj daeuj duenqyw, yaugoj haemq ndei, seizneix gaisau youq lajneix.

【Ywbingh raen daengz】

Gij daegdiemj cungj bingh neix dwg fwt baenzbingh, baenzbingh seizgan dinj, ndaej gag ndei di, hoeng heih dauq baenzbingh.

Cujyau binghyiengh: Fwt raen ranzbaenq, caiqlij ngunhlaemx, fwt youh singj dauq; mbiengj naj ndeu roxnaeuz ndang maz、mboujmiz rengz, gokbak lae myaiz, daegbied raen lai dwg mbiengj lwgfwngz maz; fwt raen camhseiz gangj mbouj ok vah roxnaeuz gangj mbouj cingcuj; camh seiz da'myox roxnaeuz damengz; mbouj rox vih maz haengj ninz, baenz ngoenz ngunhdwddwd; lumzlangh, cungj geiq mbouj ndaej saeh; fwt gyaeujin nanz dingj roxnaeuz hoz gyaengj, gij yiengh caeuq doenghbaez mbouj doengz, ciengz raen hezyazsang roxnaeuz ndaw lwed lauz lai.

【Duenq dingh daeuj yw】

(1) Yiengh daep yiengz haenq lai: Dwg ranzbaenq guhcawj, lij miz rwz okrumz、gyaeujin caemhcaiq ciengq, roxnaeuz gag raen hoz gyaengj, saeknaj hoengzsub, singheiq gaenj heih fatheiq, seiz fatheiq couh lai ngunh lai in, simfanz ninz mbouj ndaek, ninz loq lai, hozhawq roxnaeuz bakhaemz, saeklinx loq hoengz, ailinx henj, meg ndongjsoh youh raez, byaij youh vaiq.

Danyw: Goetlungz ndip、gyapsae ndip、gyapbangx bauyiz (sien cienq) gak 30 gwz, gobwzsoz 20 gwz, denhmaz (sien cienq)、gaeugvaqngaeu (dwk doeklaeng)、denhdungh、megdoeng、baihdoh Swconh、gosiengz、govangzginz、maenzgya gak 12 gwz, vagut 10 gwz.

Gya gemj: Oknyouh baezsoq lai、nyouh haemq henj、boux haexgaz daep mbei huj lai, gya golungzdamj 12 gwz、godavangz (dwk doeklaeng) 5 gwz.

Gangjmingz: Cungj bingh neix dingzlai dwg bouxcungnienz baenzbingh, dwg bouxndangcangq.

(2) Yiengh daep mak hawsied: Ranzbaenq youh ndangnaiq lumzlangh, rwz okrumz lumj duzbid heuh, caiqlij fwt ngunhlaemx, ngunh mbouj rox vunz, fwt youh singj dauq, song da saep, yawj doxgaiq dava, caiqlij raen yaep ndeu dafangz, ninz mbouj ndaek loq lai, hwet ga naet, angjfwngz gyangdin ndat, hozhawq, linx hoengz ailinx noix roxnaeuz mboujmiz ailinx, meg caem youh meg ndongjsoh youh saeqraez.

Danyw: Gobwzsoz、gyakgvi gak 20 gwz, denhdungh 15 gwz, godauqrod、faexiethoux、gosiengz、fuzlingz gak 12 gwz, makgoujgij、vagut、caemcij cug、cazladbya、gocagseq、maenzbya gak 10 gwz, gosahyinz (dwk doeklaeng)、gamcauj gak 6 gwz.

Gya gemj: Boux angjfwngz gyangdin ndat, gya gocihmuj、faexvuengzlienz gak 10 gwz.

Gangjmingz: Cungj bingh neix dingzlai dwg bouxlaux baenzbingh. Cungj bingh neix binghgip gvaq le, bingzciengz ndaej gwn ywyienz gijgiz divangzvanz daeuj bouj mak, fuengz bingh dauqfat.

(3) Yiengh myaiz luenh megdaep: Gyaeujngunh daraiz, roxnaeuz gyaeujnaekgywd, caiqlij moengjmoengj doengjdoengj, mbiengj dinfwngz ndeu maz roxnaeuz naekcaem mboujmiz rengz, roxnaeuz fwt ngunhlaemx, yaep ndeu dauq singj, bingzciengz ngah laeuj gwnz biz, ndang biz, heiq noix gik gangj vah, haengj ninz, bak niunwk mbouj soeng, dungx raengciengq, simnywnx, ailinx na nwk, meg ndongjsoh youh raeuz.

Danyw：Denhmaz 15 gwz, buenqyaq、gobegsaed、naengmakgam、fuzlingz、gobwzsoz、goyiengzfuz、naengfaexcuk、hinghenj、nengznuengx daigeng gak 10 gwz, gamcauj 6 gwz.

Gya gemj：Boux giem miz gyaeuj in da ciengq、ailinx henjna、meg byaij youh vaiq youh raeuz, gya gonoegnueg aeu raemxmbei fat gvaq、govangzginz gak 10 gwz; bouxbiz myaiz cumx myaiz niu, gya cehbyaekgat、ceugoeg gak 6 gwz.

Gangjmingz：Cungj bingh neix dingzlai dwg boux ndang biz, myaiz lai cumx lai baenz bingh. Daengq bouxbingh noix gwn gij noh biz lai youz lai, hableix lienh ndang.

(4) Yiengh heiq noix lwed saek：Ranzbaenq doengh couh lai naek, roxnaeuz fwt ngunh mbouj rox vunz, fwt youh singj dauq, roxnaeuz yaep raen dinfwngz maz, heiqgaed mbouj miz rengz, simvueng ndangnaiq, seiz ninz gokbak lae myaiz, lwgfwngz maz, seiq guengq in, gyanghaemh engq youqgaenj, ndang baeg gak cungj bingh couh lai naek, linx aeujmong, meg caem youh saeq byaij ndaej mbouj swnh.

Danyw：Vangzgiz 30 gwz, godanghgveih、goyiengzfuz gak 15 gwz, ndwen 12 gwz, ciengoeng、gocizsoz、hinghenj gak 10 gwz, duzsipgimz、gamcauj gak 6 gwz, duzbing (nienj baenz mba gyaux raemx gwn) 2 gwz.

Gya gemj：Boux meg ndongjsoh youh raez, dawz vangzgiz deuz, gya godauqrod 15 gwz, gyakgvi (sien cienq)、gobwzsoz gak 20 gwz.

Gangjmingz：Cungj bingh neix dingzlai bouxlaux ndangnyieg baenzbingh lai.

Gij yunghfap baihgwnz danyw：Moix ngoenz fuk ndeu, aeu raemx cienq, faen 3 baez gwn.

【Roxnyinh】

Cungj bingh neix ndei di le, youh ciengz dauqfat, yienghneix bingzseiz aeu haeujsim diuzleix：Gwnndoet hab gwn gij cit youh miz yingzyangj lai de; ndaw sim gaej siengj baenzlai, gaej fwt angq lai; siujsim gaej deng funghanz dwgliengz, hix gaej baeg lai, mienx dauq baenzbingh; hableix lienhndang, gaej hawj biz lai.

中医怎样辨证治十二指肠溃疡？
Ywdoj baenzlawz duenq bingh daeuj yw gyaeujsaejsaeq naeuh?

十二指肠溃疡属中医学胃脘痛范畴。中医辨证治疗效果好。

【辨证分型】

（1）脾胃虚寒型：胃脘隐隐作痛，绵绵不断，进食得温痛止，饥寒痛甚，伴有气短少言，四肢无力，久病体瘦，大便溏泻，舌淡或胖，脉虚缓。治疗用健脾益气、温中散寒之法。方用黄芪建中汤合理中汤加减。

（2）肝郁脾虚型：情绪紧张，时叹息，易怒，上腹不适，或略有疼痛，打屁则舒，易疲乏，言语无力，便溏，或便先硬而后软，或有便血，舌淡红，苔薄白，脉弦而虚。应先解除精神因素（即肝郁），再治其脾虚。方用逍遥散加减，后用黄芪白及丸。

【典型病例】

例1：患者，男，36岁。胃脘疼痛2年，每天饥饿时隐隐作痛，绵绵不断，得温得食则疼痛消失，伴体乏无力，便溏，时有黑便。经钡餐透视确诊十二指肠球部溃疡。经服西药治疗，大便色已正常，但症状如前，舌淡，舌边有齿痕，脉虚缓。辨证为脾胃虚寒。治宜健脾益气，温中散寒。处方：炙黄芪25克，白芍、白术、制附子（先煎）、木香各10克，炙甘草、干姜各5克，大枣7枚。每日1剂，水煎，分3次服用。复诊：服上药2周，诸症痊愈，随访至今未复发。

例2：患者，男，39岁。主诉：每于精神紧张时则胃脘部不适，胃纳减少，时感腹胀，易怒。近半月来胃脘部疼痛加剧，反复黑便，伴面色苍白，舌淡红，苔薄白，脉弦虚。实验室检查：大便潜血（＋＋＋）。钡餐透视确诊十二指肠球部溃疡（大面积）。辨证为胃脘痛（肝郁脾虚型）。治宜疏肝健脾。处方：柴胡、当归、白芍、白术、茯苓、生姜各12克，薄荷、炙甘草各6克。每日1剂，水煎，分3次服用。复诊：疼痛减轻，疲乏无力，舌脉同前，改服黄芪白及丸。其后随访，无自觉症状，钡餐透视见溃疡面愈合。

【体会】

本病非一时所成，久病必虚。就肝郁脾虚证候来说，表面看肝郁是实证，精神因素的刺激一解除，虚证便出现。所以肝郁脾虚者，肝郁是标，脾虚是本，故在治疗时，根据临床情况而定，在没有便血的情况下，先治肝郁，再治脾虚，或肝郁脾虚同治。脾胃虚寒者，根据损其脾者调其饮食、适其温寒的调理原则，给以系统的治疗，一般治愈后复发可能性较小。肝郁脾虚者，常因精神因素、工作环境所致，易诱发情绪激动，治愈后复发可能性较大。故在平时生活工作中，需陶冶性情，保持愉快的心情，必要时常服逍遥散，以防复发。

Gyaeujsaejsaeq naeuh haeuj aen gvaengh dungxin ywdojyoz. Ywdoj duenq yw yaugoj ndei.

【Duenqbingh faen loih】

（1）Yiengh mamx dungx haw hanz：Aendungx inndumj, mbouj dingz mbouj duenh, ndaej gwn gij raeuj couh mbouj in, iek lai nit lai couh lai in, lij miz heiq noix mbouj siengj gangj vah, seiq guengq mboujmiz rengz, bingh nanz ndang byom, ok haexyungz haexsiq, linx mong roxnaeuz biz, meg haw youh menh. Yw aeu cangq mamx bouj heiq、raeuj gyang sanq hanz. Danfueng aeu raemxyw vangzgiz gencunghdangh caeuq raemxyw lijcunghdangh gyagemj.

（2）Yiengh daep cwk mamx haw：Cingzsi gaenjcieng, mizseiz danq heiq, heih fatheiq, gwnz dungx mbouj cwxcaih, roxnaeuz loq miz di in, okroet couh soeng, heih baeg, gangj vah mboujmiz rengz, haex yungz, roxnaeuz ok haex dwg sien ndongj caiq unq, roxnaeuz ok haexlwed, diuzlinx hoengzoiq, ailinx haumbang, meg ndongjsoh youh raez youh haw. Sien aeu simsoeng (couh dwg daep cwk heiq), caiq yw mamx haw. Danfueng gwn mbayw siuhyauzsanj gyagemj, doeklaeng gwn ywyienz vangzgiz bwzgizvanz.

【Binghlaeh denjhingz】

Laeh 1：Bouxbingh, bouxsai, 36 bi. Dungx in 2 bi, moix ngoenz seiz iek couh inndumj, mbouj dingz mbouj duenh, ndang raeuj dungx imq couh mbouj in lo, lij miz ndang naiq mboujmiz rengz, haex yungz, miz seiz ok haexndaem. Guh beicanh dousi duenq dwg aengiuz gyaeujsaejsaeq naeuh. Gwn yw sihyoz daeuj yw, saek haex gaenq cingqciengz, hoeng binghyiengh mbouj bienq, linx mong, henzlinx miz rizheuj, meg haw youh menh. Yawj bingh duenq dingh dwg mamx dungx haw hanz. Ywbingh habcangq mamx bouj heiq, raeuj gyang sanq hanz. Danyw：Vangzgiz cauj gvaq 25 gwz, gobwzsoz、gobegsaed、ragvuhdouz cauj gvaq（sien cienq）、gomuzyangh gak 10 gwz, gamcauj cauj、hinggep hawq gak 5 gwz, makcauj 7 naed. Moix ngoenz fuk ndeu, aeu raemx cienq, faen 3 baez gwn. Dauq daeuj genjcaz：Gwn gij yw gwnz neix 2 aen singhgiz le, gak cungj binghyiengh cungj ndei lo, dauq cam caiq mbouj raen dauqfat.

Laeh 2：Bouxbingh, bouxsai, 39 bi. Bouxbingh naeuz：Baez gaenjcieng dungx couh mbouj cwxcaih, gwn ndaej noix, seiz mbouj seiz raen dungxraeng, heih fatheiq. Gaenh buenq bi daeuj dungxin ndaej youqgaenj, fanjfuk ok haexndaem, lij miz saeknaj hauseg, diuzlinx hoengzoiq, ailinx haumbang, meg ndongjsoh youh raez youh haw. Ndaw sizyensiz genjcaz：Ndaw haex miz lwed（＋＋＋）. Beicanh dousi duenq dwg aengiuz gyaeujsaejsaeq naeuh（haemq gvangq）. Yawj bingh duenq dingh dwg dungxin（daep cwk heiq mamx haw）ywbingh hab soeng daep cangq mamx. Danyw：Caizhuz、godanghgveih、gobwzsoz、gobegsaed、fuzlingz、hing gak 12 gwz, gobozhoz、gamcauj cauj gak 6 gwz. Moix ngoenz fuk ndeu, aeu raemx cienq, faen 3 baez gwn. Dauq daeuj genjcaz：In noix di lo, ndangnaiq mboujmiz rengz, meglinx lij lumj gaxgonq, gaij gwn ywyienz vangzgiz bwzgizvanz. Gvaqlaeng dauq cam, mbouj raen miz maz binghyiengh lo, beicanh dousi raen giz naeuh gaenq ndei.

【Roxnyinh】

Cungj bingh neix mbouj dwg seiz ndeu baenzbingh, bingh nanz ndang dingh haw. Ciuq cungj bingh daep cwk heiq mamx haw daeuj gangj, yawj yiengh dwg cungj binghsaed daep cwk heiq, baez mbouj miz cingzsi gikcoi, couh baenz binghhaw. Yienghneix boux daep cwk heiq mamx haw, daep cwk heiq dwg goek, mamx haw dwg yiengh, yienghneix seiz yw bingh, aeu yawj binghcingz daeuj dingh, danghnaeuz caengz ok haexlwed, sien yw daep cwk heiq, caiq yw mamx haw, roxnaeuz daep cwk heiq mamx haw doengzcaez yw. Boux mamx dungx haw hanz, ciuq aen yenzcwz mamx sied couh diuz gwnndoet、hawj de raeuj hanz habdoh daeuj diuzleix, hidungj daeuj yw, itbuen yw ndei le haemq noix dauqfat. Boux daep cwk heiq mamx haw, ciengz dwg cingsaenz、aen vanzging guhhong baenzbingh, heih fatheiq, yw ndaej ndei le lij rox dauq baenzbingh lai. Yienghneix ngoenznaengz guhhong, aeu ciengx sim ciengx singq, simcingz aeu ndei, itdingh aeu gwn yw couh gwn mbayw siuhyauzsanj, fuengz dauq baenzbingh.

为什么用中药治老年慢传输型便秘疗效好？

Vih maz aeu ywdoj yw bouxlaux haexgaz haex noix yaugoj ndei?

老年慢传输型便秘病因不明，治疗困难，是临床常见的难治性便秘之一。病人往往长期使用刺激性泻药，不仅可以引起水和电解质紊乱，还可导致结肠黏膜和大肠黏膜黑变病，甚至癌症。应用中药治疗本病，取得了满意疗效，现介绍如下。

【临床资料】

治疗患者 36 例，其中男性 14 例，女性 22 例；年龄 60～87 岁，平均 75.3 岁；病程 1～17 年，平均 9.7 年。表现为排便费力，粪质坚硬或呈硬球状，排便有便意不净感，肛门有阻塞感，甚至需用手协助排便，或每周排便少于 3 次。排除结肠器质性病变和内分泌疾病、结缔组织疾病及代谢性疾病等。

【治疗方法】

处方：莱菔子、生白术、肉苁蓉、瓜蒌仁各 15 克，怀牛膝、党参、熟地、当归、桃仁各 12 克，枳壳 10 克，甘草 6 克。

用法：每日 1 剂，水煎，分 3 次服用。30 日为 1 个疗程。

【治疗效果】

疗效判定标准：

治愈：每隔 1～2 日排便 1 次，排出通畅，无需借助缓泻药物。

好转：排便时间较治疗前缩短，自觉症状减轻，偶需缓泻药物。

无效：全身及局部症状均无改善。

疗效：治愈 27 例，好转 3 例，无效 6 例，总有效率为 83.3%。

【体会】

中医学认为，老年人气血津液渐衰，脏腑功能减退，五脏虚衰，故老年便秘多从虚而论。多因气虚大肠传导无力，阴亏血少，大肠干涩，而致大便干结，便下困难。方中党参、生白术补气健脾固本；熟地甘温味厚，质柔润，长于滋阴养血；当归补血养肝、润肠通便；肉苁蓉、怀牛膝补肾益精、润肠通便；瓜蒌仁、桃仁润肠通便；枳壳、莱菔子行气，促进通便，调畅气血，使补而不滞；甘草调和诸药。全方益气养阴，润肠通便，共奏益气增水行舟之功。另外，鉴于该病的顽固性，患者在坚持服药的同时要增加体力活动，加强腹肌锻炼，适当多食富含纤维的食物，避免辛辣之品，养成定时排便习惯。以上均是治疗便秘的重要环节。

Bouxlaux mbouj rox vih maz baenz nodsoengq menh baenz haexgaz, nanz yw, dwg cungj bingh ciengz raen haexgaz nanz yw ndaw de cungj ndeu. Bouxbingh ciengz dwg aeu gij yw gikcoi yw oksiq daeuj yw, mboujdanh rox cauxbaenz raemx caeuq dengaijciz luenh, lij rox baenz cungj bingh iniu duenhgyang saejlaux caeuq saejlaux bienq ndaem baenz bingh, caiqlij baenzfoeg. Aeu ywdoj daeuj yw cungj bingh neix, ndaej daengz haemq ndei yaugoj, seizneix gaisau youq lajneix.

【Gij swhliu duenqbingh ywbingh】

Yw bouxbingh 36 boux, ndawde bouxsai 14 boux, mehmbwk 22 boux; nienzlingz 60~87 bi, bingzyaenz 75.3 bi; ywbingh seizgan 1~17 bi, bingzyaenz 9.7 bi. Cingzgvang dwg okhaex naz, haex ndongj roxnaeuz baenz aengiuz ndongj, okhaex roxnyinh caengz ok liux, conghhaex roxnyinh miz di saekgaz, caiqlij aeu yungh fwngz daeuj bang cij ndaej, roxnaeuz moix aen singhgiz okhaex, mbouj daengz 3 baez. Gaenq rox mbouj dwg duenhgyang saejlaux baenzbingh caeuq neifwnhmi, naengsaej caeuq gij binghdaise daengj.

【Ywbingh fuengfap】

Danyw: Cehlauxbaeg、begsaed ndip、yuzcungzyungz、cehgvefangz gak 15 gwz, godauqrod、godangjcaem、caemcij cug、godanghgveih、ngveihmakdauz gak 12 gwz, makdoengjhaemz 10 gwz, gamcauj 6 gwz.

Yunghfap: Moix ngoenz fuk ndeu, aeu raemx cienq, faen 3 baez gwn. 30 ngoenz guh aen liuzcwngz ndeu.

【Ywbingh yaugoj】

Gij byauhcunj duenqdingh ywbingh yaugoj:

Yw ndaej ndei: Moix gek 1~2 ngoenz ok baez haex ndeu, ok haex soeng, mbouj yungh gwn ywsiq daeuj bang lo.

Miz di ndei: Okhaex seizgan lai dinj gvaq ywbingh gonq, gag roxnyinh lai ndei lo, lij aeu gwn di ywsiq ndeu.

Mbouj miz yaugoj: Daengxndang caeuq mbangj giz binghyiengh caengz ndei.

Ywbingh yaugoj: Yw ndaej ndei 27 boux, miz di ndei 3 boux, mbouj miz yaugoj 6 boux, miz yaugoj 83.3%.

【Roxnyinh】

Ywdojyoz nyinhnaeuz, gij heiq lwed raemx bouxlaux menhmenh sied liux, dungxsaej goengnaengz gemjdoiq, dungxsaej haw sied, yienghneix bouxlaux haexgaz lai daj haw bae ra gaenyouz. Dingzlai dwg heiq noix dungxsaej nodsoengq mboujmiz rengz, haw sied lwed noix, saejlaux sauj, baenz haexndongj, okhaex nanz. Ndaw dan godangjcaem、 begsaed ndip bouj heiq cangq mamx maenh goek; caemcij cug gam raeuj feih haenq, youh unq, ciengx yaem ciengx lwed ceiq ak; godanghgveih bouj lwed ciengx daep, yinh saej okhaex doeng; yuzcungzyungz、godauqrod bouj mak bouj rae、yinh saej okhaex doeng; cehgvefangz、ngveihmakdauz yinh saej okhaex doeng; makdoengjhaemz、 cehlauxbaeg hawj heiq byaij, coi haex doeng, diuz soeng heiq lwed, bouj cix mbouj cwk; gamcauj diuzhuz gij yw gwnz neix. Daengx aendan bouj heiq ciengx yaem, yinh saej okhaex doeng, caez daeuj bouj heiq dem raemx hawj ruz ndaej byaij. Linghvaih, aenvih cungj bingh neix nanz yw lai, bouxbingh aeu genhciz gwn yw youh aeu lai lienhndang, lai lienh gij naeng gwnz dungx, hab lai gwn gij doxgaiq miz senhveiz lai, gaej gwn gij manh, dingh seiz daeuj okhaex. Gwnz neix gangj cungj dwg gij vanzcez youq gaenj yw haexgaz.

怎样用中药巧治复发性消化性溃疡？

Baenzlawz aeu ywdoj yw ndei siuhva hidungj siengnaeuh dauqfat?

运用中药治疗复发性消化性溃疡，疗效满意，现介绍如下。

【临床资料】

治疗患者74例，其中男性53例，女性21例；年龄18～69岁，平均39.4岁；病程1～17年；十二指肠溃疡患者45例，胃溃疡患者23例，复合型患者6例；潜血试验阳性者30例。经电子胃镜、X线钡餐检查确诊为消化性溃疡，并至少服用西药2周，且停药2个月以上又出现相应症状，排除1个月内曾出现呕血、黑便患者。

【辨证分型】

均表现为胃虚寒证。

其中单纯型45例（占60.8%），症见胃痛隐隐，喜温喜按，饥饿痛甚，进食痛减，泛吐清水，食少，神疲乏力，大便溏薄，舌淡苔白，脉细弱。

兼肝胃不和型12例（占16.2%），兼见胃脘胀痛每因情志而发，伴面色无华，舌淡苔薄白，脉弦。

兼气滞血瘀型9例（占12.2%），兼见胃痛如刺，按之痛甚，食后加重，黑便、潜血试验阳性，舌质紫暗或有瘀斑，脉涩。

兼湿热蕴结型8例（占10.8%），兼见胃脘灼痛，口苦，大便时干时溏，舌苔厚腻、黄白相兼，脉弦数或濡数。

【治疗方法】

处方：黄芪25克，煅瓦楞子18克，乌贼骨、丹参、白芍各12克，浙贝母、蒲公英、黄芩、桂枝各10克，陈皮9克，炙甘草6克，白及（研粉冲服）3克，生姜5片，大枣4枚。

加减：兼肝胃不和者，加柴胡、枳实各9克；嗳气频作者，加白豆蔻、旋覆花各9克；兼气滞血瘀者，加五灵脂、蒲黄各6克，三七粉（冲服）3克；兼湿热蕴结者，去黄芪、桂枝，加藿香、佩兰各9克，黄连5克；胃脘冷痛者，加高良姜、附子（先煎2小时）各9克；痛甚者，去大枣，加香附、延胡索各9克；食少者，加麦芽、神曲、鸡内金各9克；脘痞腹胀者，加莱菔子、香附、厚朴各9克；便秘者，加沙参、麦门冬、石斛各9克。

用法：每日1剂，水煎，分3次服用。2周为1个疗程，连续用药3个疗程。

【治疗效果】

疗效判定标准：

治愈：症状、体征消失，检查显示溃疡愈合。

好转：症状和体征明显减轻，检查显示溃疡缩小。

无效：症状和体征无变化或加重，检查结果无改善。

疗效：所有患者完成3个疗程后，74例中，治愈40例（占54.1%），好转28例

（占 37.8%），无效 6 例（占 8.1%），总有效率为 91.9%。临床治疗有效率以单纯胃虚寒型最高，兼肝胃不和型次之，兼气滞血瘀型与兼湿热蕴结型有效率较低。

Aeu ywdoj yw gwn doxgaiq baenz siengnaeuh dauqfat, yw bingh yaugoj haemq ndei, seizneix gaisau youq lajneix.

【Gij swhliu duenqbingh ywbingh】

Yw bouxbingh 74 boux, ndawde bouxsai 53 boux, mehmbwk 21 boux; nienzlingz 18～69 bi, bingzyaenz 39.4 bi; ywbingh seizgan 1～17 bi; bouxbingh gyaeujsaejsaeq naeuh 45 boux, dungx siengnaeuh 23 boux, cungj gyoebhab 6 boux; doenghboux caz ndaw haex miz lwed 30 boux. Guh denswj veiging、X sienq beigvangh genjcaz dingh dwg gwn doxgaiq baenz siengnaeuh, caiqlij gwn yw sihyoz gaenq miz 2 aen singhgiz, caenh- caiq dingz yw 2 ndwen youh dauq bingh, gaenq rox mbouj dwg bouxbingh ndaw ndwen neix gaenq rueglwed、ok haexndaem.

【Duenqbingh faen loih】

Cungj dwg cungj bingh aendungx hawhanz.

Ndawde dan dwg aendungx hawhanz 45 laeh（ciemq 60.8%），binghyiengh raen dungx inndumj, haengj raeuj haengj naenx, dungxiek engq in, ndaej gwn doxgaiq couh noix in di, rueg raemxheu, gwn ndaej noix, ndang naiq mbouj miz rengz, okhaex yungz youh saw, linx mong ailinx hau, meg saeq nyieg.

Giem miz yiengh daep dungx mbouj huz 12 laeh（ciemq 16.2%），lij raen dungxraeng dungxin baez bungz simcingz mbouj ndei couh baenzbingh, lij miz saeknaj mbouj rongh, linx mong ailinx haumbang, meg ndongjsoh youh raez.

Giem miz yiengh heiq cwk lwed saek 9 laeh（ciemq 12.2%），lij raen dungxin lumj deng camz, naenx de engq in, gwn gvaq engq in, ok haexndaem、ndaw haex miz lwed, linx aeujndaem roxnaeuz miz banqaeuj, meg byaij mbouj swnh.

Giem miz yiengh cumx huj cwkcomz 8 laeh（ciemq 10.8%），lij raen dungx incoeg, bakhaemz, gij haex seiz sauj seiz yungz, ailinx na nwk, hau cab miz henj, meg ndongj- soh youh raez, byaij youh vaiq roxnaeuz meg fouz youh unq byaij ndaej youh vaiq.

【Ywbingh fuengfap】

Danyw：Vangzgiz 25 gwz, gyamqgyapbangx coemh gvaq 18 gwz, ndokmaegyiz、 dancaem、gobwzsoz gak 12 gwz, gobeimuj Cezgyangh、golinxgaeq、govangzginz、 go'gviq gak 10 gwz, naengmakgam 9 gwz, gamcauj cauj 6 gwz, gobwzgiz（nienj baenz mba gyaux raemx gwn）3 gwz, hing 5 mbaw, makcauj 4 naed.

Gya gemj：Boux giem miz daep dungx mbouj hiuz, gya caizhuz、makdoengjsoemj gak 9 gwz; boux dwnx heiq mbouj dingz, gya dougouhau、gutvaniuj gak 9 gwz; boux heiq saek lwed cwk, gya haexduzmbangq、cingjfouxnaemq gak 6 gwz, mbasamcaet （gyaux raemx gwn）3 gwz; boux giem miz cumx huj cwk giet, dawz vangzgiz、go'gviq, gya golailoj、gobeilanz gak 9 gwz, vuengzlienz 5 gwz; boux aendungx caep in, gya ginghndoengz、ragvuhdouz（sien cienq 2 aen cungdaeuz）gak 9 gwz; boux in lai, dawz makcauj deuz、gya rumcid、goyenzhuzsoz gak 9 gwz; boux gwn ndaej noix, gya ngaz-mienh、gosinzgiz、naengdawgaeq gak 9 gwz; dungxraeng bouxdungxraeng, gya cehlaux-baeg、rumcid、gohoubuj gak 9 gwz; boux haexgaz, gya sacaem、megdoeng、davangz cauj gak 9 gwz.

Yunghfap: Moix ngoenz fuk ndeu, aeu raemx cienq, faen 3 baez gwn. 2 aen singh-giz guh aen liuzcwngz ndeu, laebdaeb yungh yw 3 aen liuzcwngz.

【Ywbingh yaugoj】

Gij byauhcunj duenqdingh ywbingh yaugoj:

Yw ndaej ndei: Gij binghyiengh mbouj raen lo, genjcaz raen giz siengnaeuh gaenq ndei.

Miz di ndei: Gij binghyiengh ndei lai lo, genjcaz raen giz siengnaeuh bienq iq lo.

Mbouj miz yaugoj: binghyiengh caeuq ndangbingh mbouj miz bienqvaq roxnaeuz lai naek, genjcaz gezgoj caengz gaijndei.

Ywbingh yaugoj: Bouxbingh cungj guh liux gij liuzcwngz le, 74 laeh ndawde, yw ndaej ndei 40 laeh（ciemq 54.1%）, miz di ndei 28 laeh（ciemq 37.8%）, mbouj miz yau-goj 6 laeh（ciemq 8.1%）, miz yaugoj 91.9%. Ywbingh seiz cungj dan dwg aendungx hawhanz yaugoj ceiq ndei, giem yiengh daep dungx mbouj huz youh lai ndei di, giem yiengh heiq cwk lwed saek caeuq giem yiengh cumx huj cwkcomz ceiq mbouj miz yaugoj.

怎样用中药治反流性食管炎？
Baenzlawz aeu ywdoj yw dungx ndatremj saihoz in?

反流性食管炎是指胃、十二指肠内容物反流至食管引起的食管黏膜充血、水肿、糜烂等炎症改变，采用中药治疗，取得良好的疗效，现介绍如下。

【临床资料】

病例选择：①具有典型的胃食管反流症状（反酸、胃灼热、胸骨后疼痛不适等）病程超过6个月；②胃镜检查食管中下段黏膜有充血、水肿、糜烂或溃疡；③幽门螺杆菌检测均为阳性；④排除心肺疾病所致的胸痛；⑤伴有烦热口干，尿黄灼热，舌红少苔，脉弦细数，中医辨证为热邪伤阴，胃失和降型。

共治疗患者40例，其中男性28例，女性12例；年龄最小者28岁，最大者62岁，平均39.2岁。

【治疗方法】

处方：赤芍、石斛、沙参各15克，栀子、蒲公英、石菖蒲、瓜蒌、枳实各10克，黄芩、连翘、郁金、清半夏各8克。

用法：每日1剂，水煎，分3次服用。4周为1个疗程。

【治疗效果】

疗效判定标准：胃灼热、反酸及胸骨后疼痛不适等症状消失为痊愈；临床胃灼热、反酸及胸骨后疼痛不适等症状减轻为好转；临床症状无好转为无效。

胃镜疗效标准：胃镜复查食管黏膜恢复正常为痊愈；胃镜复查食管黏膜炎症面积缩小为好转；胃镜复查食管黏膜炎症程度无变化为无效。

临床疗效：治愈 25 例，好转 13 例，无效 2 例，总有效率为 95.0%。

胃镜疗效：治愈 24 例，好转 13 例，无效 3 例，总有效率为 92.5%。

【体会】

反流性食管炎是由于胃、十二指肠内容物反流至食管造成食管黏膜组织损害，其主要临床表现为胃灼热、反酸、嗳气、胸骨后疼痛不适等症状。西医临床治疗本病多数采用制酸、黏膜保护、抗反流的方法。其临床症状多缓解或消失，但由于混合反流的复杂性，临床疗效并不如意。中医认为，其病机为热邪伤阴、胃失和降，因此确定了清热养阴、和胃降逆的治法，按法拟方治疗本病，可获得满意疗效。

【Gij swhliu duenqbingh ywbingh】

Senj binghlaeh：① Miz gij binghyiengh denjhingz saihoz aendungx dwnx dauq（dwnxsoemj、dungxndatremj、laeng ndokaek in daengj）bingh ndaej 6 ndwen doxhwnj；② aeu veiging genjcaz raen duenhgyang duenhlaj saihaeux cung lwed、foegfouz、naeuh roxnaeuz siengnaeuh；③genjcaz cungj dwg youhmwnzlozganhginh；④ gaenq rox mbouj dwg bingh sim bwt baenz aekin；⑤ giem miz fanz hwngq hozhawq，nyouh henj ndatremj，linx hoengz ailinx noix，meg ndongjsoh youh saeq raez byaij ndaej youh vaiq，ywdoj yawj bingh duenqdingh dwg yiengh doeghuj sieng yaem，dungx mbouj huz heiq huj mbouj gyangq.

Yw bouxbingh 40 boux，ndawde bouxsai 28 boux，mehmbwk 12 boux；nienzlingz boux ceiq oiq 28 bi，boux ceiq hung 62 bi，bingzyaenz 39.2 bi.

【Ywbingh fuengfap】

Danyw：Gocizsoz、davangzcauj、sacaem gak 15 gwz，vuengzgae、golinxgaeq、goyiengzfuz、gvefangz、makdoengjsoemj gak 10 gwz，govangzginz、golenzgyauz、hinghenj、buenqyaq cawj begfanz gak 8 gwz.

Yunghfap：Moix ngoenz fuk ndeu，aeu raemx cienq，faen 3 baez gwn. 4 aen singhgiz guh aen liuzcwngz ndeu.

【Ywbingh yaugoj】

Gij byauhcunj duenqdingh ywbingh yaugoj：Dungxndatremj、dwnxsoemj caeuq laeng ndokaek in daengj binghyiengh mbouj raen lo dwg yw ndei；seiz ywbingh raen gij binghyiengh dungxndatremj、dwnxsoemj caeuq laeng ndokaek in daengj lai ndei di dwg miz di ndei；gij binghyiengh mbouj miz saek di ndei dwg mbouj miz yaugoj.

Gij byauhcunj ywbingh yaugoj aeu veiging genjcaz：Aeu veiging dauqcaz caengz iniu saihoz dauqfuk cingqciengz dwg yw ndei；aeu veiging dauqcaz mienh in caengz iniu saihoz lai iq dwg miz di ndei；aeu veiging dauqcaz gij in caengz iniu saihoz mbouj raen miz maz bienqvaq dwg mbouj miz yaugoj.

Seiz ywbingh raen yaugoj：Yw ndaej ndei 25 boux，miz di ndei 13 boux，mbouj miz yaugoj 2 boux，miz yaugoj 95.0%.

Aeu veiging caz ywbingh yaugoj：Yw ndaej ndei 24 boux，miz di ndei 13 boux，mbouj miz yaugoj 3 boux，miz yaugoj 92.5%.

【Roxnyinh】

Doxgaiq dwnx dauq baenz saihoz in dwg aenvih gij doxgaiq ndaw dungx、gyaeujsaejsaeq dwnx dauq daengz saihoz baenz caengz iniu saihoz deng sieng，gij binghyiengh cujyau seiz ywbingh raen daengz dwg dungxndatremj、dwnxsoemj、dwnx heiq，laeng ndokaek in daengj. Sihyih seiz yw daengz cungj bingh neix dingzlai dwg aeu cungj fuengfap hanhhaed soemj，baujhoh iniu，gaej hawj dwnx dauq. Gij binghyiengh lai ndei di roxnaeuz mbouj raen lo，hoeng aenvih doxgyaux dwnx dauq fukcab lai，ywbingh yaugoj cungj mbouj ndei geijlai. Ywdoj nyinhnaeuz，gij baenzbingh yienzaen de dwg doeghuj sieng yaem、dungx mbouj huz heiq huj mbouj gyangq，yienghneix dingh aeu cungj fuengfap siu huj ciengx yaem、diuzhuz ndaw dungx gaej dingj，ciuq aen dan dingh roengz haenx daeuj yw cungj bingh neix，ndaej daengz haemq ndei yaugoj.

怎样用中药加减调治乙型肝炎？
Baenzlawz aeu ywdoj gya gemj diuz yw binghganhyenz yizhingz?

我国是肝病的高发区，不少地区慢性乙型病毒性肝炎的感染率很高，不仅影响整个民族的健康素质，而且给社会和家庭带来沉重的经济负担，而中医药治疗肝病有较为成熟的经验。

【临床表现】

肝区不适，饮食不香，腹胀气滞，大便溏而不爽，小便时清时黄，口苦不渴，或口舌黏腻，舌苔黄，脉缓或弦或数。

【治疗方法】

处方：太子参、金银花、野菊花、白花蛇舌草各15克，柴胡、黄芩、半夏、青皮、陈皮、枳壳、大腹皮、郁金各10克，炙甘草6克。

加减：食欲差者，加炒麦芽、炒谷芽、鸡内金各10克；大便稀溏者，加炒白术、扁豆各10克，山药15克。

用法：每日1剂，水煎，分3次服用。

【典型病例】

藏族患者，30岁。发现乙肝"大三阳"5年。经常感右侧胁痛，乏力，以劳累后为甚，腹胀，食欲差，便溏，食油腻食物后加重，偶有口苦，小便黄。病人间断服药治疗，效果欠佳。半月前上述症状加重，遂在当地人民医院检查肝功能：谷丙转氨酶179单位/升，谷草转氨酶166单位/升。服用藏药治疗，效果不显来诊。诊见上述症状，伴口苦，小便黄，舌苔黄微腻，脉弦数。遂予上方5剂，并口服拉米夫定100毫克，每日1次。病人共服药20天后，自觉已无明显不适，复查肝功已恢复正常，乙肝两对半仍为

"大三阳"。后以上方加减治疗3个多月，复查两对半为1、5阳性，嘱继续服用中西药治疗。

【体会】

对于乙肝的治疗，不能盲目、一味地追求表面抗原、e抗原的转阴，应尽量减少资源浪费，减轻病人经济负担，让患者保持肝功能正常，无临床症状、体征，提高生活质量，延缓向肝硬化、肝癌发展，方为上策。

Guek raeuz dwg binghdaep lai fat, mbangj giz binghdoeg baenz ganhyenz yizhingz menhnumq haemq lai, mboujdanh yingjyangj daengz ndangcangq suciz daengxaen minzcuz, lij hawj sevei caeuq doengh aen ranz daiq diuz rap naekcaem, ywdoj yw binghdaep miz gingniemh haemq ndei.

【Ywbingh raen daengz】

Giz daep mbouj cwxcaih, gwn mbouj van, dungxraeng heiq cwk, okhaex yungz youh mbouj soeng, oknyouh seiz saw seiz henj, bakhaemz hoz mbouj hawq, roxnaeuz bak linx niunwk, ailinx henj, meg byaij ndaej menh roxnaeuz raez roxnaeuz vaiq.

【Ywbingh fuengfap】

Danyw：Caemdaiswjswnh、vagimngaenz、vagutcwx、nyarinngoux gak 15 gwz, caizhuz、govangzginz、buenqyaq、naengmakgam'oiq、naengmakgam、makdoengjhaemz、naengmaklangz、hinghenj gak 10 gwz, gamcauj cauj 6 gwz.

Gya gemj：Boux mbouj siengj gwn doxgaiq, gya ngazmeg cauj gvaq、ngazhaeux cauj gvaq、naengdawgaeq gak 10 gwz；bouxhaexmed, gya begsaed cauj、duhndwi gak 10 gwz, maenzbya 15 gwz.

Yunghfap：Moix ngoenz fuk ndeu, aeu raemx cienq, faen 3 baez gwn.

【Binghlaeh denjhingz】

Bouxbingh Cangcuz, 30 bi. Raen yizganh dasamyangz 5 bi. Ciengz roxnyinh rikdungx baihgvaz in, ndang mbouj miz rengz guhhong baeg le engq in, dungxraeng, mbouj siengj gwn doxgaiq, haex yungz, gwn gij doxgaiq youz lai engq youqgaenj, saekseiz raen bakhaemz, nyouh henj. Bouxbingh dingzdingz duenhduenh gwn yw, yaugoj mbouj ndei. Buenq ndwen gonq gij binghyiengh gwnz neix lai naek, couh youq dangdieg yinzminz yihyen caz goengnaengz aendaep：Guzbingjconjanhmeiz 179 danvih/swng, guzcaujconjanhmeiz 166 danvih/swng. Gwn yw Cangyoz daeuj yw, yaugoj mbouj ndei daeuj yawj bingh. Duenq raen gij binghyiengh gwnz neix, lij miz bakhaemz, nyouh henj, ailinx henj loq nwk, meg ndongjsoh youh raez, byaij youh vaiq. Couh hawj 5 fuk danyw gwnz neix, lij gwn lahmijfuhding 100 hauzgwz, moix ngoenz baez ndeu. Bouxbingh gwn yw 20 ngoenz le, bonjfaenh gaenq mbouj miz maz mbouj cwxcaih lai lo, dauq caz goengnaengz daep gaenq dauqfuk cingqciengz, yizganh song doiq buenq lij dwg sam dangz. Doeklaeng aeu aendan baihgwnz gyagemj yw 3 ndwen lai, dauqcaz song doiq buenq dwg 1、5 yangzsingq, daengq de laebdaeb gwn yw ywdoj yw Sihyih daeuj yw.

【Roxnyinh】

Yw binghyizganh, mbouj ndaej luenh aeu、dan aeu biujmienh gangyenz、e gang-

yenz bienq yaemsingq，aeu caenhliengh gemjnoix saisaengq swhyenz，gaej hawj boux-
bingh saingaenz lai，hawj bouxbingh baujciz goengnaengz aendaep cingqciengz，mbouj
miz gij binghyiengh，daezsang swnghhoz cizlieng，menh di bienq daepgeng、daepbaenz-
foeg，cij dwg fuengfap ndei.

怎样用中药加减治慢性胆囊炎？
Baenzlawz aeu ywdoj gya gemj yw danjnangzyenz menhnumq？

近年来，运用中医辨证、随症加减治疗慢性胆囊炎肝郁气滞型、肝胆湿热型病人28
例，疗效满意，现介绍如下。

【临床资料】

共治疗慢性胆囊炎病人28例，其中男性22例，女性6例；年龄18～55岁；病程小
于1年者8例，1～4年者14例，大于4年者6例。

【临床表现】

病人表现为以反复发作的右上腹持续性疼痛为主，伴有食欲不佳，腹胀，恶心，消
化不良，舌淡红，苔薄黄，脉弦数。临床检查胆区有明显压痛，部分患者可触及肿大的
胆囊，经胆囊造影、超声波检查确诊为慢性胆囊炎。中医辨证属肝郁气滞、肝胆湿热
型。

【治疗方法】

处方：金钱草、茵陈各24克，柴胡、白芍、鸡骨草、虎杖、延胡索、鸡内金各12
克，法半夏10克，郁金、茯苓、黄芩、川楝子各8克，炙甘草6克。

加减：大便秘结者，加大黄6克（后下）；食欲不振者，加炒山楂、炒神曲、炒麦
芽各10克；腹胀脘闷者，加厚朴、白豆蔻各10克，陈皮6克；胁肋胀闷者，加木香5
克；大便稀溏者，加白术10克；恶心呕吐者，加竹茹10克。

用法：每日1剂，水煎，分3次服用。15日为1个疗程。用药期间禁食辛辣刺激、
油腻、高脂肪食物，忌酒、茶，避免精神受刺激。

【治疗效果】

疗效判定标准：

痊愈：临床症状、体征消失，血常规检查正常，超声波检查未见异常。

好转：临床症状缓解，血常规检查正常。

疗效：本组患者28例，痊愈21例，好转6例。均服药1～5个疗程。随访1年未复
发。

【体会】

慢性胆囊炎是指胆囊的慢性炎症。本病大多为慢性起病，亦可由急性胆囊炎未完全
治愈、反复发作而来。

本病属中医学胁痛范畴。中医学认为，胆为中清之腑，胆失通降则嗳气、食少、脘
腹胀闷；或感受湿热之邪，肝脾疏泄功能失常，而致中脘或右胁隐痛、食少、口苦等。

因此，治疗上宜疏肝利胆。方中柴胡、郁金疏肝解郁，白芍柔肝止痛，金钱草、鸡

骨草、虎杖清利湿热，黄芩、茵陈清化肝胆湿热，茯苓、法半夏和胃化湿，延胡索、川楝子理气活血止痛，鸡内金运脾消食化石，炙甘草调和诸药。诸药合用，共奏疏肝利胆之功效。

Geij bi neix daeuj, aeu ywdoj daeuj duenqbingh、yawj bingh gyagemj daeuj yw bouxbingh baenz danjnangzyenz menhsingq daep saek heiq gaz、yiengh mbei daep cumx huj 28 boux, yw bingh yaugoj haemq ndei, seizneix gaisau youq lajneix.

【Gij swhliu duenqbingh ywbingh】

Gungh yw le bouxbingh danjnangzyenz menhsingq 28 boux, ndawde bouxsai 22 boux, mehmbwk 6 boux; nienzlingz 18~55 bi; ywbingh seizgan noix gvaq 1 bi 8 boux, 1~4 bi 14 boux, lai gvaq 4 bi 6 boux.

【Ywbingh raen daengz】

Bouxbingh cujyau dwg fanjfuk baenzbingh, gwnzdungx baihgvaz laebdaeb in guh-cawj, giem miz mbouj siengj gwn doxgaiq, dungxraeng, simnywnx, gwn mbouj siu-vaq, diuzlinx hoengzoiq, ailinx mbanghenj, meg ndongjsoh youh raez, byaij youh vaiq. Seiz ywbingh raen gvaengh daep naenx in lai, miz dingz bouxbingh ndaej mo daengz aen-mbei foeghung, guh aenmbei ingjsiengq、cauhswnghboh genjcaz doekdingh dwg danj-nangzyenz menhnumq. Ywdoj duenq gij bingh dwg daep saek heiq gaz、yiengh mbei daep cumx huj.

【Ywbingh fuengfap】

Danyw: Duhnamhfangz、go'ngaihndingj gak 24 gwz, caizhuz、gobwzsoz、gogukgaeq、godiengangh、goyenzhuzsoz、naengdawgaeq gak 12 gwz, sawzbuenqyaq 10 gwz, hinghenj、fuzlingz、govangzginz、makrenh gak 8 gwz, gamcauj cauj 6 gwz.

Gya gemj: Boux haexgaz, gya godavangz 6 gwz (dwk doeklaeng); boux mbouj siengj gwn doxgaiq, gya maksanhcah cauj gvaq、gosinzgiz cauj gvaq、ngazmeg cauj gvaq gak 10 gwz; boux gwnzdungx raeng, gya gohoubuj、dougouhau gak 10 gwz, naeng-makgam 6 gwz; boux rikdungx ciengq, gya gomuzyangh 5 gwz; bouxhaexmed, gya gobegsaed 10 gwz; boux simnywnx siengj rueg, gya naengfaexcuk 10 gwz.

Yunghfap: Moix ngoenz fuk ndeu, aeu raemx cienq, faen 3 baez gwn. 15 ngoenz guh aen liuzcwngz ndeu. Gwn yw geizgan gaej gwn gij manh、youzywd、doxgaiq lauz lai, geih gwn laeuj、caz, mienx cingsaenz gikcoi.

【Ywbingh yaugoj】

Gij byauhcunj duenqdingh ywbingh yaugoj:

Yw ndei: Seiz ywbingh gij binghyiengh mbouj raen lo, gij cingzgvang lwed cingqciengz, cauhswnghboh genjcaz caengz raen miz maz mbouj ndei.

Miz di ndei: Seiz ywbingh binghcingz lai ndei, genjcaz gij cingzgvang lwed cingqciengz.

Ywbingh yaugoj: Bouxbingh cuj neix 28 boux, yw ndei 21 boux, miz di ndei 6 boux. Cungj gwn yw 1～5 aen liuzcwngz. Dauq cam gaenq bi ndeu mbouj dauq baenzbingh.

【Roxnyinh】

Danjnangzyenz menhnumq dwg gangj cungj bingh aenmbei in menhnumq. Cungj bingh neix dingzlai menhmenh baenz bingh, hix ndaej youz danjnangzyenz singqgip caengz yw ndei liux、fanjfuk baenzbingh.

Cungj bingh neix dwg haeuj aen gvaengh rikdungx in. ywdojyoz nyinhnaeuz, mbei dwg aen ranz hawj ndang seuq, aenmbei mbouj doeng gyangq mbouj roengz couh rox dwnx heiq、gwn ndaej noix、dungx raeng dungx ciengq; roxnaeuz lah dawz cumx huj，daep mamx baiz cuengq goengnaengz mbouj ndei，baenz gyang dungx roxnaeuz rikdungx baihgvaz inndumj、gwn ndaej noix、bakhaemz daengj.

Yienghneix，yw bingh hab soeng daep leih mbei. Ndaw dan caizhuz、hinghenj soeng daep gaij mbwq, gobwzsoz hawj daep swnhdingz in、duhnamhfangz、gogukgaeq、godien-gangh cing huj leih cumx、govangzginz、go'ngaihndingj ndaej siu gij cumx huj mbei daep、fuzlingz、sawzbuenqyaq diuzhuz ndaw dungx vaq cumx、goyenzhuzsoz、makrenh leix heiq hawj lwed byaijdingz in，naengdawgaeq hawj mamx ndaej doengh daeuj siu rin sag gwn、gamcauj cauj diuzhuz gij yw gwnz neix. Gij yw gwnz neix caez yungh, caez daeuj soeng daep leih mbei.

如何采用中药巧治抗结核药物所致肝功能损害？

Baenzlawz aeu ywdoj daeuj yw ndei gwn yw dingj gezhwz deng goeng-naengz aendaep deng sienghaih?

采用中药治疗抗结核药物所致肝功能损害，疗效较好，现介绍如下。

【临床资料】

选择因使用抗结核药物引起的肝功能损害的住院患者 172 例，其中男性 104 例，女性 68 例；年龄最大者 74 岁，最小者 16 岁，平均 38 岁；体重不小于 50 千克；肺结核 140 例，肺外结核 18 例，肺结核合并肺外结核 14 例。化疗方案选自以下药物中的 4 种或 5 种：异烟肼、利福平、利福喷汀、吡嗪酰胺、乙胺丁醇、链霉素、左氧氟沙星、对氨基水杨酸异烟肼、丙硫异烟胺。服用抗结核药物的时间为 40～365 天。治疗前后均未停用抗结核药物。

【诊断标准】

临床表现：食欲不振，胃脘胀满，恶心呕吐，肝区不适，皮肤、黏膜黄染，舌质淡紫或有瘀斑，苔黄腻，脉细涩或沉数。中医辨证为肝郁血瘀型。

检验标准：血谷丙转氨酶≥40 单位/升，血清总胆红素≥19 微摩尔/升，直接胆红素≥6.8 微摩尔/升。除病毒性肝炎外。

【治疗方法】

处方：当归、丹参、郁金、板蓝根各 12 克，赤芍、川芎、槟榔、香附、茵陈各 10

克，红花、炒山楂、炒神曲、炒麦芽各 8 克，甘草 6 克。

用法：每日 1 剂，水煎，分 3 次服用。15 日为 1 个疗程，一般治疗 2～3 个疗程。1 个疗程后复查肝功能。

【治疗效果】

疗效判定标准：

显效：临床症状及体征完全消失，肝功能检查正常。

有效：临床症状好转，肝功能检查基本正常。

无效：临床症状及肝功能检查无改善或加重。

疗效：显效 62 例，占 36%；有效 98 例，占 57%；无效 12 例，占 7%。总有效率为 93%。

【体会】

药物性肝功能损害的病因呈多样性，涉及多类药物，其中抗结核药物引起的药物性肝功能损害最多。抗结核药物治疗结核病疗程长，且通过肝脏代谢，容易造成肝功能损害。中医认为，因外来邪毒侵袭肝脉，导致疏泄失职，肝气郁滞而脉络失和，血行不畅致瘀血内停，故应用理气活血解毒法治疗抗结核药物所致肝功能损害是解决问题的根本，效果较好。本治疗方法是遵循"气行则血行"，重在活血化瘀，佐以理气解毒。现代药理研究表明，丹参、红花、赤芍、川芎、当归具有扩张血管作用，能增加缺血部位的血流量；丹参、红花还有增加吞噬细胞、清除坏死组织的作用，可加速组织修复。

Aeu Ywdoj daeuj yw gwn gij yw dingj gezhwz baenz goengnaengz daep deng sienghaih, yaugoj haemq ndei, seizneix gaisau youq lajneix.

【Gij swhliu duenqbingh ywbingh】

Senj doengh bouxbingh aenvih gwn gij yw dingj gezhwz baenz goengnaengz daep deng sienghaih deng youq ndaw yihyen 172 boux, ndawde bouxsai 104 boux, mehmbwk 68 boux; boux ceiq geq 74 bi, boux ceiq oiq 16 bi, bingzyaenz 38 bi; ndangnaek mbouj noix gvaq 50 cenhgwz; bwt baenz gezhwz 140 boux, rog bwt baenz gezhwz 18 boux, bwt baenz gezhwz gyoebbaenz rog bwt baenz gezhwz 14 boux. Guh valiuz genj gij yw baihlaj 4 cungj roxnaeuz 5 cungj: Yiyenhcingj、lifuzbingz、lifuzbwndingh、bijcinzsenh'anh、yizanhdinghcunz、lenmeizsu、cojyangjfuzsahsingh、duianhgih suijyangzsonh yiyenhcingj、bingjliuzyiyenh'anh. Gwn yw dingj gezhwz seizgan dwg 40～365 ngoenz. Ywbingh gonqlaeng cungj caengz dingz gwn gij yw dingj gezhwz.

【Duenqdingh byauhcunj】

Ywbingh raen daengz: Mbouj siengj gwn doxgaiq, dungxraeng, simnywnx rueg, giz daep mbouj cwxcaih, naengnoh, iniu henjrwg, saeklinx aeujmong roxnaeuz miz banqaeuj, ailinx henjna, meg saeq meg byaij mbouj swnh roxnaeuz meg caem byaij youh vaiq. Ywdoj yawj bingh duenq dingh dwg yiengh daep cwk heiq lwed cwk.

Genjnen byauhcunj: Ndaw lwed guzbingjconjanhmeiz ≥ 40 danvih/swng, ndaw lwed cungj danjhungzsu ≥19 veizmoh'wj/swng, cigsoh danjhungzsu ≥6.8 veizmoh'-

wj/swng. Cawz binghdoeg baenz ganhyenz caixvaih.

【Ywbingh fuengfap】

Danyw：Godanghgveih、dancaem、hinghenj、gohungh gak 12 gwz，gocizsoz、ciengoeng、maklangz、rumcid、go'ngaihndingj gak 10 gwz，gosiengz、maksanhcah cauj gvaq、gosinzgiz cauj gvaq、ngazmeg cauj gvaq gak 8 gwz，gamcauj 6 gwz.

Yunghfap：Moix ngoenz fuk ndeu，aeu raemx cienq，faen 3 baez gwn. 15 ngoenz guh aen liuzcwngz ndeu，itbuen yw 2～3 aen liuzcwngz. Aen liuzcwngz gvaq le dauqcaz goengnaengz daep.

【Ywbingh yaugoj】

Gij byauhcunj duenqdingh ywbingh yaugoj：

Yaugoj yienhda：Seiz ywbingh gij binghyiengh gwnz ndang mbouj raen lo，genjcaz goengnaengz daep cingqciengz.

Miz yaugoj：Seiz ywbingh gij binghyiengh miz di ndei，genjcaz goengnaengz daep gihbwnj cingqciengz.

Mbouj miz yaugoj：Seiz ywbingh gij binghyiengh caeuq goengnaengz daep genjcaz caengz raen miz maz ndei roxnaeuz lai naek.

Ywbingh yaugoj：Yaugoj ndei 62 boux，ciemq 36%；miz yaugoj 98 boux，ciemq 57%；mbouj miz yaugoj 12 boux，ciemq 7%. Miz yaugoj 93%.

【Roxnyinh】

Gij baenzbingh yienzaen gwn yw baenz goengnaengz daep deng sienghaih lai cungj lai yiengh，nangq daengz haujlai yw，ndawde gij yw dingj gezhwz baenz gwn yw baenz goengnaengz daep deng sienghaih ceiq lai. Gij yw dingj gezhwz yw bingh gezhwz liuzcwngz nanz lai，caiqlij doenggvaq aendaep daeuj baiz cuengq，heih baenz goengnaengz daep deng sienghaih. Ywdoj nyinhnaeuz，aenvih gij doeg baihrog famh dawz megdaep，cauxbaenz baizcuengq mbouj ndei，heiqdaep cwkgaz meg mbouj huz，lwed byaij mbouj doeng cwkgaz youq ndaw lwed，yienghneix aeu leix heiq hawj lwed byaij daeuj gaij doeg yw gij bingh gwn yw dingj gezhwz baenz goengnaengz daep deng sienghaih cij ndaej gaijgez vwndiz，yaugoj hix ndei. Cungj ywbingh fuengfap neix dwg ciuqei "heiq byaij lwed couh byaij"，cujyau dwg siu cwk hawj lwed byaij，caiq leix heiq gaij doeg. Gij dauhleix yungh yw ciuhneix gangj，dancaem、gosiengz、gocizsoz、ciengoeng、godanghgveih ndaej hai gvangq sailwed，ndaej hawj giz noix lwed lai miz lwed lae；dancaem、gosiengz lij ndaej demlai gij sibauh ndoetgyan、cawz gij cujciz vaih dai haenx，ndaej vaiq di coih ndei cujciz.

怎样用中药治痛风性关节炎?
Baenzlawz aeu ywdoj daeuj yw dungfungh baenz hoh'in?

运用中药治疗痛风性关节炎湿热型患者 21 例，起到较为满意的疗效，现介绍如下。

【临床资料】

观察患者共 21 例，其中男性 16 例，女性 5 例；年龄最大者 62 岁，年龄最小者 28

岁；病程为 15 天至 6 年。症状表现为关节部位红肿热痛，局部触痛，得凉则舒，口渴，食少，尿黄，舌红苔黄腻，脉滑数。中医辨证为湿热型。

【治疗方法】

处方：忍冬藤 24 克，僵蚕、姜黄、车前子（包煎）、蝉蜕（后下）各 12 克，黄柏 10 克，黄芩、黄连、栀子、砂仁、延胡索各 5 克，甘草 3 克。

加减：大便干结者，加大黄 5 克；肿痛明显者，加芒硝 20 克外敷。

用法：每日 1 剂，水煎，分 3 次服用。15 日为 1 个疗程，一般治疗 1～2 个疗程。

【治疗效果】

疗效判定标准：关节红肿热痛消失，活动正常，血尿酸（UA）值下降至正常范围为显效；关节肿胀消减，疼痛缓解，血尿酸值下降但未达到正常范围为好转；关节红肿热痛症状改变不明显，活动仍受影响，血尿酸值未下降为无效。

疗效：治疗患者 21 例，显效 12 例，好转 8 例，无效 1 例，总有效率为 95.2%。

【典型病例】

患者，男，49 岁。右足拇趾肿痛 1 个月，加重 3 天。患者 1 个月前，因食海鲜并饮酒后于夜间突发右足拇趾肿痛，于某医院查血尿酸 566 微摩尔/升，考虑为痛风性关节炎，治疗后症状有所改善。3 天前无明显诱因右足拇趾肿痛加重，遂来就诊。症见：右足拇趾红肿热痛，局部触痛，不敢踩地行走，食少，便秘，舌红，苔黄腻，脉弦滑数。查血尿酸 534 微摩尔/升。证属湿热痹阻。予原方加大黄 5 克，5 剂，每天 1 剂，水煎，分 3 次服用。服药期间禁食含嘌呤类的食物。5 天后复诊，肿痛减轻，可行走，效不更方，继服 15 剂，症状均消失。复查血尿酸 364 微摩尔/升。随访 2 年未复发。

【体会】

痛风性关节炎是嘌呤代谢紊乱，血尿酸含量增高，导致尿酸结石沉积在关节及皮下组织而致的一种疾病。临床表现主要是反复发作的关节红肿热痛及痛风石的形成，高尿酸血症。近年来随着人们生活水平及饮食结构的改变，此病的发生率逐渐增加。西医治疗该病急性期多用秋水仙碱、非甾体类药等，虽起效较快，但副作用明显，停药后易复发。因此笔者注重采用中医治疗痛风性关节炎。痛风性关节炎属中医热痹范畴，辨证主要为湿热痹阻，治则当以清热祛湿、泻火解毒、行气止痛为主。方中黄芩、黄连、黄柏清热燥湿，泻火解毒；栀子通泻三焦之火；车前子清热利尿；忍冬藤清热解毒，通络止痛；僵蚕、蝉蜕活血散风，泄热止痛；姜黄破血行气，消肿止痛；砂仁芳香化湿，健脾开胃；延胡索活血祛瘀，行气止通；甘草调和诸药。诸药配伍，共奏清热祛湿，行气止痛之功。

Aeu ywdoj yw dungfungh baenz hoh'in yiengh cumxhuj bouxbingh 21 boux, ndaej daengz haemq ndei yaugoj, seizneix gaisau youq lajneix.

【Gij swhliu duenqbingh ywbingh】

Gungh yawj le 21 boux bouxbingh, ndawde bouxsai 16 boux, mehmbwk 5 boux; boux ceiq geq 62 bi, boux ceiq oiq 28 bi; ywbingh seizgan 15 ngoenz daengz 6 bi. Yawj raen gij binghyiengh dwg hoh foeghoengz youh in, mbangjgiz lumh daengz cungj in, ndaej liengz couh soeng, hozhawq, gwn ndaej noix, nyouh henj, linx hoengz ailinx henjna, meg byaij youh vaiq youh raeuz. Ywdoj yawj bingh duenq dingh dwg yiengh cumxhuj.

【Ywbingh fuengfap】

Danyw: Gaeuvagimngaenz 24 gwz, nengznuengx daigeng、hinghenj、cehgomaxdaez (suek daeuj cienq)、bokbid (dwk doeklaeng) gak 12 gwz, faexvuengzlienz 10 gwz, govangzginz、vuengzlienz、vuengzgae、gosahyinz、goyenzhuzsoz gak 5 gwz, gamcauj 3 gwz.

Gya gemj: Boux haexndongj, gya godavangz 5 gwz; boux foegin lai, gya mangzsiuh 20 gwz oep baihrog.

Yunghfap: Moix ngoenz fuk ndeu, aeu raemx cienq, faen 3 baez gwn. 15 ngoenz guh aen liuzcwngz ndeu, itbuen yw 1～2 aen liuzcwngz.

【Ywbingh yaugoj】

Gij byauhcunj duenqdingh ywbingh yaugoj: Hoh foeg in ndat mbouj raen lo, hozdung cingqciengz, niusonh ndaw lwed (UA) soq doekdaemq daengz aengvaengh cingqciengz dwg yaugoj yienhda; hoh foeg gemj mbaeu, in lai soeng di, soq niusonh ndaw lwed doekdaemq caengz daengz aen gvaengh cingqciengz dwg miz di ndei; gij binghyiengh hoh foeg in ndat gaijbienq mbouj lai, hozdung lij yingjyangj daengz, soq niusonh ndaw lwed caengz doekdaemq dwg mbouj miz yaugoj.

Ywbingh yaugoj: Yw bouxbingh 21 boux, yaugoj ndei 12 boux, miz di ndei 8 boux, mbouj miz yaugoj boux ndeu, miz yaugoj 95.2%.

【Binghlaeh denjhingz】

Bouxbingh, bouxsai, 49 bi. Mehdin baihgvaz foegin ndwen ndeu, lai naek 3 ngoenz. Bouxbingh ndwen gonq, aenvih gwn huq ndawhaij caemhcaiq gwn laeuj youq gyanghaemh fwt raen mehdin baihgvaz foegin, youq aen yihyen ndeu genjcaz niusonh ndaw lwed 566 veizmoh'wj/swng, naemj dwg dungfungh baenz hoh'in, yw gvaq le gij binghyiengh miz di gaijbienq. 3 ngoenz gonq mbouj rox vih maz mehdin baihgvaz youh lai foegin, couh daeuj yawj bingh. Binghyiengh dwg: Mehdin baihgvaz foeghoengz ndatin, mbangjgiz lumh daengz cungj in, mbouj gamj caij dieg byaij, gwn ndaej noix, haexgaz, linx hoengz, ailinx henjna, meg ndongjsoh youh raez youh raeuz, byaij youh vaiq. Caz niusonh ndaw lwed 534 veizmoh'wj/swng. Gij bingh dwg cumxhuj cwkgaz. Haw aen dan gaxgonq gya godavangz 5 gwz, 5 fuk, moix ngoenz fuk ndeu, aeu raemx cienq, faen 3 baez gwn. Gwn yw geizgan gaej gwn gij huqgwn hamz byauhlingz haenx. 5 ngoenz le dauq daeuj genjcaz, foegin lai ndei di, ndaej byaij roen, miz yaugoj couh mbouj vuenh danyw, laebdaeb 15 fuk, binghyiengh cungj mbouj raen lo. Dauqcaz niusonh ndaw lwed 364 veizmoh'wj/swng. Dauq daeuj yawj bingh 2 bi cungj caengz raen dauq baenzbingh.

【Roxnyinh】

Dungfungh baenz hoh'in dwg cungj bingh aenvih byauhlingz baizcuengq luenh, niusonh ndaw lwed hamzliengh demsang, baenz niusonh gietrin caemyaemz youq ndaw hoh ndaw naengnoh baenzbingh. Ywbingh raen daengz cujyau dwg fanjfuk baenz hoh foegin ndat caeuq baenz rindungfungh, cungj binghlwed niusonh sang. Geij bi neix daeuj gyoengqvunz gwndaenj lai ndei caeuq gwnndoet gezgou miz gaijbienq, baenz cungj bingh neix dem lai. Sihyih yw cungj bingh neix seiz binghgaenj lai aeu ciuhsuijgveizgenj、cungj yw feihswhdij daengj, yiennaeuz yaugoj haemq vaiq, hoeng miz fucozyung lai, dingz yw le heih dauq baenzbingh. Yienghneix bouxsij haeujsim aeu ywdoj daeuj yw dungfungh baenz hoh'in. dungfungh baenz hoh'in haeuj aen gvaengh ywdoj gangj dwg hujmaz, duenqbingh cujyau dwg cumxhuj cwkgaz, yw bingh cujyau dwg siu huj cawz cumx, baiz huj gaij doeg, hawj heiq byaij daeuj dingz in. Ndaw dan govangzginz、vuengzlienz、faexvuengzlienz siu huj hawj cumx sauj, baiz hujgaij doeg; vuengzgae doeng baiz gij huj ndaw ndang; cehgomaxdaez siu huj leih baiz nyouh; gaeuvagimngaenz siu huj gaij doeg, doeng meg dingz in; nengznuengx daigeng、bokbid hawj lwed byaij sanq fung, baiz huj dingz in; hinghenj siu cwk hawj lwed byaij hawj heiq byaij, siu foeg dingz in; gosahyinz rangfwt vaq cumx, cangq mamx sag gwn; goyenzhuzsoz siu cwk hawj lwed byaij, hawj heiq byaij dingz in; gamcauj diuzhuz gij yw gwnz neix. Gij yw gwnz neix boiq yungh, caez daeuj siu huj cawz cumx, hawj heiq byaij dingz in.

如何用中药治脾虚型糖尿病?
Baenzlawz aeu ywdoj daeuj yw mamx haw baenz bingnyouhdiemz?

现代医学所说的糖尿病,在中医学中称为消渴病,久病可引起多系统不可逆损害。中医认为,消渴之发多由素体阴虚,饮食不节,复因情志失调,劳欲过度所致。采用健脾益气法治疗脾虚型消渴病 45 例,获效满意,现介绍如下。

【临床资料】

所选病例均来自内分泌科门诊及住院病人,共观察 45 例,其中男性 20 例,女性 25 例;年龄 36～72 岁,平均 52 岁;病程为 3 个月至 30 年。临床表现为面色萎黄,食少乏力,腹胀便溏,胸闷脘痞,舌淡苔白腻,脉细滑而弱。

【治疗方法】

常规应用西药控制血糖水平,另以健脾益气为主要治疗原则立法处方。

处方:党参、黄芪、山药各 30 克,薏苡仁、茯苓、玉竹、黄精、丹参各 20 克,川芎、泽泻、白术各 12 克,香附、柴胡各 10 克,甘草 9 克。

加减：腰痛者，加杜仲、怀牛膝各 10 克；目涩者，加枸杞子、白菊花各 10 克；渴甚者，加天花粉、麦门冬、玄参各 10 克。

用法：每日 1 剂，水煎，分 3 次服用。2 周为 1 个疗程。

【治疗效果】

疗效判定标准：

显效：治疗 2～4 个疗程后，主要症状消失，空腹血糖 4.4～6.1 毫摩尔/升，餐后血糖 4.4～8.0 毫摩尔/升，糖化血红蛋白＜6.5%（正常人一般＜6.0%）。

有效：治疗 4～6 个疗程后，症状大部分改善，空腹血糖＜7.0 毫摩尔/升，餐后血糖＜10.0 毫摩尔/升，糖化血红蛋白 6.5%～7.5%。

无效：治疗 6 个疗程后，各种症状无明显改善，实验室检查未达到有效指标。

疗效：显效 38 例，有效 6 例，无效 1 例，总有效率为 97.8%。

【体会】

平素肆食肥甘厚味，损伤脾胃，脾气亏虚以致不能"为胃行其津液"，水谷之精不能化气，清气不升，浊阴当道，发为消渴。在辨证的基础上以健脾益气为主要治则，兼以滋阴养血、活血化瘀为辅。方中黄芪、党参、白术健脾益气，以助运化；香附行气健脾；川芎、丹参活血祛瘀；山药滋补肺、肾，补脾益气；茯苓、泽泻、薏苡仁健脾利湿；玉竹、黄精甘平柔润，滋阴补脾，生津止渴；柴胡升清阳之气；甘草补脾和中，调和诸药。众药合用，标本兼治，相辅相成，补而不腻，行而不散。现代药理研究表明，许多健脾药如党参、黄芪、山药、白术、玄参等都有不同程度的降血糖作用，长期服用可取得良好效果，在临床应用方面值得继续探讨。

Yihyoz ciuhneix gangj daengz cungj binghnyouhdiemz, youq ndaw cunghyihyoz gangj dwg binghhozhawq, bingh nanz le ndaej baenz cungj sienghaih lai aen hidungj. Ywdoj nyinhnaeuz, baenz hozhawq lai dwg aenndang yaemhaw, gwnndoet mbouj hanh, caiq gya simcingz mbouj soeng, baeg lai gvaqbouh baenzbingh. Aeu gij fuengfap cangq mamx bouj heiq yw yiengh mamx haw binghhozhawq 45 boux, yaugoj haemq ndei, seizneix gaisau youq lajneix.

【Gij swhliu duenqbingh ywbingh】

Senj gij binghlaeh cungj dwg daj aen mwnzcinj goh neifwnhmi caeuq bouxbingh youq ndaw yihyen, gungh gvanhcaz 45 boux, ndawde bouxsai 20 boux, mehmbwk 25 boux; nienzlingz 36～72 bi, bingzyaenz 52 bi; ywbingh seizgan dwg 3 ndwen daengz 30 bi. Ywbingh raen daengz dwg saeknaj reuqhenj, gwn ndaej noix mbouj miz rengz dungxraeng haex yungz, aekcaet dungxraeng, linx mong ailinx hauniu, meg saeq youh raeuz youh nyieg.

【Ywbingh fuengfap】

Cangzgveih dwg aeu yw sihyoz daeuj hanhhaed hezdangz suijbingz, lingh aeu cangq mamx bouj heiq guh cujyau ywbingh yenzcwz daeuj dingh danyw.

Danyw：Godangjcaem、vangzgiz、maenzbya gak 30 gwz, haeuxroeg、fuzlingz、 yicuz、ginghsw、dancaem gak 20 gwz, ciengoeng、gocagseq、gobegsaed gak 12 gwz, rumcid、caizhuz gak 10 gwz, gamcauj 9 gwz.

Gya gemj: Bouxhwetin, gya faexiethoux、godauqrod gak 10 gwz; bouxdasaep, gya makgoujgij、vagut hau gak 10 gwz; bouxhoz haemq hat, gya mba rag gvefangz、megdoeng、caemhmbaemx gak 10 gwz.

Yunghfap: Moix ngoenz fuk ndeu, aeu raemx cienq, faen 3 baez gwn. 2 aen singhgiz guh aen liuzcwngz ndeu.

【Ywbingh yaugoj】

Gij byauhcunj duenqdingh ywbingh yaugoj:

Yaugoj yienhda: Yw 2～4 aen liuzcwngz le, cujyau binghyiengh mbouj raen lo, seiz dungxiek ndaw lwed hamz dangz 4.4～6.1 hauzmohwj/swng, gwn ngaiz gvaq ndaw lwed hamz dangz 4.4～8.0 hauzmohwj/swng, ndaw lwed danbwzhoengz baenz dangz < 6.5% (bouxcingqciengz itbuen <6.0%).

Miz yaugoj: Yw 4～6 aen liuzcwngz le, binghyiengh dingzlai ndaej gaijndei, seiz dungxiek ndaw lwed hamz dangz <7.0 hauzmoh'wj/swng, gwn ngaiz gvaq ndaw lwed hamz dangz <10.0 hauzmoh'wj/swng, ndaw lwed danbwzhoengz baenz dangz 6.5%～7.5%.

Mbouj miz yaugoj: Yw 6 aen liuzcwngz le, gak cungj binghyiengh mbouj miz maz gaijndei, sizyensiz genjcaz caengz daengz aen cijbyauh miz yaugoj.

Ywbingh yaugoj: Yaugoj ndei 38 boux, miz yaugoj 6 boux, mbouj miz yaugoj boux ndeu, miz yaugoj 97.8%.

【Roxnyinh】

Bingzciengz haengj gwn gij biz gij youzywd, sieng daeng mamx dungx, heiq mamx hawsied mbouj ndaej "hawj raemx ndaw dungx ndaej lae", gij huqndei raemx haeux mbouj ndaej bienq baenz heiq, heiqseuq mbouj hwnj, gij yaem gij hoemz guhcawj, baenz binghhozhawq. Duenq dingh binghcingz le aeu cangq mamx bouj heiq guhcawj, giem bouj ciengx yaem ciengx lwed、siu cwk hawj lwed byaij. Ndaw dan vangzgiz、godangjcaem、gobegsaed cangq mamx bouj heiq, daeuj bang daehyinh; rumcid hawj heiq byaij cangq mamx; ciengoeng、dancaem siu cwk hawj lwed byaij; maenzbya bouj bwt、bouj mak, cangq mamx bouj heiq; fuzlingz、gocagseq、haeuxroeg cangq mamx leih cumx; yicuz、ginghsw gam bingz unq yinh, ciengx yaem bouj mamx, hwnj myaiz gaij hozhawq; caizhuzsup hawj gij heiqyiengz seuqset swng doxhwnj; gamcauj bouj mamx hawj gyang doxhuz, diuzhuz gij yw gwnz neix. Gak cungj yw caez yungh, daj goek yw daengz rog, doengzcaez doxbouj, bouj cix mbouj nwk, byaij cix mbouj sanq. Gij dauhleix yungh yw ciuhneix gangj, haujlai yw cangq mamx lumj godangjcaem、vangzgiz、maenzbya、gobegsaed、caemhmbaemx daengj cungj miz cingzdoh mbouj doengz gyangq dangz cozyung, ciengzgeiz gwn yaugoj engq ndei, youq seiz ywbingh ndaej lai bae yenzgiu damqcaz.

怎样用中药治甲状腺腺瘤？
Baenzlawz aeu ywdoj daeuj yw gyazcangsen baenzfoeg?

甲状腺腺瘤，中医称为肉瘿，可单发或多发，好发于青年、中年人，女性多于男性，多由忧思郁怒、痰湿凝结而成。肿块初起时，患者往往不察觉，每因劳累或生气后始觉喉部不适，触之有块。一般无明显全身症状，如果肿块增大，可引起声音嘶哑，甚则呼吸困难。可伴有情绪急躁，胸闷多汗，心悸，舌红苔黄腻，脉滑数，女性可有月经不调、手部震颤等，少数患者可见体重减轻、面容消瘦等甲状腺功能亢进等征象。中医辨证属痰热郁结证。

【治疗方法】

处方：酥鳖甲、瓜蒌各15克，柴胡、郁金、浙贝母、桃仁、皂角刺、赤芍、荔枝核各10克，三棱、半夏、陈皮各6克。

加减：胸闷者，加香附10克、木香6克；发热口渴者，加金银花、连翘各10克；心悸易汗者，加茯神、酸枣仁各10克；手部震颤者，加钩藤、珍珠母各10克；多食善饥者，加生石膏15克、知母10克；便秘口干者，加枳实10克、大黄5克；四肢不温、便溏、舌淡者，加鹿角胶、白芥子各10克。

用法：每日1剂，水煎，分3次服用。

【典型病例】

例1：患者，女，42岁。喉结左侧扣及约4厘米×4厘米的肿块，有压痛，月经如期，但色黑夹块，无其他明显病变。经某医院诊为"甲状腺腺瘤"。诊其舌边尖红，苔薄黄微腻，脉弦细数。处方：荔枝核（捣）20克，浙贝母（捣）、郁金、酥鳖甲（捣）、柴胡、皂角刺、紫花地丁、半枝莲、金银花、赤芍各15克，半夏、陈皮、甘草各10克，三棱6克。3剂，每日1剂，水煎，分3次饭后30分钟服用。3日后，压痛明显减轻，肿块较前变软。加减继服14剂后肿块消失告愈，随访至今未复发。

例2：患者，女，39岁。两年前因左侧甲状腺腺瘤在某医院施行切除术，术后约1年右侧又发现如蚕豆大小的肿块。患者面色少华，情志抑郁，神疲懒言，月经先后不定，睡眠差，饮食乏味，舌淡苔薄白，脉细弱。乃气血不足，痰湿凝聚。处方：炙黄芪20克，龙眼肉、酥鳖甲（捣）、半夏、浙贝母（捣）、茯苓、太子参、炒酸枣仁（捣）、炒山楂、炒神曲、炒麦芽各15克，炒白芥子（捣）、陈皮、百合、佛手各10克，当归、木香各6克。每日1剂，水煎，分3次饭后30分钟服用。服上方5剂后，肿块明显变软、缩小，精神、纳食亦有所好转。随症加减继服10剂而告愈。

Gyazcangsen senliuz, ywdoj gangj dwg gaiq foeg gwnz hoz, ndaej dan giz baenz roxnaeuz lai giz baenz, dingzlai dwg bouxcoz、bouxcungnienz raen lai, mehmbwk lai gvaq bouxsai, dingzlai dwg nyapnyuk fatheiq、myaiz cumx cwkgiet baenz foeg. Seiz gaiq foeg ngamq baenz, bouxbingh dingzlai mbouj roxnyinh, bungz daengz baeg lai roxnaeuz fatheiq le cij roxnyinh gwnzhoz mbouj cwxcaih, lumh raen miz baenz gaiq foeg. Itbuen gij binghyiengh daengxndang mbouj cingcuj geijlai, danghnaeuz gaiq foeg bienq hung, ndaej baenz diemheiq nanz, caiqlij sing hep. Ndaej buenx miz singqheiq gaenj, aekcaet hanh lai, simvueng, linx hoengz ailinx henjna, meg byaij youh vaiq youh raeuz, meh mbwk ndaej raen dawzsaeg mbouj yinx, fwngz saenz daengj, dingznoix bouxbingh ndaej raen ndangnaek lai ndei di, ndang byom hozai daengj binghyiengh. Ywdoj duenq gij bingh dwg cungj bingh hujmyaiz cwkgiet.

【Ywbingh fuengfap】

Danyw: Gyaepfw byoiq, gvefangz gak 15 gwz, caizhuz, hinghenj, gobeimuj Cezgyangh, ngveihmakdauz, oenceugoeg, gocizsoz, ngveihlaehcei gak 10 gwz, gyaeplinh, ragsamlimq, buenqyaq, naengmakgam gak 6 gwz.

Gya gemj: Boux aekcaet, gya rumcid 10 gwz, gomuzyangh 6 gwz; boux fatndat hozhawq, gya vagimngaenz, golenzgyauz gak 10 gwz; boux simvueng heih okhanh, gya raetcoengz maenzgex, ngveih caujcwx gak 10 gwz; boux fwngzsaenz, gya gaeugva qngaeu, gyapbangx caw gak 10 gwz; boux gwn lai haengj iek, gya siggau ndip 15 gwz, gocihmuj 10 gwz; boux haexgaz hozhawq, gya makdoengjsoemj 10 gwz, godavangz 5 gwz; boux dinfwngz caep, haex yungz, linx mong, gya gyaugaeuloeg, cehbyaekgat gak 10 gwz.

Yunghfap: Moix ngoenz fuk ndeu, aeu raemx cienq, faen 3 baez gwn.

【Binghlaeh denjhingz】

Laeh 1: Bouxbingh, mehmbwk, 42 bi. Baihswix hozgyaenh lumh daengz gaiq foeg luenz 4 lizmij × 4 lizmij, naenx raen in, ciuq seiz dawzsaeg, hoeng saekndaem cab miz baenz gaiq, gijwnq mbouj miz giz baenz bingh. Ging aen yihyen ndeu duenq dwg "gyaz cangsen senliuz". Duenq yawj de byailinx hoengz, ailinx mbanghenj loq nwk, meg ndongjsoh youh saeq raez byaij ndaej youh vaiq. Danyw: Ngveihlaehcei (dub soiq) 20 gwz, gobeimuj Cezgyangh (dub soiq), hinghenj, gyaepfw byoiq (dub soiq), caizhuz, oenceugoeg, va'mbungqmbaj, nomjsoemzsaeh, vagimngaenz, gocizsoz gak 15 gwz, buenqyaq, naengmakgam, gamcauj gak 10 gwz, ragsamlimq 6 gwz. 3 fuk, moix ngo enz fuk ndeu, aeu raemx cienq faen 3 baez gwn ngaiz gvaq 30 faencung gwn. 3 ngoenz le, naenx mbouj in geijlai lo, gaiq foeg lai unq gvaq gaxgonq. Gyagemj laebdaeb gwn 14 fuk le gaiq foeg mbouj raen lo bingh ndei lo, dauq cam caiq mbouj raen dauqfat.

Laeh 2: Bouxbingh, mehmbwk, 39 bi. Song bi gonq aenvih mbiengj baihswix miz gyazcangsen senliuz youq aen yihyen ndeu heh deuz, guh soujsuz gvaq daihgaiq bi ndeu mbiengjgvaz youh raen miz gaiq foeg hung lumj duhbap. Bouxbingh saeknaj mbouj rongh, simnyap, ndangnaiq gik gangj vah, dawzsaeg gonq laeng mbouj dingh, ninz mbouj ndei, gwnndoet mbouj miz feihdauh, linx mong ailinx haumbang, meg saeq nyieg. Dwg heiq lwed mbouj gaeuq, cumxmyaiz gietcomz. Danyw: Vangzgiz cauj gvaq 20 gwz, nohmaknganx, gyaepfw byoiq (dub soiq), buenqyaq, gobeimuj Cezgyangh (dub soiq), fuzlingz, caemdaiswjswnh, ngveih caujcwx cauj (dub soiq), maksanhcah cauj gvaq、gosinzgiz cauj gvaq、ngazmeg cauj gvaq gak 15 gwz，cehbyaekgat cauj gvaq （nienj soiq）、naengmakgam、beghab、makfuzsouj gak 10 gwz，godanghgveih、gomuzyangh gak 6 gwz. Moix ngoenz fuk ndeu，aeu raemx cienq，faen 3 baez gwn ngaiz gvaq buenq diemjcung gwn. Gwn aendan baihgwnz 5 fuk le，gaiq foeg bienq unq、bienq iq lai lo，cingsaenz，gwn doxgaiq hix miz di ndei. Yawj bingh gyagemj laebdaeb gwn 10 fuk le couh ndei lo.

二、外科
Ngeih、Gohrogndang

怎样用身痛逐瘀汤治腰椎间盘突出症？
Baenzlawz aeu raemxyw ndang'in cawz cwk daeuj yw ndoksaendoed?

以身痛逐瘀汤治疗腰椎间盘突出症 40 例，取得显著疗效，且复发率低，现介绍如下。

【临床资料】

门诊就诊患者 40 例，其中男性 24 例，女性 16 例；年龄最小者 25 岁，最大者 68 岁，平均 49.5 岁；病程最短 6 天，最长 8 年，平均 2.6 年。

【治疗方法】

处方：麦芽 30 克，延胡索 15 克，羌活、川牛膝、桃仁、红花、川芎、当归、䗪虫（土鳖虫）、地龙各 10 克，白芥子 6 克。

加减：腰腿痛如刺、痛有定处、舌质紫暗或有瘀斑者，加丹参 10 克、五灵脂 6 克、黄芪 20 克；腰冷痛、受寒及阴雨天加重者，酌加独活、宣木瓜各 10 克，细辛 3 克。

用法：每日 1 剂，水煎，分 3 次服用。14 日为 1 个疗程，间隔 3 日后开始第 2 个疗程。一般最多治疗 3 个疗程。

【治疗效果】

疗效判定标准：

痊愈：腰部活动功能正常，腰痛及下肢放射痛消失，下肢肌力、皮肤感觉、腱反射恢复正常，直腿抬高 70°以上，能恢复原工作。

显效：腰部活动功能明显改善，腰痛减轻，下肢放射痛消失，对原工作影响轻微。

有效：临床症状、体征减轻，能下床行走，对原工作生活有影响。

无效：临床症状、体征无改善。

疗效：经过 1～3 个疗程治疗后，治愈 23 例，显效 12 例，有效 3 例，无效 2 例，总有效率为 95.0%。

【体会】

腰椎间盘突出症是指腰椎间盘处纤维环破裂，髓核突出压迫或刺激相应水平的一侧或两侧神经根所引起的一系列症状和体征。目前，西医治疗除了手术，多使用非甾体类抗炎镇痛药，虽有一定疗效，但肠道反应等副作用较明显。即使手术，术后复发亦为常见。本病在中医学方面属于腰腿痛范畴。而临床实践证明，活血化瘀法能有效缓解神经根水肿，改善微循环障碍，降低炎性介质浓度等。身痛逐瘀汤出自《备急千金要方》，能够祛风湿、止痹痛、益肝肾、补气血，主治痹症日久，气血不足所致的腰膝疼痛，肢节屈伸不利或麻木不仁。在本组病例中则以活血化瘀、化湿祛风为主，以桃仁、红花、当归、川芎养血活血，䗪虫、地龙通络止痛，羌活、白芥子祛风除湿，川牛膝引经、延胡索止痛，麦芽护胃。临床使用中该方对腰椎间盘突出症急性期及慢性期均有疗效，且不良反应轻微，能持续使用，相比西药在疗效及不良反应方面均更可靠。

Aeu raemxyw ndang'in cawz cwk yw cungj bingh hohndok ndoksaen doed 40 boux, miz haemq ndei yaugoj, caemhcaiq mbouj miz vunz dauqfat geijlai, seizneix gaisau youq lajneix.

【Gij swhliu duenqbingh ywbingh】

Bouxbingh daeuj mwnzcinj ywbingh 40 boux, ndawde bouxsai 24 boux, mehmbwk 16 boux；nienzlingz boux ceiq oiq 25 bi, boux ceiq hung 68 bi, bingzyaenz 49. 5 bi；ywbingh seizgan ceiq vaiq 6 ngoenz, ceiq nanz 8 bi, bingzyaenz 2. 6 bi.

【Ywbingh fuengfap】

Danyw：Ngazmienh 30 gwz, goyenzhuzsoz 15 gwz, go'gyanghhoz、baihdoh Swconh、ngveihmakdauz、gosiengz、ciengoeng、godanghgveih、duzdaeuhlaux、ndwen gak 10 gwz, cehbyaekgat 6 gwz.

Gya gemj：Hwet ga in lumj deng camz nei、in youq giz ndeu、linx aeujndaem roxnaeuz boux miz banqaeuj, gya dancaem 10 gwz、haexduzmbangq 6 gwz、vangzgiz 20 gwz；boux hwet caep hwet in、deng nit caeuq deng fwn gvaq lai naek, yawj cingzgvang gya duzhoz、moeggva Senhcwngz gak 10 gwz, gosisinh 3 gwz.

Yunghfap：Moix ngoenz fuk ndeu, aeu raemx cienq, faen 3 baez gwn. 14 ngoenz guh aen liuzcwng ndeu, gek 3 ngoenz le caiq gwn aen liuzcwngz daih 2 aen liuzcwngz. It-buen ceiq lai yw 3 aen liuzcwngz.

【Ywbingh yaugoj】

Gij byauhcunj duenqdingh ywbingh yaugoj：

Yw ndei：Hwet ndaej hozdung cingqciengz, hwet in caeuq daj song ga in doxbae mbouj raen lo、song ga lai miz rengz、naengnoh、nohgen roxnyinh dauqfuk cingqciengz, gasoh ndaej gingz sang 70° doxhwnj, ndaej dauq guhhong.

Yaugoj yienhda：Hwet ndaej hozdung lai ndei haujlai, hwet in lai ndei di, daj song ga in doxbae mbouj raen lo, loq yingjyangj daengz gij hong gaxgonq.

Miz yaugoj：Gij binghyiengh lai ndei di, ndaej roengz mbonq byaij lo, doiq gij hong gaxgonq miz yingjyangj.

mbouj miz yaugoj：Gij binghyiengh caengz ndei.

Ywbingh yaugoj：Yw gvaq 1～3 aen liuzcwng le, yw ndaej ndei 23 boux, yaugoj yienhda 12 boux, miz yaugoj 3 boux, mbouj miz yaugoj 2 boux, miz yaugoj 95. 0%.

【Roxnyinh】

Cungj bingh hohndok ndoksaen doed dwg gangj hohndok ndoksaen gvaengh senhveiz deng buqvaih, ngveihngviz doedok bik daengz roxnaeuz gikcoi lingh mbiengj suijbingz doxdaengh roxnaeuz goek sinzgingh baenz song mbiengj baenz cungj binghyiengh caeuq ndangbingh. Seizneix, aeu sihyih daeuj yw cawz guh soujsuz le, dingzlai dwg gwn gij yw feihswhdij daeuj dingj in dingz in, yienznaeuz miz di yaugoj, hoeng ndaw saej miz fanj-ying daengj giz fucozyung haemq cingcuj. Couhcinj guh soujsuz, gvaqlaeng caiq dauqfat hix ciengz raen. Cungj bingh neix youq cunghyihyoz dwg gvaengh hwetga in. Seiz yw-bingh gaenq cingqmingz, cungj fuengfap siu cwk hawj lwed byaij ndaej soeng gaij goeksinzgingh foegfouz, gaij ndei ndaw sinzvanz gazngaih, doekdaemq gij doxgaiq nungzdu baenz in daengj. Raemxyw ndang'in cawz cwk daj《Danyw Youqgaenj Seiz Gaenj-yungh》okdaeuj, ndaej cawz fungcaep、dingz in dingz maz、bouj daep bouj mak、bouj heiq bouj lwed, cujyau yw bingh maz nanz lai, heiq lwed mbouj gaeuq baenz hwet ga in, dinfwngz iet goz mbouj fuengbienh roxnaeuz maz. Youq cuj binghlaeh neix couh aeu siu cwk hawj lwed byaij、vaq cumx cawz fung guhcawj, aeu ngveihmakdauz、gosiengz、go-danghgveih、ciengoeng ciengx lwed hawj lwed doeng, duzdaeuhlaux、ndwen doeng megdingz in, go'gyanghhoz、cehbyaekgat cawz fung cawz cumx, baihdoh Swconh do-eng meg, goyenzhuzsozdingz in, ngazmienh hoh aendungx. Seiz ywbingh aen dan neix doiq cungj bingh hohndok ndoksaen doed seiz binghgaenj caeuq seiz menhnumq cungj miz yaugoj, caemhcaiq gij fanjying mbouj ndei haemq noix, ndaej laebdaeb yungh, ywbingh yaugoj caeuq gij fanjying mbouj ndei cungj lai ndei gvaq sihyoz.

中医如何辨证治慢性膝关节滑膜炎?
Ywdoj baenzlawz duenqbingh daeuj yw biuxhoh gyaeujhoq in?

慢性膝关节滑膜炎多见于中老年人,有劳累或关节疼痛的病史。患者感觉两腿沉重,关节肿胀,下蹲困难,或上下楼梯疼痛,劳累后及遇寒后加重,休息后及遇暖时减轻。病程日久者,大腿肌肉萎缩,关节不稳,活动受限,关节穿刺可抽出淡黄色、清亮的积液。X线片显示膝关节骨与关节结构无明显异常或骨赘形成,可见关节肿胀和活动不利,多为双侧。中医辨证治疗本病有较好疗效。

【辨证分型】
(1)水湿型:膝关节肿胀,疼痛拒按,肤色不变,活动不利,舌淡红,苔薄白或厚腻,脉濡缓。
(2)瘀血型:膝关节青紫肿胀,疼痛拒按,痛如针刺,活动不利,舌质暗红,舌边有瘀点,苔薄白,脉弦涩。

【治疗方法】
(1)水湿型:薏苡仁、赤小豆各30克,鸡血藤20克,防己、独活各12克,川牛膝、苍术、黄柏、茯苓、当归各8克。
(2)瘀血型:薏苡仁、赤小豆各30克,生地、独活各12克,桃仁、红花、当归、川芎、赤芍、地龙、川牛膝各8克。
加减:冷痛者,加桂枝12克;疼痛游走者,加防风10克;热痛者,加金银花15克;痛甚者,加蜈蚣1条。
用法:诸药水煎500毫升,分3次服用。每日1剂,连服5剂为1个疗程,停2日再服下一个疗程。治疗期间尽量卧床休息，少站立活动，在床上做抬腿、仰卧起坐锻炼，每日 2 次，每次 20 分钟。

Vazmozyenz hohgyaeujhoq menhsingq dingzlai raen youq bouxlaux bouxcungnienz, baeg lai roxnaeuz hoh'in gvaq. Bouxbingh roxnyinh song ga naekcaem, hoh foeg, cungj nanz maeu roengz, roxnaeuz hwnj roengz mbaeklae in, baeg lai roxnaeuz bungz nit engq in, ndaej yietnaiq caeuq seiz raeuj lai ndei di. Bingh nanz le, noh song ga reuq, hoh mbouj maenh, hozdung deng hanh, camz hoh ndaej cou ok raemxcwk saekhenjoiq, sawrongh. Ingj X ben ndaej raen hohgyaeujhoq caeuq gezgou hoz mbouj miz maz vwndiz roxnaeuz baenz ndokdid, ndaej raen hoh foeg caeuq hozdung mbouj bienh, dingzlai dwg song mbiengj. Ywdoj duenq dingh daeuj yw cungj bingh neix yaugoj haemq ndei.

【Duenqbingh faen loih】

（1）Yienghcumxraemx: Gyaeujhoq hoh foeg, in mbouj hawj naenx, saeknoh mbouj bienq, hozdung mbouj bienh, diuzlinx hoengzoiq, ailinx haumbang roxnaeuz na nwk, meg fouz youh unq byaij ndaej youh menh.

（2）Yiengh cwklwed: Hoh gyaeujhoq aeuj foeg, in mbouj hawj naenx, in lumj cim camz nei, hozdung mbouj bienh, linx hoengzndaem, henz linx miz diemjaeuj, ailinx haumbang, meg ndongjsoh youh raez, byaij ndaej mbouj swnh.

【Ywbingh fuengfap】

（1）Yienghcumxraemx: Haeuxroeg、duhhoengz gak 30 gwz, gaeulwed 20 gwz, maeqgaujvaiz、duzhoz gak 12 gwz, baihdoh Swconh、gocangsaed、faexvuengzlienz、fuzlingz、godanghgveih gak 8 gwz.

（2）Yiengh cwklwed: Haeuxroeg、duhhoengz gak 30 gwz, goragndip、duzhoz gak 12 gwz, ngveihmakdauz、gosiengz、godanghgveih、ciengoeng、gocizsoz、ndwen、baihdoh Swconh gak 8 gwz.

Gya gemj: Boux nitcaep, gya go'gviq 12 gwz; boux giz in byaij mbouj dingh, gya lwglazbyaj 10 gwz; boux inndat, gya vagimngaenz 15 gwz; boux in lai, gya duz sipndangj ndeu.

Yunghfap: Gij yw gwnz neix aeu raemx cienq 500 hauzswngh, faen 3 baez gwn. Moix ngoenz fuk ndeu, lienz gwn 5 fuk dwg aen liuzcwngz ndeu, dingz 2 ngoenz le caiq gwn aen liuzcwngz baihlaj. Seiz ywbingh caenhliengh ninz daeuj yietnaiq, noix ndwn noix hozdung, youq gwnz mbonq gingz ga、dangjhai ninz hwnjdaeuj naengh daeuj lienhndang, moix ngoenz 2 baez, moix baez 20 faencung.

怎样用中药治泌尿系结石？
Baenzlawz aeu ywdoj daeuj yw lohnyouh gietrin？

运用自拟中药方治疗泌尿系结石 65 例，取得较好疗效，现介绍如下。

【临床资料】

65 例患者中，男性 38 例，女性 27 例；年龄 18～75 岁；病程 1 天至 5 年；肾结石 23 例，输尿管结石 30 例，膀胱结石 12 例；结石最大为 1.1 厘米×1.5 厘米，最小为 0.3 厘米×0.4 厘米。

临床症状：腰部钝痛或绞痛，可放射至下腹部、外阴及大腿内侧，尿频、尿急、尿痛，肉眼或镜下血尿，肾区叩击痛。舌红，苔黄腻，脉滑数。中医辨证为湿热下注型。

【治疗方法】

处方：金钱草 30 克，川牛膝、王不留行各 15 克，川楝子、冬葵子、萆薢、滑石各 12 克，海金沙、炒枳壳各 9 克，通草 3 克。

加减：偏湿热下注者，加苍术、黄柏、石韦；血尿者，加白茅根、当归、大蓟、小蓟；大便秘结者，加大黄。

用法：每日 1 剂，水煎，分 3 次服用，并以金钱草水煎分多次代茶饮，多饮水。服药 30 分钟后，做适当跳跃运动，如跳台阶、跳绳，并用滤网过滤小便，观察有无结石排出。10 日为 1 个疗程。

【治疗效果】

疗效判定标准：

治愈：症状体征消失，并见结石排出，经 B 超检查，证实无结石存在。

有效：症状体征消失，部分结石排出；B 超检查结石体积缩小或位置下移，肾盂积水减少。

无效：症状体征有轻微改善或无改善，B 超检查结石体积、位置无改变。

疗效：治愈 40 例，有效 21 例，无效 4 例，总有效率为 93.8%。其中排出结石最大的为 0.7 厘米×1.0 厘米，最小为 0.2 厘米×0.3 厘米。排石时间最短的为治疗后 8 小时。

【典型病例】

患者，男，50 岁。患者以突然左侧腰腹绞痛，疼痛向会阴部放射，小便不利 3 小时入院。患者自诉于 3 小时前无明显原因，突然腰腹绞痛，痛不可忍，大汗，恶心呕吐，小便赤涩，舌质暗红，苔黄腻，脉弦数，左肾区叩击痛。B 超显示：左肾积水，左输尿管扩张，左输尿管中见一块约 0.5 厘米×0.7 厘米的小结石。西医诊断：左输尿管中段结石。中医诊断：石淋。辨证为湿热下注，瘀热阻滞，膀胱气化失司。治以清热利湿，通淋排石。予原方加乌药、赤小豆各 10 克。服药 2 剂后，疼痛消失，症状缓解，排出结石约 0.5 厘米×0.8 厘米大小，查 B 超双输尿管及膀胱未见异常。

Aeu aen dan gag dingh daeuj yw lohnyouh gietrin 65 boux, miz haemq ndei yaugoj, seizneix gaisau youq lajneix.

【Gij swhliu duenqbingh ywbingh】

65 boux bouxbingh ndawde, bouxsai 38 boux, mehmbwk 27 boux; nienzlingz 18～75 bi; ywbingh seizgan 1 ngoenz daengz 5 bi; makgietrin 23 boux, lohnyouh gietrin 30 boux, rongznyouh gietrin 12 boux; boux gietrin ceiq hung 1.1 lizmij ×1.5 lizmij, ceiq iq

0. 3 lizmij ×0. 4 lizmij.

Seiz ywbingh gij yiengh baenzbingh: Gwnz hwet inndumj roxnaeuz geuj in, ndaej in daengz lajdungx、lajyaem caeuq ndaw bangxga, nyouhdeih, nyouhgaenj, oknyouh in, da yawj roxnaeuz laj gingq yawj raen miz nyouhlwed, gvaengh mak gvaek cungj in. linx hoengz, ailinx henjna, meg byaij youh vaiq youh raeuz. Ywdoj yawj bingh duenq dingh dwg yiengh cumx huj roengzlaj.

【Ywbingh fuengfap】

Danyw: Duhnamhfangz 30 gwz, baihdoh Swconh、makfob gak 15 gwz, makrenh、ceh go'ndaijheu、maenzgep、vazsizgvangq gak 12 gwz, rumseidiet、makdoengjhaemz cauj gvaq gak 9 gwz, golwnxreij 3 gwz.

Gya gemj: Boux cumx huj roengz laj lai, gya gocangsaed、faexvuengzlienz、fouxdinh; boux oknyouh miz lwed, gya rag go'em、godanghgveih、go'nyiengh、nyienghvamaeq; boux haexgaz, gya godavangz.

Yunghfap: Moix ngoenz fuk ndeu, aeu raemx cienq, faen 3 baez gwn, caemhcaiq aeu duhnamhfangz aeu raemx cienq faen geij baez guh caz gwn, gwn raemx lai. Gwn yw 30 faencung le, habdangq saetdiuq, lumj diuq mbaeklae、diuq cag, caemhcaiq aeu muengx daeuj daih nyouh, yawj miz mbouj miz gietrin baiz ok. 10 ngoenz guh aen liuzcwngz ndeu.

【Ywbingh yaugoj】

Ywbingh yaugoj bingzdingh byauhcunj:

Yw ndaej ndei: Binghyiengh mbouj raen lo, raen miz gietrin baiz ok, aeu B cauh genjcaz, gietrin mbouj raen lo.

Miz yaugoj: Binghyiengh mbouj raen lo, dingz gietrin baizok; B cauh genjcaz doengh naed gietrin sukiq roxnaeuz nod roengzlaj, ndaw mak cwk raemx gemjnoix.

Mbouj miz yaugoj: Binghyiengh gaijndei mbouj lai roxnaeuz mbouj miz gaijbienq, B cauh genjcaz gietrin gvangq、giz dieg gietrin mbouj miz bienqvaq.

Ywbingh yaugoj: Yw ndaej ndei 40 boux, miz yaugoj 21 boux, mbouj miz yaugoj 4 boux, miz yaugoj 93. 8%. Ndawde baizok gietrin ceiq hung dwg 0. 7 lizmij ×1. 0 lizmij, ceiq iq dwg 0. 2 lizmij × 0. 3 lizmij. Baiz rin seizgan ceiq vaiq dwg yw gvaq 8 aen cungdaeuz.

【Binghlaeh denjhingz】

Bouxbingh, bouxsai, 50 bi. bouxbingh fwt raen hwet dungx mbiengj swix geuj in, in coh lajyaem, oknyouh mbouj bienh 3 aen cungdaeuz haeuj yihyen. Bouxbingh gag naeuz youq 3 aen cungdaeuz gonq mbouj rox vih maz, fwt raen hwet dungx geuj in, in cungj nanz dingj, hanh conh, simnywnx rueg, oknyouh hoengz, linx hoengzndaem, ailinx henjna, meg ndongjsoh youh raez, byaij youh vaiq, gvaengh mak baihswix gvaek cungj in. B cauh raen: Aenmak baihswix cwk raemx, sainyouh baihswix dokgvangq, ndaw sainyouh baihswix raen naed rin'iq daihgaiq 0. 5 lizmij ×0. 7 lizmij. Sihyih duenqdingh: Ndaw sainyouh baihswix gietrin. Ywdoj duenqdingh: Oknyouh'in. Yawj bingh duenq dingh dwg cumx huj roengz laj，cwk huj saekgaz，rongznyouh mbouj rox soengq heiq. Ywbingh aeu siu huj leih cumx，cawz rin baiz rin. Hawj aen dan gaxgonq gya fwnzcenzdongz、duhhoengz gak 10 gwz. Gwn yw 2 fuk le，mbouj raen in lo，binghcingz lai ndei，baiz ok gietrin daihgaiq 0.5 lizmij ×0.8 lizmij hung iq，guh B cauh genjcaz song mbiengj sainyouh caeuq rongznyouh caengz raen miz maz vwndiz.

三、妇产科
Sam、Goh Mehmbwk Senglwg

中医怎样辨证治月经量过少？
Ywdoj baenzlawz duenqbingh daeuj yw dawzsaeg liengh noix？

月经周期正常，经量明显少于既往，经期不足 2 天，甚或点滴即净者，称月经过少，亦称经水涩少、经量过少。

【临床资料】

35 例患者均来自门诊，年龄 31～44 岁，皆已生育，发病前无失血性疾病和经期产后感染史，无宫腔内感染史及电凝术史，发病前有使用过避孕药 5 例，有人流刮宫史 4 例，皆无结核病或结核病接触史。妇科检查盆腔器官基本正常，B 超显示子宫、双附件基本正常。病程最短 3 个月，最长 5 年。其中血室虚寒型 23 例，下焦虚寒型 8 例，瘀血内热型 4 例。

【治疗方法】

（1）血室虚寒型：每次月经来血量渐渐减少，色淡不红，腰部及小腹隐隐作痛，不耐久坐，得热稍止；或兼下清冷之白带，倦怠少气，消化不良，常见肠鸣或腹泻。舌淡苔白，脉沉细。

处方：麦门冬、姜半夏、阿胶（烊化）、当归身各 9 克，酒白芍、酒川芎、丹皮各 6 克，吴茱萸 5 克，生晒参、炙甘草、桂枝（后下）各 3 克，生姜 3 片。

（2）下焦虚寒型：小腹胀痛，胸胁满闷，肠鸣泄泻，粪如稀水，经来色淡而少，舌质淡，苔白，脉细弦。

处方：伏苓、薏苡仁各 9 克，延胡索、乌药各 6 克，吴茱萸、赤芍、当归、桂枝（后下）各 5 克，木香、川楝子各 3 克。

（3）瘀血内热型：月经虽来，但量太少，其色或紫或黑，经后白带绵绵，其质浓厚，其味腥臭，心烦不寐，唇焦喉干，口渴喜冷饮，腰酸腹胀，舌质红，舌尖起珠点，脉细数。

处方：生地 15 克，丹参、杜仲各 9 克，赤芍、丹皮各 6 克，红花、黄芩、黄柏各 5 克。

以上方剂用法均为，每日 1 剂，水煎，分 3 次服用。

【治疗效果】

疗效判定标准：月经来潮超过 3 天，量、色、质如常，临床症状消失，随访 4 个月未见复发者为显效；月经经量如故，不足 2 天为无效。

疗效：35 例中，显效 29 例，无效 6 例，总有效率为 82.9％。

【体会】

月经量过少相当于现代医学所称性腺功能低下、炎症或刮宫过深等引起的月经量过少，月经量过少伴月经后期者，可发展为闭经。以经量的明显减少而周期正常为辨证要点，也可伴有经期缩短。治疗须分辨虚实，虚证者重在补肾益精，或补血益气以滋经血之源；实证者重在温经行滞，或祛瘀行血以通调冲任。

Hopgeiz dawzsaeg cingqciengz, dawzsaeg liengh lai noix gvaq baez gonq, geiz dawzsaeg mbouj daengz 2 ngoenz, caiqlij baenz diemj baenz ndik couh sat, heuhguh dawzsaeg noix lai, hix heuhguh raemx dawzsaeg noix、liengh dawzsaeg noix lai.

【Gij swhliu duenqbingh ywbingh】

35 laeh bouxbingh cungj daj mwnzcinj daeuj, 31～44 bi, gaenq seng lwg gvaq, baenzbingh gonq mbouj miz maz bingh oklwed caeuq canj gvaq geiz dawzsaeg deng lah gvaq, mbouj miz ndaw rongzva deng lah caeuq guh gvaq denningsuz, baenzbingh gonq gwn gvaq ywbietrangj 5 boux, guh soujsuz daeuj rodlwg 4 boux, cungj mbouj miz binghgezhwz roxnaeuz nangq gvaq binghgezhwz. Guh gohmehmbwk genjcaz doengh aen bwnzgyangh gihbwnj cingqciengz, B cauh raen rongzva、song mbiengj fugen gihbwnj cingqciengz. Geizbingh ceiq vaiq 3 ndwen, ceiq nanz 5 bi. Ndawde yiengh ruglwed haw hanz 23 boux, yiengh lajndang haw hanz 8 boux, yiengh cwklwed ndaw huj 4 boux.

【Ywbingh fuengfap】

（1）Yiengh ruglwed haw hanz：Moix baez daengz dawzsaeg lwed menhmenh gemjnoix, saekdamh mbouj hoengz, gwnz hwet caeuq lajdungx inndumj, naengh nanz lai mbouj ndaej, ndaej hwngq loq dingz; roxnaeuz loq miz begdaiq saw, ndangnaiq heiq noix, gwn mbouj siuvaq, ciengz raen saej yiengj roxnaeuz oksiq. Linx mong ailinx hau, meg caem youh saeq.

Danyw：Megdoeng、Buenqyaq cawj hing、ohgyauh（cawj yungz）、danghgveih gak 9 gwz, laeujbwzsoz、laeujciengoeng、naengmauxdan gak 6 gwz, cazlad 5 gwz, caemdakndip、gamcauj cauj、go'gviq（dwk doeklaeng）gak 3 gwz, hingndip 3 gep.

（2）yiengh lajndang haw hanz：Lajdungx raeng in, najaek caeuq rikdungx ciengq, saej cauz oksiq, siq lumj raemxsaw, dawzsaeg saek damh youh noix, saeklinx mong, ailinx hau, meg gaeb ndongjsoh youh raez.

Danyw：Fuzlingz、haeuxroeg gak 9 gwz, goyenzhuzsoz、fwnzcenzdongz gak 6 gwz, cazlad、gocizsoz、godanghgveih、go'gviq（dwk doeklaeng）gak 5 gwz, gomuzyangh、makrenh gak 3 gwz.

（3）Yiengh cwklwed ndaw huj：Yienznaeuz dawzsaeg lo, hoeng liengh noix lai, saek dawzsaeg aeuj roxnaeuz ndaem, dawzsaeg gvaq le begdaiq cungj mbouj dingz, begdaiq nanwt, heiq haeusing, simfanz ninz mbouj ndaek, naengbak reuq hozhawq, hozhawq haengj gwn caep, hwet naiq dungxraeng, linx hoengz, byailinx miz baenz diemjluenz, diuzmeg youh gaeb byaij ndaej youh vaiq youh mbouj miz rengz.

Danyw：Goragndip 15 gwz, dancaem、faexiethoux gak 9 gwz, gocizsoz、naengmauxdan gak 6 gwz, gosiengz、govangzginz、faexvuengzlienz gak 5 gwz.

Gij yunghfap danyw gwnz neix cungj dwg: Moix ngoenz fuk ndeu, aeu raemx cienq, faen 3 baez gwn.

【Ywbingh yaugoj】

Gij byauhcunj duenqdingh ywbingh yaugoj: Dawzsaeg mauhgvaq 3 ngoenz, liengh、 saek、yiengh lumj gaxgonq, seiz ywbingh binghyiengh mbouj raen lo, dauq cam naeuz 4 ndwen caengz raen dauqfat gvaq dwg yaugoj yienhda; liengh dawzsaeg lumj gaxgonq, mbouj daengz 2 ngoenz dwg mbouj miz yaugoj.

Ywbingh yaugoj: 35 laeh ndawde, yaugoj yienhda 29 boux, mbouj miz yaugoj 6 boux, miz yaugoj 82.9%.

【Roxnyinh】

Dawzsaeg noix lai couh dwg yihyoz ciuhneix gangj daengz goengnaeng singsen daemq、 bingh'in roxnaeuz gvet rongzva laeg lai daengj baenz dawzsaeg noix lai, boux dawzsaeg noix lai buenx miz geizlaeng dawzsaeg, ndaej baenz dingz dawzsaeg. Cujyau duenqbingh baengzgawq dwg liengh dawzsaeg gemjnoix lai hoeng hopgeiz dawzsaeg cingqciengz, hix ndaej buenx miz geiz dawzsaeg sukdinj. Ywbingh aeu duenqdingh dwg binghhaw binghsaed, bouxbinghhaw cujyau dwg bouj mak bouj cing, roxnaeuz bouj lwed bouj heiq daeuj bouj goeklwed dawzsaeg; bouxbinghsaed cujyau dwg raeuj meg doeng cwk, roxnaeuz cawz cwk hawj lwed byaij daeuj doeng diuz megcung megyin.

如何用中药巧治输卵管阻塞性不孕症？

Baenzlawz aeu ywdoj daeuj yw ndei sairongzva deng saek baenz maen?

采用中医整体观念，辨证论治，从虚、瘀、毒三个方面着手，自拟中药方治疗输卵管阻塞性不孕症60例，取得了满意疗效，现介绍如下。

【临床资料】

共收治门诊病例60例，年龄最大者38岁，最小者23岁；病程最长12年，最短2年；合并盆腔炎15例，宫颈糜烂9例。以上病例经过妇科检查、B超检查无畸形或肿瘤。

诊断标准：①婚后2年不孕或继发不孕，带下量多，色黄有味，月经后延，经量多少不一，色紫有块，小腹疼痛拒按，舌质紫暗有瘀点，脉弦滑或涩。②X线下造影通液，B超检查子宫、盆腔、附件有炎症。

【治疗方法】

处方：续断、丹参、蒲公英各20克，赤芍15克，桑寄生、川牛膝、怀牛膝、香附各10克，水蛭、砂仁（后下）各5克。

加减：腹痛、舌有瘀斑者，加黄柏10克，三棱8克；伴有妇科炎症、舌红苔黄者，加金银花20克、土茯苓15克；食少、舌淡胖者，加苍术、白术各10克，薏苡仁、茯苓各20克；恶寒肢冷、腰酸耳鸣者，加肉桂6克、仙茅10克、淫羊藿15克；面色苍白、爪甲不荣者，加当归、熟地、白芍各10克。

用法：水煎取药液 400 毫升，每日分 3 次口服。月经来潮前 2 天开始服用，至月经干净后 3 天，每月服 10 天，3 个月为 1 个疗程。

【治疗效果】

疗效判定标准：经 X 线下造影检查，输卵管通畅，B 超检查，妇科炎症消失者为治愈；B 超检查炎症消失，造影检查输卵管通而不畅为显效；B 超检查炎症不消，造影检查输卵管不通为无效。

疗效：治愈 42 例，占 70.0%；显效 7 例，占 11.7%；无效 11 例，占 18.3%。总有效率为 81.7%。有效者 3 个月后复检，炎症无复发。

【体会】

中医认为，肾虚乃本病之本，故续断、桑寄生、川牛膝、怀牛膝补肾固本；长期受寒，重浊凝滞，胞络不通，房事不洁，性病传播，宫腔术后感染，湿热秽毒入侵胞宫，冲任失调，宿血积于胞络，故取蒲公英解毒清热，直入下焦，以治致病之因为辅；肝郁气滞，寒凝痰阻，取丹参、赤芍、水蛭化滞破瘀，溶栓通络，以治其标；取香附理气助化瘀为佐；砂仁芳香以醒脾为使。全方君、臣、佐、使得当，理、法、方、药准确，补而不滞，化瘀不燥，解毒不寒，长期服用，简便易行，且无明显毒副作用。全方使肾得补、湿毒解、气血畅、瘀血通、冲任调，标本兼治，不孕自除。

Aeu gij gvanhnen cingjdaej Ywdoj, duenqbingh roengz yw, daj haw、cwk、doeg sam fuengmienh daeuj yw, gag dingh dan ywdoj daeuj yw saigyaeq deng saek baenz maen 60 boux, ndaej daengz haemq ndei yaugoj, seizneix gaisau youq lajneix.

【Gij swhliu duenqbingh ywbingh】

Itgungh sou yw 60 boux binghlaeh mwnzcinj, boux ceiq geq 38 bi, boux ceiq oiq 23 bi; ywbingh seizgan ceiq nanz 12 bi, ceiq vaiq 2 bi; gyoebbaenz bwnzgyanghyenz 15 boux, bak rongzva naeuh 9 boux. Gij binghlaeh gwnz neix guh gohmehmbwk、B cauh genjcaz gvaq mbouj miz bienqhingz roxnaeuz baenzfoeg.

Duenqbingh byauhcunj：① Gietvaen 2 bi maen roxnaeuz ngoenzlaeng baenz maen, begdaiq liengh lai, saekhenj heiq haeu, dawzsaeg nod dauqlaeng, dawzsaeg liengh lai noix mbouj doengz, saekaeuj miz baenz gaiq, lajdungx in mbouj hawj naenx, linx aeuj-ndaem miz diemjcwk, meg ndongjsoh youh raez youh raeuz roxnaeuz byaij ndaej mbouj swnh. ② Guh X gvangh ingjsiengq doeng raemx daeuj yw, guh B cauh genjcaz rongzva、bwnzgyangh、doengh gaiq fugen miz bingh'in.

【Ywbingh fuengfap】

Danyw：Gociepndok、dancaem、golinxgaeq gak 20 gwz, gocizsoz 15 gwz, go-siengz、baihdoh Swconh、godauqrod、rumcid gak 10 gwz, duzbing、gosahyinz（dwk doeklaeng）gak 5 gwz.

Gya gemj：Dungxin、boux linx miz banqaeuj, gya faexvuengzlienz 10 gwz, rag-samlimq gak 8 gwz; boux giem miz gohmehmbwk bingh'in、linx hoengz ailinx henj, gya vagimngaenz 20 gwz、gaeulanghauh 15 gwz; boux gwn ndaej noix、linx bizmong, gya gocangsaed、gobegsaed gak 10 gwz、haeuxroeg、fuzlingz gak 20 gwz；boux lau nit dinfwngz caep、hwet naiq rwz okrumz、gya gogviq 6 gwz、hazsien 10 gwz、goyinzyangzhoz 15 gwz；boux saeknaj hauseg、ribfwngz mbouj rongh、gya godangh-gveih、caemcij cug、gobwzsoz gak 10 gwz.

Yunghfap：Aeu raemx cienq aeu raemxyw 400 hauzswngh，moix ngoenz faen 3 baez gwn. Yaek dawzsaeg gonq 2 ngoenz couh gwn，gwn daengz dawzsaeg seuq le 3 ngoenz，moix ndwen gwn 10 ngoenz，3 ndwen dwg aen liuzcwngz ndeu.

【Ywbingh yaugoj】

Gij byauhcunj duenqdingh ywbingh yaugoj：Aeu X gvangh ingjsiengq daeuj caz，saigyaeq doeng，guh B cauh genjcaz，boux bingh'in gohmehmbwk mbouj raen lo dwg yw ndaej ndei；guh B cauh genjcaz bingh'in mbouj raen lo，X gvangh ingjsiengq genjcaz saigyaeq doeng dwg mbouj soeng dwg yaugoj yienhda；guh B cauh genjcaz bingh'in caengz siu，ingjsiengq genjcaz saigyaeq mbouj doeng dwg mbouj miz yaugoj.

Ywbingh yaugoj：Yw ndaej ndei 42 boux，ciemq 70.0%；yaugoj yienhda 7 boux，ciemq 11.7%；mbouj miz yaugoj 11 boux，ciemq 18.3%. Miz yaugoj 81.7%. Boux miz yaugoj gvaq 3 ndwen dauq caz，caengz raen bingh dauqfat.

【Roxnyinh】

Ywdoj nyinhnaeuz，makhaw dwg giz goek cungj bingh neix，yienghneix gociepndok、gosiengz、baihdoh Swconh、godauqrod bouj mak maenh goek；ciengzgeiz deng nit，gij uq cwk gaz daiq lai，megbau mbouj doeng，youq rog luenh ej，lah dawz binghvahliuj，rongzva guh soujsuz lah dawz，cumx huj uq doeg famh dawz rongzva，megcung megyin mbouj doxhuz，lwedgaeuq cwk youq megbau，yienghneix couh aeu golinxgaeq daeuj gaij doeg siu huj，cigsoh roengz daengz lajndang，daeuj bangbouj yw gij baenzbingh yienzaen；daep saek heiq gaz，cwk hanz myaiz gaz，aeu dancaem、gocizsoz、duzbing daeuj siu cwk doeng gaz，doeng gaz doeng meg，daeuj yw gij binghyiengh aenndang；aeu rumcid daeuj leix heiq siu cwk；aeu gosahyinz rangfwt daeuj bang singj mamx. Daengx aendan boux guhvuengz、boux danghak、boux doxbang、bouxdoxbouj cungj yungh ndaej habngamj，leix、fap、dan、yw cungj haemq cinj，ndaej bouj youh mbouj cwk，siu cwk mbouj sauj，gaij doeg mbouj hanz，ciengzgeiz gwn，genjdanh heih guh，youh mbouj miz maz doeg lai. Daengx aendan hawj mak ndaej bouj、doegcumx ndaej gaij、heih lwed ndaej doeng、cwklwed ndaej doeng、megcung megyin ndaej doxhuz，daj goek yw daengz rog，maen couh ndaej yw ndei.

如何用中药巧治排卵障碍性不孕？
Baenzlawz aeu ywdoj daeuj yw ndei bopgyaeq mbouj daeuj baenz maen?

排卵障碍是导致女性不孕的主要原因之一，占导致不孕因素的20%～40%。采用中医治疗，疗效满意，现介绍如下。

【临床资料】

治疗患者 32 例，均为中医科门诊病例，平均年龄 27.4 岁；不孕时间 3～4 年；原发不孕 23 例，继发不孕 9 例。B 超监测卵泡，卵泡最大直径＜16 毫米，不再增大，自行萎缩，或超过 25 毫米仍不排卵。伴月经色淡，腰膝酸软，舌淡暗，苔薄白，脉沉细。中医辨证为肾虚血瘀型。排除输卵管与子宫器质性病变、男方不孕因素。

【治疗方法】

处方：菟丝子 30 克，紫石英、覆盆子、女贞子、益母草各 15 克，红花、淫羊藿、肉苁蓉、杜仲、全当归各 12 克，山萸肉、柴胡各 10 克。

加减：畏寒怕冷者，加制附子 6 克、肉桂（后下）3 克；潮热盗汗者，加旱莲草 12 克；气虚乏力者，加党参、黄芪各 15 克；腰膝酸软者，加续断 15 克、桑寄生 10 克；性欲低下者，加仙茅 10 克。

用法：于月经周期第 5 天开始服中药。每日 1 剂，水煎，分 3 次服用。3 个月经周期为 1 个疗程。

【治疗效果】

疗效判定标准：有排卵且妊娠为治愈；查宫颈黏液涂片有典型羊齿植物状结晶，基础体温呈双相，B 超监测有排卵未妊娠为有效；B 超监测无卵泡发育为无效。

疗效：治愈 14 例，有效 14 例，无效 4 例，总有效率为 87.5%。随访 20 例，均在服药 2～6 个月后受孕。

【典型病例】

女，33 岁。因婚后 3 年未孕就诊。月经周期 30～40 天，量中等，色淡夹有血块，伴腰膝酸软，神疲，舌质淡暗，苔薄白，脉沉细。曾于门诊妇科检查子宫、附件正常，输卵管通液术提示输卵管道通畅，曾 B 超监测排卵，卵泡直径 12 毫米；并服用克罗米芬（枸橼酸氯米芬胶囊），连用 3 周期均未受孕。中医诊断，肾虚挟瘀，瘀血内阻。处方：菟丝子 30 克，紫石英、覆盆子、女贞子各 15 克，淫羊藿、肉苁蓉、杜仲、全当归各 12 克，柴胡 10 克。每日 1 剂，水煎，分 3 次服用。经治疗 2 个疗程，于来年顺产 1 名男婴。

【体会】

西医常用克罗米芬促进排卵，促排卵率高，但妊娠率低。中药治疗主要在于改善机体的内环境，使机体达到阴阳平衡，气血充沛，脏腑功能协调，从而促使排卵功能协调。方中紫石英、菟丝子、覆盆子、女贞子滋补肝肾，淫羊藿、肉苁蓉、杜仲、山萸肉补肾养肝、生精血，当归补血养阴、调经脉，红花、益母草养血活血，柴胡疏肝。诸药共奏补肾化瘀之效。

Baiz gyaeq gazngaih dwg aen cujyau yienzaen mehmbwk maen ndeu, ciemq gij yinhsu baenz maen 20%～40%. Aeu ywdoj daeuj yw, yw bingh yaugoj haemq ndei, seizneix gaisau youq lajneix.

【Gij swhliu duenqbingh ywbingh】

Yw bouxbingh 32 boux, cungj dwg bouxbingh aen mwnzcinj gohywdoj, bingzyaenz nienzlingz 27. 4 bi; maen ndaej 3～4 bi ; bonjlaiz couh maen 23 boux, ngoenzlaeng baenz maen 9 boux. Aeu B cauh daeuj gamcaek bopgyaeq, bopgyaeq cizging ceiq hung ＜16 hauzmij, mbouj caiq dem hung, gag reuq, roxnaeuz mauhgvaq 25 hauzmij lij caengz baiz gyaeq. Saek dawzsaeg damh, hwet ga naet, linx mong, ailinx haumbang, meg caem youh saeq. Ywdoj yawj bingh duenq dingh dwg yiengh mak haw cwk lwed. mbouj dwg gij yinhsu saigyaeq caeuq rongzva baenzbingh、bouxsai maen.

【Ywbingh fuengfap】

Danyw：Gaeungva 30 gwz, rin'gvangq swjsizyingh、dumhsamndwen、gonijcinh、samvengqlueg gak 15 gwz, gosiengz、goyinzyangzhoz、yuzcungzyungz、faexiethoux、daengxgo danghgveih gak 12 gwz, cazladbya、caizhuz gak 10 gwz.

Gya gemj：Boux lau nit, gya ragvuhdouz cauj gvaq 6 gwz、gogviq (dwk doeklaeng) 3 gwz; boux cumx hwngq ok hanhheu, gya gomijrek 12 gwz; boux heiq noix mbouj miz rengz, gya godangjcaem、vangzgiz gak 15 gwz; boux hwet ga naet, gya gociepndok 15 gwz、gosiengz 10 gwz; boux mbouj yinx doxej, gya hazsien 10 gwz.

Yunghfap：Youq hopgeiz dawzsaeg ngoenz daih 5 hainduj gwn ywdoj. Moix ngoenz fuk ndeu, aeu raemx cienq, faen 3 baez gwn. 3 aen hopgeiz dawzsaeg dwg aen liuzcwngz ndeu.

【Ywbingh yaugoj】

Gij byauhcunj duenqdingh ywbingh yaugoj：Miz baiz gyaeq caemhcaiq miz lwg hwnjndang dwg yw ndaej ndei; caz raemxniu ndaw hoz rongzva raen miz gij gietnaed heuj-yiengz lumj doenghgo, dohraeuj aenndang miz sang miz daemq song cungj cingzgvang, B cauh gamcaek raen miz baiz gyaeq dwg miz yaugoj; B cauh gamcaek mbouj miz bop-gyaeq sengmaj dwg mbouj miz yaugoj.

Ywbingh yaugoj：Yw ndaej ndei 14 boux, miz di ndei 14 boux, mbouj miz yaugoj 4 boux, 87. 5％ miz yaugoj. Dauq cam 20 boux, cungj dwg gwn yw 2～6 ndwen le hwnjndang.

【Binghlaeh denjhingz】

Mbwk, 33 bi. Gezvwnh 3 bi gvaq caengz hwnj ndang daeuj yw. 30～40 ngoenz cij dawzsaeg baez ndeu, liengh mbouj lai mbouj noix, saekdamh cab miz baenz gaiq lwed, lij raen hwet ga naet, ndangnaiq, saeklinx mong, ailinx haumbang, meg caem youh saeq. Mwnzcinj gohmehmbwk genjcaz rongzva、fouqgienh cungj cingqciengz, aeu raemx doeng saigyaeq caemh doeng, guh gvaq B cauh gamcaek baizgyaeq, bopgyaeq 12 hauzmij; lij gwn gwzlozmijfwnh (goujyenzsonhluzmijfwnh gyauhnangz), lienz gwn 3 aen couhgiz lij caengz hwnjndang. Ywdoj duenqdingh, mak haw cab cwk, cwklwed baihndaw deng saek. Danyw：Gaeungva 30 gwz, rin'gvangq swjsizyingh、dumhsam-ndwen、gonijcinh gak 15 gwz, goyinzyangzhoz、yuzcungzyungz、faexiethoux、daengxgo danghgveih gak 12 gwz, caizhuz 10 gwz. Moix ngoenz fuk ndeu, aeu raemx cienq, faen 3 baez gwn. Yw 2 aen liuzcwngz 1e, youq bi daihngeih swnhsub seng roengz daeglwg ndeu.

【Roxnyinh】

Sihyih ciengz aeu gwzlozmijfwnh daeuj coi baiz gyaeq, baiz gyaeq dwg lai lo, hoeng mbouj hwnjndang. Ywdoj cujyau dwg gaij ndei ndaw ndang vanzgingj, hawj aenndang yaem yiengz doxdaengh, heiq lwed gaeuq, gij goengnaengz dungxsaej ndaej hezdiuz, yienghneix ndaej hawj baizgyaeq goengnaengz hezdiuz. Ndaw dan ringvangq swjsizyingh、gaeungva、dumhsamndwen、gonijcinh bouj daep mak、goyinzyangzhoz、yuzcungzyungz、faexiethoux、cazladbya bouj mak ciengx daep、hawj cinglwed daeuj、godanghgveih bouj lwed ciengx yaem、diuzgingmeg、gosiengz、samvengqlueg ciengx lwed hawj lwed doeng, caizhuz soeng daep. Gij yw gwnz neix cungj miz gij yaugoj bouj mak siu cwk.

如何用中药巧治盆腔瘀血症？
Baenzlawz aeu ywdoj daeuj yw ndei gij bingh baihndaw rongzva cwk lwed?

盆腔瘀血综合征（又称盆腔瘀血症）是妇科多发病、疑难病之一。主要表现为范围广泛的慢性疼痛，极度疲劳感和某些神经衰弱症状。运用中药周期疗法的基本原理，参考月经周期的不同阶段，给予周期性用药，取得满意疗效，现介绍如下。

【临床资料】

治疗患者 36 例，年龄 26～46 岁，平均 31 岁；病程 2～9 年，平均 3 年；孕产次数不少于 2 次的 27 例，结扎术后 22 例，上环 14 例。

纳入标准：以下腹部疼痛，低位腰痛，瘀血性痛经，经前乳房疼痛，性感不快，极度疲劳感等为主症；多有久病、长期站立、长期坐位、子宫后位、孕产频繁、便秘、过劳等病史；年龄 26～47 岁育龄女性；1 个月内未接受任何治疗，且知情同意加入本试验者。

排除标准：合并有慢性盆腔炎、子宫内膜异位、子宫肌瘤，盆腔器质性疾病引起的下腹部疼痛，经前期乳房疼痛者排除乳腺囊性增生、乳腺纤维瘤等器质性病变，神经衰弱或自主神经功能紊乱。

【治疗方法】

经后期益肾健脾，补气活血。处方：黄芪、丹参各 30 克，党参 20 克，山萸肉、女贞子、补骨脂、炒白术、当归、炙升麻、炙甘草、川芎、赤芍、白芍各 10 克，柴胡、陈皮各 6 克。

经前期补肾疏肝，活血化瘀。处方：女贞子、续断、菟丝子、当归、炒柴胡、延胡索、茯苓、炒白术、枳壳、青皮、桂枝、丹皮、蒲黄、五灵脂各 10 克。

用法：每日 1 剂，水煎，分 3 次服用。月经周期第 5 天服用经后方，连服 10 天后转服经前方，下个月经周期重复使用，2 个月经周期为 1 个疗程。

【治疗效果】

疗效判定标准：疼痛消失，工作、生活、精神正常为痊愈；疼痛基本消失，其他症状缓解，经期可坚持工作为显效；疼痛明显减轻，但劳累或经期时仍有疼痛为有效；疼痛未见改善为无效。

疗效：痊愈 15 例，显效 11 例，有效 8 例，无效 2 例，总有效率为 94.4％。经 1 个疗程治疗后有效 20 例，2 个疗程治疗后有效 10 例，3 个疗程治疗后有效 4 例。

【体会】

病症结合是根据月经的不同阶段分期论治的一种调节月经的方法。通过中医药周期疗法的治疗，补益脾肾，调理肝气，活血化瘀，可有效缓解盆腔瘀血状态，增强局部组织血液循环和氧供应以达到治疗效果。

Gij binghgyoebhab bwnzgyangh cwklwed（youh heuh bingh bwnzgyangh cwk lwed）dwg cungj bingh mehmbwk lai fat、nanz yw ndeu. Cujyau dwg cungj bingh neix lai giz nanz mbouj nanz youh in，raen ndang naetnaiq raixcaix caeuq saek seiz raen ukhaw. Aeu ywdoj hopgeiz daeuj yw，yawj gak aen hopgeiz dawzsaeg cingzgvang，hopgeiz roengz yw，yaugoj haemq ndei，seizneix gaisau youq lajneix.

【Gij swhliu duenqbingh ywbingh】

Yw bouxbingh 36 boux，nienzlingz 26～46 bi，bingzyaenz 31 bi；ywbingh seizgan 2～9 bi，bingzyaenz 3 bi；mizndang senglwg baezsoq mbouj noix gvaq 2 baez 27 boux，guh gezcaz soujsuz gvaq 22 boux，cuengq gengx 14 boux.

Nabhaeuj byauhcunj：Cujyau binghyiengh dwg lajdungx in，laj hwet in，cwklwed baenz dawzsaeg in，dawzsaeg gonq rongzcij in，doxej mbouj yinx，ndang haemq naiq daengj；dingzlai dwg baenzbingh nanz lai、ndwn nanz lai、naengh nanz lai、rongzva nod dauqlaeng、mizndang seng lwg lai、haexgaz、baeg lai daengj；cungj dwg gij mehmbwk hab senglwg 26～47 bi；ndaw ndwen neix caengz yw gvaq bingh，lij rox cingzgvang caemh doengzeiq daeuj guh sawqniemh.

Baizcawz byauhcunj：Gyoebhab miz doengh cungj bingh bwnzgyanghyenz，caengz i rongzva nod vih、rongzva baenz foeg，ndaw bwnzgyangh sonjsieng daengj doengh cungj bingh neix baenz lajdungx in，yaek dawzsaeg rongzcij in，mbouj dwg yujsen lumj gyaeq demmaj、senhveiz yujsen baenzfoeg daengj，ukhaw roxnaeuz goengnaengz sinzgingh gag guenj luenh.

【Ywbingh fuengfap】

Dawzsaeg gvaq bouj mak cangq mamx，bouj heiq hawj lwed byaij. Danyw：Vangzgiz、dancaem gak 30 gwz，godangjcaem 20 gwz，cazladbya、gonijcinh、faenzcepraemx、begsaed cauj、godanghgveih、goswngmaz cauj gvaq、gamcauj cauj、ciengoeng、gocizsoz、gobwzsoz gak 10 gwz，caizhuz、naengmakgam gak 6 gwz.

Yaek dawzsaeg gonq bouj mak soeng daep，siu cwk hawj lwed byaij. Danyw：Gonijcinh、gociepndok、gaeungva、godanghgveih、caizhuz gvaq、goyenzhuzsoz、fuzlingz、begsaed cauj、makdoengjhaemz、naengmakgam'oiq、go'gviq、naengmauxdan、cingjfouxnaemq、haexduzmbangq gak 10 gwz.

Yunghfap：Moix ngoenz fuk ndeu，aeu raemx cienq，faen 3 baez gwn. Hopgeiz dawzsaeg ngoenz daih 5 gwn aen dan dawzsaeg gvaq, lienz gwn 15 ngoenz le dauq gwn aen dan dawzsaeg gonq, aen hopgeiz dawzsaeg ndwenlaeng dauqfuk gwn, 2 aen hopgeiz dawzsaeg guh aen liuzcwngz ndeu.

【Ywbingh yaugoj】

Gij byauhcunj duenqdingh ywbingh yaugoj: Mbouj raen in lo, ndaej guhhong、gwndaenj、cingsaenz ndei suenq yw ndei; gihbwnj mbouj in, gij binghyiengh wnq lai ndei lo, seiz dawzsaeg ndaej guhhong dwg yaugoj yienhda; mbouj in geijlai lo, hoeng lij baeg roxnaeuz seiz dawzsaeg lij miz di in dwg miz yaugoj; cungj lij in dwg mbouj miz yaugoj.

Ywbingh yaugoj: Yw ndei 15 boux, yaugoj yienhda 11 boux, miz yaugoj 8 boux, mbouj miz yaugoj 2 boux, 94.4% miz yaugoj. 20 boux yw aen liuzcwngz ndeu le miz yaugoj, 10 boux yw 2 aen liuzcwngz le miz yaugoj, 4 boux yw 3 aen liuzcwngz le miz yaugoj.

【Roxnyinh】

Binghyiengh giethab dwg cungj fuengfap diuzcez dawzsaeg ndeu, de ciuq seiz dawzsaeg mbouj doengz faen geiz daeuj yw, bouj mamx bouj mak, diuz leix heiqdaep, siu cwk hawj lwed byaij, ndaej hawj gij binghyiengh bwnzgyangh cwk lwed lai miz yaugoj, hawj doengh giz gwnz ndang lwed ndaej doeng caeuq ndaej soengq yangj daeuj dabdaengz yw bingh yaugoj.

如何用中药治产后缺乳？
Baenzlawz aeu Ywdoj daeuj yw canj gvaq cij noix？

采用中药治疗产后缺乳 36 例，取得较好疗效，现介绍如下。

【临床资料】

本组 36 例患者，年龄 20～40 岁的足月分娩产妇；平均年龄 30 岁；病程 3 天至 2 个月；顺产 16 例，剖宫产 20 例。

诊断标准：①产后排出的乳汁量少，甚至全无，不够喂养婴儿，乳房检查松软，不胀不痛，挤压乳房疼痛，乳汁难出，质稠；②排除因乳头凹陷和乳头皲裂造成的乳汁淤积不通，哺乳困难。

【治疗方法】

处方：通草 15 克，当归、川芎、白芍、生地、柴胡、青皮、白芷、王不留行各 10 克，桔梗、甘草各 6 克。

加减：气虚血弱、面色苍白者，加党参、黄芪各 15 克；腰膝酸软者，加巴戟天 15 克、鹿角霜、熟地各 12 克；食欲不振、大便溏泻者，加茯苓、山药各 15 克；身热者，加黄芩、蒲公英各 12 克；乳房胀硬者，加橘络 10 克、路路通 12 克；乳房肿胀者，加蒲公英、全瓜蒌各 12 克。

用法：诸药煎沸 20 分钟，取药液 300 毫升，药渣加水再煎沸 15 分钟，取药液 200

毫升，两液混合，分 3 次温服，每日 1 剂，3 日为 1 个疗程。

【治疗效果】

疗效判定标准：乳汁分泌正常，能正常哺乳为治愈；乳汁分泌增多，或乳汁分泌正常，但量少不够喂养婴儿为好转；乳汁分泌无改变为未愈。

疗效：经过 1～3 个疗程治疗，治愈 19 例，好转 14 例，未愈 3 例，总有效率为 91.7%。

【典型病例】

患者，女，28 岁。顺产后 3 天乳汁甚少。症见乳汁浓稠，乳房胀硬疼痛，情志抑郁，食欲不振，大便干，小便黄，舌质红，苔薄黄，脉弦。诊断为产后缺乳。证属肝郁气滞。治以疏肝解郁，通络下乳。原方加橘络 10 克，山药 15 克。水煎，分 3 次服用，每日 1 剂。服 2 剂后乳汁分泌增多，疼痛减轻，再服 2 剂而愈。

【体会】

中医认为，乳汁为气血所化，只有脾胃强壮，气血充足，肝气条达，乳汁才能正常分泌。妇女产后若情志失调，或产后瘀血停蓄，气血壅塞，经络不畅，乳汁生化、分泌受阻，可出现产后乳汁不通或量少，治疗以调理气血、通络下乳为原则。本方以当归、川芎、白芍、生地补血、养血以调理气血，柴胡、青皮、通草以活血理气，王不留行以活血通络。诸药合用，共奏理气解郁、通络下乳之功，故临床能取得较好疗效。

Aeu ywdoj yw canj gvaq cij noix 36 boux, miz haemq ndei yaugoj, seizneix gaisau youq lajneix.

【Gij swhliu duenqbingh ywbingh】

Cuj neix miz 36 boux vunzbingh, nienzlingz dwg 20～40 bi doengh boux mehmbwk naenghndwen rim geiz senglwg; bingzyaenz nienzlingz 30 bi; ywbingh seizgan 3 ngoenz daengz 2 ndwen; swnhseng 16 boux, heh dungx seng 20 boux.

Duenqbingh byauhcunj：①Canj gvaq ok raemxcij noix, saek boux cungj mbouj miz cij, mbouj gaeuq gueng lwg, caz rongzcij youh unq, mbouj bongz mbouj in, naenx raen rongzcij in, raemxcij nanz ok, cij gwd; ②Gaenq rox mbouj dwg gyaeujcij mboep rox-naeuz cekbaenz raemxcij mbouj doeng, gueng cij nanz.

【Ywbingh fuengfap】

Danyw：Golwnxreij 15 gwz, godanghgveih、ciengoeng、gobwzsoz、goragndip、caizhuz、naengmakgam'oiq、begcij、makfob gak 10 gwz、gizgwnj、gamcauj gak 6 gwz.

Gya gemj：Doengh boux heiq noix lwed mbouj vuengh, saeknaj hauseg, gya godangjcaem、vangzgiz gak 15 gwz; boux hwet ga naet, gya gaeusaejgaeq 15 gwz; nyaqndok gaeuloeg、caemcij cug gak 12 gwz; boux mbouj siengj gwn doxgaiq, okhaex yungz, gya fuzlingz、maenzbya gak 15 gwz; bouxndangndat, gya govangzginz、golinxgaeq gak 12 gwz; boux rongzcij ciengqgeng, gya nyaq makgam 10 gwz、makraeu 12 gwz; bouxrongzcij ciengq, gya golinxgaeq、daengxgo gvefangz gak 12 gwz.

Yunghfap：Gij yw gwnz neix cienq goenj 20 faencung, aeu raemxyw 300 hauzswngh, nyaqyw gya raemx caiq cienq goenj 15 faencung, aeu raemxyw 200 hauzswngh, song cungj raemxyw doxgyaux, faen 3 baez swnh raeuj gwn, moix ngoenz fuk ndeu, 3 ngoenz guh aen liuzcwng ndeu.

【Ywbingh yaugoj】

Gij byauhcunj duenqdingh ywbingh yaugoj: Ok raemxcij cingqciengz, ndaej cingqciengz guengcij suenq yw ndaej ndei; raemxcij dem lai, roxnaeuz ok raemxcij cingqciengz, hoeng liengh mbouj gaeuq gueng lwg dwg miz di ndei; raemxcij cungj mbouj miz bienqvaq dwg caengz ndei.

Ywbingh yaugoj: Yw gvaq 1 ~ 3 aen liuzcwng le, yw ndaej ndei 19 boux, miz di ndei 14 boux, caengz ndei 3 boux, 91.7% miz yaugoj.

【Binghlaeh denjhingz】

Bouxbingh, mehmbwk, 28 bi. Swnhseng le 3 ngoenz raemxcij haemq noix. Binghyiengh dwg raemxcij gwd, rongzcij ciengqgeng youh in, simnyap, mbouj siengj gwn doxgaiq, haexgaz, nyouh henj, linx hoengz, ailinx mbanghenj, meg ndongjsoh youh raez. Duenqdingh dwg canj gvaq cij noix. Gij bingh dwg daep saek heiq gaz. Yw bingh aeu soeng daep gaij simnyap, doeng meg hawj cij daeuj. Aen dan gaxgonq gya nyaq makgam 10 gwz, maenzbya 15 gwz. Aeu raemx cienq, faen 3 baez gwn, moix ngoenz fuk ndeu. Gwn 2 fuk le raemxcij dem lai, in noix di lo, caiq gwn 2 fuk couh ndei.

【Roxnyinh】

Ywdoj nyinhnaeuz, raemxcij dwg heiq lwed vaq baenz, mamx dungx cangqvuengh, heiq lwed gaeuq, heiqdaep doeng, cij ndaej cingqciengz ok raemxcij. Mehmbwk naenghndwen danghnaeuz sim mbouj soeng, roxnaeuz canj gvaq cwk lwed, heiq lwed saekgaz, gingmeg mbouj doeng, raemxcij sengmaj、okdaeuj deng gaz, couh ndaej baenz raemxcij mbouj doeng roxnaeuz liengh noix, yw bingh aeu diuz heiq lwed、doeng meg hawj cij daeuj. Aen dan neix aeu godanghgveih、ciengoeng、gobwzsoz、goragndip bouj lwed、ciengx lwed daeuj diuz heiq lwed, caizhuz、naengmakgam'oiq、golwnxreij leix heiq hawj lwed byaij, makfob daeuj doeng meg hawj lwed byaij. Gij yw gwnz neix caez yungh, caez daeuj leix heiq gaij simnyap、doeng meg hawj raemxcij daeuj, seiz ywbingh miz haemq ndei yaugoj.

四、儿科
Seiq、Gohlwgnyez

如何用中药治婴幼儿腹泻？
Baenzlawz aeu ywdoj daeuj yw lwgnding oksiq?

用自拟中药方治疗婴幼儿腹泻 79 例，取得满意疗效，现介绍如下。

【临床资料】

79 例患儿中，男性 44 例，女性 35 例；年龄最小者 31 天，最大者 3 岁，其中 31 天至 1 岁 32 例，1～3 岁 47 例；病程 1～2 天 37 例，3～4 天 33 例，5 天以上 9 例。79 例患儿均进行了大便常规检查，排除细菌性痢疾，均符合泄泻的诊断标准。

【治疗方法】

处方：肉豆蔻、诃子肉、白术、茯苓、薏苡仁各 5 克，木香、黄连各 3 克，干姜 2 克。

用法：诸药水煎，取药液 200 毫升，每日分 3 次口服，每日 1 剂，3 日为 1 个疗程。伴发热体温超过 38.5 ℃者给予退热剂，伴轻中度脱水者酌情给予口服补液或者静脉输液。

【治疗效果】

疗效判定标准：大便成形，每日 1 次或 2 次，无黏液，大便常规检查无异常为治愈；大便糊状，每日 3 次或 4 次，大便常规检查脂肪滴较治疗前减少为好转；大便性状未改善，次数未明显减少甚至增多为无效。

疗效：治疗 3 天后，79 例患儿中，治愈 56 例，占 70.9%；好转 18 例，占 22.8%；无效 5 例（其中 2 例因患儿原因未能坚持服药），占 6.3%。总有效率为 93.7%。

【典型病例】

患儿，男，20 个月。腹泻 10 多天，大便呈黄色稀水样，日排便 5～8 次。无发热，伴消瘦，食少，腹胀。家长曾予服用乳酸菌素片等治疗。查体为面色萎黄，舌淡，苔薄，指纹色淡白。大便常规检查脂肪球（＋）。辨证为脾虚泻。予本方口服治疗。3 天后复诊，患儿腹泻症状减轻，大便糊状，日排便 2～3 次，无腹胀。继续给予本方，再服 3 日以巩固疗效。3 日后复诊，患儿腹泻症状消失，大便成形，日排便 1 次，无腹胀，临床治愈。

【体会】

婴幼儿腹泻，其病变主要在脾胃，故调理脾胃为治疗泄泻的基本原则。本方系《普济方》所载之香蔻丸化裁所得，其中肉豆蔻为治疗虚寒痢的要药，与木香合为君药，共奏行气止痛、健脾消食、涩肠止泻之功；诃子肉涩肠止泻；白术、茯苓健脾燥湿；干姜能祛脾胃寒邪，助脾胃阳气，为健运脾阳、温中散寒之要药；薏苡仁利水渗湿；黄连燥湿解毒止泻。诸药合用，共奏健脾化湿、涩肠止泻之功。

Aeu aen dan gag dingh daeuj yw lwgnding oksiq 79 boux, ywbingh yaugoj haemq ndei, seizneix gaisau youq lajneix.

【Gij swhliu duenqbingh ywbingh】

79 boux lwgbingh ndawde, lwgsai 44 boux, lwgmbwk 35 boux; nienzlingz boux ceiq oiq 31 ngoenz, boux ceiq hung 3 bi, ndawde 31 ngoenz daengz 1 bi 32 boux, 1~3 bi 47 boux; ywbingh seizgan 1~2 ngoenz 37 boux, 3~4 ngoenz 33 boux, 5 ngoenz doxhwnj 9 boux. 79 boux lwgbingh cungj guh gvaq haex cangzgveih genjcaz, rox mbouj dwg siginh baenz bingh oksiq, cungj hab gij byauhcunj ywbingh oksiq.

【Ywbingh fuengfap】

Danyw: Yuzdougou、maknamj Sihcang、gobegsaed、fuzlingz、haeuxroeg gak 5 gwz, gomuzyangh、vuengzlienz gak 3 gwz, hinggep hawq 2 gwz.

Yunghfap: Gij yw gwnz neix aeu raemx cienq aeu raemxyw 200 hauzswngh, moix ngoenz faen 3 baez gwn, moix ngoenz fuk ndeu, 3 ngoenz guh aen liuzcwngz ndeu. Lij miz doengh boux ndang fatndat mauhgvaq 38.5 ℃ hawj yw doiqndat, miz di saet raemx roxnaeuz cunghdu saet raemx aeu gwn raemxyw bouj raemx roxnaeuz meghung dajcim.

【Ywbingh yaugoj】

Gij byauhcunj duenqdingh ywbingh yaugoj: Okhaex miz yiengh, moix ngoenz baez ndeu roxnaeuz 2 baez, mbouj miz raemx niu, dawz haex guh cangzgveih genjcaz caengz raen miz maz vwndiz; haex nem, moix ngoenz 3 baez roxnaeuz 4 baez, aeu haex guh cangzgveih genjcaz youz lai noix gvaq yw bingh gonq dwg miz di ndei; oksiq cingzgvang mbouj bienq, baezsoq caengz gemjnoix caiqlij demlai dwg mbouj miz yaugoj. Ywbingh yaugoj: Yw 3 ngoenz le, 79 boux lwgbingh ndawde, yw ndaej ndei 56 boux, ciemq 70.9%; miz di ndei 18 boux, ciemq 22.8%; mbouj miz yaugoj 5 boux (ndawde 2 boux aenvih lwgnding mbouj ndaej genhciz gwn yw), ciemq 6.3%. 93.7% miz yaugoj.

【Binghlaeh denjhingz】

Lwg baenzbingh, bouxsai, 20 ndwen. Oksiq 10 lai ngoenz, haex baenz raemx saekhenj, ngoenz ok haex 5~8 baez. Mbouj fatndat, miz di byom, gwn ndaej noix, dungxraeng. Bohmeh gaenq hawj de gwn ywnaed yujsonhginh daeuj yw gvaq. Yawj aen ndang saeknaj reuqhenj, linx mong, ailinx mbang, rizfwngz haumong. aeu haex guh cangzgveih genjcaz giuzyouz (+). Yawj bingh duenq dingh dwg mamx haw baenz oksiq. Hawj aen dan neix gwn raemxyw. Gvaq 3 ngoenz dauq daeuj yawj, lwgbingh oksiq lai ndei lo, haex niu, ngoenz ok haex 2~3 baez, mbouj raen dungxraeng. Laebdaeb gip aen dan neix, caiq gwn 3 ngoenz daeuj gungjgu maenh di. Gvaq 3 ngoenz dauq daeuj yawj, binghhyiengh oksiq lwgbingh mbouj raen lo, okhaex miz yiengh, ngoenz ok baez haex ndeu, mbouj raen dungxraeng, bingh yw ndei lo.

【Roxnyinh】

Lwgnding oksiq, gij bingh cujyau youq mamx dungx, yienghneix yw oksiq couh dwg yw mamx dungx. Aen dan neix dwg ndaw《Gij Dan Gouq Vunzlai》geiq miz yanghgouvanz bienqvaq supsou daeuj, ndawde yuzdougou dwg cungj yw youqgaenj yw hawhanz baenz oksiq, caeuq gomuzyangh cungj dwg gij yw bouxvuengz, cungj miz gij goengnaengz hawj heiq byaijdingz in、cangq mamx sag gwn、dingz siq; maknamj Sihcang hawj saej nwk daeuj dingz siq; gobegsaed、fuzlingz cangq mamx hawj cumx sauj; hinggep hawq ndaej cawz deuz gij doeghanz mamx dungx, bouj gij heiqyiengz mamx dungx, dwg gij yw youqgaenj hawj mamx cangqvuengh、ndaw raeuj sanq hanz; haeuxroeg leih raemx cimq cumx; vuengzlienzhawj cumx sauj gaij doeg dingz siq. Gij yw gwnz neix caez yungh, caez miz gij goengnaengz cangq mamx vaq cumx、hawj saej nwk daeuj dingz siq.

如何用中药治小儿消化不良？
Baenzlawz aeu Ywdoj daeuj yw lwgnding gwn mbouj siu?

小儿消化不良，中医学称为疳积。用中药治疗本病，疗效显著，现介绍如下。

【临床资料】

治疗患儿 60 例，其中男性 36 例，女性 24 例；年龄 4～13 岁，平均 8 岁；病程 1～3 年的 28 例，4～5 年的 19 例，5 年以上的 13 例。

诊断标准：形体消瘦，面黄少华，毛发稀疏；食欲不振，厌食，精神欠佳；大便稀溏或便秘，舌苔薄微黄；胃透、微量元素、血常规检查未见异常。中医辨证为脾虚型。

【治疗方法】

处方：炒山楂 15 克，山药 12 克，茯苓 10 克，党参、砂仁、肉豆蔻、鸡内金各 6 克。

加减：便秘者，加牵牛子、大黄（后下）各 4 克；便溏者，加车前子（包煎）、薏苡仁各 12 克；食少者加神曲、炒麦芽各 10 克；胃痛重者，加丹参 12 克、延胡索 6 克；呕吐嗳气者，加竹茹 8 克，旋覆花、半夏各 6 克；脘腹胀满者，加炒莱菔子 10 克、厚朴 6 克；气虚乏力者，加黄芪 12 克、白术 6 克；疼痛重者，加五灵脂 6 克、三七粉（冲服）3 克。

用法：每日 1 剂，水煎，分 3 次服用。

【治疗效果】

疗效判定标准：症状完全消失为治愈，症状明显减轻为显效，症状无改变或加重为无效。

疗效：治愈 42 例，显效 15 例，无效 3 例，总有效率为 95％。

【典型病例】

患儿，男，6 岁。形体消瘦，面色萎黄少华，厌食 3 个多月。精神倦怠乏力，大便干，舌质微黄。尿检、胸透、胃透、肝功能五项、微量元素五项检查正常，B 超、肝胆脾胰无异常；经用双歧杆菌、多潘立酮、枸橼酸铋钾冲剂、四联活菌片等药治疗，中成药参苓白术散、健胃消食药等治疗，疗效欠佳。求中医诊治，查其苔脉指纹淡白，结合症状，诊为疳积，予上方治疗月余，嘱其禁食方便面、火腿及辛辣等食物，食欲明显增加，精神转佳，便干消失，苔脉指纹恢复如常，体重增加 3 千克。

【体会】

小儿对疾病抵抗能力较差，加上寒暖不能自调，乳食不能自节，外易六淫侵袭，内为乳食所伤，故易出现积滞、呕吐等症状。方中党参、茯苓、山药健脾利湿；鸡内金消乳食之积，炒山楂擅消肉食之积。全方消中有补，补中有泻，共奏健脾消积、利湿导滞之功。纳运正常，消化不良自解。

Lwgnding gwn mbouj siuvaq, cunghyihyoz heuhguh baenzgam. Aeu ywdoj yw cungj bingh neix, yaugoj haemq ndei, seizneix gaisau youq lajneix.

【Gij swhliu duenqbingh ywbingh】

Yw boux lwgnyez baenzbingh 60 boux, ndawde bouxsai 36 boux, mehmbwk 24 boux; nienzlingz 4～13 bi, bingzyaenz 8 bi; ywbingh seizgan 1～3 bi 28 boux, 4～5 bi 19 boux, 5 bi doxhwnj 13 boux.

Duenqbingh byauhcunj: Ndang byom, saeknaj mbouj rongh, bwn'gyaeuj cax; mbouj siengj gwn doxgaiq, mbwqgwn, cingsaenz mbouj ndei; haexmed roxnaeuz haexgaz, ailinx mbang loq henj; aendungx guh dousi, veizlieng yenzsu, gij cingzgvang lwed genjcaz caengz raen mizmaz mbouj doengz. Ywdoj yawj bingh duenq dingh dwg yiengh mamx haw.

【Ywbingh fuengfap】

Danyw: Maksanhcah cauj gvaq 15 gwz, maenzbya 12 gwz, fuzlingz 10 gwz, godangjcaem、gosahyinz、yuzdougou、naengdawgaeq gak 6 gwz.

Gya gemj: Boux haexgaz, gya gaeubiux、godavangz (dwk doeklaeng) gak 4 gwz; boux haex yungz, gya cehgomaxdaez (suek daeuj cienq)、haeuxroeg gak 12 gwz; gwn ndaej noix gya gosinzgiz、ngazmeg cauj gvaq gak 10 gwz; boux dungx in youqgaenj, gya dancaem 12 gwz、goyenzhuzsoz 6 gwz; boux ruegdwnx heiq, gya naengfaexcuk 8 gwz、gutvaniuj、buenqyaq gak 6 gwz; bouxdungxraeng, gya cehlauxbaeg cauj gvaq 10 gwz、gohoubuj 6 gwz; boux heiq noix mbouj miz rengz, gya vangzgiz 12 gwz、gobegsaed 6 gwz; boux in ndaej youqgaenj, gya haexduzmbangq 6 gwz、mbasamcaet (gyaux raemx gwn) 3 gwz.

Yunghfap: Moix ngoenz fuk ndeu, aeu raemx cienq, faen 3 baez gwn.

【Ywbingh yaugoj】

Gij byauhcunj duenqdingh ywbingh yaugoj: Binghyiengh cungj mbouj raen lo dwg yw ndaej ndei, binghyiengh lai ndei dwg yaugoj yienhda, binghyiengh mbouj bienq roxnaeuz lai naek dwg mbouj miz yaugoj.

Ywbingh yaugoj: Yw ndaej ndei 42 boux, yaugoj yienhda 15 boux, mbouj miz yaugoj 3 boux，miz yaugoj 95％.

【Binghlaeh denjhingz】

Lwg baenzbingh，bouxsai，6 bi. Ndang byom，saeknaj reuqhenj mbouj rongh，mbwqgwn 3 ndwen lai. Ndangnaiq mbouj miz rengz，haexgaz，linx loq henj. Genjcaz nyouh、aek guh dousi、aendungx guh dousi、goengnaengz daep haj hangh，veizlieng yenzsu haj hangh genjcaz cingqciengz，B cauh、daep mbei mamx mbouj raen miz maz bingh；yungh le gij yw sanghgiz ganhginh、dohbanhlizdungz、raemxyw goujyenzsonhbizgyaz、ywnaed swlenzhozginhben daeuj yw，aeu gij ywdoj gaenq guhbaenz mbayw caemlingz begsaed sanj、gij yw cangq dungx sag gwn daengj daeuj yw，yaugoj mbouj ndei. Daeuj ra ywdoj yw，genjcaz ailinx dingh meg yawj luzfwngz raen haumong，gyoeb yawj gij binghyiengh de，duenq dwg baenzgam，hawj aendan baihgwnz yw ndwen lingz seizgan，daengq de gaej gwn gij fanghbenmen、nohhojduij caeuq gij doxgaiq manh daengj，ndaej lai gwn doxgaiq lo，cingsaenz bienq ndei lai lo，haexgaz mbouj raen lo，ailinx meg luzfwngz ndaej dauqfuk cingqciengz. Aen ndang lai naek 3 cenhgwz.

【Roxnyinh】

Lwgnyez dingj bingh naengzlig ca，caiq gya nit raeuj mbouj rox gag dajleix，gwn cij youh mbouj rox gag dingh liengh，heih deng gij yak gij doeg rog ndang famh dawz，ndaw ndang youh deng gijgwn raemxcij sieng dawz，heih baenz gij binghyiengh dungxraeng、rueg daengj. Ndaw dan godangjcaem、fuzlingz、maenzbya cangq mamx leih cumx；naengdawgaeq ndaej siu gwn raemxcij cwk ndaw dungx，maksanhcah cauj gvaq ndaej siu gwn noh baenz dungxraeng. Daengx aendan siu cwk youh bouj ndang，miz bouj biz baiz，doengzcaez cangq mamx siu cwk、leih cumx daz cwk. Gwn caeuq daehyinh cungj cingqciengz，gwn mbouj siuvaq couh gag ndei dauq.